Ediciones Journal le da la bienvenida
a su biblioteca digital

EDICIONES
journal
libro electrónico

PET
Correlación con TC y RM

PET
Correlación con TC y RM

Paige Bennett
Profesora Adjunta, Medicina Nuclear e Imágenes Moleculares, Departamento de Radiología,
Wake Forest School of Medicine.
Winston-Salem, Carolina del Norte, Estados Unidos.

Akiva Mintz
Profesor y Vicepresidente de Investigación Traslacional, Director de Radiología, Centro de PET,
Jefe de División, Medicina Nuclear e Imágenes Moleculares, Departamento de Radiología,
Columbia University Medical Center.
Nueva York, Nueva York, Estados Unidos.

Brad Perry
Residente de Radiología Diagnóstica, Departamento de Radiología, Wake Forest University Health Sciences.
Winston-Salem, Carolina del Norte, Estados Unidos.

Andrew T. Trout
Profesor Adjunto de Radiología y Pediatría.
Director, Medicina Nuclear.
Director, Investigación Clínica (Radiología), Departamento de Radiología,
Cincinnati Children's Hospital Medical Center.
Cincinnati, Ohio, Estados Unidos.

Paula Vergara-Wentland
Fellow en Radiología Diagnóstica, Departamento de Radiología, Wake Forest University Health Sciences.
Winston-Salem, Carolina del Norte, Estados Unidos.

EDICIONES
journal

Bennett, Paige
PET. Correlación con TC y RM / Paige Bennett ... [et al.].-
1ª ed.- Ciudad Autónoma de Buenos Aires: Journal, 2019.
378 p.; 28 x 22 cm.

ISBN 978-987-4922-20-5

1. Medicina Nuclear. 2. Tomografía. 3. Radiografía. I. Bennett, Paige II. Campana, Federico, trad.
CDD 616.075

This edition of Specialty Imaging: PET, 978-0-323-52484-1, by Paige Bennett MD, Akiva Mintz MD PhD MHA CFA, Brad Perry MD, Andrew T. Trout MD & Paula Vergara-Wentland MD is published by Ediciones Journal S.A. by arrangement with Elsevier Inc.

Este libro es una traducción de Specialty Imaging: PET by Paige A. Bennett, Akiva Mintz, Brad Perry, Andrew T. Trout y Paula Vergara-Wentland, ISBN 978-0-323-52484-1. Está publicado por Ediciones Journal SA en acuerdo con Elsevier Inc. Elsevier no participó en la traducción de esta obra. Por lo tanto, no asume responsabilidad alguna ante eventuales inexactitudes o errores en esta traducción.

Viamonte 2146 1"A" (C1056ABH) CABA, Argentina
ediciones@journal.com.ar | www.edicionesjournal.com

Producción editorial: Ediciones Journal S.A.
Diagramación: Diego Stegmann
Diseño de tapa: Le Voyer
Traducción: Federico Campana
Revisión científica: Lorenzo Facorro. Médico especialista en Medicina Nuclear (Tomografía por Emisión de Positrones) en Diagnóstico Tesla (Morón) y Argus Diagnóstico San Lucas (San Isidro), Provincia de Buenos Aires, Argentina.

Libro de edición argentina
Impreso en India – Printed in India, 05/2019.
Replika Press Pvt Ltd, Haryana, 131028
Queda hecho el depósito que establece la Ley 11.723
Se imprimieron 800 ejemplares

Para papá, mamá, Betsy, Sidney y Lee Andrew.
Agradecida por este tiempo con todos ustedes.

Paige Bennett

Colaboradores

Abdul-Rahman Abualuz
Departamento de Radiología,
Wake Forest Health Sciences.
Winston-Salem, Carolina del Norte, Estados Unidos.

Jacob Blackwell
Wake Forest Health Sciences.
Winston-Salem, Carolina del Norte, Estados Unidos.

Ashley F. Blurton
Profesora Adjunta de Medicina Nuclear,
Departamento de Radiología e Imágenes Médicas,
Escuela de Medicina de la Universidad de Virginia.
Carlottesville, Virginia, Estados Unidos.

Brian L. Bones
Departamento de Radiología,
Wake Forest Health Sciences.
Winston-Salem, Carolina del Norte, Estados Unidos.

Angela P. Bruner
Directora, Responsable de Seguridad de Radiación, Física Médica
Seguridad de Radiación & Física Médica,
Centro de Salud Baylor Scott & White.
Dallas, Texas, Estados Unidos.

Erica Cohen
Jefa Adjunta de Medicina Nuclear,
Centro Médico Edward Hines VA, Hines, Illinois.
Profesora Adjunta de Radiología, Centro Médico de la Universidad de Loyola.
Maywood, Illinois, Estados Unidos.

Todd Michael Danziger
Departamento de Radiología,
Wake Forest Health Sciences.
Winston-Salem, Carolina del Norte, Estados Unidos.

Nathaniel Garrett Gray
Departamento de Radiología,
Wake Forest Health Sciences.
Winston-Salem, Carolina del Norte, Estados Unidos.

Erin Grady
Física de Medicina Nuclear,
Sistema de Salud Christiana Care.
Newark, Delaware, Estados Unidos.

Adam G. Johnson
Wake Forest Health Sciences.
Winston-Salem, Carolina del Norte, Estados Unidos.

Robert M. Morgan, Jr.
Wake Forest Health Sciences.
Winston-Salem, Carolina del Norte, Estados Unidos.

Jennifer Schroeder
Departamento de Radiología,
Wake Forest Health Sciences.
Winston-Salem, Carolina del Norte, Estados Unidos.

Eric L. Yuan
Wake Forest Health Sciences.
Winston-Salem, Carolina del Norte, Estados Unidos.

Otros colaboradores

John Bailey
Aidan Burke
Hollins Clark
James Patrick Davidson
Pushpender Gupta
Kelli Y. Ha
John M. Holbert
Katarina Kesty
Amanda Jo Lott Marcellino
Ashley C. Mays
Bryan J. Neth
Umesh D. Oza
Virginia Barnes Planz
Anita Thomas
Pavani Thotakura
Bimal Vyas
Christopher T. Whitlow

Prefacio

La PET ha revolucionado los campos de la oncología, la cardiología y la neurología. El éxito abrumador de la ^{18}F-FDG en el ámbito clínico ha demostrado la verdadera potencia de las imágenes moleculares y ha dado lugar a autorizaciones regulatorias adicionales de agentes moleculares para PET de uso clínico, incluyendo nuevos trazadores que tienen como blanco el amiloide en la enfermedad de Alzheimer, péptidos radiomarcados que apuntan a los receptores de somatostatina en los tumores y aminoácidos radiomarcados para visualizar el cáncer de próstata.

Estos desarrollos condujeron a un renacimiento de la medicina nuclear que modificó la forma de guiar y tratar a los pacientes. En la actualidad, el PET con ^{18}F-FDG altamente sensible se está complementando con trazadores para PET con especificidad aumentada. El PET brinda a los médicos una oportunidad temprana para modificar el tratamiento en caso de que no sea eficaz después de un período de prueba y antes de evidenciar los efectos adversos. Debido a que la investigación con PET continúa, seguirá siendo una ayuda para la medicina personalizada, permitiendo tratamientos altamente específicos y brindando a los pacientes la mejor oportunidad de tratamiento exitoso.

Los médicos clínicos, incluyendo radiólogos de medicina nuclear, oncólogos de radioterapia, oncólogos, cirujanos oncólogos, profesionales en formación en medicina nuclear y oncología, además de investigadores del desarrollo de fármacos y de imágenes moleculares, necesitan mantenerse actualizados sobre las tecnologías de PET existentes y emergentes actualmente en la práctica clínica.

PET: Correlación con TC y RM (primera edición) es un texto de referencia que incluye:

- Interpretación, artefactos y dificultades frecuentes.
- Diagnósticos de PET oncológico con tablas de estadificación y consejos para el informe.
- Indicaciones de PET para el SNC, que incluyen demencia, epilepsia y oncología.
- Indicaciones de PET cardíacas, que incluyen pruebas de esfuerzo, viabilidad cardíaca y sarcoidosis.
- PET para infección e inflamación.
- Física e instrumentación de PET.
- Radiotrazadores clínicos y en investigación para PET y sus indicaciones.

El equipo de autores que desarrolló este texto es un grupo de médicos de medicina nuclear y radiólogos involucrados tanto en la práctica clínica como en la carrera académica. Los autores principales —la Dra. Paige Bennett, el Dr. Andrew Trout y yo— hemos trabajado para aportar experiencia y ejemplos de casos en los campos de neuroimágenes, oncología y pediatría. Asimismo, más de treinta autores contribuyentes (dirigidos por el Dr. Brad Perry y la Dra. Paula Vergara-Wentland) han compartido generosamente su experiencia y sus ejemplos de casos en este libro para brindar al lector una actualización sobre las imágenes clínicas de PET.

Akiva Mintz
Profesor y Vicepresidente de Investigación Traslacional,
Director de Radiología, Centro de PET
Jefe de División, Medicina Nuclear e Imágenes Moleculares,
Departamento de Radiología
Centro Médico de la Universidad de Columbia
Nueva York, Nueva York, Estados Unidos

Agradecimientos

Editor en jefe
Arthur G. Gelsinger

Editores de texto
Nina I. Bennett
Terry W. Ferrell
Lisa A. Gervais
Matt W. Hoecherl
Megg Morin

Editores de imagen
Jeffrey J. Marmorstone
Lisa A. M. Steadman

Ilustraciones
Richard Coombs
Lane R. Bennion
Laura C. Wissler

Dirección y diseño artístico
Tom M. Olson
Laura C. Wissler

Coordinadores de producción
Rebecca L. Bluth
Angela M. G. Terry
Emily C. Fassett

Índice

Secciones

Sección 1

Los conceptos básicos

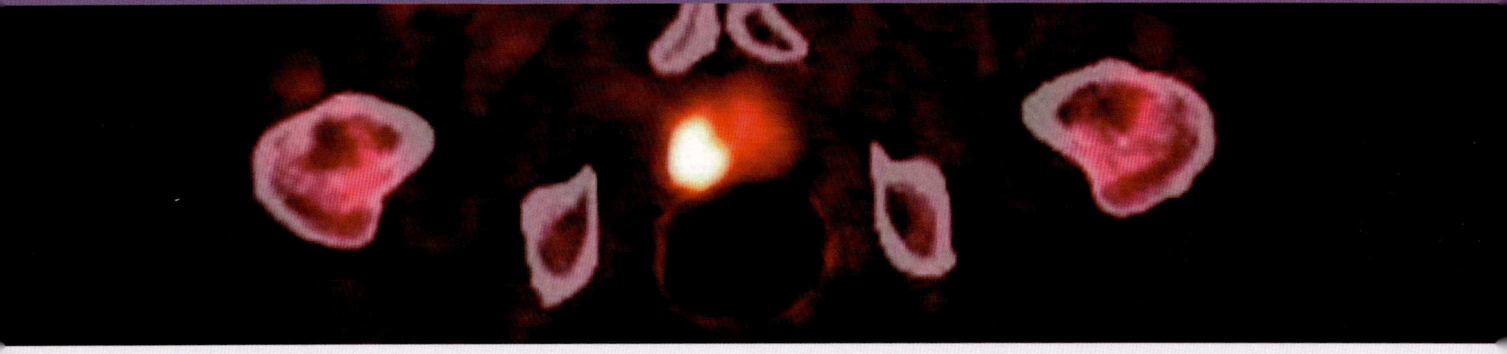

Imágenes moleculares avanzadas con PET

El desarrollo de la instrumentación de la tomografía por emisión de positrones (PET) en las décadas de 1950 y 1970 y las investigaciones sobre el análogo radiactivo de la glucosa ^{18}F-fluorodesoxiglucosa (FDG), administrada por primera vez en humanos en la década de 1970, marcaron el comienzo de la utilización de imágenes moleculares que emplean estos radiotrazadores de mayor energía y vida media corta. En comparación con los emisores de rayos gamma de la medicina nuclear tradicional, la PET ofrecía una mayor sensibilidad y resolución de las imágenes. Más de 40 años más tarde, el campo de la PET sigue evolucionando con la adición de nuevos radiotrazadores que permiten una mayor especificidad de los diagnósticos, la adición de corregistro anatómico en el que se utiliza TC y RM y la investigación constante, en la que se exploran nuevas e innovadoras aplicaciones médicas.

Actualmente, la amplia disponibilidad de la PET/TC permite la realización de aproximadamente dos millones de estudios de PET cada año. La amplia mayoría (~ 95%) de las aplicaciones clínicas de la PET se centran en el diagnóstico oncológico, la estadificación, la vigilancia de la enfermedad y la respuesta al tratamiento. El 5% restante de los estudios de PET comprenden indicaciones para el sistema nervioso central, el sistema cardiovascular e infecciones/inflamaciones. El desarrollo de nuevos radiotrazadores clínicos utilizados en PET, entre los que se incluyen los que permiten visualizar el amiloide encefálico, tumores neuroendocrinos y el cáncer de próstata, sitúan singularmente a los médicos que interpretan la PET como consultores de diagnóstico por imágenes que responden a una variedad de preguntas clínicas de una manera específica y oportuna.

PET y oncología

Hoy en día, el principal trazador de PET en oncología es el análogo de la glucosa ^{18}F-FDG. En la mayoría de los tumores, las tasas de glucólisis aumentan y la ^{18}F-FDG queda atrapada dentro de las células tumorales, lo que hace que la PET sea un marcador sensible y específico para enfermedad metastásica en pacientes con enfermedad maligna conocida. Se puede conocer mucho acerca de la biología de un tumor, incluso la respuesta funcional al tratamiento que antecede los cambios anatómicos. La sensibilidad creciente para un tumor viable en comparación con la detección con imágenes anatómicas (p. ej., TC y RM) hace que la PET con ^{18}F-FDG sea una herramienta clínica valiosa para muchas enfermedades malignas, entre las que se incluyen el cáncer de mama, el cáncer de pulmón, el cáncer colorrectal, el linfoma y el mieloma múltiple. Nuevos trazadores de PET, como los ^{68}Ga-dotapéptidos para los tumores neuroendocrinos y la ^{18}F-fluciclovina para el cáncer de próstata recurrente, están aportando sensibilidad y especificidad crecientes dentro del campo de la PET para estos tumores. Al igual que con la Medicina nuclear tradicional, será necesario conocer la biodistribución y los patrones normales de captación de diversos trazadores nuevos para PET. Además, los agentes terapéuticos más recientes están causando anomalías de tipo autoinmunitario (p. ej., tiroiditis, hipofisitis autoinmune), lo que puede ser visible en la PET.

Como este libro fue diseñado para los profesionales que interpretan PET, su mayor parte se centra en la interpretación de la PET para indicaciones oncológicas. Se incluye un abordaje escalonado a la interpretación clínica de la PET de cuerpo entero, un capítulo sobre artefactos y dificultades y exploraciones anormales para ayudar al especialista en PET atareado en desarrollar habilidades de interpretación elevadas. Los radiotrazadores clínicos y los radiotrazadores en desarrollo se presentan en formato de tabla. También se incluyen los fundamentos de la física de la PET y de la producción de radiotrazadores.

PET y aplicaciones para el sistema nervioso central

La exploración con PET para detectar patrones moleculares de demencia, epilepsia y tumores encefálicos conforma una parte pequeña pero significativa de una práctica clínica con PET. Con mayor frecuencia, la PET con ^{18}F-FDG detecta patrones diferenciales en la demencia, que incluyen la enfermedad de Alzheimer, la demencia frontotemporal y la demencia con cuerpos de Lewy respecto de aquellos que son menos frecuentes. La exploración con PET del amiloide puede detectar depósitos de amiloide, ya que distingue entre la biodistribución gris-blanca normal y la presencia moderada a frecuente de placas de amiloide. La gliosis asociada con focos epilépticos se puede detectar como regiones de actividad disminuida de ^{18}F-FDG. La captación de ^{18}F-FDG también es visible en los tumores primarios y metastásicos y se la puede utilizar como complemento de la RM.

PET y aplicaciones cardiovasculares

Las aplicaciones cardiovasculares de la PET incluyen pruebas de estrés, evaluaciones de la viabilidad miocárdica y diagnóstico de trastornos inflamatorios, tales como sarcoidosis cardíaca y pericarditis. Las imágenes de la perfusión miocárdica con trazadores de PET aportan a los centros de salud de grandes volúmenes de pacientes el beneficio de mayor rendimiento y menos artefactos en comparación con las imágenes de perfusión miocárdica tradicionales. La evaluación de la viabilidad con PET utilizando ^{18}F-FDG permite derivar efectivamente a los pacientes con miocardiopatía isquémica hacia la revascularización o el trasplante. La evaluación del compromiso miocárdico por sarcoidosis dirige la intervención y controla la respuesta terapéutica.

La PET/TC con ^{18}F-FDG puede detectar vasculitis activa de grandes vasos y evalúa la respuesta de un paciente a la terapia inmunomoduladora. En pacientes con injertos vasculares, la escasa actividad en un patrón homogéneo es normal y frecuentemente se la observa de manera incidental en pacientes sometidos a PET por indicaciones oncológicas. En pacientes con sospecha de infección del injerto vascular, la captación aumentada en un patrón heterogéneo sugiere infección.

Exploración con PET de infecciones e inflamaciones

Cada vez más, la PET/TC con ^{18}F-FDG proporciona información valiosa para pacientes con fiebre de origen desconocido o infecciones posquirúrgicas/hospitalarias. Las fuentes de infecciones, como la endocarditis, infecciones de dispositivos implantables o abscesos, se pueden detectar en un único estudio de cuerpo entero utilizando ^{18}F-FDG. En gran medida esto está reemplazando a los estudios tradicionales de Medicina nuclear, como los estudios con leucocitos marcados (que tienen los riesgos de utilizar productos hemáticos) o estudios de muchos días, como la exploración de cuerpo entero con galio-67. La mayor resolución y sensibilidad en gran medida está impulsando estos cambios en la práctica.

Panorama de la exploración con PET

La investigación y el progreso en el desarrollo de radiotrazadores emisores de positrones, el *software* de procesamiento y el equipamiento de examen seguirán evolucionando en el campo de la exploración con PET. Las mejoras en la sensibilidad y especificidad de los estudios de diagnóstico por imágenes, a la vez que se reduce la dosis de radiación y el tiempo requerido para la exploración, son objetivos que se persiguen activamente. Con los actuales volúmenes de estudios PET (tres millones de estudios por año en los Estados Unidos) y los incrementos esperados en su utilización de un 4% por año, se necesitan más médicos entrenados y mayor rendimiento clínico para satisfacer la demanda. Los profesionales en interpretación de la PET proporcionarán esta atención médica basada en valores y clínicamente relevante adoptando una educación médica primaria y continua y sólidos principios de la práctica.

Bibliografía

1. Jones T, et al. History and future technical innovation in positron emission tomography. J Med Imaging (Bellingham) 2017; 4 (1): 011013.
2. Basu S, et al. The basic principles of FDG-PET/CT imaging. PET Clin 2014; 9 (4): 355- 70.
3. Hess S, et al. FDG-PET/CT in infectious and inflammatory diseases. PET Clin 2014; 9 (4): 497-519.

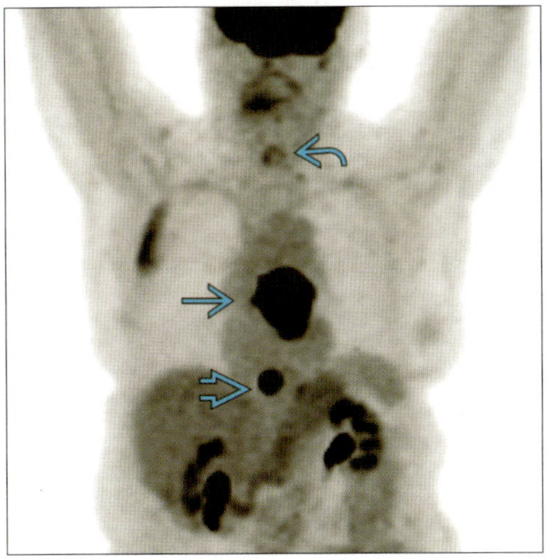

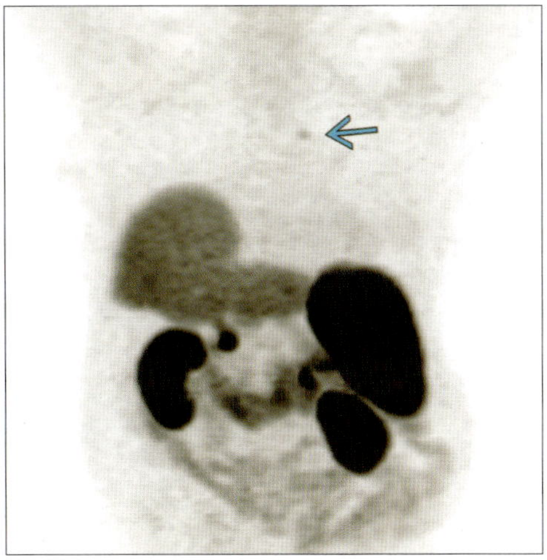

(Izquierda) MIP anterior de PET con ^{18}F-FDG en un paciente con cáncer esofágico que muestra el tumor primario (*flecha*) y una metástasis en un ganglio regional (*flecha abierta*). Nótese la actividad disminuida en la cuerda vocal izquierda (*flecha curva*), que significa compromiso del nervio laríngeo recurrente. **(Derecha)** MIP anterior de PET con Ga-^{68} dotatate en un paciente luego de la resección remota de un carcinoide del pulmón izquierdo con marcadores tumorales aumentados en relación con el rango normal que muestra aumento de la captación en una linfadenopatía prevascular (*flecha*). Compárese esta biodistribución normal con la de la PET con ^{18}F-FDG.

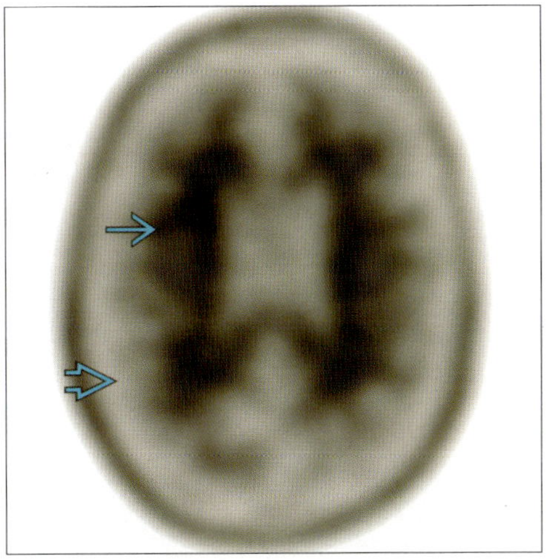

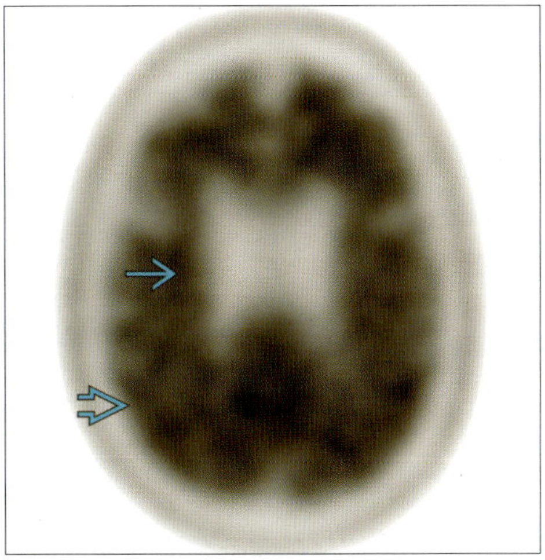

(Izquierda) PET axial con ^{18}F-florbetapir del encéfalo que muestra captación normal en la sustancia blanca central (*flecha*) y ausencia de captación en la sustancia gris periférica (*flecha abierta*). Esta es la biodistribución normal. **(Derecha)** PET axial con ^{18}F-florbetapir del encéfalo que muestra captación normal en la sustancia blanca central (*flecha*) y captación anormal en la sustancia gris periférica (*flecha abierta*). Esto representa placas neuríticas amiloideas frecuentes, que se pueden observar en pacientes con enfermedad de Alzheimer.

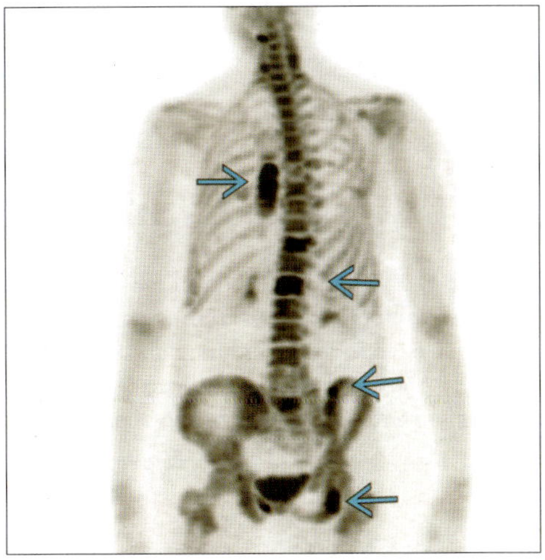

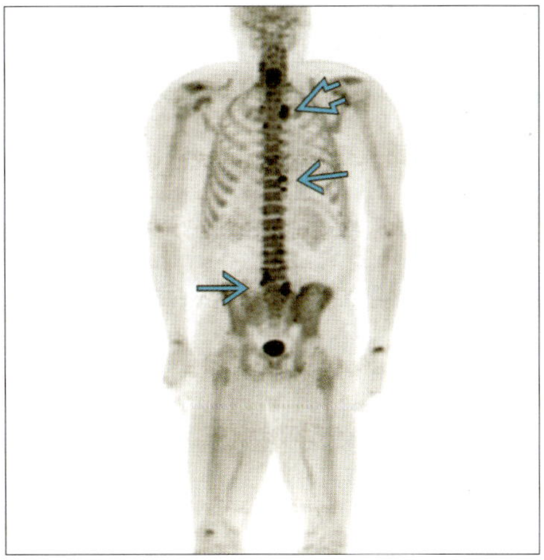

(Izquierda) MIP de PET óseo con ^{18}F-fluoruro de sodio (NaF) en una paciente con cáncer de mama que muestra metástasis óseas multifocales (*flechas*). El estudio de PET óseo muestra mayor sensibilidad respecto del estudio con Tc-99m MDP. **(Derecha)** MIP de PET óseo con ^{18}F-fluoruro de sodio (NaF) en un paciente con cáncer de próstata que muestra captación multifocal en la columna (*flechas*), gran parte de lo cual parecen ser puentes osteofitarios. Nótese que la captación en la enfermedad degenerativa benigna es similar a la captación en las metástasis, como en la que se observa en la clavícula izquierda (*flecha abierta*).

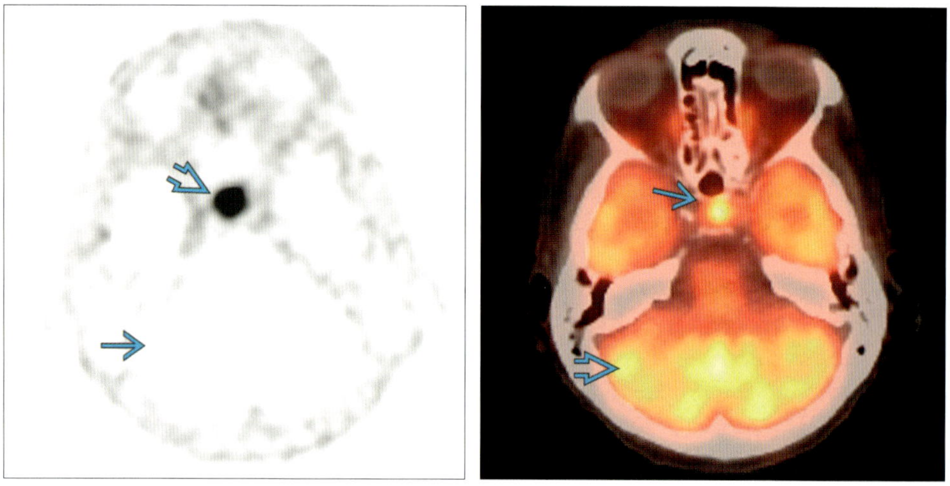

(Izquierda) PET axial con Ga-68 dotatate que muestra captación normal en la hipófisis (*flecha abierta*). Nótese la ausencia de captación fisiológica en el parénquima encefálico (*flecha*). **(Derecha)** PET/TC axial fusionado con ^{18}F-FDG que muestra la biodistribución normal de la captación en el encéfalo (*flecha abierta*). La captación aumentada de ^{18}F-FDG en la hipófisis (*flecha*) es anormal en la PET. El diagnóstico diferencial incluye hipofisitis autoinmune debida a quimioterapia con anticuerpos monoclonales, microadenoma o macroadenoma y metástasis.

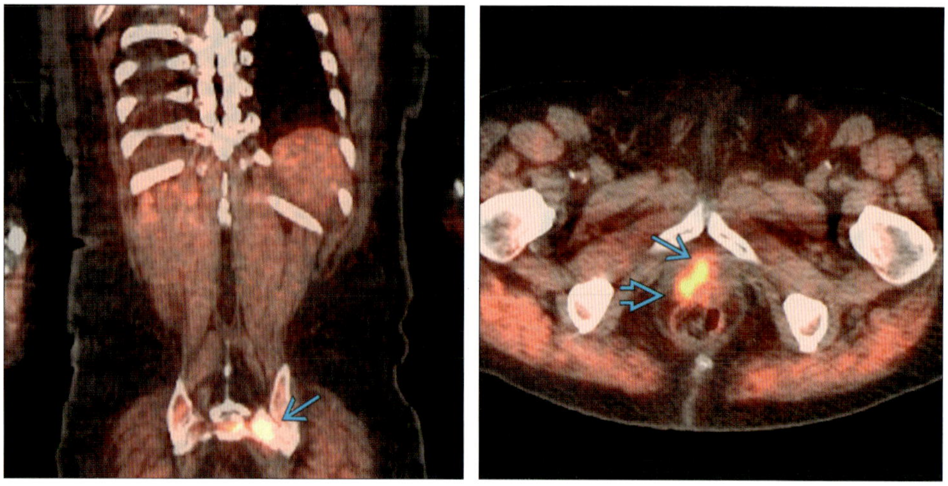

(Izquierda) PET/TC coronal fusionado con ^{18}F-fluciclovina en un paciente con cáncer de próstata que muestra una metástasis en el sacro (*flecha*). **(Derecha)** PET/TC axial fusionado con ^{18}F-fluciclovina en el mismo paciente que muestra captación aumentada en el lado derecho de la próstata (*flecha*) y del tejido periprostático (*flecha abierta*), que indica el tumor primario.

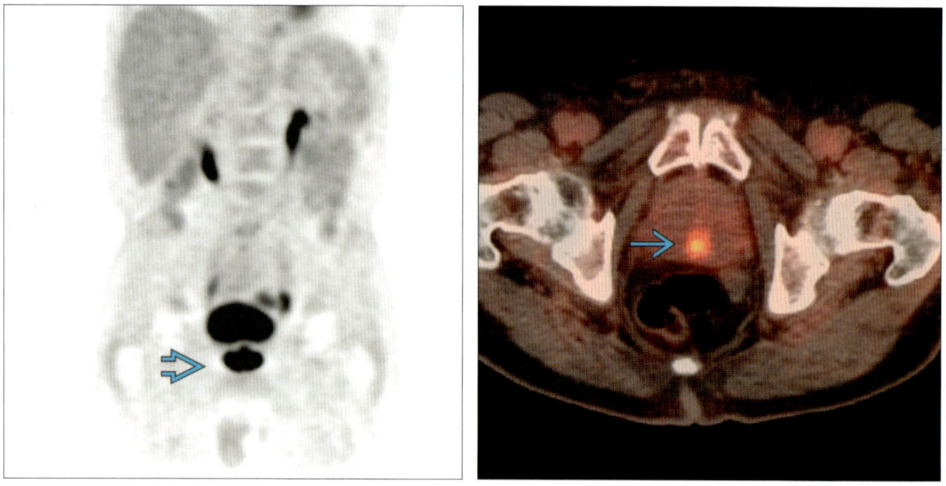

(Izquierda) MIP coronal de PET con ^{18}F-FDG en un paciente con cáncer de pulmón primario que muestra captación intensa en la próstata (*flecha abierta*). Grandes cálculos calcificados ocupaban la próstata y pueden causar prostatitis crónica. **(Derecha)** PET axial fusionado con ^{18}F-FDG que muestra actividad en la región central de la próstata (*flecha*). La actividad focal central en la próstata habitualmente es excreción de ^{18}F-FDG en la orina.

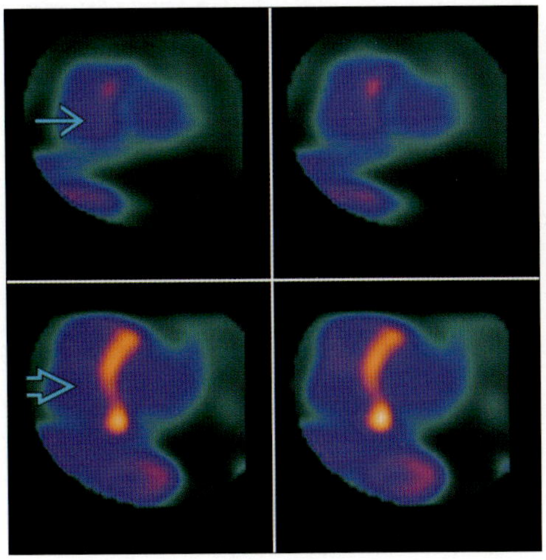

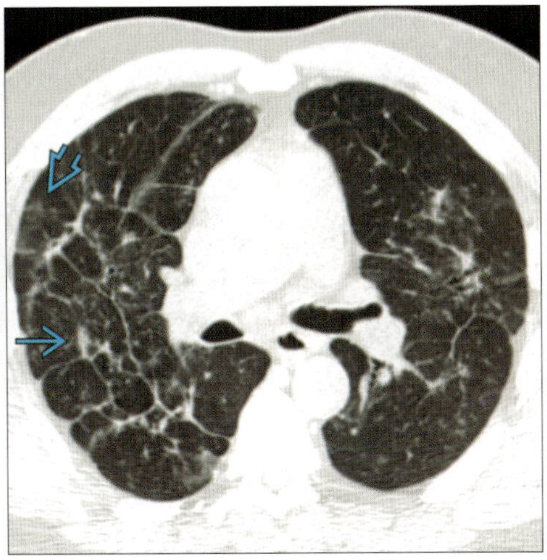

(Izquierda) Estudio de perfusión cardíaca con Tc-99m que muestra perfusión disminuida en la base del tabique (*flecha*). El correspondiente PET con ^{18}F-FDG muestra actividad aumentada en la misma región (*flecha abierta*), concordante con sarcoidosis cardíaca. **(Derecha)** La TC axial en el mismo paciente muestra engrosamiento nodular irregular (*flecha*) y opacidades en "vidrio esmerilado" (*flecha abierta*), concordantes con compromiso pulmonar por sarcoidosis.

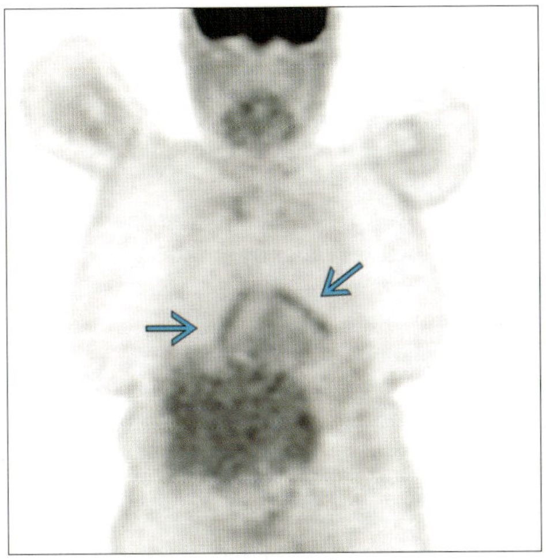

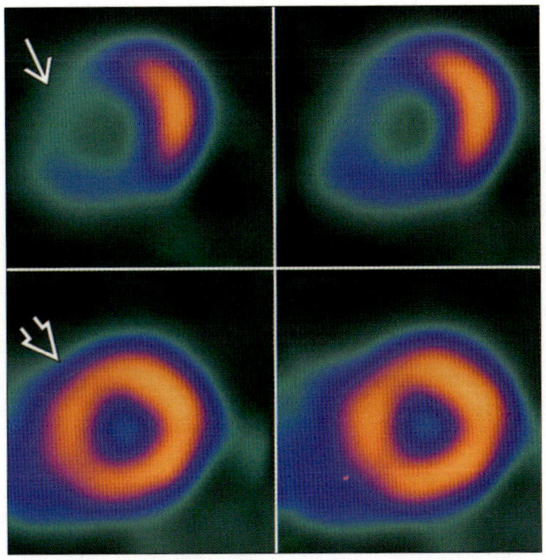

(Izquierda) PET coronal con ^{18}F-FDG en un paciente oncológico que muestra captación aumentada en un pericardio engrosado (*flechas*). Este paciente había sido ingresado por dolor torácico y se encontró que tenía pericarditis. **(Derecha)** Estudio cardíaco de estrés con PET con amoníaco con N-13 que muestra una anomalía de perfusión en el tabique (*flecha*) en las imágenes de estrés. Esta área muestra perfusión normal (*flecha abierta*) en las imágenes en reposo. Esta desigualdad entre el estrés y el reposo indica una isquemia inducible.

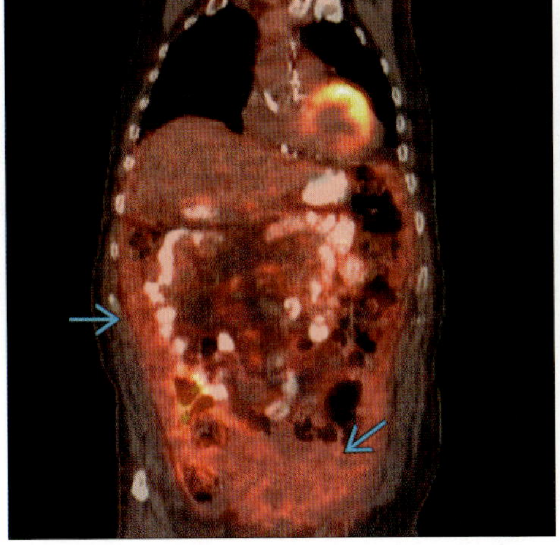

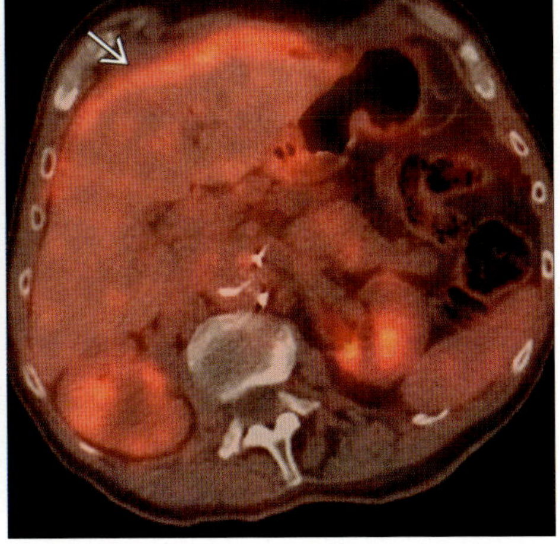

(Izquierda) PET/TC coronal fusionado con ^{18}F-FDG que muestra una captación sutil de ^{18}F-FDG (*flechas*) asociada a enfermedad peritoneal maligna. Si los depósitos tumorales están por debajo de la resolución de la PET o si el tumor tiene histología mucinosa, la captación puede ser escasa. **(Derecha)** PET/TC axial fusionado con ^{18}F-FDG que muestra una captación sutil de ^{18}F-FDG alrededor del contorno hepático (*flecha*), otro aspecto de la enfermedad peritoneal maligna en la PET.

Reseña

Cuando se interpretan imágenes de PET se deben considerar varios asuntos. Esto es particularmente cierto para las imágenes con ^{18}F-fluorodesoxiglucosa (FDG), que son el principal punto de este capítulo sobre la interpretación de la PET. Se analizarán los siguientes temas y se brindarán datos clínicos útiles para ayudar a la correcta interpretación:

- Biodistribución y mecanismos de localización.
- Antecedentes del paciente.
- Preparación del paciente.
- Biología tumoral.
- Valores de captación normalizados (SUV).
- Visualización e interpretación de las imágenes.
- Imágenes anatómicas como complemento de las imágenes fisiológicas.

Biodistribución y mecanismos de localización

Cuando se interpretan imágenes moleculares o estudios de Medicina Nuclear, quien interpreta debe conocer la biodistribución normal y el mecanismo de localización; esta es la única manera en la que se puede saber cuán anormal debe apreciarse la biodistribución. En este formato, no se ofrece un análisis exhaustivo de todos los trazadores de la exploración con PET, pero, dada la penetración de la ^{18}F-FDG en los centros de imágenes en todo el mundo, se analizará la biodistribución normal de este trazador.

Las imágenes metabólicas con ^{18}F-FDG localizan los tejidos por atrapamiento metabólico. La estructura de la ^{18}F-FDG es diferente a la de la glucosa, lo que le permite acumularse en áreas de metabolismo elevado, lo que la vuelve muy útil para visualizar la mayoría de los tumores.

La ^{18}F-FDG se localiza en la sustancia gris del encéfalo, los músculos extraoculares, las amígdalas, las glándulas salivales, el *pool* sanguíneo, los pezones de hombres y mujeres, el hígado, el bazo y los testículos. Además, se detecta actividad variable en la laringe, la lengua, las regiones hiliares, el tejido glandular de la mama, el intestino, el útero y los ovarios de las mujeres premenopáusicas (según la fase del ciclo menstrual) y áreas de activación muscular. El trazador se excreta a través de riñones funcionantes; con frecuencia se observa actividad cortical leve con actividad intensa variable en los sistemas colectores renales y los uréteres. La vejiga contiene la ^{18}F-FDG excretada; el paciente debe orinar antes del estudio para reducir el artefacto observado en esta área. En niños es frecuente la actividad fisiológica en el timo y la placa epifisaria.

La mama lactante también acumula ^{18}F-FDG; sin embargo, se excreta muy poca cantidad hacia la leche materna. Los niños reciben más dosis de radiación por el contacto estrecho con la madre que de la leche ingerida. En una mujer lactante, es preferible la extracción de leche y que otra persona alimente al niño luego de un estudio de PET con ^{18}F-FDG. La Comisión Regulatoria Nuclear de EE. UU. (*US Nuclear Regulatory Commission*) no tiene como requerimiento suspender el consumo de la leche materna extraída por parte del niño; sin embargo, muchas instituciones eligen contraindicar el uso de leche materna extraída durante 6 h a 24 h. Se recomienda evitar el contacto con el niño pequeño durante ~12 h luego de un estudio PET.

Antecedentes del paciente

La interpretación de la PET se ve optimizada cuando los médicos hacen una pregunta clínica específica para el estudio PET y proporcionan una historia clínica adecuada. Esto es particularmente cierto cuando se utiliza ^{18}F-FDG, donde la captación benigna o fisiológica puede estar relacionada con la intervención o la atención de problemas médicos crónicos, como la diabetes, infecciones o una lesión. El tratamiento reciente también puede afectar el aspecto del estudio, por lo que aclarar esto también es importante. Frecuentemente, las imágenes de TC o RM acompañantes pueden mejorar la especificidad al mostrar el aspecto anatómico del proceso responsable de la captación metabólica.

Preparación del paciente

La adecuada preparación del paciente permite obtener imágenes de la mejor calidad, especialmente cuando se utiliza ^{18}F-FDG. Cuando se utiliza este análogo radiactivo de la glucosa, es muy importante limitar el azúcar endógeno. Esto mantiene la secreción de insulina por parte del páncreas en un nivel bajo, con lo que se evita de esta manera la captación de ^{18}F-FDG por los músculos. Por lo tanto, para la PET con ^{18}F-FDG es necesario un estado de ayuno para mantener los niveles de glucosa endógena e insulina tan bajos como sea posible. Los pacientes deben hacer un ayuno de 4 h a 6 h. El nivel de glucosa sérica medido en una muestra de sangre de dedo antes del estudio idealmente debe ser inferior a 200 mg/dL.

Lograr un control más ajustado puede ser un problema en algunos diabéticos sensibles y puede dar como resultado más cancelaciones, retrasos en la exploración y, potencialmente, demoras en la atención. La metformina puede ocasionar una captación aumentada en el intestino grueso en la PET con ^{18}F-FDG; la interrupción de la metformina durante 48 h puede evitar esto. Esto puede ser especialmente importante para pacientes con enfermedad maligna abdominal o pélvica.

Se puede incitar a los pacientes a ingerir una dieta baja en hidratos de carbono el día anterior a una PET con ^{18}F-FDG para mantener los niveles de glucosa sérica tan bajos como sea posible. El ejercicio extenuante también puede ocasionar una captación aumentada, por lo que los pacientes deben evitar esto el día previo al examen. Además, la cafeína puede afectar la captación miocárdica y la nicotina puede aumentar la activación de la grasa parda; estos elementos deben ser evitados durante 24 h antes del estudio.

Todo tipo de captación fuera de la biodistribución normal (p. ej., captación muscular u ósea) limita la cantidad de ^{18}F-FDG disponible para la captación por parte del tumor, lo que disminuye la sensibilidad de la PET para detectar tumores. En el contexto de captación ósea difusa debida a factores estimulantes de colonias o altas dosis de quimioterapia, la captación de ^{18}F-FDG en tumores se puede reducir en hasta un 11,5%. Esto puede generar una interpretación inadecuada respecto de la respuesta del paciente al tratamiento.

Luego de la inyección endovenosa de ^{18}F-FDG, el paciente debe descansar tranquilamente en una habitación cálida antes de la obtención de las imágenes. Debe evitar la actividad física y hablar durante este período para limitar la captación del trazador por parte de los músculos. Se deben ofrecer frazadas adicionales si el paciente tiene frío; esto puede limitar los temblores, que también generan captación muscular y puede limitar la visualización de la grasa parda. La activación de la grasa parda también se puede limitar mediante maniobras de calentamiento del paciente o con la administración de una benzodiacepina o un β-bloqueante.

Biología tumoral

No todos los tipos de tumores tienen avidez por la ^{18}F-FDG; en estos casos, se debe utilizar racionalmente la PET para evitar la exposición a la radiación y los costos para el paciente. En pacientes con tumores con captación escasa o ausente en la PET con ^{18}F-FDG, quien interpreta las imágenes debe recomendar una modalidad de exploración que permita una estadificación precisa (p. ej., estudios prospectivos con TC con administración de contraste solamente). Algunas características tumorales pueden sugerir una escasa avidez por la ^{18}F-FDG, como necrosis (aunque puede haber un borde de actividad metabólica), características mucinosas, tumores más pequeños que la resolución del tomógrafo de PET (habitualmente < 1,0 cm a 1,5 cm) o lesiones pulmonares en "vidrio esmerilado"/semisólidas.

Los tipos de tumor que se sabe que tienen avidez escasa o nula por la ^{18}F-FDG son los siguientes:

- Adenocarcinomas de pulmón mínimamente invasivos (previamente conocidos como carcinoma broncoalveolar).
- Cáncer gástrico en "anillo de sello".
- Linfomas de la zona marginal.
- Carcinoma hepatocelular, bien diferenciado.

- Leucemia linfocítica crónica/linfoma linfocítico pequeño.
- Cáncer de próstata primario (puede ser útil en la enfermedad más avanzada, por lo general, luego del diagnóstico inicial).
- Tumores neuroendocrinos (mejor evaluados con trazadores neuroendocrinos, pero se puede observar avidez por la ^{18}F-FDG en tumores neuroendocrinos más indiferenciados).
- Adenocarcinoma mucinoso.
- Carcinoma pancreático.
- Carcinoma de células renales (también conocido como carcinoma renal, hipernefroma o adenocarcinoma renal) (isointenso con el parénquima renal).
- Cáncer primario de mama (frecuentemente debido al pequeño tamaño).
- Cáncer de tiroides con avidez por el yodo radiactivo.
- Carcinoides.

Valores de captación normalizados

El valor de captación normalizado (SUV) es una medida semicuantitativa de la captación tisular. Muchos factores afectan al SUV, incluidos la precisión de la calibración de la dosis, el tiempo transcurrido entre la inyección y el estudio (tiempo entre dosis y exploración), el peso del paciente (son frecuentes los cambios en pacientes oncológicos), artefactos de movimiento y niveles de glucosa en sangre. Muchos médicos que interpretan las imágenes dan valores de SUV, mientras que algunos prefieren leer de manera cualitativa según la comparación visual con el *pool* sanguíneo o el hígado. En cierta bibliografía, en particular los sistemas de estadificación del linfoma, se solicita a quienes interpretan la PET con ^{18}F-FDG que den valores para que las interpretaciones puedan ser más estandarizadas y guíen con mayor confianza la toma de decisiones clínicas.

Ocasionalmente, el SUV puede ser mucho más intenso o mucho menos intenso que lo esperado. Si esto ocurre, quien interpreta las imágenes puede medir el SUV del hígado o del *pool* sanguíneo, lo que permite tener una consistencia interna para la actividad metabólica en un paciente particular. En general, el SUV del hígado normal es de entre 2 y 5; si está fuera de este rango, se pueden verificar los valores ingresados para el cálculo del SUV durante la adquisición de las imágenes, ya que probablemente sean erróneos. En las imágenes, los valores de SUV pueden disminuir significativamente con la extravasación de ^{18}F-FDG, que se puede observar alrededor del sitio de inyección si está incluido en el campo de visión.

Visualización e interpretación de las imágenes

Cuando se visualiza e interpreta cualquier estudio de diagnóstico por imágenes, se deben observar todas las imágenes. Para el análisis más efectivo y competente de los estudios de PET/TC con ^{18}F-FDG, se alienta a quienes las interpretan a capacitarse en la lectura de imágenes de PET en lugar de simplemente leer imágenes fusionadas de PET/TC (o de TC y simplemente verificar si las anomalías detectadas son "calientes"). A continuación se describe un patrón de búsqueda escalonado, que es más eficiente:

- Imágenes de proyección de máxima intensidad (MIP): rápido vistazo general de la biodistribución y la captación anormal del radiotrazador, que aporta una complejidad holística al estudio; también puede diagnosticar rápidamente enfermedades en estadio IV (p. ej., metástasis óseas o encefálicas).
- Imágenes de emisión con corrección por atenuación (CA): debe ser el conjunto primario de imágenes para la interpretación de los hallazgos en la PET; la visualización antes de la exploración anatómica brinda a quien interpreta las imágenes la mayor cantidad de información sobre los hallazgos metabólicos y permite una alta sensibilidad, que frecuentemente es el objetivo de la exploración con PET en comparación con los estudios anatómicos.
- Imágenes de emisión sin corrección por atenuación (SCA): particularmente útiles para la evaluación de la piel y otras lesiones superficiales (especialmente en el cáncer de piel, el linfoma o el cáncer de mama) y para la evaluación de nódulos pulmonares pequeños; brindan pistas útiles sobre elementos de alta densidad móviles o residentes que pueden haber hipercorregido la actividad del trazador (p. ej., material quirúrgico).
- Imágenes anatómicas: luego de revisar las imágenes de emisión, se pueden analizar las imágenes de TC o RM acompañantes y se las puede correlacionar con los hallazgos en la PET; luego se pueden correlacionar las anomalías anatómicas adicionales con las imágenes de emisión para verificar la presencia de una localización anormal del trazador; evitar leer las imágenes de TC primero y, luego, observar si las anomalías son "calientes", ya que este estilo de lectura inverso, por lo general, disminuye la sensibilidad de la lectura y es complicado.
- Imágenes fusionadas de PET/TC: evitar la interpretación de imágenes fusionadas solamente, lo que puede ocultar los hallazgos de la PET.

Como las imágenes centellográficas provienen de un paciente que está emitiendo fotones de una manera isotrópica, se pueden reconstruir fácilmente los planos axial, coronal y sagital. Se deben observar las imágenes en todos los planos. Algunos permiten un fácil acceso a la columna (sagitales) o áreas de movimiento respiratorio (coronales). Muchos profesionales que interpretan el estudio encuentran que las imágenes coronales son útiles para los ganglios linfáticos del cuello y la entrepierna, nódulos pulmonares pequeños y para comparar la actividad esplénica habitualmente menos intensa con el hígado. Cuando se interpreta un estudio, es necesario que un hallazgo que reacciona al trazador tenga una intensidad diferente en comparación con la actividad de fondo y debe ser bien demostrado en todos los planos. Es de suma importancia conocer los artefactos y dificultades.

Imágenes anatómicas como complemento de las imágenes fisiológicas

Muchos estudios pueden tener hallazgos que reaccionan al trazador "discordantes", que no tienen correlato anatómico. El aspecto anatómico puede estar desfasado respecto de los cambios en la fisiología. Estos hallazgos resaltan la sensibilidad de la exploración con ^{18}F-FDG, que permite una visión más holística de la enfermedad del paciente. Algunos médicos pueden no comprender esto. No obstante, cuando no hay correlato anatómico las lesiones que reaccionan al trazador se deben describir como preocupantes (p. ej., esto ocurre frecuentemente con las metástasis óseas en la PET con ^{18}F-FDG). Una excepción sería un trombo marcado cuando es inyectado y se aloja en la vascularización pulmonar, un hallazgo frecuente que puede promover la búsqueda de un nódulo pulmonar oculto en la TC de calidad diagnóstica.

Bibliografía

1. Tek Chand K, et al. Utility of 18 F-FDG PET/CT scan to diagnose the etiology of fever of unknown origin in patients on dialysis. Hemodial Int 2017; 21 (2): 224-31.
2. Lawal I, et al. F-18 FDG PET/CT imaging of cardiac and vascular inflammation and infection. Br Med Bull 2016; 120 (1): 55-74.
3. Palestro CJ. Radionuclide imaging of musculoskeletal infection: a review. J Nucl Med 2016; 57 (9): 1406-12.
4. Ziai P, et al. Role of optimal quantification of FDG PET imaging in the clinical practice of radiology. Radiographics 2016; 36 (2): 481-96.
5. Corrigan AJ, et al. Pitfalls and artifacts in the use of PET/CT in oncology imaging. Semin Nucl Med 2015; 45 (6): 481-99.
6. Samarin A, et al. ^{18}F-FDG-PET/MR increases diagnostic confidence in detection of bone metastases compared with ^{18}F-FDG-PET/CT. Nucl Med Commun 2015; 36 (12): 1165-73.
7. Trout AT, et al. Optimizing the interval between G-CSF therapy and F-18 FDG PET imaging in children and young adults receiving chemotherapy for sarcoma. Pediatr Radiol 2015; 45 (7): 1001-6.
8. Erasmus JJ, et al. Low-sensitivity FDG-PET studies: less common lung neoplasms. Semin Nucl Med 2012; 42 (4): 255-60.
9. Kim TJ, et al. Is there a role for FDG PET in the management of lung cancer manifesting predominantly as ground-glass opacity? AJR Am J Roentgenol 2012; 198 (1): 83-8.
10. Kwee TC, et al. A new dimension of FDG-PET interpretation: assessment of tumor biology. Eur J Nucl Med Mol Imaging 2011; 38 (6): 1158-70.

Impacto del tratamiento, los medicamentos y los alimentos en las imágenes metabólicas

Entidad	Aspecto	Razonamiento	Plazo
Infección	Actividad metabólica localizada en alguna región o regiones; posible actividad esplénica aumentada.	Expresión aumentada de transportadores de glucosa por parte de células inflamatorias activadas.	Variable; si es posible, esperar de 2 a 4 semanas luego de la infección, especialmente si está en la región de interés oncológico.
Proceso inflamatorio	Actividad inflamatoria localizada con proceso inflamatorio; las imágenes anatómicas pueden aportar pistas acerca de la etiología (p. ej., aterosclerosis, sarcoidosis).	Expresión aumentada de transportadores de glucosa por parte de células inflamatorias activadas.	Variable y potencialmente constante; de ser necesario, el paciente puede intentar con esteroides antes de las imágenes oncológicas si hay preocupación acerca de enfermedad inflamatoria frente a neoplasia.
Intervención quirúrgica/biopsia recientes	Actividad metabólica localizada, habitualmente de manera predecible en asociación con la intervención conocida.	Expresión aumentada de transportadores de glucosa por parte de células inflamatorias activadas.	Habitualmente mejora hacia las cuatro semanas luego de la intervención.
Radioterapia	Área de actividad de forma geométrica alrededor de la región de enfermedad maligna conocida; debería tener una distribución uniforme a menos que haya enfermedad residual o recurrente.	Expresión aumentada de transportadores de glucosa por parte de células inflamatorias activadas.	Variable; depende del tipo de radioterapia; la radioterapia corporal estereotáctica, también conocida como radiocirugía *Cyberknife*, puede tener actividad metabólica que dura dos años luego del tratamiento.
Quimioterapia	Actividad prominente de la médula ósea.	A medida que la médula ósea es afectada por la quimioterapia, utiliza más recursos para reponer las células agotadas.	Habitualmente mejora hacia las cuatro semanas luego del tratamiento.
Factores estimulantes de colonias (p. ej., Neupogen®, Neulasta®)	Actividad prominente de la médula ósea.	Estimula la médula ósea para ayudar a reponer las células agotadas; la FDG que se localiza en la médula ósea se aleja de la dosis inyectada y puede reducir falsamente el valor de captación normalizado de otras lesiones con avidez por la FDG en hasta aproximadamente un 12%.	Habitualmente mejora hacia los 20 días a 1 mes.
Insulina	Actividad muscular prominente.	Actúa como la llave que abre la puerta que permite que la glucosa ingrese a las células musculares.	Esperar 4 h a 6 h antes de realizar el estudio para permitir que disminuyan los niveles de insulina.
Ingesta reciente de alimentos	Actividad muscular prominente.	La glucosa oral ocasiona un incremento en la producción de insulina endógena.	Esperar 4 h a 6 h antes de realizar el estudio para permitir que disminuyan los niveles de insulina y de glucosa.
Glucosa en sangre elevada	Actividad inespecífica difusa en todo el cuerpo.	La glucosa no radiactiva compite con la captación de la ^{18}F-FDG.	Promover el buen control glucémico en diabéticos en las semanas previas al estudio.
Metformina	Actividad característica del intestino grueso.	Incierto	Interrumpir durante al menos 48 h antes del estudio para reducir la actividad del intestino grueso.

Tipos de tumor y características tumorales seleccionados con avidez limitada por la ^{18}F-FDG

Tipos de tumor	Características tumorales
• Carcinoide primario. • Adenocarcinomas de pulmón mínimamente invasivos. • Carcinoma mucoepidermoide de pulmón. • Cáncer gástrico en "anillo de sello". • Linfomas extraganglionares de la zona marginal. • Carcinoma hepatocelular bien diferenciado. • Leucemia linfocítica crónica/linfoma linfocítico pequeño. • Diagnóstico inicial de cáncer de próstata o cáncer de próstata asintomático. • Tumores neuroendocrinos bien diferenciados.	• Tumores de bajo grado/asintomáticos. • Tumores con características mucinosas. • Lesiones más pequeñas que la resolución del tomógrafo PET. • Lesiones pulmonares en "vidrio esmerilado"/semisólidas. • Tumores necróticos.

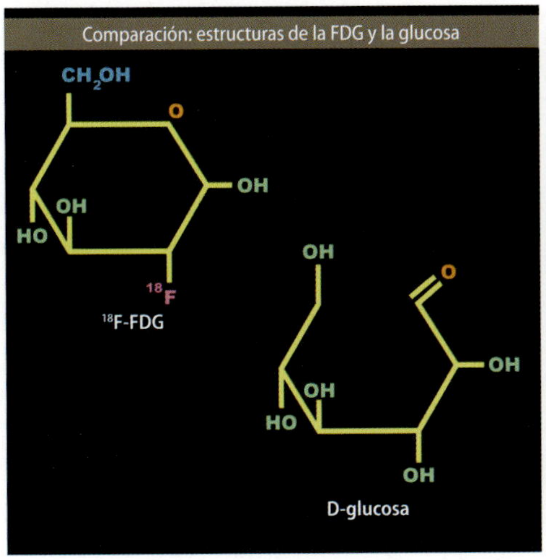

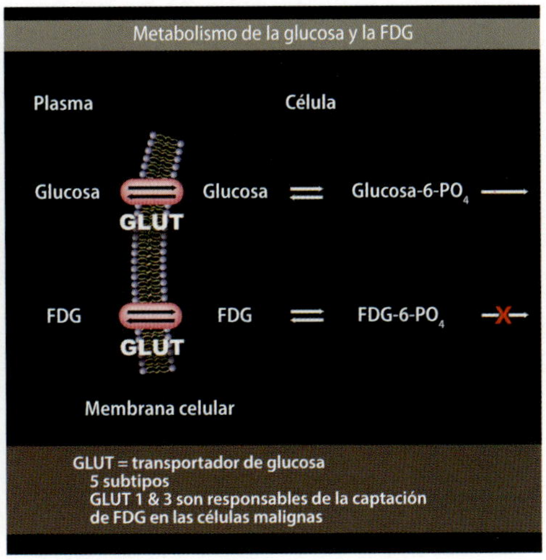

(Izquierda) Las estructuras de la fluorodesoxiglucosa (FDG) y la glucosa son diferentes. La FDG es un compuesto en "anillo" y la glucosa no. **(Derecha)** La glucosa se metaboliza mediante difusión facilitada a través de la membrana celular, pasa por fosforilación y sigue la vía glucolítica. La FDG, por otro lado, no puede seguir la vía glucolítica para ser metabolizada. En su lugar, se acumula en áreas de metabolismo aumentado.

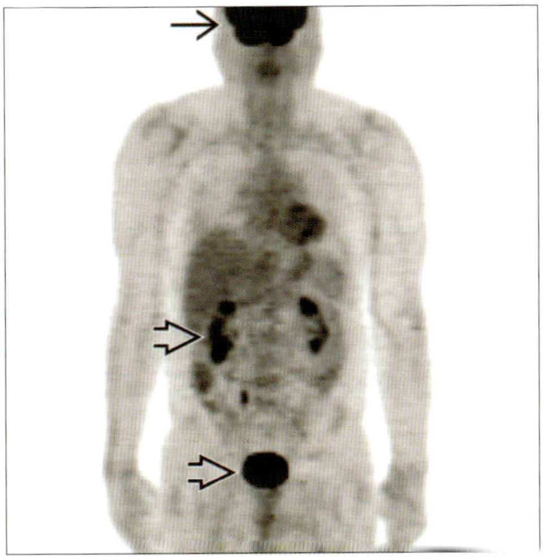

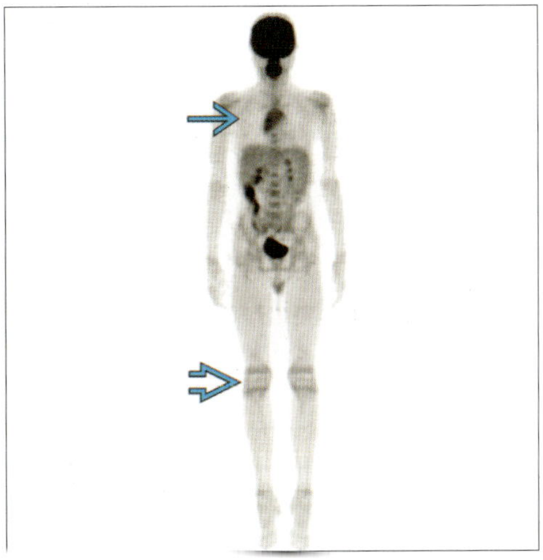

(Izquierda) MIP de una PET con ^{18}F-FDG que muestra la biodistribución fisiológica de la ^{18}F-FDG. Nótese que las áreas más intensas son el encéfalo (*flecha*) (un metabolizador obligado de la glucosa) y el tracto urinario (*flechas abiertas*) (la principal vía de excreción de la FDG). **(Derecha)** MIP de una PET con ^{18}F-FDG que muestra la biodistribución fisiológica en un niño de 12 años de edad. Nótese la actividad en el timo (*flecha*) y en las placas epifisarias (*flecha abierta*).

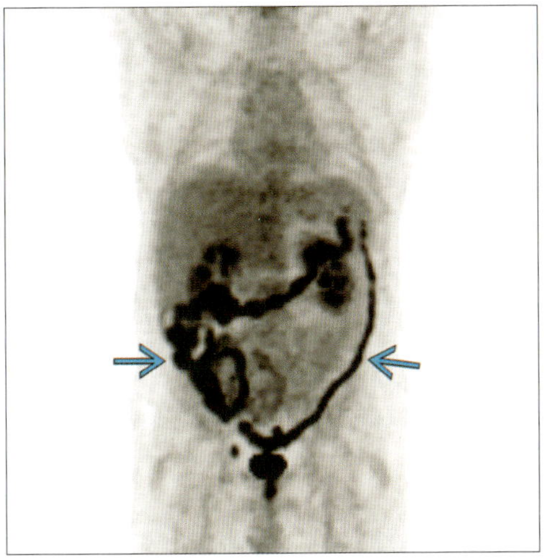

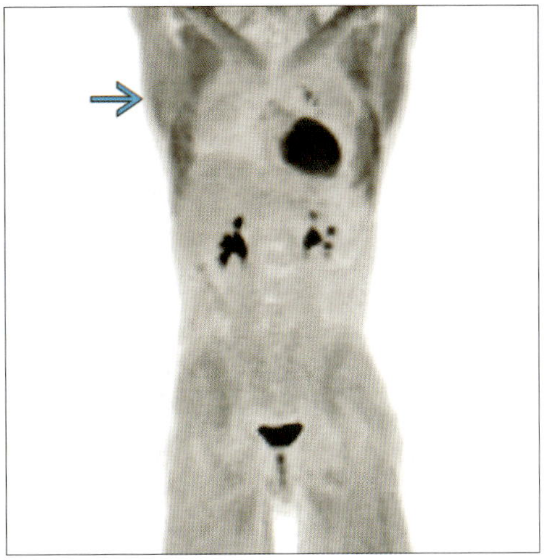

(Izquierda) MIP de una PET con ^{18}F-FDG que muestra un paciente que utiliza metformina para la diabetes, lo que genera actividad prominente del intestino grueso (*flechas*). Para evitar potencialmente este hallazgo, se puede interrumpir el medicamento durante 48 h antes del estudio de PET. **(Derecha)** MIP de una PET con ^{18}F-FDG que muestra a un paciente que realizó actividad intensa con la mitad superior del cuerpo la misma mañana del estudio, lo que se hace evidente por el patrón de activación muscular (*flecha*). Se recomienda evitar el ejercicio durante 24 h antes del estudio de PET.

(Izquierda) El valor de captación normalizado (SUV) es una medida de la actividad relativa asociada a un estudio de PET. Se muestra la fórmula para su cálculo. Es importante saber que hay muchos factores que pueden afectar este valor, además de los errores en la introducción de datos de la dosis inyectada y el peso del paciente. **(Derecha)** En las imágenes de PET con corrección por atenuación se pueden apreciar los materiales de alta densidad como áreas de aparente actividad aumentada (*flecha*). Esto se debe a la hipercorrección por atenuación y se puede confirmar en las imágenes sin corrección por atenuación (nótese la ausencia de actividad) (*flecha abierta*).

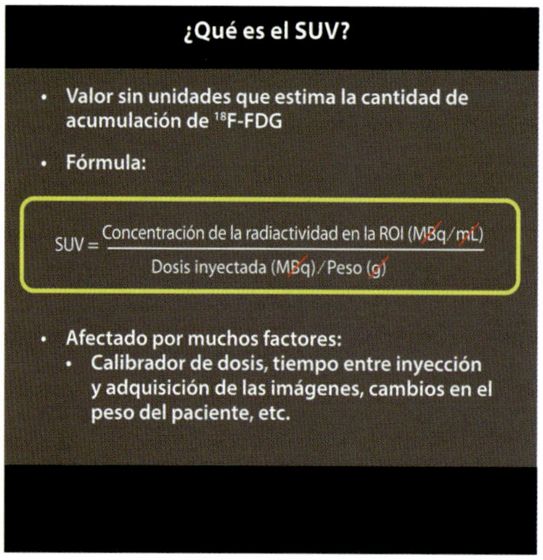

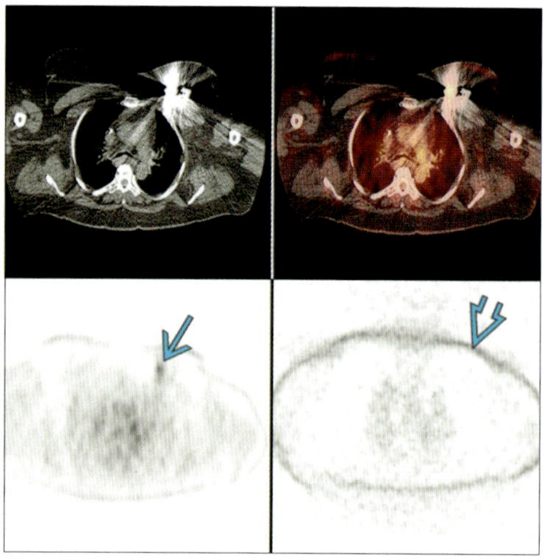

(Izquierda) MIP e imágenes fusionadas de una PET/TC con ^{18}F-FDG que muestran un paciente con activación de la grasa parda localizada en las regiones supraclaviculares. **(Derecha)** MIP de un PET con ^{18}F-FDG que muestra un paciente con activación de la grasa parda localizada en las regiones supraclaviculares (*flecha*), las axilas (*flecha abierta*) y a lo largo de la columna vertebral torácica (*flecha curva*). La activación de la grasa parda se puede minimizar manteniendo abrigado al paciente y administrando un β-bloqueante o una benzodiacepina.

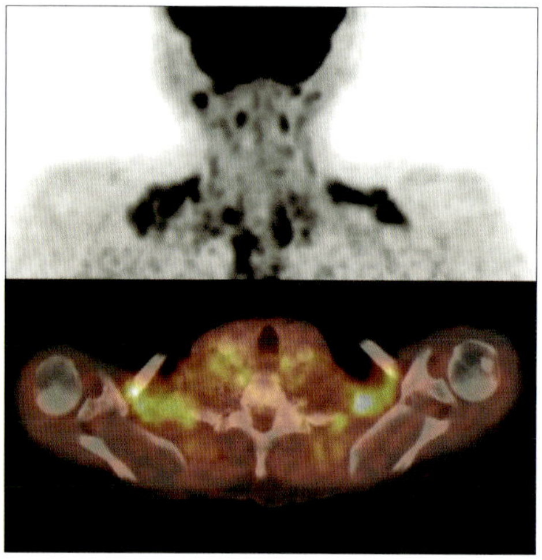

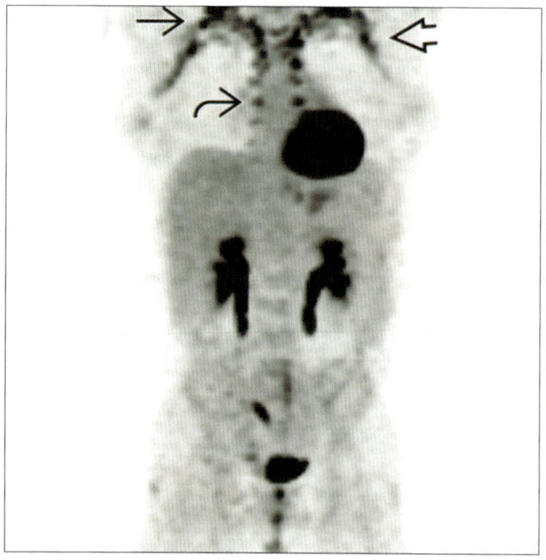

(Izquierda) MIP de una PET con ^{18}F-FDG de una paciente que amamanta que muestra actividad fisiológica prominente (*flecha*) en ambas mamas. Las pacientes que amamantan sometidas a PET deben evitar el contacto con niños pequeños durante 12 horas. Se puede extraer, refrigerar y utilizar la leche el día siguiente. **(Derecha)** MIP de una PET con ^{18}F-FDG que muestra activación prominente de la médula ósea relacionada con la administración reciente de un factor estimulante de colonias (G-CSF), que puede ocultar lesiones metabólicamente activas sutiles. Para evitar esto, esperar de 20 a 30 días luego de la administración de G-CSF.

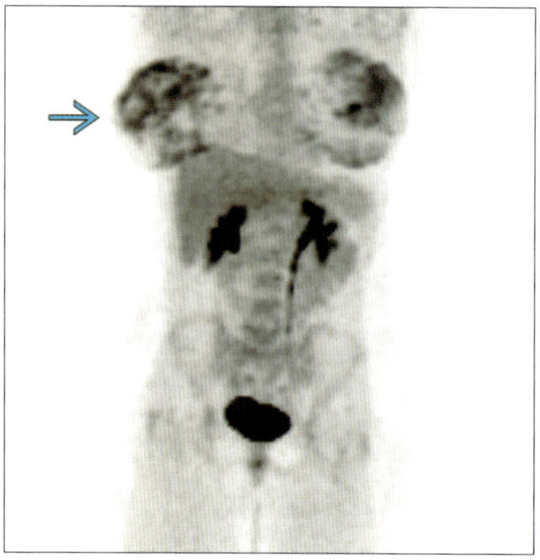

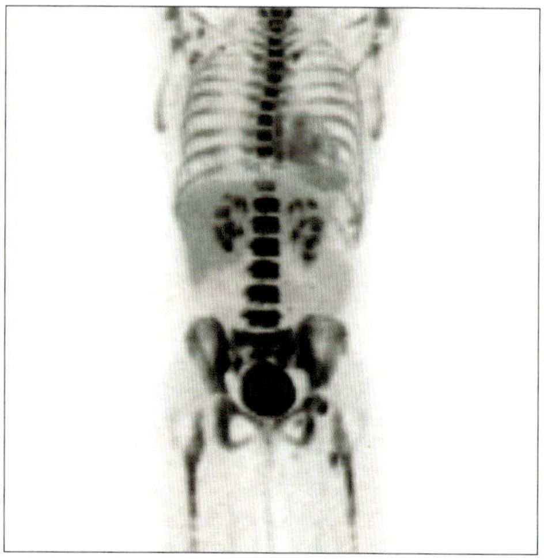

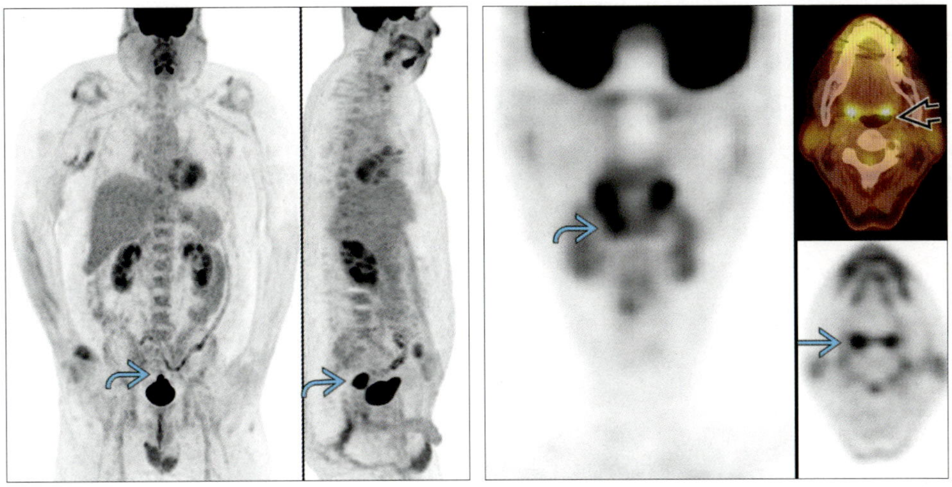

(Izquierda) El paciente se presentó para la estadificación de un carcinoma epidermoide (también conocido como carcinoma de células escamosas) de la piel y un ganglio centinela positivo recientemente identificado en la axila derecha. Nótese el cáncer de sigmoides desconocido (*flecha curva*). La MIP brinda una buena perspectiva general de la patología en la exploración. **(Derecha)** El paciente se presentó para la evaluación de un cáncer primario de cabeza/cuello luego de la biopsia de un ganglio linfático derecho del cuello. Nótese la prominencia de la amígdala derecha (*flecha curva*) y la leve asimetría (*flecha*). Las imágenes fusionadas están ligeramente mal fusionadas (*flecha abierta*) y en cierta medida ocultan el hallazgo.

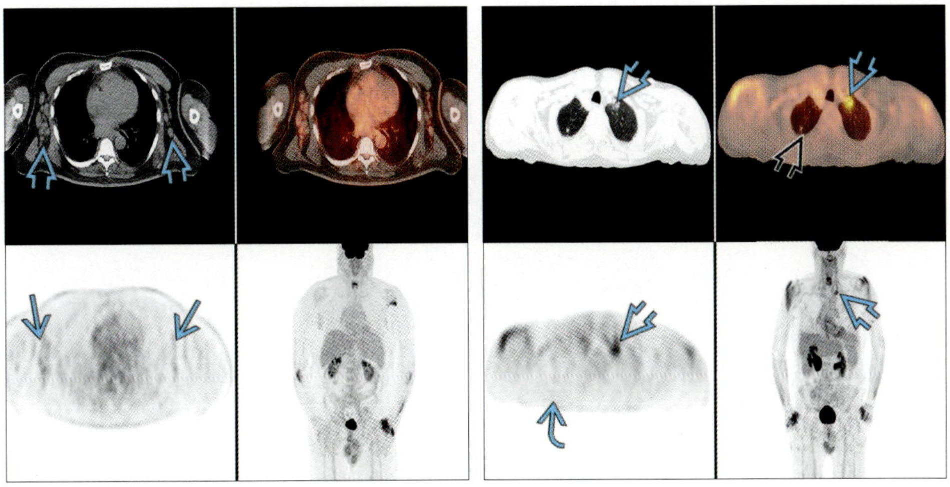

(Izquierda) Este paciente tiene leucemia linfocítica crónica/linfoma linfocítico pequeño. En la TC, se evidencian ganglios linfáticos de tamaño anormal (*flechas abiertas*), pero nótese que la actividad metabólica es bastante leve (*flechas*). **(Derecha)** El estado del paciente luego de la radioterapia por un carcinoma epidermoide del seno piriforme tiene cambios posradioterapia asociados en el lóbulo superior izquierdo (*flechas abiertas*). Un pequeño nódulo pulmonar en el mismo corte tiene actividad evidente en la imagen fusionada (*flecha abierta*), pero no es destacable en la PET solo.

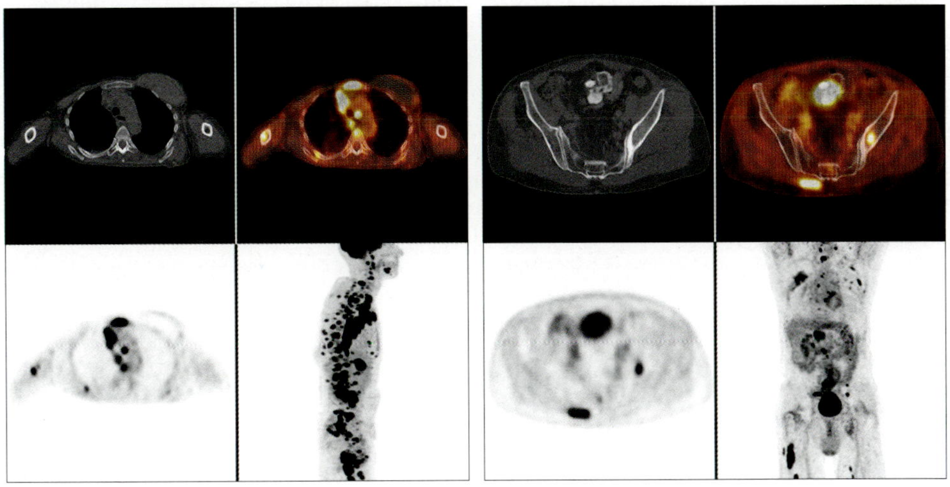

(Izquierda) Antes de la PET/TC con ^{18}F-FDG de la paciente con cáncer de mama, solo se sabía que tenía enfermedad de tejidos blandos. El corte axial seleccionado y la MIP acompañante muestran enfermedad ósea metastásica extensa que compromete al esqueleto axial y apendicular, se destaca la sensibilidad de la PET con FDG. **(Derecha)** Antes de la PET/TC con ^{18}F-FDG del paciente con cáncer de pulmón, se sabía que tenía solo una enfermedad localizada. El corte seleccionado y la MIP acompañante muestran enfermedad ósea metastásica extensa y lesiones musculares extensas, se destaca la sensibilidad de la PET con FDG.

Introducción

La interpretación precisa de la PET/TC requiere un conjunto de habilidades más allá del conocimiento de la anatomía y la fisiología. En este capítulo, se revisan los artefactos más frecuentes de localización del trazador utilizado en PET/TC y de procesamiento. Además, analizamos las dificultades encontradas con mayor frecuencia durante la interpretación de las imágenes. Nos centramos en el radiotrazador más frecuentemente utilizado en PET, la ^{18}F-FDG. El capítulo finaliza con los radiotrazadores más recientes y sus artefactos conocidos al momento de la publicación de este texto.

Artefactos de adquisición con ^{18}F-FDG

Inyección

Es importante contar con una vía endovenosa estable para la inyección. Una infiltración leve puede disminuir la captación en las lesiones de interés, lo que da como resultado un $SUV_{máx}$ (valor de captación normalizado máximo) artificialmente bajo; una infiltración importante también puede disminuir la captación en áreas de biodistribución normal, lo que hace que el estudio no se pueda interpretar. Lo mismo aplica para la inyección arterial accidental, lo que puede indicar una acumulación significativa del radiotrazador en la extremidad afectada y, por lo tanto, disminuir la sensibilidad del examen. Hay que investigar si los pacientes tienen dificultades con el acceso endovenoso. Si esto se sabe con anticipación, se puede utilizar un equipo especializado en vías EV. Se pueden utilizar vías de acceso de largo plazo, como el *port-a-cath* o el catéter central de acceso periférico (PICC), pero se las debe purgar adecuadamente con solución fisiológica para evitar la formación de un coágulo hipermetabólico ("coágulo caliente").

Fase de captación

Durante la fase de captación de aproximadamente 60 min, el paciente debe estar en una habitación tranquila con temperatura controlada. Hablar durante la fase de captación puede incrementar la distribución del radiotrazador hacia las cuerdas vocales y dificultar la evaluación de un cáncer de cabeza y cuello. Mascar chicle puede causar una acumulación significativa del radiotrazador en la musculatura masticatoria. Una habitación demasiado fría puede causar activación de la grasa parda, lo que crea focos de actividad anormal en los espacios supraclaviculares, paravertebrales, perinéfricos y otras regiones que pueden dificultar la interpretación. Para pacientes en quienes se sabe que la grasa parda es un problema recurrente, se puede considerar el tratamiento previo con bajas dosis de β-bloqueantes. Los pacientes con enfisema grave, EPOC o bronquitis pueden demostrar activación de los músculos intercostales y respiratorios accesorios, que pueden ser distractores al momento de buscar lesiones costales. Proporcionar oxígeno suplementario para reducir el trabajo respiratorio puede ayudar a minimizar este problema.

Artefactos del procesamiento con ^{18}F-FDG

Corrección por atenuación

Los materiales densos con valores de unidades Hounsfield elevados en la TC o, como los aparatos dentales, los catéteres puerto para quimioterapia y el contraste oral dan como resultado elevados coeficientes de atenuación de PET, por lo que sobreestiman la actividad del radiotrazador en dicha región. La visualización de las imágenes sin corrección por atenuación puede confirmar este tipo de artefacto. Por el contrario, las prótesis de cadera y de extremidades, que son extremadamente densas, atenúan los fotones de la PET y ocasionan un defecto fotopénico en dicha región. Debido a que la corrección por atenuación reduce los valores sobre la piel, se deben revisar las imágenes sin corrección por atenuación cuando se evalúa en busca de melanoma o metástasis cutáneas.

Movimientos respiratorios

El desplazamiento hacia abajo del diafragma durante la inhalación ocasiona una subestimación de los coeficientes de atenuación de la TC, lo que tiene como resultado un borde curvilíneo de fotopenia en la base de los pulmones, más destacable en la proyección coronal y, a veces, denominado como artefacto en "banana". Antes de que la TC estuviera disponible para la correlación anatómica, los movimientos respiratorios podían hacer que una lesión hepática que reacciona en PET se apreciara en los pulmones, y viceversa. La adición de la TC genera una fuente diferente de error; los coeficientes de atenuación disminuidos en esta región con respiración variable pueden causar una subestimación del $SUV_{máx}$ de un nódulo pulmonar en el lóbulo inferior y provocar un posible estudio falso negativo. El *software* para gatillado respiratorio puede ayudar a corregir este error, pero aún no se lo ha adoptado ampliamente.

Truncamiento

Los artefactos de truncamiento, observados habitualmente en pacientes de gran tamaño o en aquellos con dificultad para el posicionamiento de las extremidades, pueden causar una similar reducción artificial del SUV. Esto es más relevante para melanomas u otras lesiones de tejidos blandos superficiales que pueden quedar fuera del campo de visión de la TC.

Dispersión

La corrección por dispersión en los algoritmos de reconstrucción iterativos puede crear un artefacto fotopénico en el paciente, habitualmente cerca de la vejiga o en las manos. Para evitar este artefacto, hacer que el paciente vacíe la vejiga inmediatamente antes del estudio y asegurarse que los pacientes que son estudiados con sus brazos hacia abajo tengan las manos en contacto con su cuerpo.

Dificultades clínicas con la ^{18}F-FDG

La actividad anormal del radiotrazador en una región no esperada, p. ej., un patrón atípico de diseminación de una enfermedad, debe impulsar la investigación de la historia clínica del paciente para buscar dificultades clínicas frecuentes:

Inmunizaciones/inyecciones recientes. Estas pueden ocasionar una linfadenopatía hipermetabólica refleja en la extremidad inyectada durante varias semanas. Habitualmente, esto se presenta como actividad moderada de la ^{18}F-FDG en ganglios linfáticos de tamaño normal con hilio graso y no se debe confundir con metástasis ganglionares. Las inyecciones recientes pueden tener un aspecto similar. Las inyecciones subcutáneas también pueden generar un punto caliente focal en la musculatura.

Parálisis de cuerdas vocales. Se la observa con frecuencia en casos de enfermedad mediastínica que afecta al nervio laríngeo; esto puede causar actividad asimétricamente disminuida de las cuerdas vocales. Esto no se debe confundir con una lesión neoplásica del lado no afectado (normal).

Aplicación reciente de quimioterapia o de agentes estimulantes de la médula ósea. Pueden causar una actividad difusamente aumentada en la médula ósea. Esto no se debe confundir con metástasis óseas, que son focales y diferenciadas.

Hiperplasia tímica de rebote. Se observa con frecuencia en pacientes más jóvenes luego de la quimioterapia. Esto no se debe confundir con un linfoma (nuevo, residual, recurrente) ni otra enfermedad neoplásica en el mediastino.

Estado menstrual. La actividad del radiotrazador en el útero y los ovarios en una mujer premenopáusica es fisiológica. Los fibromas benignos también pueden demostrar avidez por la ^{18}F-FDG. Verificar con una ecografía complementaria antes de sugerir la presencia de carcinoma.

Estado de lactancia. La lactancia genera actividad heterogénea del radiotrazador en las mamas. El tejido mamario denso también puede mostrar actividad difusamente aumentada. Por el contrario, un foco diferenciado de actividad aumentada es más sospechoso (~ 30% de probabilidad de enfermedad maligna) y se lo debe correlacionar con una mamografía.

Tiroiditis o enfermedad de Graves. La enfermedad tiroidea difusa benigna genera actividad difusamente aumentada en toda la tiroides. Sugerir la correlación con niveles de TSH si el paciente no tiene un diagnóstico. Por el contrario, un foco diferenciado de actividad aumentada en la tiroides tiene una probabilidad del 50% de ser enfermedad maligna y se lo debe correlacionar con ecografía y biopsia.

Cirugía o radiación reciente. Estos tratamientos pueden causar inflamación que persiste por meses, aunque los seromas y otras fuentes de inflamación benigna pueden persistir más tiempo. Se recomienda esperar, al menos, de dos a tres meses luego de la radioterapia antes de realizar el estudio; la actividad focal anormal observada más de tres meses después es sospechosa. Una imagen del campo de radiación utilizada durante la planificación del tratamiento es útil para correlacionar.

Enfermedad inflamatoria intestinal. La inflamación activa ocasiona una captación intensa en segmentos del intestino delgado o grueso. Por el contrario, un foco puntiforme de actividad anormal es alarmante, ya que hace pensar en una posible neoplasia. Si el paciente no se ha sometido a una colonoscopia reciente, debe recomendarse la correlación.

Medicamentos para la diabetes. Un valor de azúcar en sangre elevado mayor de 200 mg/dL puede generar un estudio de baja calidad con un SUV artificialmente bajo. Esto es un desafío para los diabéticos tipo 2 a quienes se solicita interrumpir la insulina antes de su estudio PET. El medicamento oral metformina, que incrementa la acumulación del radiotrazador en el intestino, se debe interrumpir durante 24 h a 48 h si el objetivo de la PET es estudiar una patología abdominopelviana. Esto puede reducir la captación intestinal de ^{18}F-FDG. Las insulinas de acción corta, como Lispro o Aspart, hacen que la ^{18}F-FDG se acumule dentro de los músculos y deben ser interrumpidas 4 h antes de la administración de ^{18}F-FDG. Para los diabéticos mal controlados, debe considerarse consultar con endocrinología para optimizar los niveles de azúcar en sangre antes de programar el estudio.

Ejercicio. Si bien es improbable que el ejercicio leve tenga un efecto significativo sobre la calidad de las imágenes, se debe aconsejar a los pacientes evitar el ejercicio intenso, como boxeo o levantamiento de pesas, en las 24 h previas a la inyección. La ^{18}F-FDG se acumula en los músculos recientemente activados, lo que dificulta la interpretación de las imágenes y genera una disminución artificial del SUV en áreas patológicas.

Tumores de Warthin. Los tumores benignos de las glándulas parótidas que reaccionan a la ^{18}F-FDG pueden ser bilaterales y multifocales. No asumir la presencia de metástasis parotídeas o enfermedad maligna primaria. Los adenomas pleomorfos tienen un aspecto similar. Con frecuencia, es necesario consultar con otorrinolaringología para una evaluación más completa de las lesiones parotídeas hipermetabólicas.

Hipertrofia prostática benigna. Esta puede generar puntos focales calientes en la próstata. Las calcificaciones y una ubicación más central sugieren una entidad benigna. Los puntos calientes periféricos sin calcificación se deben correlacionar con PSA, considerando una etiología maligna.

Injertos vasculares. La inflamación crónica en injertos vasculares muestra una reacción a ^{18}F-FDG levemente aumentada y homogénea. Por el contrario, la actividad intensa y focal en el contexto clínico correcto es más sospechosa de infección.

Mezcla del contraste oral con saborizantes no calóricos. Esto se debe evitar, ya que se ha informado subjetivamente que altera la biodistribución del radiotrazador de modo similar a la hiperglucemia.

Anasarca. El radiotrazador se acumula en el edema generalizado extremo, lo que disminuye artificialmente la captación de ^{18}F-FDG en lesiones diana y reduce la sensibilidad general del examen.

Otros agentes para PET

F-18 florbetapir, F-18 flutemetamol y F-18 florbetaben

Estos agentes se utilizan para detectar depósitos de amiloide en el encéfalo. El artefacto más importante que se debe evitar es el artefacto de movimiento. Esto puede ser especialmente problemático cuando se estudia un paciente con demencia. Debe considerarse la sedación o tener a un familiar presente para asistir al paciente durante las fases de captación y exploración. Algunos estudios con atrofia encefálica regional o global pueden ser difíciles de interpretar, lo que genera hallazgos tanto falsos positivos como falsos negativos; correlacionar con TC o RM si están disponibles.

F-18 fluciclovina

Aún estamos aprendiendo sobre este radiotrazador recientemente aprobado por la FDA, utilizado para detectar sitios de recurrencia del cáncer de próstata. El mayor confundidor conocido al momento de la publicación de este libro es la captación muscular, ya sea ocasionada por ejercicio reciente o una dieta rica en proteínas. Los pacientes deben abstenerse de realizar ejercicio, al menos, durante 24 h y deben ayunar durante 4 h como mínimo.

F-18 fluoruro de sodio (NaF)

Este agente para PET óseo se puede utilizar de manera separada o en conjunto con la exploración con ^{18}F-FDG. En general, aplican las mismas advertencias que para la exploración con Tc-99m MDP. Hay que tener cuidado, ya que puede haber una captación muy elevada del radiotrazador debida a cambios degenerativos, enfermedad dental y fracturas subclínicas. Buscar metástasis solitarias en ubicaciones características o un patrón multifocal aleatorio de metástasis óseas.

Ga-68 dotatate

Aún estamos aprendiendo acerca de este radiotrazador recientemente aprobado por la FDA, que se utiliza para la visualización de tumores neuroendocrinos similares a los evaluados con In-111 octreótido y I-123 MIBG. Ha habido cierto debate acerca de la administración concomitante de tratamiento contra receptores de somatostatina, que puede bloquear dichos receptores al momento de la exploración. Sin embargo, no todas las instituciones requieren la interrupción de esta terapia. Además, la acumulación fisiológica de islotes de receptor de serotonina en la cabeza pancreática puede imitar una enfermedad tumoral focal.

PET/RM

La PET/RM todavía está ganando fuerza y actualmente solo se la utiliza en una pequeña cantidad de instituciones, pero ya se han descrito algunos artefactos y dificultades frecuentes, algunos de los cuales también se observan en la PET/TC, como artefactos de truncamiento, artefactos por aparatos dentales, segmentación imprecisa del tejido óseo, segmentación errónea del tejido pulmonar, intercambio entre agua y grasa y artefactos de distorsión en secuencia EPI.

Implicancias clínicas

Los artefactos y dificultades son causas frecuentes de conclusiones confusas e imprecisas y de resultados falsos positivos. Al igual que con los radiotrazadores de la medicina nuclear tradicional, cada trazador utilizado en PET tiene una biodistribución normal (algunas de las cuales pueden imitar u ocultar una enfermedad maligna), patrones conocidos de biodistribución alterada y posible necesidad de preparación de parte del paciente. Quien interpreta la PET debe estar alerta sobre posibles hallazgos que se pueden atribuir inadvertidamente a una enfermedad.

Bibliografía

1. Han EJ, et al. Significance of incidental focal uptake in prostate on 18-fluoro- 2-deoxyglucose positron emission tomography CT images. Br J Radiol 2010; 83 (995): 915-20.
2. Delbeke D, et al. Procedure guideline for tumor imaging with ^{18}F-FDG PET/CT 1.0. J Nucl Med 2006; 47 (5): 885-95.

(Izquierda) MIP anterior de una PET con ^{18}F-FDG que muestra infiltración paravenosa de la dosis (*flecha*) de ^{18}F-FDG. Esto ha generado una dosis insuficiente para esta exploración de cuerpo entero y ha creado una imagen que no se puede interpretar. **(Derecha)** MIP anterior de una PET con ^{18}F-FDG que muestra una nueva imagen luego de una inyección exitosa de ^{18}F-FDG.

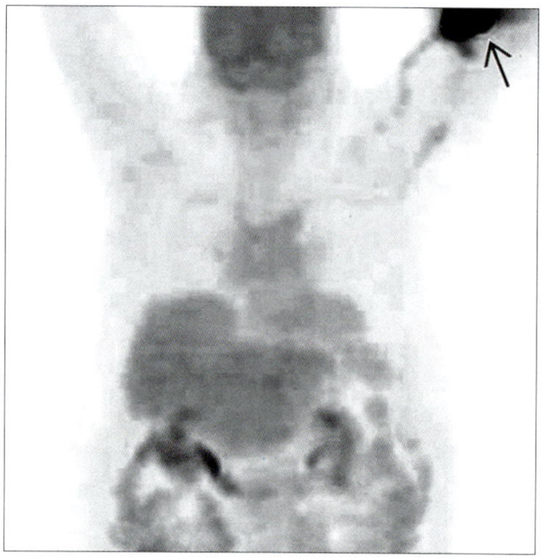

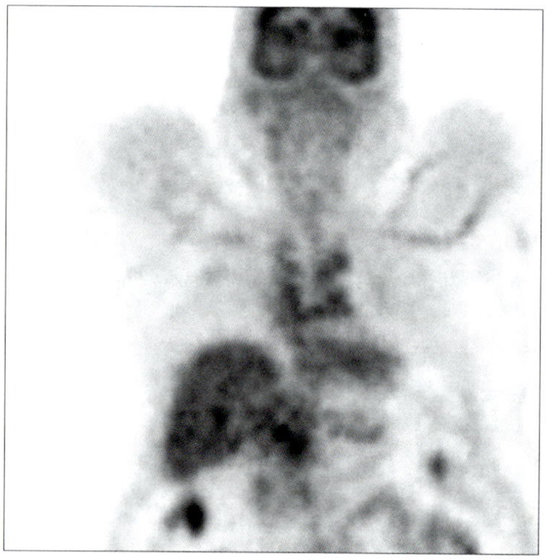

(Izquierda) MIP anterior de una PET con ^{18}F-FDG que muestra el efecto fisiológico del medicamento para la diabetes metformina, que aumenta la captación de ^{18}F-FDG en el intestino (*flecha*). Nótese un sarcoma primario (*flecha abierta*) en la cabeza del húmero izquierdo. **(Derecho)** MIP anterior de una PET con ^{18}F-FDG que muestra captación mayor que la del hígado en un injerto ilíaco derecho, lo cual indica una infección (*flecha abierta*). En este paciente, se detectó de manera incidental un carcinoma de pulmón en el lóbulo superior derecho (*flecha*).

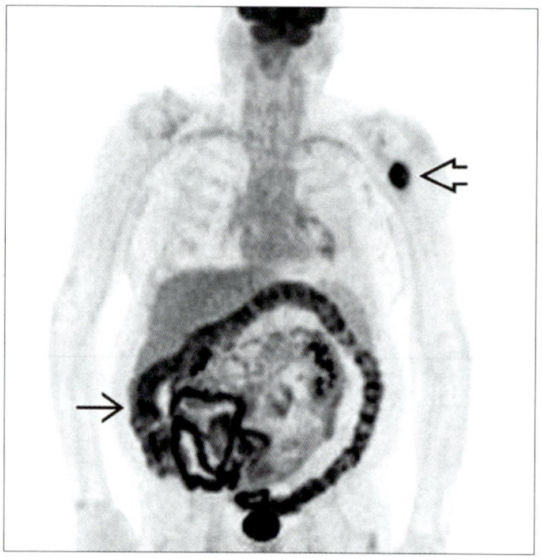

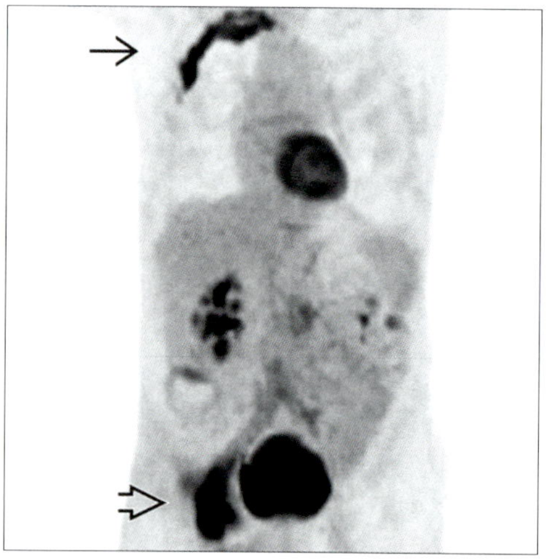

(Izquierda) MIP anterior de una PET con ^{18}F-FDG en un paciente con carcinoma de pulmón (*flecha*) que muestra captación focal de ^{18}F-FDG en la aorta (*flecha abierta*). **(Derecha)** PET/TC axial fusionado con ^{18}F-FDG que muestra actividad focal intensa (*flecha*) correspondiente a inflamación crónica de un aneurisma de la aorta abdominal. La avidez por ^{18}F-FDG se correlaciona con un mayor riesgo de rotura, pero este paciente ya ha sido tratado con un injerto.

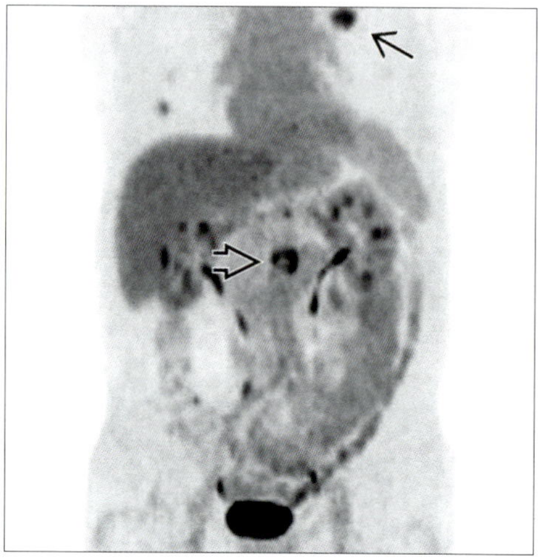

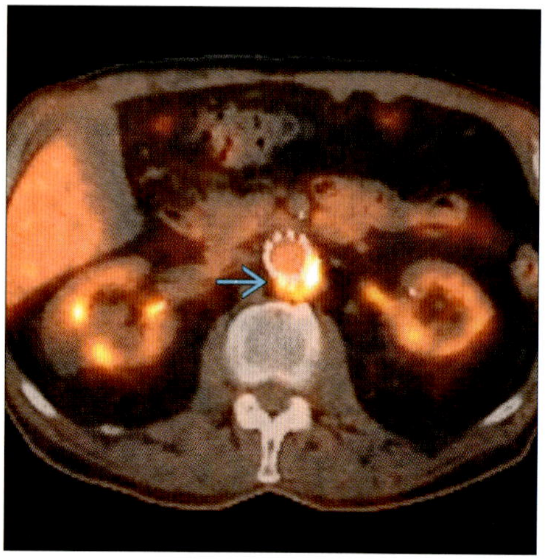

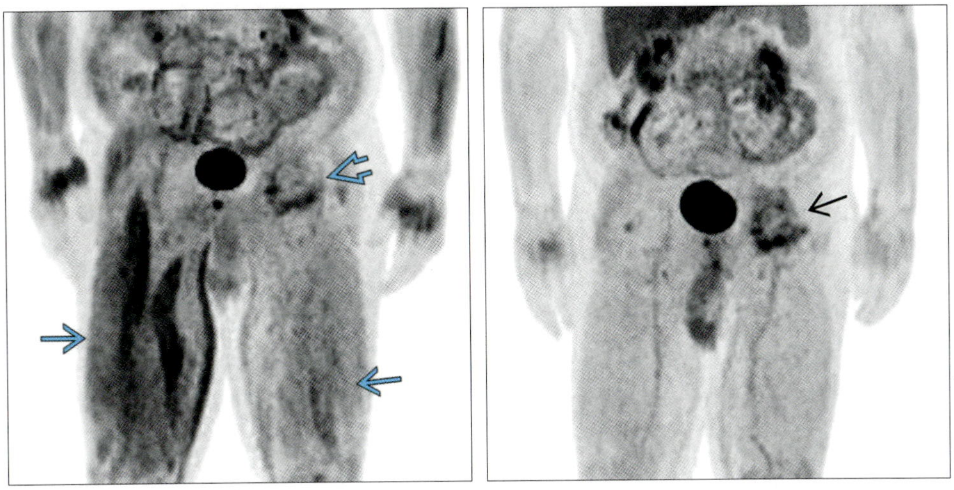

(Izquierda) MIP anterior de una PET con ^{18}F-FDG que muestra actividad aumentada en los músculos (*flechas*) debido al ejercicio reciente, lo cual dificulta la evaluación de una metástasis lítica (*flecha abierta*) en la cadera izquierda. **(Derecha)** MIP anterior de una PET con ^{18}F-FDG en el mismo paciente, que muestra una mejor diferenciación entre la lesión y el fondo, y la lesión es en la cadera izquierda más visible (*flecha*). Este estudio se realizó luego de que el paciente se abstuviera de realizar ejercicio durante varios días antes del examen.

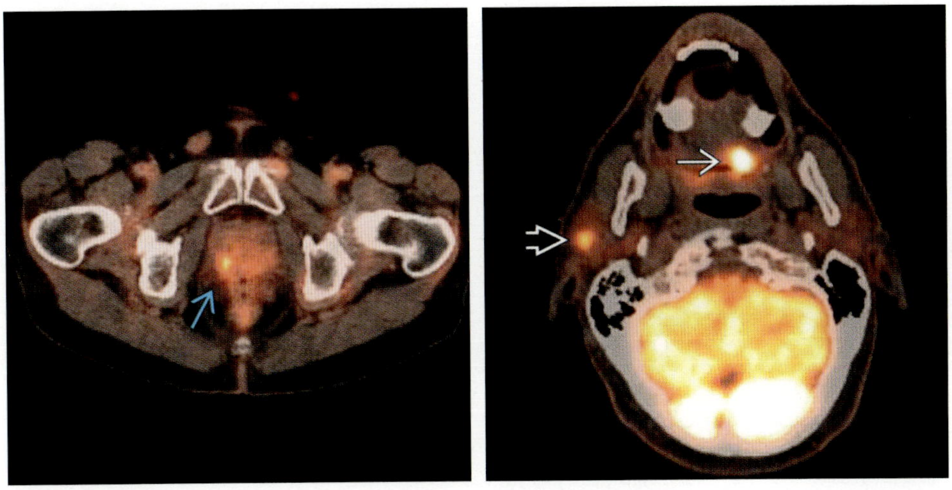

(Izquierda) PET/TC axial fusionado con ^{18}F-FDG que muestra actividad focal (*flecha*) en la periferia de la glándula prostática. La TC no mostró calcificaciones. Estos hallazgos se correlacionaron con un valor de PSA de 43 y cáncer prostático recurrente. **(Derecha)** PET/TC axial fusionada con ^{18}F-FDG en un paciente con carcinoma de la base de la lengua (*flecha*), que muestra un foco incidental en la glándula parótida derecha (*flecha abierta*), el cual se confirmó que era un tumor de Warthin benigno. Las lesiones parotídeas benignas y malignas pueden tener captación aumentada de ^{18}F-FDG. Habitualmente es necesaria la interconsulta con otorrinolaringología.

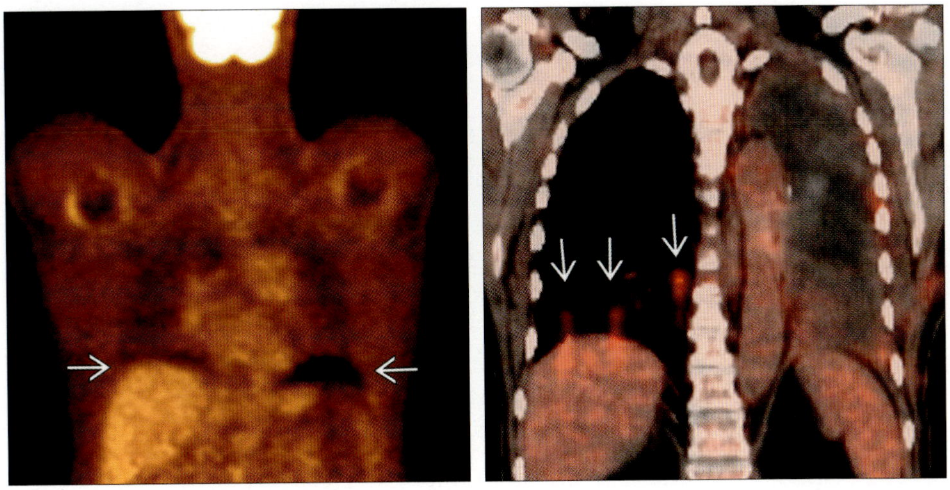

(Izquierda) PET coronal fusionada con ^{18}F-FDG que muestra defectos fotopénicos en las bases pulmonares (*flechas*) (artefacto en "banana"). Esto se debe a los movimientos respiratorios durante la fase de emisión y adquisición y a un artefacto de corrección por atenuación. **(Derecha)** PET/TC coronal fusionada con ^{18}F-FDG que muestra artefactos lineales en "cola de cometa" (*flechas*) que se extienden desde nódulos pulmonares, debido a los movimientos respiratorios (de mayor intensidad en las bases) durante la exploración. El SUV de estos nódulos es falsamente bajo, debido a la dispersión de los valores.

(Izquierda) MIP anterior de una PET con ^{18}F-FDG que muestra captación difusa muscular y miocárdica, observada frecuentemente en pacientes que han consumido una bebida azucarada antes de la inyección de ^{18}F-FDG. La respuesta normal de la insulina es responsable de la captación aumentada. **(Derecha)** MIP anterior de una PET con ^{18}F-FDG en el mismo paciente una semana más tarde con ayuno antes de la inyección, que muestra biodistribución y captación normales en un cáncer esofágico primario (*flecha*). Este estaba oculto en el examen sin ayuno.

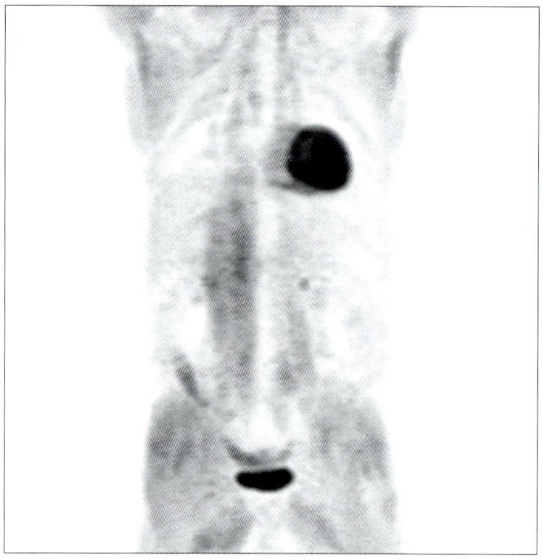

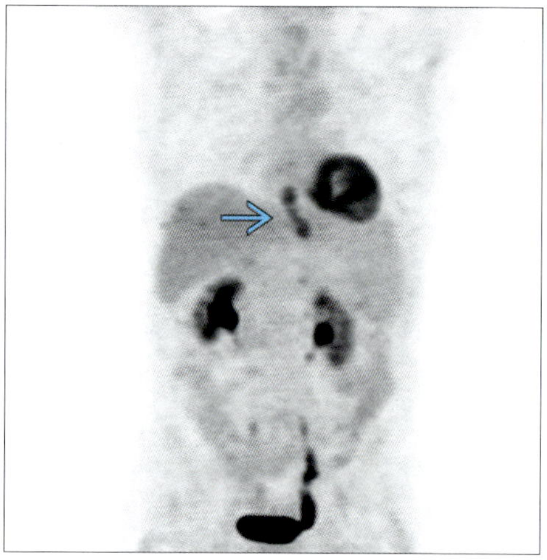

(Izquierda) MIP anterior de una PET con ^{18}F-FDG que muestra captación difusa de bajo nivel en los tejidos blandos, un patrón de biodistribución anormal. **(Derecha)** TC axial en el mismo paciente que muestra ascitis (*flecha*) y anasarca (*flecha abierta*); ambas pueden alterar la biodistribución y disminuir la sensibilidad de la PET.

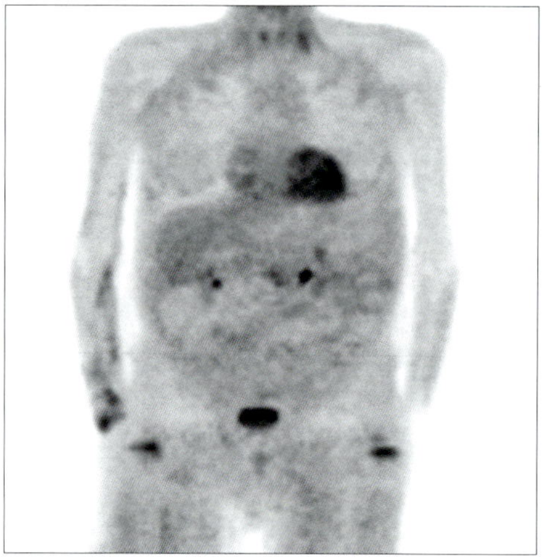

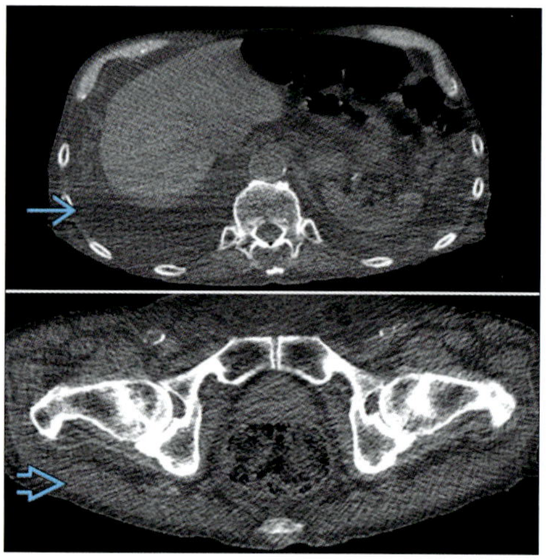

(Izquierda) MIP anterior de una PET con ^{18}F-FDG en un paciente con carcinoma de pulmón (*flecha azul*) y linfadenopatía (*flecha abierta*) que muestra captación lineal de los músculos intercostales (*flechas negras*), debido a un trabajo respiratorio aumentado por la presencia de enfermedad pulmonar obstructiva crónica. Este es el aspecto de un "soplador rosado". **(Derecha)** MIP anterior de una PET con ^{18}F-FDG en un niño que muestra captación levemente aumentada en un patrón en "cheurón" (*flecha azul*), concordante con rebote de tejido tímico normal. Esto se observa frecuentemente en niños sometidos a quimioterapia.

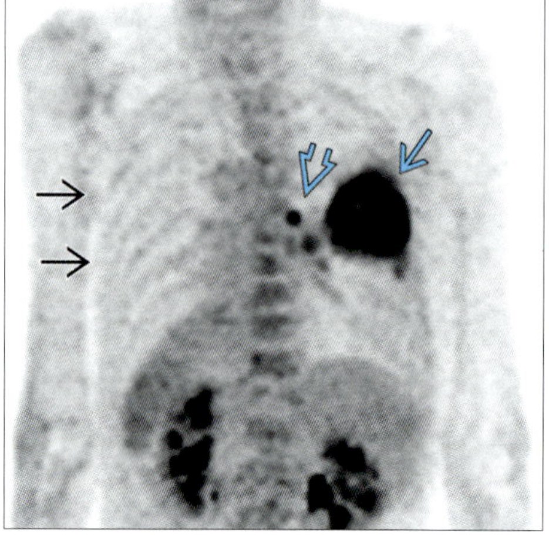

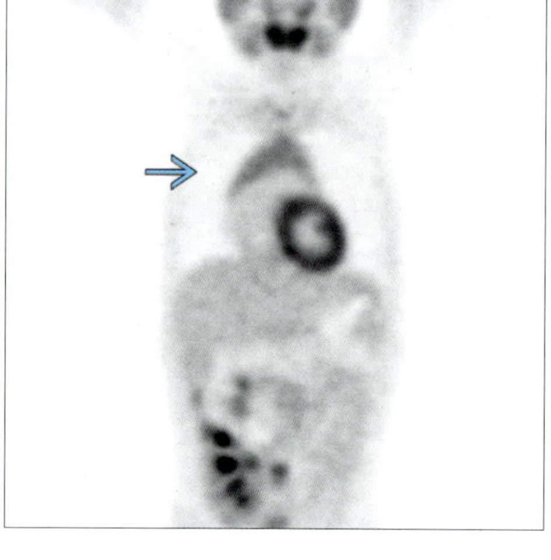

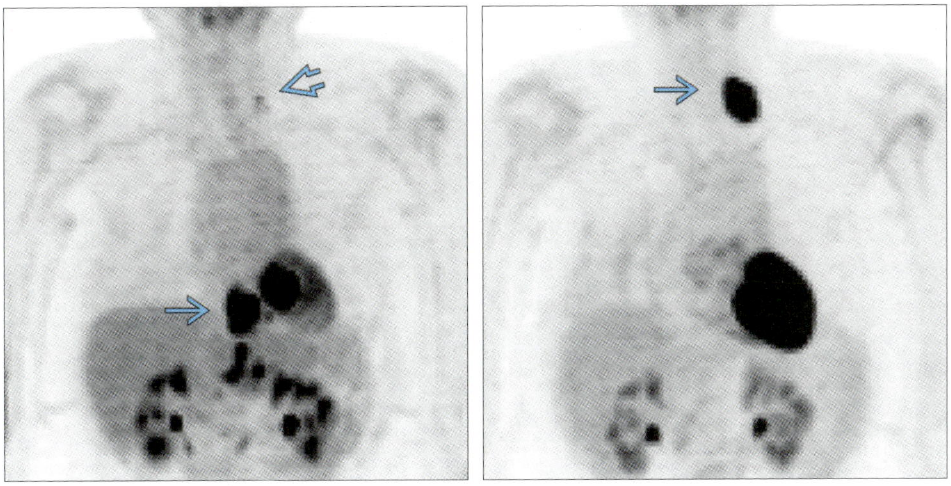

(Izquierda) MIP anterior de una PET con ^{18}F-FDG en un paciente con cáncer esofágico que muestra el tumor primario (*flecha azul*) y sutil captación aumentada de forma asimétrica (*flecha abierta*) en la región supraclavicular izquierda que hace pensar en linfadenopatía. **(Derecha)** MIP anterior de una PET con ^{18}F-FDG en el mismo paciente luego de la quimioterapia y la radiación con haz externo para el tumor primario que muestra incremento intermedio en la visibilidad y el tamaño de la lesión sospechosa (*flecha azul*) detectada en el examen inicial.

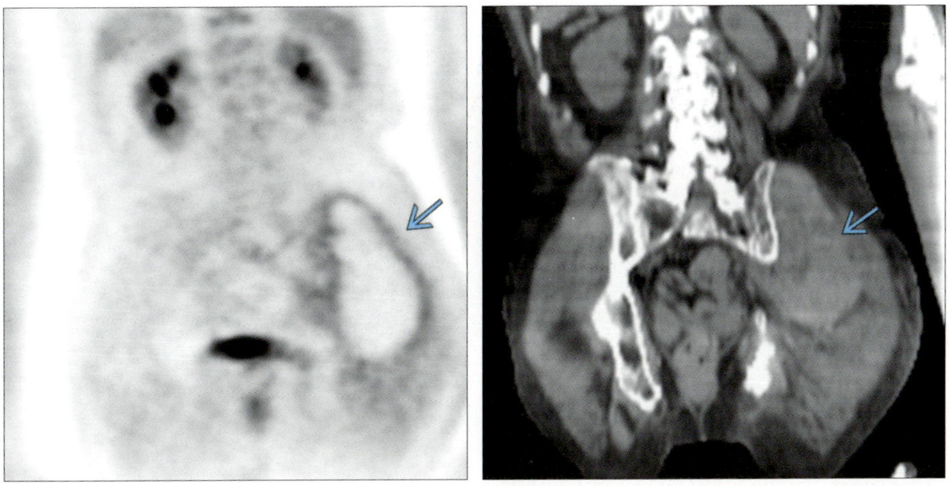

(Izquierda) PET coronal con ^{18}F-FDG en un paciente con linfoma que muestra una gran lesión fotopénica con captación periférica en la región glútea (*flecha*). **(Derecha)** TC coronal en el mismo paciente que muestra un hematoma (*flecha*), debido a una biopsia de médula ósea reciente.

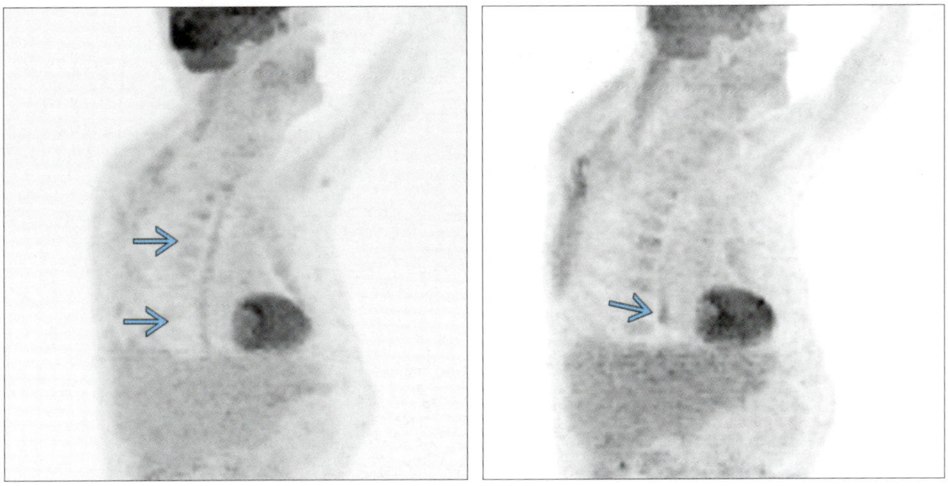

(Izquierda) MIP oblicua de una PET con ^{18}F-FDG que muestra captación difusa de bajo nivel (*flechas*) a lo largo del esófago, que hace pensar en esofagitis. **(Derecha)** MIP oblicua de una PET con ^{18}F-FDG que muestra un patrón más focal de captación concordante con esofagitis (*flecha*). La etapa temprana del cáncer primario de esófago también puede tener este aspecto. La endoscopia puede ayudar en la diferenciación.

FACTORES CLAVE

Antes del estudio PET

- Retirar objetos metálicos externos del paciente, hidratarlo y hacer que vacíe la vejiga.
- Tener en cuenta las variaciones de las dosis y del tiempo de exploración para diferentes radiotrazadores.
- Considerar si el embarazo o la lactancia son un tema que tener en cuenta antes de inyectar a la paciente.
- Si la enfermedad maligna presenta lateralización, inyectar el radiotrazador en el brazo opuesto.
- Para la PET con ^{18}F-FDG, el nivel de glucosa en sangre y el estado de insulina son fundamentales para obtener un estudio adecuado.
- Para el Ga-68 dotatate, asegurar un momento adecuado respecto del tratamiento farmacológico con somatostatina.
- Para la F-18 fluciclovina, tomar imágenes de 3 a 5 min después de la inyección y asegurarse que el paciente no haya ejercitado en las últimas 24 h, ya que la captación muscular puede alterar la captación por parte de un tumor.
- La sensibilidad de la F-18 fluciclovina puede estar disminuida si el paciente ha recibido tratamiento de privación de andrógenos en los últimos tres meses.

Para el profesional que interpreta la PET

- Conocer la biodistribución normal de cada trazador de PET de uso clínico.
- Tener en cuenta los patrones de biodistribución alterada y solicitar un nuevo estudio con preparación adecuada cuando sea necesario.
- Considerar la repetición del estudio PET en pacientes con extravasación significativa del radiotrazador.
- Conocer las dificultades y los aspectos frecuentes de la captación benigna.
- Evitar depender excesivamente de los valores de SUV; considerar la captación como "anormal" o "anormalmente elevada".
- Recordar que las etiologías benignas pueden presentar captación elevada, similar a la enfermedad maligna (p. ej., cambios degenerativos en estudios óseos que utilizan PET con ^{18}F-NaF).

Informe

- Mantener la impresión final en los informes de PET/TC tan simple y directa como sea posible.
- Responder al interrogante clínico.
- Si es necesario realizar un diagnóstico diferencial, limitarlo a una lista pequeña y a las etiologías más probables.

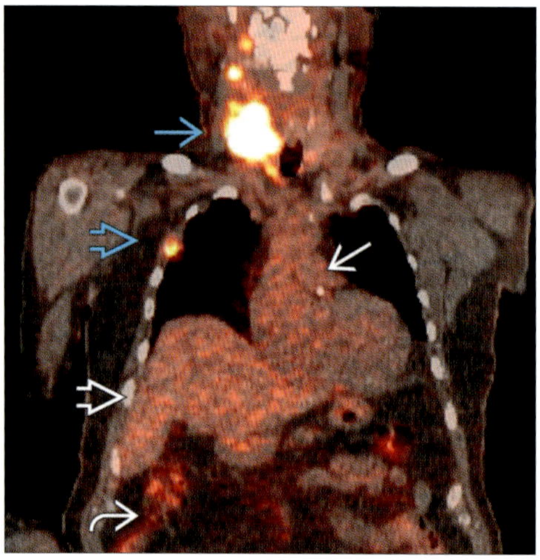
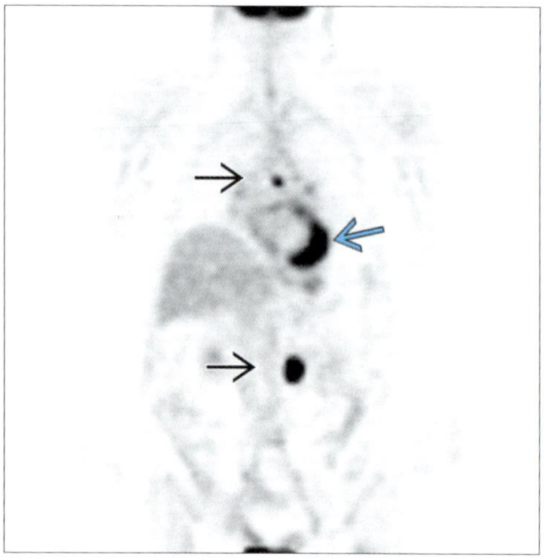

(Izquierda) PET/TC coronal fusionada con ^{18}F-FDG que muestra la captación fisiológica del *pool* sanguíneo (*flecha blanca*), del hígado (*flecha blanca abierta*) y del intestino (*flecha blanca curva*) en un paciente con cáncer de cabeza y cuello (*flecha azul*) con metástasis ósea (*flecha azul abierta*). **(Derecha)** PET coronal con ^{18}F-FDG en un paciente con linfadenopatía maligna (*flechas negras*) en el corazón (*flecha azul*), que puede ser variable.

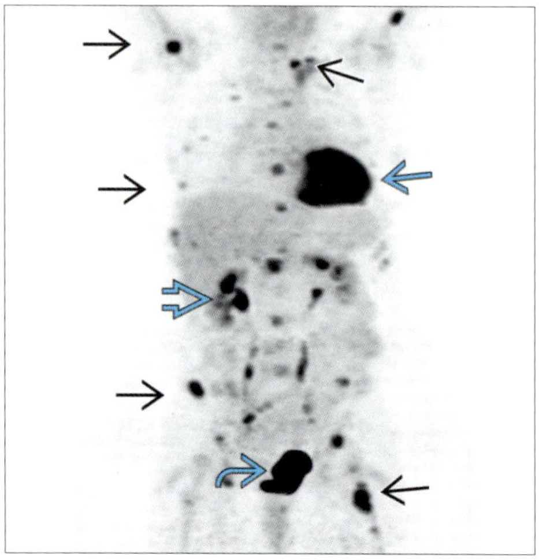
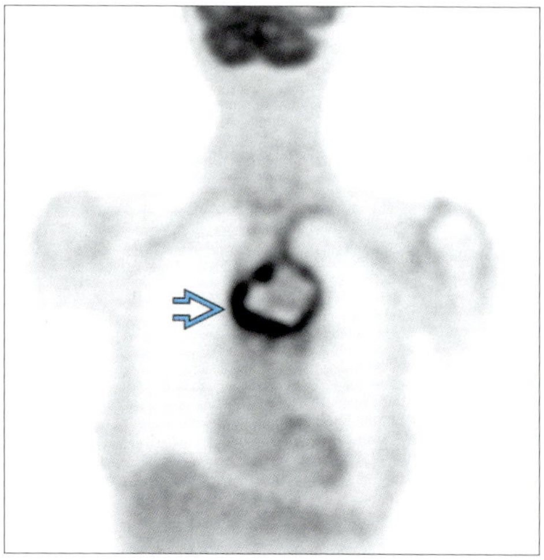

(Izquierda) MIP anterior de un PET con ^{18}F-FDG en una paciente con metástasis óseas (*flechas negras*) derivadas de un cáncer de mama (*flecha azul*) y excreción renal normal (*flecha azul abierta*) hacia la vejiga (*flecha azul curva*). **(Derecha)** PET coronal con ^{18}F-FDG que muestra captación inflamatoria concéntrica alrededor de un aneurisma de aorta roto (*flecha azul abierta*).

Protocolos de PET/TC de cuerpo entero

Preparación del paciente

- Se deben retirar los objetos metálicos para evitar artefactos de atenuación.
- El paciente debe vaciar la vejiga antes del estudio para reducir la dosis de radiación y disminuir la posibilidad de artefactos:
  - Algunas instituciones prefieren el cateterismo para la evaluación de las lesiones cercanas a la vejiga (p. ej., carcinoma de cuello uterino).
- Siempre considerar si el embarazo o la lactancia pueden ser un tema para tener en cuenta antes de inyectar a la paciente:
  - Debido a la corta vida media de la ^{18}F-FDG y su mínima excreción en la leche, las madres pueden reiniciar la lactancia, pero se les puede recomendar mantener cierta distancia del niño durante algunas horas para reducir la exposición externa.
- Si la enfermedad maligna en estudio presenta lateralización, se debe inyectar el radiotrazador en el brazo opuesto o en las extremidades inferiores, de ser necesario:
  - Esto previene falsos positivos en ganglios linfáticos, debido a infiltración de la dosis:
    - Se debe anotar si la inyección se efectúa en una vía EV crónica central o periférica, que puede ser propensa a la coagulación al nivel de la unión entre la aurícula y la vena cava.
- Se debe mantener abrigado al paciente:
  - Si la grasa parda es un problema conocido para un paciente particular, considerar abrigar más al paciente, usar β-bloqueantes o administrar relajantes musculares antes de la inyección.
- Debido a que la mayoría de los radiotrazadores se excretan por vía renal, el paciente debe estar bien hidratado antes y después de la inyección.

Radiotrazadores

- ^{18}F-FDG:
  - Es el utilizado con mayor frecuencia para la exploración tumoral de cuerpo entero.
  - Dosis inyectada: 5 mCi a 20 mCi, según el hábito corporal, las capacidades de exploración, el tiempo de exploración, etc:
    - Las dosis pediátricas siempre deben ser calculadas individualmente según el peso del paciente (~ 0,10 mCi/kg a 0,14 mCi/kg).
  - El rango aceptable para la glucosa en sangre varía entre instituciones, pero, por lo general, debe ser < 200 mg/dL:
    - Un valor de glucosa demasiado bajo (p. ej., < 70 mg/dL) también puede ser peligroso para el paciente, que necesitará administración de glucosa suplementaria antes de la inyección.
    - Si existen áreas de sospecha en el abdomen o la pelvis, se puede interrumpir el uso de metformina durante dos días antes de la PET aunque esto no siempre tiene éxito.
    - En pacientes que toman insulina de acción corta, en la mañana con un desayuno liviano, se puede programar una PET para la tarde sin afectar significativamente la calidad del estudio.
    - También es probable que las insulinas de acción prolongada tengan un efecto significativo en la calidad del estudio.
    - Para la exploración de procesos inflamatorios e infecciosos, se ha encontrado que el nivel de glucosa tienen menos efecto sobre la precisión del estudio y los diabéticos frágiles pueden ser capaces de proceder, incluso con niveles de glucosa elevados.
  - Si el estudio se realiza para detectar inflamación o infección, asegurarse de anotar la última fecha de administración de corticoides o antibióticos, ya que pueden disminuir la sensibilidad del estudio.
  - Los pacientes deben hacer ayuno durante, al menos, 4 a 6 h antes de la inyección.
- Ga-68 dota-péptidos.
  - Utilizados para la exploración de tumores neuroendocrinos.
  - La dosis inyectada depende del peso, con un valor de 0,054 mCi/kg hasta una dosis máxima de 5,4 mCi.
  - La exploración se debe realizar justo antes de la administración de análogos de la somatostatina de acción prolongada:
    - Los análogos de acción corta se pueden administrar hasta 24 h antes del estudio.
  - A diferencia de la ^{18}F-FDG, el nivel de glucosa y de insulina no afecta la calidad del estudio.
- F-18 fluciclovina.
  - Se la utiliza para evaluar el cáncer de próstata recurrente.
  - Dosis inyectada de 10 mCi para todos los pacientes.
  - El paciente debe evitar ejercicios extenuantes, al menos, un día antes del estudio, ya que este radiotrazador demuestra significativa actividad fisiológica en los músculos:
    - Los pacientes también deben estar en ayunas durante 4 h antes de la inyección, aunque el nivel de glucosa no debería tener un efecto significativo en la calidad de las imágenes.
  - A diferencia de otros agentes utilizados en PET, la exploración debe comenzar 3 min a 5 min después de la inyección, ya que la rápida excreción urinaria complica la interpretación.
  - Los pacientes no deben haber recibido tratamientos de privación de andrógenos (TPA) en los últimos tres meses, ya que esto podría afectar la sensibilidad del estudio:
    - Nótese que algunas formulaciones para el TPA tienen una duración de hasta seis meses.
- ^{18}F-NaF.
  - Mayor sensibilidad y especificidad que el Tc-99m MDP:
    - Mismas indicaciones cínicas que el examen óseo planar y con SPECT.
  - Dosis inyectada en adultos: 5 mCi a 10 mCi.
  - Al igual que el Tc-99m MDP, no requiere preparación específica del paciente.

Adquisición de la PET

- El médico que interpreta el estudio debe especificar si se desean imágenes adicionales, tales como las siguientes:
  - Cortes finos de la cabeza y cuello para un enfermedad maligna de cabeza y cuello, imágenes retardadas del hígado, imágenes tardías de los pulmones, etc.
- Los estudios, por lo general, se obtienen con los brazos elevados, pero para los estudios de la cabeza y el cuello, habitualmente se realiza con los brazos hacia abajo:
  - Siempre se debe confirmar con el médico que interpreta las imágenes antes de iniciar el estudio.
- Por lo general, el campo de adquisición se configura "desde los ojos hasta los muslos", pero se puede alterar en casos donde se requieren imágenes de cuerpo entero (p. ej., melanoma, mieloma múltiple, enfermedad maligna de origen desconocido) o en casos donde el paciente no puede tolerar un protocolo de cuerpo entero, o en los que solo se requiere un campo corporal específico para la exploración:
  - P. ej., en una mujer joven con un nódulo pulmonar dudoso en quien es improbable que hayan anomalías más distantes, se puede realizar una exploración centrada en el tórax y dejar el resto de la dosis de la TC corporal para imágenes adicionales.
- Las imágenes de emisión generalmente se obtienen 60 min después de la inyección, aunque en diferentes instituciones esto puede variar entre 45 min y 90 min:
  - Es importante que los estudios de comparación realizados se obtengan luego del mismo período de espera para asegurar comparaciones precisas del SUV.
- El tiempo de adquisición puede variar entre 2 min y 5 min por cada posición de la camilla, con un tiempo total de exploración de 15 min a 45 min:

    - Generalmente, depende de (y se puede modificar a fin de justificar) la dosis de FDG, las capacidades de la cámara, el tamaño del campo de adquisición y la capacidad del paciente de tolerar el estudio.
    - La exploración debe comenzar cerca de la pelvis para minimizar la visualización del radiotrazador en la vejiga.
- Para los estudios con ^{18}F-FDG, el SUV se normaliza por dosis inyectada y por masa corporal, masa corporal magra o área de superficie corporal:
    - Verificar que los valores de SUV se correspondan con la impresión visual de la actividad metabólica.
    - Introducir un peso del paciente o un tiempo de captación incorrectos puede generar SUV ficticios.
    - Utilizar el SUV del hígado como referencia de la normalidad puede ser útil, ya que este valor debería ser relativamente estable de paciente a paciente.
    - La actividad encefálica también puede ser un buen marco de referencia para el estado de ayuno adecuado y para identificar una posible infiltración.

Adquisición de la TC

- Considerar si la TC se obtiene para correlación anatómica y corrección por atenuación (bajos miliamperios-segundo) frente a TC de calidad diagnóstica:
    - Depende de las limitaciones del escáner de PET/TC y si se considera la reducción de la dosis de TC.
- Considerar si sería beneficioso utilizar contraste EV u oral para la porción de TC en estudio:
    - Recordar que todo contraste, pero particularmente el contraste oral altamente concentrado o yodado, puede generar artefactos de atenuación en las imágenes PET.
    - Además, es importante que el contraste oral sea no calórico para no afectar el SUV.
    - Nótese que los saborizantes no calóricos (sustitutos del azúcar) también pueden afectar la biodistribución.
- La TC se debe obtener con respiración superficial continua o con interrupción de la respiración a un volumen de inspiración media:
    - Grandes variaciones en el volumen pulmonar entre las adquisiciones de la TC y de la PET pueden causar SUV imprecisos en las bases pulmonares o el domo hepático.
    - En algunas instituciones, hay disponible un *software* de gatillado respiratorio, pero no se lo utiliza de forma generalizada.

Informe

- Indicación y antecedentes:
    - Incluir el tipo de tumor (si se lo conoce) y el interrogante clínico.
    - Incluir los antecedentes terapéuticos pertinentes, como quimioterapia, radiación o cirugía.
- Técnica:
    - Incluir el radiofármaco, la dosis, la vía y el sitio de administración, la cobertura de la exploración (p. ej., desde los ojos hasta los muslos) y el tiempo de captación:
        - Para los estudios con ^{18}F-FDG, incluir el nivel de glucosa al momento de la inyección.
    - Incluir todos los medicamentos administrados para el estudio (p. ej., β-bloqueante, relajantes musculares, glucosa/insulina suplementaria, etc.).
    - Indicar si la TC es de baja dosis o diagnóstica y si se administró contraste o no.
    - Considerar la inclusión de una estimación de la dosis efectiva en mGy-cm.
    - Describir todas las imágenes adicionales obtenidas, como las imágenes tardías del hígado.
- Comparación:
    - Siempre incluir la fecha de todo PET/TC previo utilizado para comparar, así como otras imágenes diagnósticas utilizadas como referencia.
- Hallazgos:
    - El cuerpo del informe se puede redactar en dos variantes, ya sea comenzando con los hallazgos más pertinentes, o en un orden anatómico estándar, en el que se agrupen los hallazgos en secciones corporales específicas estándares:
        - En formato híbrido, los hallazgos se agrupan primero según la sección corporal, y se describe antes que nada el hallazgo más importante dentro de cada sección.
    - Además de los hallazgos positivos en la PET que sean pertinentes, en el informe también se deben mencionar los hallazgos de PET benignos incidentales y los hallazgos de TC pertinentes que no tienen "avidez" por el radiotrazador:
        - P. ej., nódulos pulmonares sin "avidez" por FDG, lesiones renales, aneurismas, fracturas, cálculos biliares.
    - Se pueden informar las mediciones del tamaño de los hallazgos de TC utilizando 1 a 3 diámetros/dimensiones:
        - Se deben destacar las diferencias en el espesor del corte entre PET/TC y toda TC diagnóstica realizada previamente, lo cual puede afectar las mediciones.
        - Puede ser útil volver a medir las lesiones respecto de una TC previa antes de informar acerca de la mejora o la progresión de una lesión, ya que las mediciones son subjetivas y tienden al error si las realizan profesionales diferentes.
    - No sobrecargar el informe con múltiples SUV; elegir las áreas más importantes de compromiso y brindar SUV representativos.
- Conclusiones:
    - Probablemente sea la sección más importante del informe, que todos los médicos derivantes leerán.
    - Ser tan claro y conciso como sea posible.
    - Responder el interrogante clínico.
    - Si es necesario un diagnóstico diferencial, limitarlo a una pequeña cantidad de posibilidades y las más probables.
    - Se pueden recomendar imágenes adicionales si es probable que aporten un diagnóstico definitivo.

Bibliografía

1. Axumin Full Prescribing Information. <http://www.axumin.com/pdf/Axumin_PI_08_2016_Clean.pdf. Published 2016.> [Consulta: junio de 2017].
2. NETSPOT Full Prescribing Information. <https://www.accessdata.fda.gov/drugsatfda_docs/label/2016/208547s000lbl.pdf.> Published 2016. [Consulta: junio de 2017].
3. Surasi DS, et al. ^{18}F-FDG PET and PET/CT patient preparation: a review of the literature. J Nucl Med Technol 2014; 42 (1): 5-13.
4. Segall G, et al. SNM practice guideline for sodium ^{18}F-fluoride PET/CT bone scans 1.0. J Nucl Med 2010; 51 (11): 1813-20.
5. PETPROS Elements of PET/CT Reporting. 2009. <http://snmmi.files.cmsplus. com/docs/PET_PROS/ElementsofPETCTReporting.pdf. > [Consulta: junio de 2017].
6. Delbeke D, et al. Procedure guideline for tumor imaging with ^{18}F-FDG PET/CT 1.0. J Nucl Med 2006; 47 (5): 885-95.

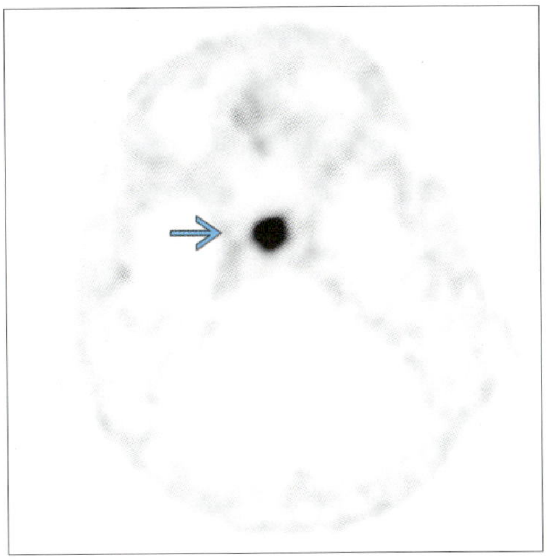

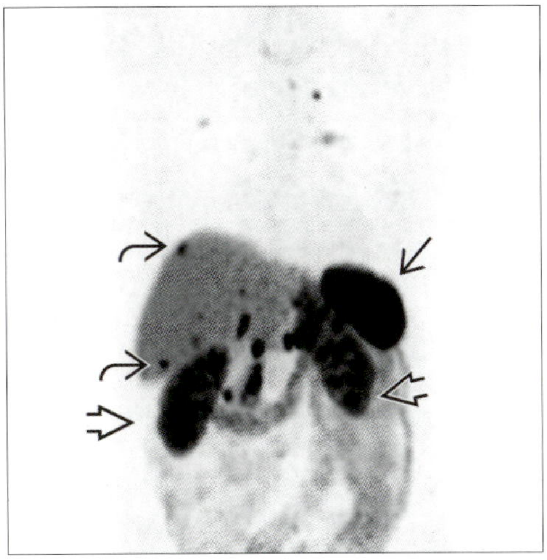

(Izquierda) PET axial con Ga-68 dotatate del encéfalo en un paciente con tumor carcinoide metastásico que muestra captación fisiológica en la hipófisis (*flecha*). **(Derecha)** MIP anterior de un PET con Ga-68 dotatate en el mismo paciente que muestra captación fisiológica en el bazo (*flecha*) y los riñones (*flecha abierta*). Nótese la actividad en las metástasis hepáticas multifocales (*flechas curvas*), aumentada en comparación con la captación hepática normal.

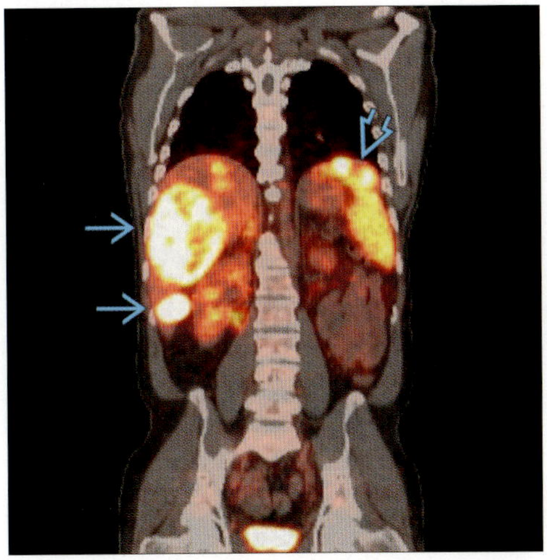

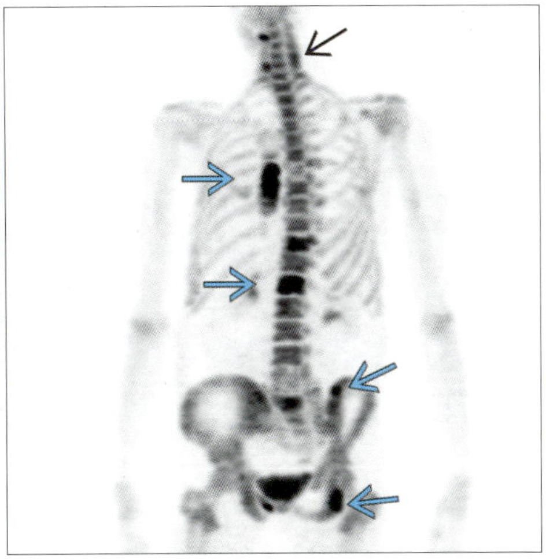

(Izquierda) PET anterior fusionado con Ga-68 dotatate en un paciente con tumor carcinoide metastásico que muestra metástasis hepáticas multifocales (*flechas azules*). Nótense las metástasis adicionales en el lóbulo hepático izquierdo (*flecha azul abierta*) adyacentes al bazo. **(Derecha)** MIP de un PET óseo con ^{18}F-NaF que muestra metástasis óseas multifocales (*flechas azules*). Nótese que el cambio degenerativo (*flecha negra*) también muestra captación anormal.

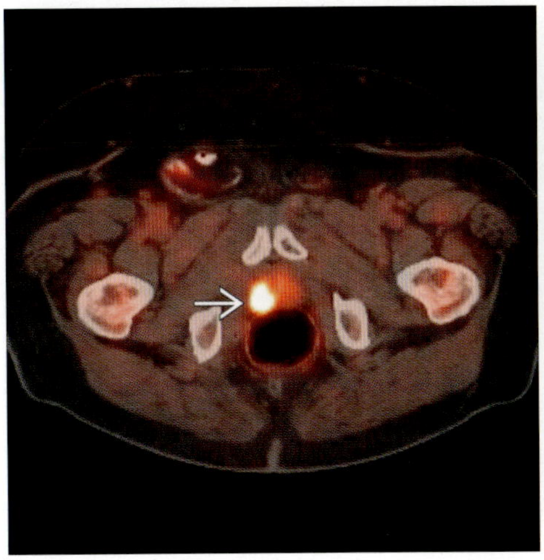

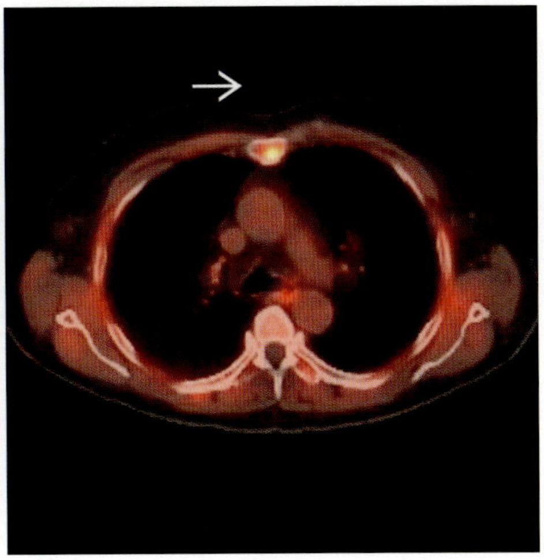

(Izquierda) PET/TC axial fusionado con F-18 fluciclovina en un paciente con cáncer de próstata que ilustra la captación excéntrica anormal (*flecha*) en una recurrencia intraprostática. **(Derecha)** PET/TC axial con F-18 fluciclovina en un paciente con cáncer de próstata que muestra una metástasis esternal (*flecha*). En la TC correspondiente, solo había esclerosis sutil.

Radiofármacos para PET aprobados por la FDA

Radiofármaco	Indicación	Mecanismo de localización	Biodistribución	Protocolo de exploración
Carbono-11 colina Vida media: 20 min Emáx de positrón: 0,960 MeV	Estudio PET para pacientes con sospecha de recidiva de cáncer de próstata y centellograma óseo, TC o RM no concluyentes.	Tiene como blanco la colina quinasa; la colina, importante molécula precursora para la síntesis de la membrana celular, se utiliza a gran velocidad en las células en división.	Se observa una captación elevada normal en la corteza renal, el páncreas, el hígado, las glándulas salivales; presencia de captación variable en la hipófisis, el intestino y la glándula prostática; presencia de actividad leve en la corteza cerebral; el órgano crítico es el páncreas.	Paciente bien hidratado; dosis habitual de 10 mCi a 20 mCi (370 MBq a 740 MBq); debido a que el agente se elimina rápidamente del torrente sanguíneo (t1/2 < 1 min), obtener las imágenes ~ 2 min después de la inyección; el paciente se estudia desde inferior hacia superior ya que el agente se excreta en la orina.
Flúor-18 florbetapen Vida media: 110 min Emáx de positrón: 0,634 MeV	Estudio PET del encéfalo para estimar la densidad de placas neuríticas de β-amiloide en adultos con trastornos cognitivos evaluados para detectar enfermedad de Alzheimer (EA) u otras causas de deterioro cognitivo.	Tiene como blanco el β-amiloide; este agente se une a las placas de amiloide en el encéfalo; debido a que se considera que el amiloide es impulsor en la EA, el estudio negativo descarta efectivamente este tipo de demencia.	Los estudios normales muestran captación del trazador en la sustancia blanca en un patrón uniforme; la captación en la sustancia gris es escasa, particularmente en el giro cingulado posterior/precuña, lóbulos frontales, lóbulos temporales laterales y lóbulos parietales; el órgano crítico es la vesícula biliar; es necesaria una capacitación previa de parte de quien interpreta el estudio.	Dosis típica de 8 mCi (300 MBq) en forma de inyección EV lenta; imágenes adquiridas 45 min a 130 min después de la inyección, típicamente obtenidas en 15 min a 20 min.
Flúor-18 florbetapir Vida media: 110 min Emáx de positrón: 0,634 MeV	Estudio PET del encéfalo para estimar la densidad de placas neuríticas de β-amiloide en adultos con trastornos cognitivos evaluados para detectar EA u otras causas de deterioro cognitivo.	Tiene como blanco el β-amiloide; este agente se une a las placas de amiloide en el encéfalo; debido a que se considera que el amiloide es impulsor en la EA, el estudio negativo descarta efectivamente este tipo de demencia.	Los estudios normales muestran captación del trazador en la sustancia blanca en un patrón uniforme; el órgano crítico es la vesícula biliar; es necesaria una capacitación previa de parte de quien interpreta el estudio.	Dosis habitual de 10 mCi (370 MBq) en forma de bolo EV único; exploración durante 10 min luego de la captación de 30 min a 50 min.
Flúor-18 fluciclovina Vida media: 110 min Emáx de positrón: 0,634 MeV	Agente para estudio PET utilizado en hombres con sospecha de recidiva de cáncer de próstata debido a niveles elevados de PSA luego de un tratamiento previo.	Tiene como blanco el metabolismo de aminoácidos; el radiotrazador es un análogo de la leucina; se localiza dentro de las células del cáncer de próstata, a las que ingresa a través de transportadores ASCT2 o LAT1.	Las áreas de mayor captación se observan en el hígado, el páncreas, los pulmones, el miocardio y la médula ósea roja; el órgano crítico es el páncreas.	Dosis habitual de 10 mCi (370 MBq) en un bolo EV; evitar el ejercicio extenuante el día previo y ayunar al menos 4 h antes; la exploración comienza 3 min a 5 min después de la inyección; la exploración típica es de 20 min a 30 min, realizada de inferior a superior para diagnosticar hallazgos positivos; para lesiones ≥ 1 cm, captación ≥ actividad de la médula ósea; para lesiones < 1 cm, captación focal > actividad del *pool* sanguíneo.
Flúor-18 FDG Vida media: 110 min Emáx de positrón: 0,634 MeV	Estudio PET utilizado para estudiar el metabolismo anormal de la glucosa en oncología, evaluar la hibernación miocárdica, identificar regiones de metabolismo anormal de la glucosa asociado a focos de convulsiones epilépticas, evaluación de la demencia; el estudio de sarcoidosis e infección cardíaca se considera un uso "no aprobado".	Se localiza en áreas de potencial metabólico ↑; ingresa a las células a través de GLUT; luego de la fosforilación por la hexoquinasa, no continúa por la vía metabólica de la glucosa regular (la FDG tiene una estructura en "anillo" a diferencia de la glucosa, que es un carbohidrato ramificado); una vez fosforilada, la FDG-6P queda atrapada dentro de la célula.	Se observa captación normal en la sustancia gris, los músculos extraoculares, las amígdalas, las glándulas salivales, el *pool* sanguíneo, los pezones de hombres y mujeres, el hígado, el bazo y los testículos; también se detecta actividad variable en la laringe, la lengua, las regiones hiliares, el tejido glandular de las mamas, el intestino, el útero y los ovarios de mujeres premenopáusicas (dependiendo de la fase del ciclo menstrual); el trazador es excretado por los riñones funcionantes; en niños, se observa frecuentemente actividad en el timo y en las placas epifisarias; la mama lactante también acumula FDG; el órgano crítico es la vejiga; hay disponibilidad de capacitación para el usuario.	Paciente bien hidratado; dosis habitual en adultos de 5 a 10 mCi (185 a 370 MBq); Guías de Consenso Estadounidenses para la Actividad Administrada en Pediatría para pacientes pediátricos; oncología: glucosa en sangre 200 mg/dL o menor antes de la inyección; ayuno de por lo menos 4 h; evitar la insulina; evitar el ejercicio extenuante 24 h antes del estudio; dieta baja en carbohidratos el día antes del examen; vaciar la vejiga antes del estudio; hibernación miocárdica: glucosa en sangre manipulada con glucosa e insulina para forzar al miocardio a captar FDG; estudio del encéfalo: paciente colocado en una habitación oscura y tranquila luego de la administración.

▶

▶ Radiofármacos para PET aprobados por la FDA

Radiofármaco	Indicación	Mecanismo de localización	Biodistribución	Protocolo de exploración
Flúor-18 flutemetamol Vida media: 110 min Emáx de positrón: 0,634 MeV	Estudio PET del encéfalo para estimar la densidad de placas neuríticas de β-amiloide en adultos con trastornos cognitivos evaluados para detectar EA u otras causas de deterioro cognitivo.	Tiene como blanco el β-amiloide; este agente se une a las placas de amiloide en el encéfalo, debido a que se considera que el amiloide es impulsor en la EA, el estudio negativo descarta efectivamente este tipo de demencia.	Los exámenes normales demuestran captación del trazador en la sustancia blanca en un patrón uniforme; la captación en la sustancia gris es baja; los lóbulos frontales, temporales laterales y parietales inferolaterales, el giro cingulado posterior, la precuña y el cuerpo estriado son áreas de particular consideración diagnóstica; el órgano crítico es la vesícula biliar; es necesaria una capacitación previa de parte de quien interpreta el estudio.	Dosis habitual de 5 mCi (185 MBq) en forma de bolo EV único; exploración de 20 min después de la captación de 90 min.
Flúor-18 fluoruro de sodio (NaF) Vida media: 110 min Emáx de positrón: 0,634 MeV	Agente para estudio PET óseo para delimitar áreas de osteogénesis alterada.	Es extraído del líquido extracelular e incorporado en los cristales de hidroxiapatita, formando fluorapatita; esto ocurre con mayor frecuencia en áreas de recambio óseo incrementado, lo que da como resultado áreas de captación aumentada; este agente tiene una mejor farmacocinética en comparación con el estudio óseo de fotón único tradicional (cámara gamma, SPECT) con una eliminación más rápida del trazador del torrente sanguíneo y una concentración más alta en esqueleto respecto del fondo (captación ósea dos veces mayor).	Los estudios normales muestran captación del trazador en el esqueleto; se observa actividad por excreción a lo largo del tracto urinario en un paciente con riñones funcionantes; también se puede observar actividad leve en tejidos blandos; los niños pueden tener captación normal de forma simétrica en las placas epifisarias; el órgano crítico es la vejiga.	Paciente bien hidratado; dosis habitual en adultos de 8 mCi a 12 mCi (298 a 444 MBq); Guías de Consenso Estadounidenses para la Actividad Administrada en Pediatría para pacientes pediátricos; exploración 30 min a 45 min después de la administración; por lo general, se realizan imágenes de cuerpo entero; exploración de 2 min a 5 min por cada posición de la camilla; actualmente disponible bajo el Registro de PET Nuclear Oncológico, pero, por lo demás, no está ampliamente disponible.
Galio-68 dotatate Vida media: 68 min Emáx de positrón: 1,899 MeV	Estudio PET de pacientes adultos y pediátricos con tumores neuroendocrinos positivos para receptores de somatostatina.	Se une a los receptores de somatostatina con mayor afinidad por los receptores del subtipo 2 (SSTR-2); el mecanismo de localización es similar al del In-111 pentetreótido; sin embargo, la sensibilidad está ampliamente aumentada.	Se observa captación normal en todos los órganos que expresan SSTR-2, incluidas la hipófisis, la tiroides, el bazo, las glándulas suprarrenales, los riñones, el páncreas (especialmente el proceso uncinado), la próstata, el hígado y las glándulas salivales; no hay captación cerebral, cortical o cardíaca; captación de bajo nivel en el timo y los pulmones; se puede observar cierta captación inespecífica en tipos tumorales diferentes a los tumores neuroendocrinos (TNE) positivos para receptores de somatostatina (p. ej., tumores derivados de la cresta neural, enfermedades tiroideas, inflamación, etc.); si la etiología es incierta, está indicada la correlación histopatológica	Paciente bien hidratado; dosis según el peso del paciente: 0,054 mCi/kg (2 MBq/kg) con dosis máx. de 5,4 mCi (200 MBq); los pacientes tratados con análogos de la somatostatina se deben estudiar inmediatamente antes de la siguiente dosis de acción prolongada; los análogos de acción corta se deben interrumpir por 24 h; exploración desde el cráneo hasta la región media de los muslos 40 min a 90 min después de la dosis EV.
Amoníaco con nitrógeno-13 Vida media: 10 min Emáx de positrón: 1,199 MeV	Estudio PET de perfusión miocárdica en condiciones de reposo o estrés farmacológico para evaluar enfermedad coronaria sospechada o existente.	Es extraído desde la sangre en forma proporcional al flujo sanguíneo regional miocárdico, donde se metaboliza para formar glutamina y se retiene dentro de los miocitos.	La biodistribución normal incluye el encéfalo, el hígado, los músculos esqueléticos, el miocardio y otros órganos; el órgano crítico es el riñón; ocasionalmente, se observa perfusión disminuida aparente en la pared lateral.	Dosis habitual de 10 mCi a 20 mCi (370 MBq a 740 MBq) en forma de bolo EV; explorar 3 min después de la administración, con una adquisición de 10 min a 20 min.

▶

▶ Radiofármacos para PET aprobados por la FDA

Radiofármaco	Indicación	Mecanismo de localización	Biodistribución	Protocolo de exploración
Cloruro de rubidio-82 Vida media: 1,25 min Emáx de positrón: 3,378 MeV	Estudio PET de perfusión miocárdica en condiciones de reposo o estrés farmacológico para evaluar enfermedad coronaria sospechada o existente.	Análogo del potasio captado por la ATPasa-Na+/K+ de miocitos, es extraído desde la sangre en forma proporcional al flujo sanguíneo miocárdico regional.	Biodistribución similar al cloruro de Tl-201; el órgano crítico es el riñón.	Dosis habitual de 30 mCi a 60 mCi (1110 MBq a 2200 MBq) de un generador de Sr-82/Rb-82 en el sitio; exploración generalmente realizada 60 s a 90 s después de la infusión EV; en pacientes con gasto cardíaco limitado, considerar la exploración tardía de 120 s luego de la inyección; es necesario probar el sistema generador para la obtención de Sr-82 o Sr-85.

Mecanismo de localización

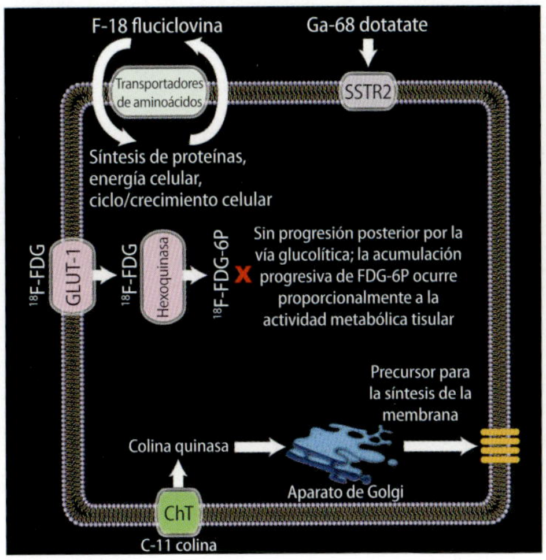

PET/TC con ^{18}F-FDG

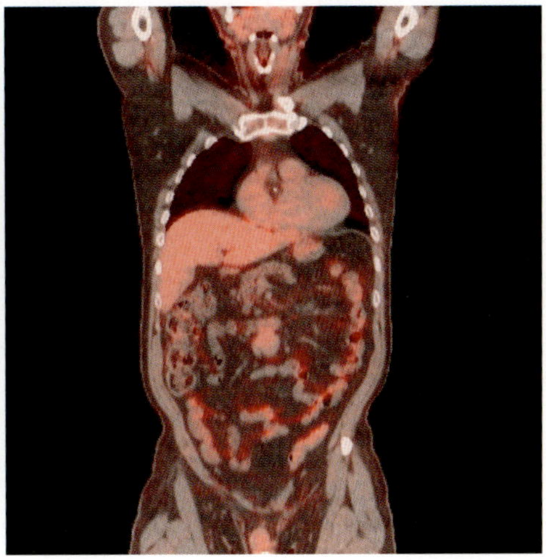

(Izquierda) El gráfico muestra el mecanismo de localización de un radiofármaco. **(Derecha)** PET/TC coronal fusionado con ^{18}F-FDG que muestra cómo se fusionan las imágenes funcionales de captación de la glucosa y las anatómicas de TC. Si bien estas imágenes son atractivas, la mayoría de los profesionales interpretan las imágenes de emisión (PET solamente), debido a la mayor sensibilidad por parte de quien las interpreta para detectar lesiones.

F-18 fluoruro de sodio

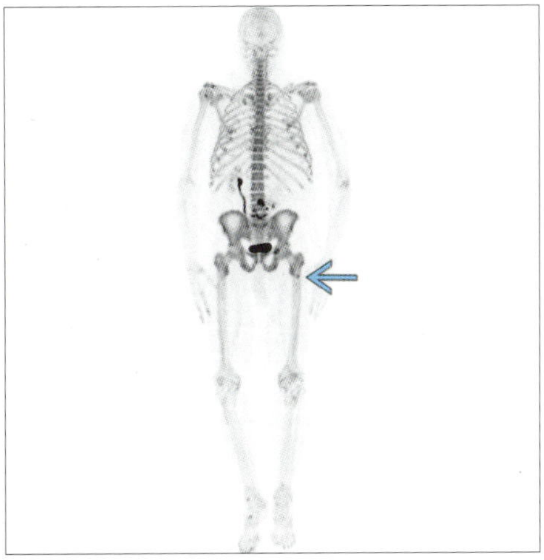

PET con F-18 NaF

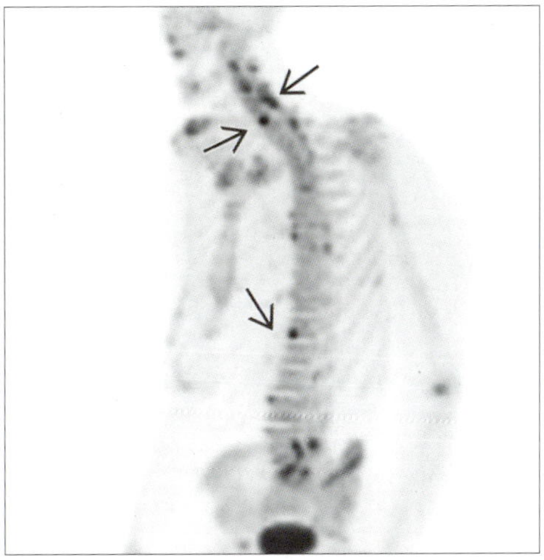

(Izquierda) En este paciente con cáncer de próstata y un estudio óseo planar negativo y PSA creciente, el F-18 fluoruro de sodio revela una metástasis ósea (*flecha azul*), que se correlaciona con una diminuta lesión esclerótica en la TC acompañante. El riñón izquierdo estaba desplazado, debido al efecto de masa del bazo aumentado de tamaño (no mostrado). **(Derecha)** MIP de una PET óseo con F-18 NaF que muestra captación elevada en el hueso anormal (*flechas negras*). De modo similar al estudio óseo con Tc-99m MDP, la captación es sensible para regiones de recambio óseo, que pueden tener etiologías benignas o malignas.

PET con Ga-68 dotatate

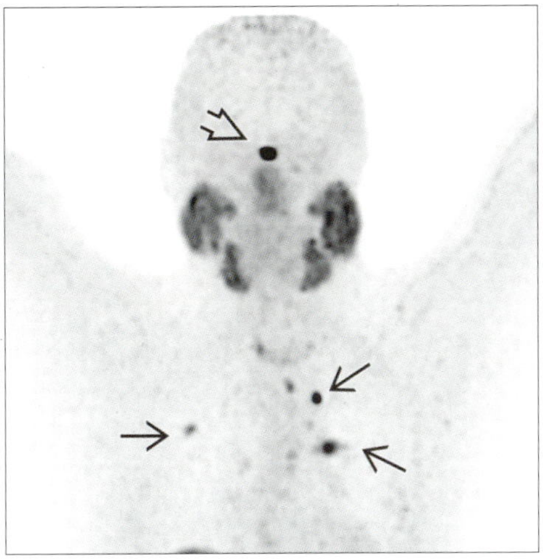

PET con Ga-68 dotatate

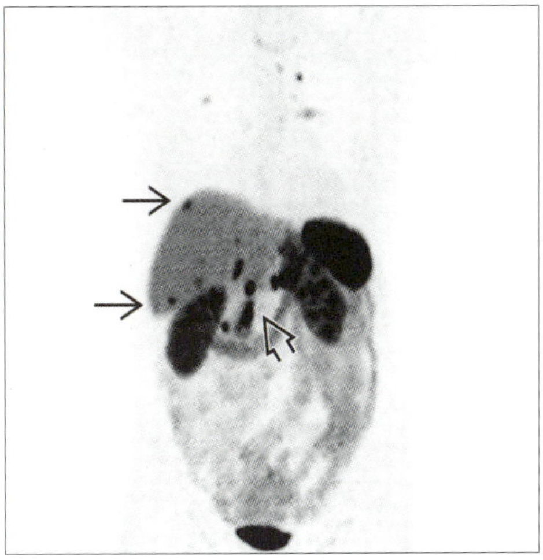

(Izquierda) MIP de una PET con Ga-68 dotatate en un paciente con carcinoide metastásico (*flechas negras*). El Ga-68 dotatate se utiliza para la detección de tumores neuroendocrinos positivos para receptores de somatostatina. La captación hipofisaria (*flecha abierta*) es fisiológica, debido a la presencia de receptores de somatostatina del subtipo 2. **(Derecha)** MIP de una PET con Ga-68 dotatate en el mismo paciente que muestra metástasis hepáticas (*flechas negras*), así como adenopatía (*flecha abierta*). La biodistribución fisiológica es similar a la del In-111 octreótido, el radiofármaco emisor de rayos gamma utilizado para la visualización de carcinoides.

(Izquierda) Flúor-18 fluciclovina en el diagnóstico de cáncer de próstata. La imagen de MIP demuestra varios focos puntiformes en la pelvis y un foco prominente de captación en el fémur derecho (*flecha azul*). Nótese la intensa actividad hepática y pancreática (*flecha abierta*), que es normal. Además, con este trazador se observa más actividad muscular, especialmente cuando las imágenes son tardías. **(Derecha)** Este ganglio linfático (*flechas azules*), si bien es normal según criterios de tamaño, es anormal con la fluciclovina. Esto representa un foco metastásico. Nótese que las imágenes fusionadas subestiman en cierta medida este hallazgo.

Flúor-18 fluciclovina

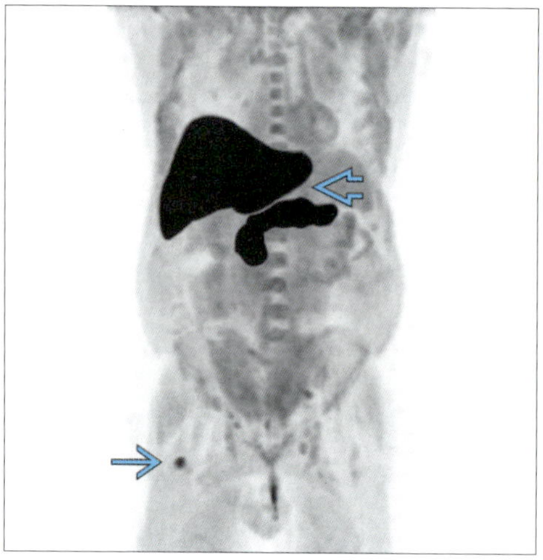

Ganglio linfático anormal: flúor-18 fluciclovina

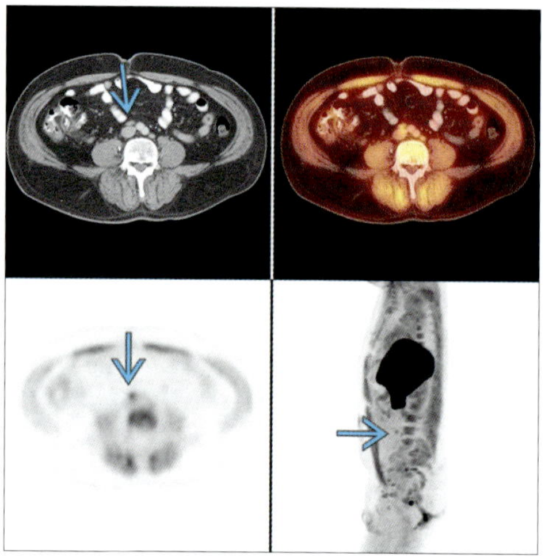

(Izquierda) La captación anormal corresponde a una nueva lesión esclerótica en el fémur derecho (*flechas azules*). Otro foco esclerótico en la pelvis no tenía captación del trazador y era patológicamente negativo. **(Derecha)** Se muestra un estudio normal. EC = eje corto; ELV = eje largo vertical; ELH = eje largo horizontal.

Metástasis ósea: flúor-18 fluciclovina

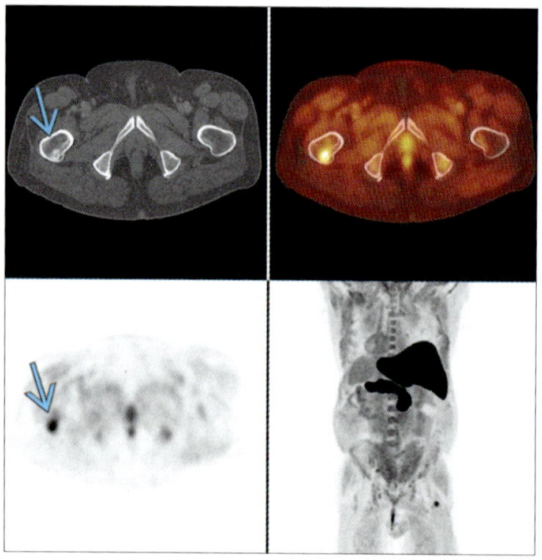

Perfusión miocárdica con cloruro de Rb-82

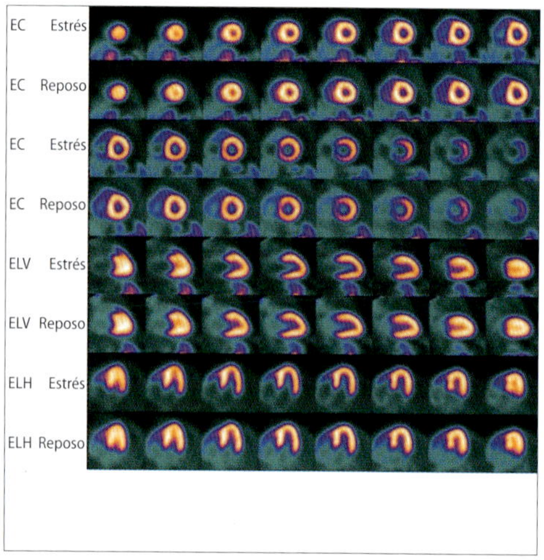

(Izquierda) Perfusión marcadamente anormal que muestra dilatación isquémica transitoria (DIT 1,42), isquemia reversible en la pared anterior (*flecha blanca*) y en el ápex (*flecha abierta*) y una lesión predominantemente reversible de las paredes lateral e inferolateral (*flecha azul*). En el cateterismo coronario, se encontró que el paciente tenía enfermedad de múltiples vasos. **(Derecha)** Esta información puede investigar el flujo sanguíneo hacia el ventrículo izquierdo en forma global y en territorios vasculares. Para el MPI (estudio de perfusión miocárdica) con Rb-82 anormal, esta es la información sobre la reserva de flujo, que es < 1 en todos los territorios vasculares. Lo normal es > 2.

Perfusión miocárdica con cloruro de Rb-82 anormal

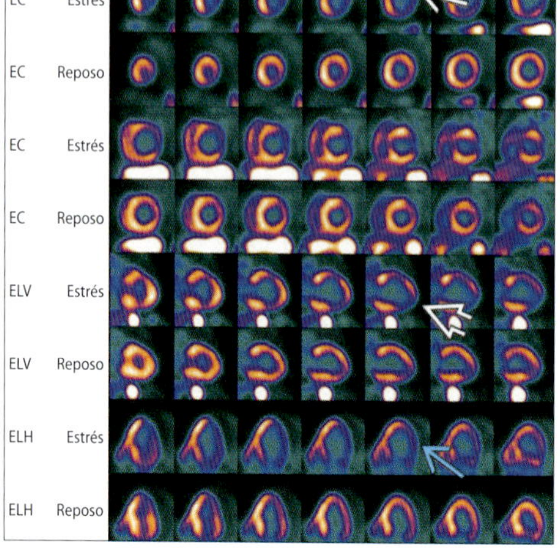

Reserva de flujo coronario

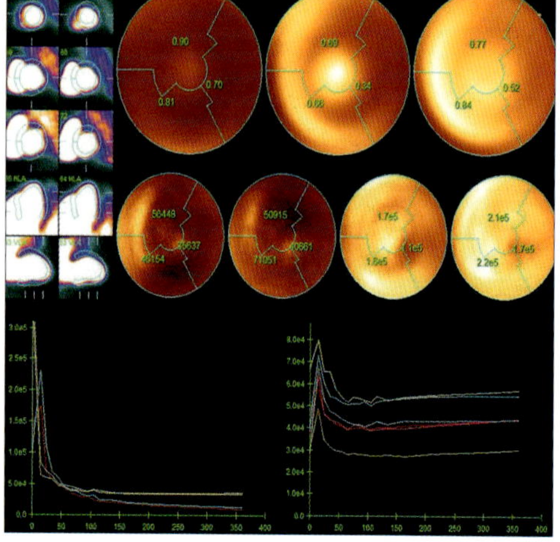

Miocardio viable

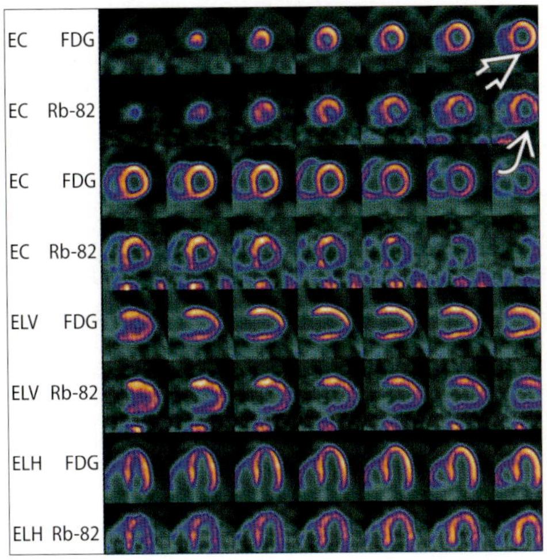

Miocardio no viable

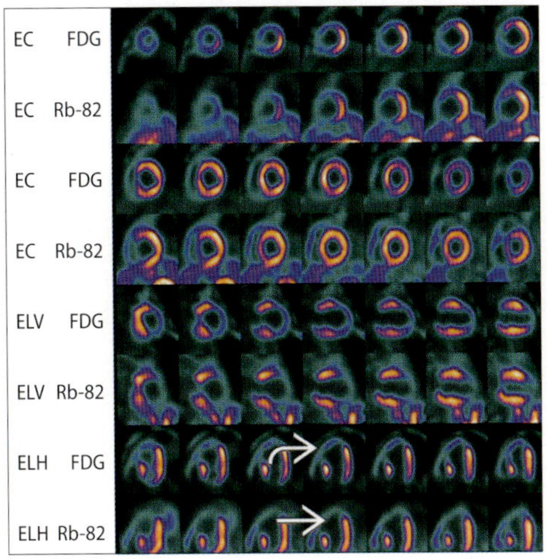

(Izquierda) Se necesita un estudio de perfusión en reposo reciente para saber dónde hay posibles infartos, en este caso en la pared inferior (*flecha curva*). Estos defectos son variables; nótese con FDG la mejora en la pared inferior (*flecha abierta*). **(Derecha)** Este caso muestra una gran área de ausencia de perfusión que compromete al ápex, la pared septal apical a media, la pared anterior apical a media y la pared inferior apical (*flecha blanca*). Debido a que no hay metabolización significativa de glucosa luego de que el paciente recibe un protocolo de glucosa e insulina, esto indica la presencia de miocardio no viable (*flecha curva*).

PET con ^{18}F-FDG

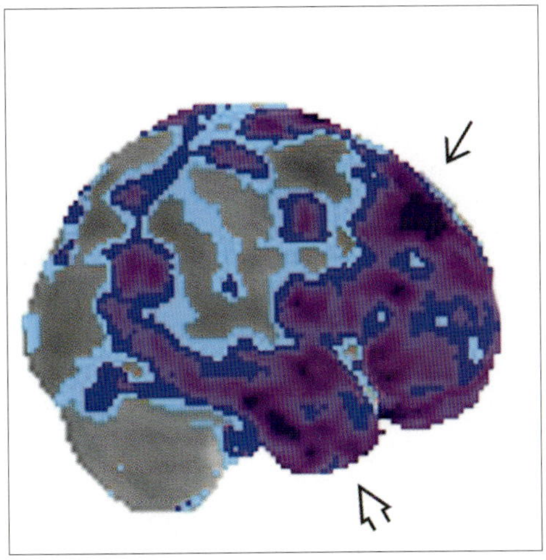

PET con F-18 florbetapir

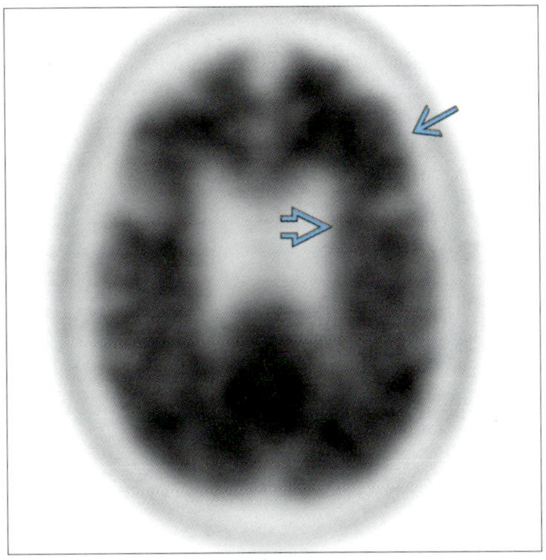

(Izquierda) El análisis por computadora para regiones hipometabólicas en una PET con ^{18}F-FDG muestra hipometabolismo en la hemicorteza derecha (particularmente en los lóbulos frontal [*flecha negra*] y temporal [*flecha abierta*]) en un paciente con encefalitis de Rasmussen, un trastorno convulsivo hemisférico. **(Derecha)** PET axial con F-18 florbetapir que no muestra diferenciación entre la sustancia gris (*flecha azul*) y la sustancia blanca (*flecha abierta*), un estudio positivo para depósitos de β-amiloide en la sustancia gris.

Estudio con F-18 flutemetamol negativo

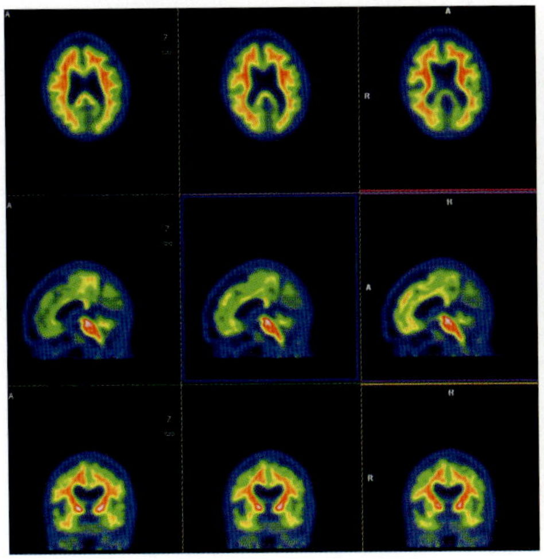

Estudio con F-18 flutemetamol positivo

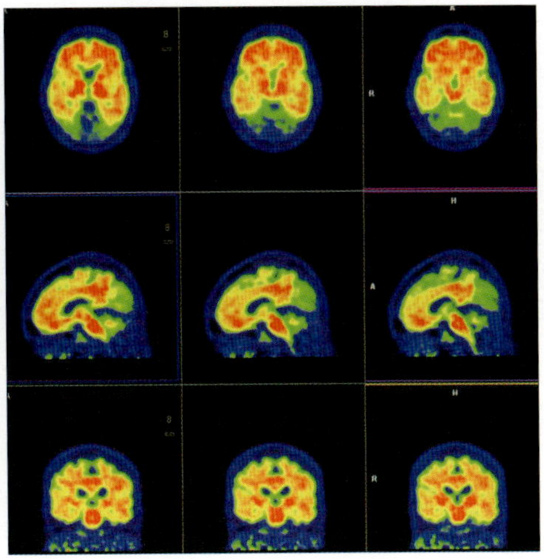

(Izquierda) Nótese el aspecto "esquelético" de la sustancia blanca. En la sustancia gris, se observa muy poca actividad. Este tipo de apariencia se observa en ausencia de depósitos significativos de amiloide. **(Derecha)** Este estudio es marcadamente positivo. Hay una captación considerablemente anormal en la sustancia gris de los lóbulos frontales, las regiones del giro cingulado posterior y la precuña, la zona inferolateral de los lóbulos parietales y el cuerpo estriado. Estas son las áreas a examinar cuando se interpretan estudios de imágenes para amiloide.

Radiofármacos para PET en proceso de investigación

Radiofármaco	Indicación	Mecanismo de localización	Biodistribución	Consideraciones del estudio
Carbono-11 acetato (ácido acético con C-11) Vida media: 20 min Emáx de positrón: 0,970 MeV	Evalúa el consumo de oxígeno regional miocárdico y tumores malignos, particularmente el cáncer de próstata y tumores encefálicos.	Cardíaca: ingresa al proceso de oxidación mitocondrial de manera proporcional al flujo sanguíneo miocárdico y subsiguientemente se elimina como 11C02, lo que lo vuelve un marcador efectivo de consumo miocárdico de oxígeno; captación maligna: sobreexpresión de ácido graso sintasa en células tumorales; por lo tanto, este agente se incorpora en los lípidos de membrana.	Máxima captación observada en las glándulas salivales, el páncreas, el hígado, el bazo y los riñones; también se aprecia captación cardíaca; eliminado a través del sistema respiratorio en forma de CO_2; el órgano crítico es el páncreas.	Cardíacas: los pacientes ayunan 4 h a 6 h y se abstienen de consumir cafeína durante al menos 12 h; exploración tumoral: se recomienda el ayuno antes de la exploración; la dosis EV es variable en los estudios, cambia entre 10 mCi y 40 mCi (370 MBq a 1480 MBq); tiempo de captación: 10 min a 15 min.
Carbono-11 metionina Vida media: 20 min Emáx de positrón: 0,970 MeV	Evalúa tumores malignos (frecuentemente tumores encefálicos) y adenomas paratiroideos.	La captación probablemente represente varios procesos: síntesis proteica, transmetilación y transporte transmembrana de aminoácidos.	Mayor captación observada en el páncreas y el hígado; actividad leve observada en las glándulas salivales, las amígdalas, la médula ósea, el ventrículo izquierdo y los testículos; el órgano crítico es la vejiga en adultos y el páncreas en pacientes más jóvenes.	Dosis habitual de 10 mCi (370 MBq); el estudio comienza 5 min a 15 min luego de la inyección EV.
Carbono-11 Compuesto Pittsburgh B (PIB) Vida media: 20 min Emáx de positrón: 0,970 MeV	Evalúa las placas de β-amiloide.	Tiene como blanco al β-amiloide; se une a las placas de amiloide en el encéfalo; debido a que se considera que el amiloide es impulsor en la enfermedad de Alzheimer (EA), el estudio negativo descarta efectivamente este tipo de demencia.	Los exámenes normales demuestran captación del trazador en la sustancia blanca en un patrón uniforme; la captación en la sustancia gris es escasa; el órgano crítico es la vesícula biliar.	Los estudios originales utilizaban 5 mCi a 8 mCi (200 MBq a 300 MBq) por paciente; el estudio comienza ~ 20 min después de la inyección EV.
Cobre-64 ATSM Vida media: 12,7 h Emáx de positrón: 0,635 MeV	Explora áreas de hipoxia; aplicaciones en cardiología, neurología y oncología.	Molécula lipofílica neutra, que difunde desde el torrente sanguíneo hacia las células circundantes; sufre reducción solo en células hipóxicas; tiene propiedades que se pueden utilizar tanto para diagnóstico como para tratamiento; su producción es costosa.	La mayor captación se observa en el hígado, el intestino grueso y el intestino delgado; actividad en riñones y bazo solo ligeramente por encima del valor de fondo; el órgano crítico es el hígado.	Dosis variable, pero muchos protocolos requieren 13 mCi a 21 mCi (50 MBq a 800 MBq); el estudio comienza 30 min a 60 min después de la inyección EV.
Flúor-18 EFS (2-[2-nitro-1-H-imidazol-1-ilo]-N-[2,2,3,3,3-pentafluoropropilo]-acetamida) Vida media: 110 min Emáx de positrón: 0,634 MeV	Marcador de hipoxia derivado del nitroimidazol; tiene aplicaciones en tumores, enfermedad coronaria e inflamación.	Su dificultosa síntesis puede limitar su éxito; la vida media biológica prolongada puede resultar en la unión a tejidos aeróbicos e interferir con la especificidad.	La mayor captación se observa en el hígado, el esófago y la vejiga; el órgano crítico es el hígado.	Dosis variable; algunos utilizan una dosis mediana de 7 mCi (250 MBq); el estudio realizado 3 h después de la inyección EV se considera óptimo para la visualización de hipoxia.
Flúor-18 fluoroazomicina arabinósido (FAZA) 1-(5-fluoro-5-desoxi-a-D-arabinofuranosil)-2-nitroimidazol Vida media: 110 min Emáx de positrón: 0,634 MeV	Marcador de hipoxia derivado del nitroimidazol; tiene aplicaciones en tumores, enfermedad coronaria e inflamación.	De producción más fácil; difunde pasivamente hacia las células; se reduce en presencia de hipoxia; su vida media biológica prolongada puede resultar en la unión a tejidos aeróbicos e interferir con la especificidad; se elimina más rápidamente de la sangre y los tejidos musculares en comparación con FMISO.	La mayor captación se observa en los riñones/el tracto urinario y el hígado; el órgano crítico es la vejiga; se elimina a través del sistema urinario.	Dosis variable; algunos utilizan ~ 9 mCi (350 MBq); el estudio se realiza 2 h después de la inyección.
Flúor-18 fluorocolina (también conocido como FC) Vida media: 110 min Emáx de positrón: 0,634 MeV	Evalúa lesiones malignas; captación elevada en la próstata, las mamas y enfermedades malignas de la mama.	Tiene como blanco la colina quinasa; la colina, una importante molécula precursora para la síntesis de la membrana, es utilizada a grandes velocidades en las células en división.	Mayor captación en los riñones, el hígado y el bazo; por lo demás, la biodistribución es similar a la C-11 colina; las relaciones entre la captación tumoral y de la sangre son algo mayores con FC; el órgano crítico es el riñón.	Eliminado de la sangre en 5 min; pacientes bien hidratados y vaciamiento de la vejiga antes del estudio, el cual, por lo general, comienza 1 h después de la inyección; dosis variable; algunos sugieren 0,08 mCi (3 MBq)/kg; algunos protocolos recomiendan un ayuno de 4 h a 6 h.

▶

▶ Radiofármacos para PET en proceso de investigación

Radiofármaco	Indicación	Mecanismo de localización	Biodistribución	Consideraciones del estudio
Flúor-18 fluorodopa (también conocido como F-18 FDOPA o F-18 fluoro-L-DOPA) Vida media: 110 min Emáx de positrón: 0,634 MeV	Evalúa la distribución regional de dopamina en el encéfalo en un contexto de trastornos neurológicos dopaminérgicos presinápticos del cuerpo estriado; evalúa la captación y el metabolismo de aminoácidos en los tumores; utilizado en estudios encefálicos y tumores neuroendocrinos.	Encéfalo: El trazador es convertido a fluorodopamina por la encima aminoácido descarboxilasa (AADC) en el cuerpo estriado luego de cruzar la barrera hematoencefálica; estudio tumoral: captado por células tumorales mediante transportadores de aminoácidos; diversas vías potenciales; tumores neuroendocrinos: sufre descarboxilación; con frecuencia se observa incremento de L-DOPA en tumores neuroendocrinos.	El órgano crítico es la vejiga; otras áreas de actividad prominente se detectan en el cuerpo estriado, los riñones, el páncreas, el hígado y el miocardio.	Dosis habitual de 6 mCi a 12 mCi (222 MBq a 44 MBq); el protocolo de estudio puede ser variable; los pacientes deben ayunar al menos 4 h y deben estar bien hidratados; el estudio comienza 10 min después de la inyección EV.
Flúor-18 fluoromisonidazol (FMISO) 1-(2-nitro-1-H-imidazol-1-ilo)-3-fluoro-2-propano-2-ol Vida media: 110 min Emáx de positrón: 0,634 MeV	Estudia la proliferación celular en pacientes con tumores malignos.	Tiene como blanco la síntesis de ADN/ proliferación celular; la fluorotimidina es un nucleósido radiactivo de la timidina; se correlaciona bien con los índices de Ki-67; el átomo de 3'-F evita que el nucleósido continúe por toda la vía bioquímica; captado mediante transporte activo, una vez dentro de la célula la timidina quinasa 1 (TK1) fosforila al trazador; una vez fosforilado, no puede salir de la célula.	El órgano crítico es la vejiga; los mayores niveles de otra captación normal se observan en los riñones, la médula ósea y el hígado.	Dosis habitual de 5 mCi a 10 mCi (185 MBq a 370 MBq); estudio generalmente realizado 60 min después de la inyección; no es necesario el ayuno.
Flúor-18 flurpiridaz Vida media: 110 min Emáx de positrón: 0,34 MeV	Agente para la perfusión miocárdica; actualmente en ensayos de fase 3 para la autorización por parte de la FDA.	Catión lipofílico que ingresa a los miocitos mediante difusión pasiva de forma proporcional al flujo sanguíneo regional; atrapado electrostáticamente dentro de las mitocondrias.	Biodistribución similar a la de Tc-99m sestamibi; el órgano crítico es el riñón.	Dosis habitual de 14 mCi (518 MBq) para el estudio de reposo/estrés; la relación de la actividad administrada entre el estrés y el reposo debe ser de 3; el intervalo de tiempo sugerido entre la administración en reposo y en estrés es de 30 min.
Agua con oxígeno-15 Vida media: 2 min Emáx de positrón: 1,732 MeV	Evalúa el consumo de oxígeno; aplicaciones en cardiología, neurología, nefrología, oncología, otros.	Detecta la distribución de flujo sanguíneo/oxígeno en todo el cuerpo.	No se utiliza clínicamente para el estudio de perfusión miocárdica, debido a su elevado nivel de actividad en los pulmones; el órgano crítico es el corazón.	Protocolos variables, según del área de interés.

FACTORES CLAVE

Principales métodos para la generación de radionúclidos emisores de positrones

- Acelerador de partículas cargadas (ciclotrón [más frecuente] o acelerador lineal).
- Reactor nuclear de fisión o activación de neutrones.
- Producto hijo derivado del decaimiento de un radionúclido padre en un generador.

Terminología

- Acelerador de partículas cargadas:
  - Las partículas cargadas se aceleran y se bombardean los átomos diana con suficiente energía para añadir o eliminar parte de su núcleo, lo que crea átomos con diferentes propiedades (acelerador lineal o ciclotrón).
- Ciclotrón:
  - Tipo más frecuente de acelerador de partículas cargadas.
  - Las partículas cargadas se aceleran en un patrón espiral hacia los átomos diana.
- Generador:
  - El radionúclido padre se descompone y produce el radionúclido hijo; este se extrae del generador a través de un proceso de purga (elución).
- Número atómico: tipo de átomo (elemento) definido por la cantidad de protones (número atómico):
  - P. ej., el flúor-18 (F-18) tiene 9 protones y 9 neutrones; la presencia de 9 protones define al átomo de flúor; 9 + 9 = peso atómico de 18.
- Partículas cargadas:
  - Partícula alfa (α): 2 protones + 2 neutrones; carga de +2.
  - Deuterio (d): 1 protón + 1 neutrón; carga de +1.
  - Hidrógeno-3 (H-3) (o tritio); 1 protón + 2 neutrones; carga de +1.
  - Helio-3 (He-3) (o helión); 2 protones + 1 neutrón; carga de +2.
  - Protón (p): carga de +1.

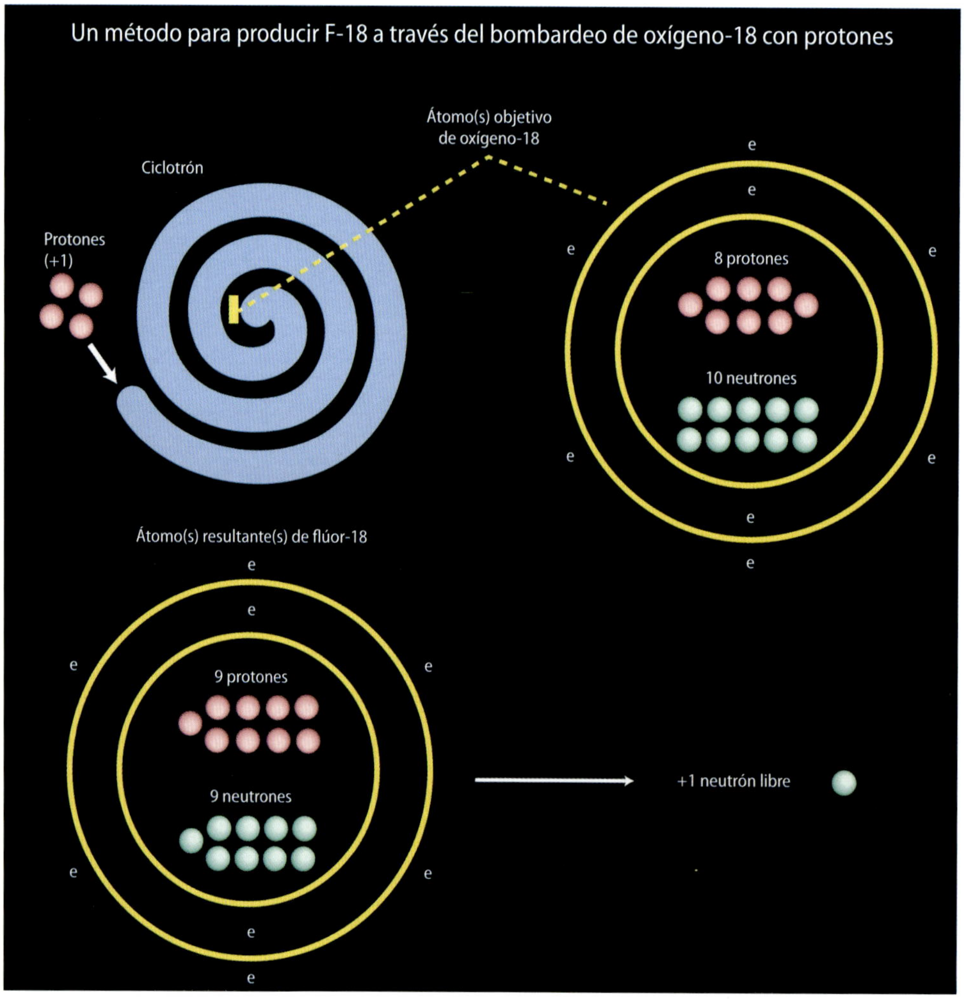

La manera más frecuente de producir flúor-18 (F-18) es bombardear un átomo de oxígeno-18 con protones utilizando un ciclotrón (tipo de acelerador de partículas cargadas que emplea campos magnéticos alternantes para acelerar una partícula cargada hacia un objetivo). El protón incidente se añade al núcleo, al tiempo que sale un neutrón. El resultado es F-18 más un neutrón libre.

Principales métodos para la generación de radionúclidos emisores de positrones

Acelerador de partículas cargadas

- Las partículas cargadas se aceleran y se bombardean los átomos diana con suficiente energía para añadir o eliminar parte de su núcleo, lo que crea un átomo con un número atómico diferente (diferente cantidad de protones).
- Acelerador lineal de partículas cargadas:
  - Conjunto de partículas ubicadas en el vacío y luego aceleradas linealmente hacia el átomo diana con series de placas con diferencias de potencial (voltaje), orificios e imanes de direccionamiento.
- Acelerador de partículas cargadas tipo ciclotrón:
  - Conjunto de partículas cargadas aceleradas (en el vacío) en un patrón espiral que utiliza voltaje alterno de alta frecuencia de forma circular con electrodos en forma de dos letras D (llamados "des").
  - Los campos magnéticos alternantes de las 2 D hacen que las partículas se aceleren rápidamente (con mayor energía proporcional a la velocidad) hacia el objetivo.

Generador

- La localización PET puede recibir mayor cantidad de radionúclido padre en el generador.
- A medida que el elemento padre se descompone, produce el radionúclido hijo:
  - El radionúclido hijo se eluye (se purga del generador); esto también se denomina "ordeñe".
  - El elemento padre sigue descomponiéndose y se lo puede eluir repetidamente para obtener más producto hijo.
  - Equilibrio transitorio: cuando la vida media del producto hijo es más corta que la del elemento padre.

Reactor nuclear

- Fisión: el núcleo del átomo se divide en partes más pequeñas y genera dos o más elementos diferentes (átomos con diferente cantidad de protones).
- Activación de neutrones: los núcleos de los átomos capturan neutrones libres:
  - P. ej., hidrógeno-3 (tritio) producido a través de la activación de neutrones con litio-6 como objetivo y liberación de partículas alfa:
    - El litio-6 tiene 3 protones y 3 neutrones.
    - La activación de neutrones añade 1 neutrón, pero la pérdida de partículas alfa ocasiona la pérdida de 2 protones y 2 neutrones.
    - La pérdida de 2 protones (3 − 2 = 1) produce hidrógeno (solo 1 protón).
    - La pérdida neta de 1 neutrón produce un peso atómico total de 1 protón + 2 neutrones = 3, o sea hidrógeno-3.

Bibliografía

1. Cherry, et al. Physics in Nuclear Medicine. 4ª ed. Saunders, 2012
2. IAEA: Technical Reports Series No. 468, Cyclotron Produced Radionuclides: Physical Characteristics and Production Methods, 2009 <http://wwwpub.iaea.org/MTCD/publications/PDF/trs468_web.pdf.> [Consulta: junio de 2017].
3. IAEA: Technical Reports Series 465, Cyclotron Produced Radionuclides: Principles and Practice, 2008. <http://wwwpub.iaea.org/MTCD/publications/PDF/trs465_web.pdf. > [Consulta: junio de 2017].

Producción de radionúclidos emisores de positrones: aceleración de partículas cargadas

Radionúclido producido	Átomo diana	Partícula cargada	Acción
Flúor-18 (F-18)	Oxígeno-18 (O-18)	Protón (p)	p → O-18 → F-18 + n
F-18	Oxígeno 16 (P-16)	Helio-3 (He-3)	He-3 → O-16 → F-18 + p
F-18	O-16	Alfa (α)	a → O-16 → F-18 + p + n
F-18	Neón-20 (Ne-20)	Deuterio (d)	d → Ne-20 → F-18 + a
F-18	Ne-20	Protón	p → Ne-20 → F-18 + 2 n
F-18	Ne-20	He-3	He-3 → Ne-20 → Ne-18 + n Ne-18 → F-18
Carbono-11 (C-11)	Nitrógeno-14 (N-14)	Protón	p → N-14 → C-11 + a
Nitrógeno-13 (N-13)	O-16	Protón	p → O-16 → N-13 + a
N-13	Carbono-13 (C-13)	Protón	p → C-13 → N-13 + a
Oxígeno-15 (O-15)	Nitrógeno-14	Deuterio	d → N-14 → O-15 + 2 n
O-15	Nitrógeno-15 (N-15)	Protón	p → N-15 → O-15 + n
O-15	O-16	Protón	p → O-16 → O-15 + p + n
Estroncio-82 (Sr-82)* padre para el generador	Rubidio-85 (Rb-85)	Protón	p → Rb-85 → Sr-82 + 4n
Zinc-62 (Z-62)* padre para el generador	Cobre-63 (Cu-63)	Protón	p → Cu-63 → Z-62

n: neutrón; p: protón; a: partícula alfa; d: deuterio.

Producción de radionúclidos emisores de positrones: generador

Elemento padre	Vida media del elemento padre	Producto hijo eluido	Vida media del elemento hijo
Z-62*	9,1 horas	Cobre-62	9,8 minutos
Sr-82*	25 días	Rubidio-82	76 segundos

FACTORES CLAVE

Tomografía por emisión de positrones

- Si bien se la denomina PET, las imágenes, en realidad, se crean a partir de la aniquilación de fotones de 511 keV y no mediante emisión de positrones.
- El positrón (electrón con carga positiva) viaja una distancia corta antes de encontrarse con el electrón y aniquilarse mutuamente; como resultado se crean dos fotones de 511 keV.
- En teoría, estos dos fotones de 511 keV se separan en un ángulo de exactamente 180° entre sí:
  - En realidad, estos dos fotones de 511 keV no están a 180° entre sí, debido al hecho de que el positrón y el electrón no están completamente en reposo cuando se aniquilan, lo que produce un ligero error de posicionamiento, debido a la no colinealidad.
- La sensibilidad y la resolución espacial son mejores con PET que con cámara gamma.

Modos de adquisición 2D y 3D

- Modo 2D: se considera que la PET tiene colimación electrónica en lugar de colimación real, incluso con la existencia de tabiques.
- Modo 2D directo: los tabiques permiten la detección únicamente de fotones emitidos paralelos al plano del anillo detector, por lo que rechaza de forma eficiente los fotones de aniquilación que se han dispersado en el cuerpo.
- Modo 2D de planos transversales: con una ligera modificación de las longitudes de los tabiques o sin ella, los tomógrafos de PET también pueden adquirir información proveniente de anillos inmediatamente adyacentes, conocidos como planos transversales.
- Modo 2D de alta sensibilidad: en los tomógrafos de PET con elementos detectores muy pequeños, se puede incrementar aún más el número de planos transversales para incluir diferencias en el anillo de cristal de ± 2, ± 3, y así sucesivamente.
- Modo 3D: se retiran los tabiques interplanares del tomógrafo de PET y se obtiene información para todas las líneas de respuesta posibles.

Corrección por atenuación

- Se realiza con mayor frecuencia con una exploración de TC en sistemas PET (PET/TC).

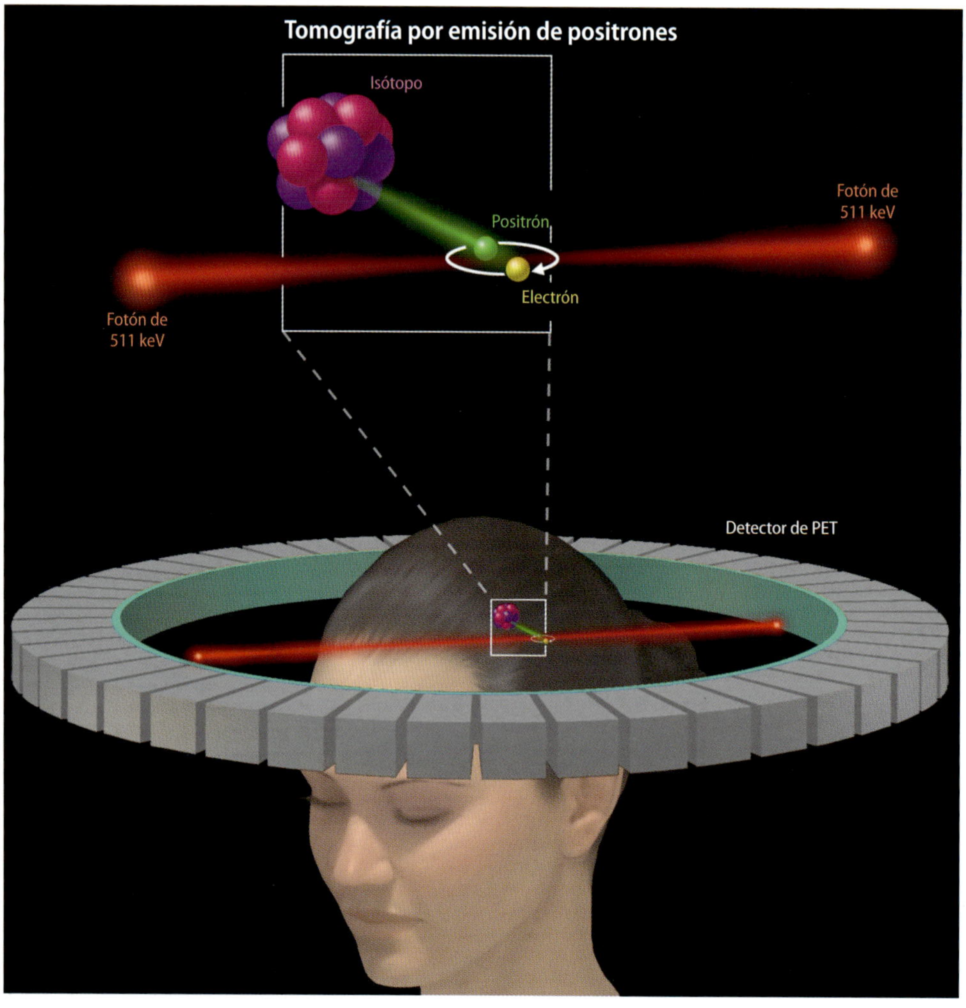

Al paciente se le inyecta un radioisótopo que es un emisor de positrones. El flúor-18 (F-18) es el emisor de positrones utilizado con mayor frecuencia adherido a un azúcar, la fluorodesoxiglucosa (FDG). La PET consiste en la detección de dos fotones de 511 keV producidos luego de la aniquilación del positrón y el electrón (cuando el positrón y el electrón se aniquilan, convierten masa en energía en forma de dos fotones de 511 keV). La detección de los dos fotones de 511 keV (línea roja) representa un evento verdadero.

Terminología

Definiciones

- Tomografía por emisión de positrones:
  - Visualización de fotones gamma de 511 keV producidos después de la aniquilación.
  - Un anillo de detectores rodea al paciente y detecta los fotones gamma coincidentes emitidos, y se crea una imagen 3D.
  - En comparación con el SPECT de cámara gamma o los estudios concomitantes, el estudio PET tiene mayor resolución espacial (RE), mayor resolución de contraste (RC) y mayor sensibilidad.
- Positrones (electrones con carga positiva):
  - Productos con carga positiva derivados del decaimiento radiactivo de radionúclidos que son emisores de positrones.
  - Tienen la misma masa que los electrones.
  - Viajan una distancia corta antes de combinarse con electrones libres y aniquilarse; la aniquilación produce dos fotones de rayos gamma de 511 keV.
- Emisor de positrones: radionúclidos que emiten positrones (β^+):
  - El positrón dentro del núcleo se transforma en un neutrón (que permanece en el núcleo) y un positrón y un neutrino (ambos son expulsados del átomo):
    - Frecuentemente, los emisores de positrones también tienen una pequeña probabilidad de capturar un electrón: el electrón se combina con un protón del núcleo para convertirse en un neutrón más un neutrino:
      - P. ej., F-18 tiene una probabilidad del 97% de emitir un positrón y una probabilidad del 3% de capturar un electrón.
  - ρ^+ (protón) $\rightarrow$ η (neutrón) + β^+ (positrón) + ν (neutrino) + energía
  - # total de protones (número atómico) disminuido en 1.
  - # total de neutrones incrementado en 1.
  - # de masa sin cambio (= # de protones + # de neutrones).
- Aniquilación:
  - Cuando un positrón se combina con un electrón.
  - La masa del positrón y del electrón se convierte en energía en forma de dos fotones gamma de 511 keV disparados en direcciones opuestas (~ 180° entre sí).
  - Los fotones gamma de 511 keV son parte de la familia de partículas electromagnéticas (se mueven a la velocidad de la luz, no tienen masa y no tienen carga).

Exploración de la anatomía

Radionúclidos para PET

- Flúor-18 (F-18): es el radionúclido para PET más frecuente:
  - Por lo general, se lo une a la fluorodesoxiglucosa (FDG) para visualizar la utilización de la glucosa en los tejidos (encéfalo, hígado, riñones, intestinos, músculos y tumores).

Flujo de la información y procesamiento

- El centelleador convierte los rayos gamma emitidos por el paciente en fotones de luz.
- Los tubos fotomultiplicadores (TFM) convierten y amplifican los fotones en señales eléctricas.
- Luego, las señales eléctricas se procesan en una computadora para generar imágenes.
- Después, se desplaza la camilla de exploración (típicamente 3 a 4x por cada adquisición de imágenes desde la cabeza hasta los muslos) y el proceso se repite, lo que resulta en series de imágenes tomográficas del cuerpo.

Diseño matricial del detector

- Las cámaras de PET están diseñadas para detectar pares de fotones de 511 keV.
- Al incorporar múltiples detectores de centelleo opuestos en un anillo completo u otra disposición geométrica alrededor del paciente y operando cada detector en la matriz de manera concomitante con múltiples detectores del otro lado de la matriz simultáneamente, se pueden adquirir datos de múltiples ángulos de proyección:
  - Centelleadores: los fotones de alta energía (principalmente 511 keV) interactúan con el material centelleador y son convertidos en luz visible.
  - Los TFM ubicados cerca de un detector de centelleo convierten la luz en señal eléctrica y proporcionan amplificación de la señal.
- Con un diseño estacionario en anillo o geométrico que rodee completamente al paciente, es posible adquirir de forma simultánea información proveniente de todos los ángulos de proyección:
  - Permite la realización de estudios relativamente rápidos y la reducción de artefactos causados por los movimientos del paciente.
- Sabiendo que los fotones salieron del cuerpo separados 180° entre sí y determinando el momento en que aparecen en cada detector, se puede precisar la ubicación teórica exacta donde se produjo la aniquilación:
  - El error de posicionamiento (no colinealidad) se produce cuando el positrón tiene un *momentum* (cantidad de movimiento) distinto de cero y aniquila un electrón; el error típico es de 0,25°.
- Línea de respuesta:
  - Línea entre dos detectores que han detectado un evento de coincidencia verdadero.
  - Asume que la identificación del evento de detección se produce en algún lugar de una línea entre los detectores.
- Detección de coincidencia:
  - Utiliza detectores opuestos que funcionan en coincidencia para detectar la emisión simultánea de dos fotones de 511 keV creados por la aniquilación.
  - De acuerdo con la localización de su origen, el par de fotones de 511 keV debería estimular detectores opuestos casi al mismo tiempo.
  - El detector más cercano al evento de aniquilación positrón-electrón es el primero en captar el fotón de 511 keV.
  - El circuito de coincidencia verifica la simultaneidad de los pulsos de TFM a ~ 15 nanosegundos.
  - Cuando son coincidentes, se registra el evento coincidente individual; de lo contrario, los pulsos de TFM se rechazan.
- Coincidencia verdadera (eventos verdaderos): cuando se registra que un evento de aniquilación individual estimula dos detectores opuestos casi al mismo tiempo (en un rango de nanosegundos) y crea una línea de respuesta:
  - Si el evento es verdadero, solo aquellos fotones de aniquilación producidos en un volumen entre detectores tienen posibilidad de llegar simultáneamente a los detectores.
  - Los fotones de aniquilación producidos en ubicaciones fuera de este volumen no llegan de forma simultánea a los detectores.
  - Por lo tanto, este par de detectores mide la radiactividad, sin utilizar un colimador *per se*, de un pequeño volumen únicamente (colimación electrónica).
  - Nótese que la PET no utiliza un colimador *per se*, sino que se utilizan o no tabiques para diferenciar entre imágenes 2D y 3D.
- Eventos dispersos:
  - Uno de los fotones de 511 keV provenientes del evento de aniquilación se dispersa en una nueva dirección antes de llegar al detector y la línea de respuesta está incorrectamente posicionada, debido al evento de dispersión.
- Eventos aleatorios:

Emisores de positrones: vida media y producción

Radionúclido	Vida media	Producción
Flúor-18 (F-18)	110 minutos	Ciclotrón
Carbono-11 (C-11)	20 minutos	Ciclotrón
Nitrógeno-13 (N-13)	10 minutos	Ciclotrón
Oxígeno-15 (O-15)	122 segundos	Ciclotrón
Rubidio-82 (Rb-82)	75 segundos	Generador de Sr-82

Organismo Internacional de Energía Atómica. Radionúclidos producidos en ciclotrón. Características físicas y métodos de producción. http://www.pub.iaea.org/MTCD/publications/PDF/trs468_web.pdf. Visitada el 5 de mayo de 2017.

Energía de los emisores de positrones y su efecto sobre la resolución espacial

Radionúclido	Energía máxima de positrón	Energía promedio de positrón	Longitud máxima del recorrido* en agua	FWHM**
Flúor-18 (F-18)	633 keV	249,8 keV	2,6 mm	0,1 mm
Carbono-11 (C-11)	980 keV	386 keV	4 mm	0,2 mm
Nitrógeno-13 (N-13)	1199 keV	492 keV	5,4 mm	0,3 mm
Oxígeno-15 (O-15)	1732 keV	735 keV	8,2 mm	0,5 mm
Rubidio-82 (Rb-82)	3350 keV	1150 keV	16,5 mm	2,4 mm

*Distancia recorrida por el positrón antes de la aniquilación. **(Anchura a media altura) Cuanto más grande es el valor, menor es la resolución.
Gustav K Von Schultess. Exploración molecular de la anatomía para la clínica. http://www.pu.iaea.org/MTCD/publications/PDF/trs_468.pdf. Visitada el 5 de mayo de 2017.

Propiedades de los detectores de centelleo usados en PET

Material	Densidad (g/cm^3)	Número atómico efectivo**	Tiempo de decaimiento (nanosegundos)†	Rendimiento de fotones (por keV)††	Resolución de energía (% a 511 keV)Δ
Yoduro de sodio activado con talio (NaI[Tl]) – cámara gamma y cristal contador de pozo	3,67	50	230	38	6,6
Germanato de bismuto (BGO)	7,13	74	300	8	16
Oxiortosilicato de lutecio (LSO)	7,4	66	40	20 a 30	10
Ortosilicato de lutecio e itrio (LYSO)	7,4	66	40 a 44	15	20
Oxiortosilicato de gadolinio (GSO)	6,71	59	60	12 a 15	12
Yoduro de cesio activado con talio (CsI[Tl]) – intensificador de imagen	4,51	54	1000	52	8
Fluoruro de bario (BaF2) – investigación de PET solamente	4,89	54	0,8, 620	100	11,4

*Mejor densidad: mejor poder de detención. **Mayor #: mejor poder de detención. †Decaimiento más rápido: menos tiempo muerto (mayor sensibilidad). ††Mayor rendimiento: mejor señal. ΔMás pequeño: más capaz de distinguir 511 de otras energías y menos ruido en las imágenes.
Saha GB. Fundamentos de la exploración con PET: Física, química y Regulaciones. Springer, 2004.

  - Dos eventos separados (no los mismos eventos de aniquilación) incorrectamente registrados como provenientes de un evento de aniquilación individual, debido a que se los registra como si hubiesen estimulado dos detectores opuestos casi al mismo tiempo, lo que crea una línea de respuesta.
  - Fotones generados en sitios separados en el cuerpo pueden llegar a detectores opuestos al mismo tiempo.
  - Eventos separados percibidos incorrectamente como resultado de la aniquilación de un emisor de positrones individual que se producen a lo largo de la línea entre detectores.
- Tiempo de vuelo:
  - Se asume que la localización de los fotones de aniquilación se puede detectar a lo largo de la línea de vuelo de fotones coincidentes midiendo el tiempo de llegada de cada fotón a cristales opuestos.
  - Solo es posible con sistemas electrónicos muy rápidos; algunos escáneres pueden utilizar algunos datos de tiempo de vuelo para mejorar el posicionamiento, pero no se debe depender completamente en el tiempo de vuelo.
- Reconstrucción de las imágenes:
  - Utiliza las mismas técnicas de reconstrucción por retroproyección o iterativas utilizadas para la reconstrucción del SPECT de cámara gamma.

Calidad de las imágenes de PET

- RE o RC alta en PET:
  - Capacidad para distinguir pequeños detalles en la imagen.
  - Medida de la capacidad de delimitación del estudio PET para duplicar un detalle de interés pequeño.
  - Medida en unidades de longitud del ancho a mitad de la altura (FWHM) del valor máximo de la señal de una pequeña fuente puntiforme.
  - La RE depende del tipo de detector, del tamaño y la profundidad del efecto de interacción y de la posición dentro del anillo de detectores de PET:
    - La RE es mayor cuanto menor es la energía de positrón:
      - A mayor energía del positrón, mayor es la distancia (rango) que viajará antes de aniquilarse con el electrón, alejándose de esta manera de la localización original y generando un desdibujo de la imagen; a menor energía, mayor RE.
      - A mayor energía de positrón, peor (más ancho) es el valor de FWHM; a menor energía, mayor RE.
      - Limita la resolución a 2 mm a 3 mm en el mejor de los casos.
    - La RE es mejor cuanto mayor es la generación de luz:
      - Los detectores de centelleo utilizados en PET con mayor generación de luz (como LSO y LYSO) suelen tener mayor resolución en comparación con los detectores de centelleo de menor luz (como BGO).
    - La RE es mejor en el centro del anillo detector de la PET:
      - La RE (FWHM) es mejor (más estrecha) en el centro del anillo detector de la PET: FWHM = ancho del detector / 2.
      - La RE es mejor (más estrecha) para detectores más pequeños o detectores ranurados para parecer más pequeños (cristal detector con ranuras profundas que evitan que la luz se disperse).
    - Cambio de gradiente de RE entre el centro y el margen:
      - Profundidad del efecto de interacción: en otras posiciones, cualquier objeto visualizado por el detector en ángulos laterales incrementa el espesor aparente del detector y disminuye (ensancha) el valor de FWHM, lo que reduce la RE.
    - La RE es peor en los bordes del anillo detector de la PET:
      - La RE (FWHM) es menor (más ancha) sobre la cara del detector (borde del anillo detector de la PET): FWHM = ancho del detector.
    - RE reducida debido a error de posicionamiento por la no colinealidad:
      - Se produce cuando el positrón tiene un *momentum* diferente a cero cuando se aniquila con el electrón; error típico de 0,25.
      - El error aumenta con la disminución del diámetro del detector.
    - La RE disminuye con los movimientos del paciente y con filtros de alisado (*smoothing*).
    - La RE aumenta con filtros de realce de bordes, pero estos también pueden aumentar el ruido.
- RC de la PET o RC baja:
  - Capacidad para distinguir entre un objeto y el fondo independientemente del tamaño del objeto.
  - La RC depende de la captación de la señal y del trazador:
    - La RC es mejor cuanto mayor es la captación del trazador en un área focal: más captación en la lesión, menos captación en el fondo.
    - La RC aumenta con la menor fracción de dispersión: fracción de dispersión = conteos de dispersión / conteos totales.
    - La RC aumenta con la mayor sensibilidad del sistema (cantidad de cuentas registradas por MBq/tiempo); depende de la eficiencia, la geometría y la sensibilidad del detector.
    - La RC aumenta con más cuentas verdaderas y mayor tasa de cuentas de ruido equivalente (NECR): cuentas verdaderas (T) al cuadrado dividido el total de cuentas = (T × T)/cuentas totales.
    - La RC se reduce con el aumento del ruido o el detalle granulado en la imagen (menos señal y más ruido).

Características de las imágenes

Imágenes 2D directas

- Se considera que la PET tiene colimación electrónica en lugar de colimación verdadera, incluso con la existencia de tabiques para el estudio 2D.
- Los tabiques solo permiten la detección de aquellos fotones emitidos paralelos al plano del anillo detector y de esta manera se logra el rechazo efectivo de fotones de aniquilación que se han dispersado en el cuerpo.
- Además, los tabiques reducen la taza de conteo de canal único, lo que disminuye de esta manera la tasa de coincidencia aleatoria y minimiza las pérdidas por tiempo muerto.
- Cada anillo recolecta información de un único corte.
- Las imágenes se pueden reconstruir utilizando estrategias de retroproyección filtrada o iterativas.

Imágenes 2D transversales

- Con una ligera modificación o sin modificación de las longitudes de los tabiques, los tomógrafos de PET también pueden adquirir información de anillos inmediatamente adyacentes, conocidos como planos transversales.
- En el centro del escáner, los planos transversales caen exactamente a mitad de camino entre planos directos definidos por anillos de cristal individuales.
- Debido a que los planos transversales reciben información de dos líneas diferentes de respuesta, tienen una sensibilidad ~ 2x (y, por lo tanto, tasas de conteo 2x) respecto de los planos directos.

Imágenes 2D de alta sensibilidad

- En los tomógrafos de PET con elementos detectores muy pequeños, se puede aumentar aún más la cantidad de planos transversales para incluir diferencias de anillo de cristal de ± 2, ± 3, y, así, sucesivamente.
- Al aceptar mayores diferencias de anillo, la sensibilidad aumenta.
- Sin embargo, hay pérdida de la RE en la dirección axial, debido a la superposición de información proveniente de localizaciones axiales dispares.

Imágenes 3D

- Al retirar los tabiques interplanares del tomógrafo de PET se obtiene información de todas las líneas de respuesta posibles.
- Mayor sensibilidad (hasta ocho veces o más).
- Incremento en los conteos dispersos y aleatorios y en el tiempo muerto.

FACTORES CLAVE

Implicancias clínicas

- Efectos moleculares de la radiación:
  - Un fotón de radiación ionizante entrega, al menos, suficiente energía para expulsar un electrón del átomo o molécula.
  - En última instancia, la partícula ionizada y el electrón expulsado pueden interactuar con otros átomos o moléculas.
- Interacción de la radiación con las células:
  - Efectos a corto plazo de la radiación ionizante sobre las células y los tejidos:
    - Cambios en las moléculas, las proteínas, el ADN, el ARN y la estructura celular, que conducen a daño celular y apoptosis.
  - Efectos a largo plazo de la radiación ionizante sobre las células y los tejidos:
    - Resultan de cambios en el ADN mitocondrial y nuclear.
  - Puede producirse un daño irreparable, así como mutaciones, que se pueden propagar dentro de la línea celular.
- Efectos deterministas:
  - Efectos directos, generalmente agudos, de radiación excesiva (p. ej., eritema, caída del cabello, náuseas/vómitos, anemia aplásica).
  - Evidente en minutos a semanas.
  - Típicamente, el modelo determinista de dosis-respuesta sigue un gráfico lineal o curvo en forma de "S" que comienza a una dosis de radiación mayor de 0 (umbral).
- Efectos estocásticos:
  - Efectos probabilísticos de la exposición a la radiación (p. ej., cáncer y mutaciones genéticas).
  - Es necesario un período de latencia antes de que los efectos estocásticos sean evidentes.
  - No hay un valor umbral; no se puede predecir en casos individuales.
  - Se pueden reducir en la población disminuyendo la exposición a radiación acumulada en todos los individuos de la población.
  - Típicamente, el modelo estocástico de dosis-respuesta sigue un gráfico lineal o de función cuadrática que pasa por 0.

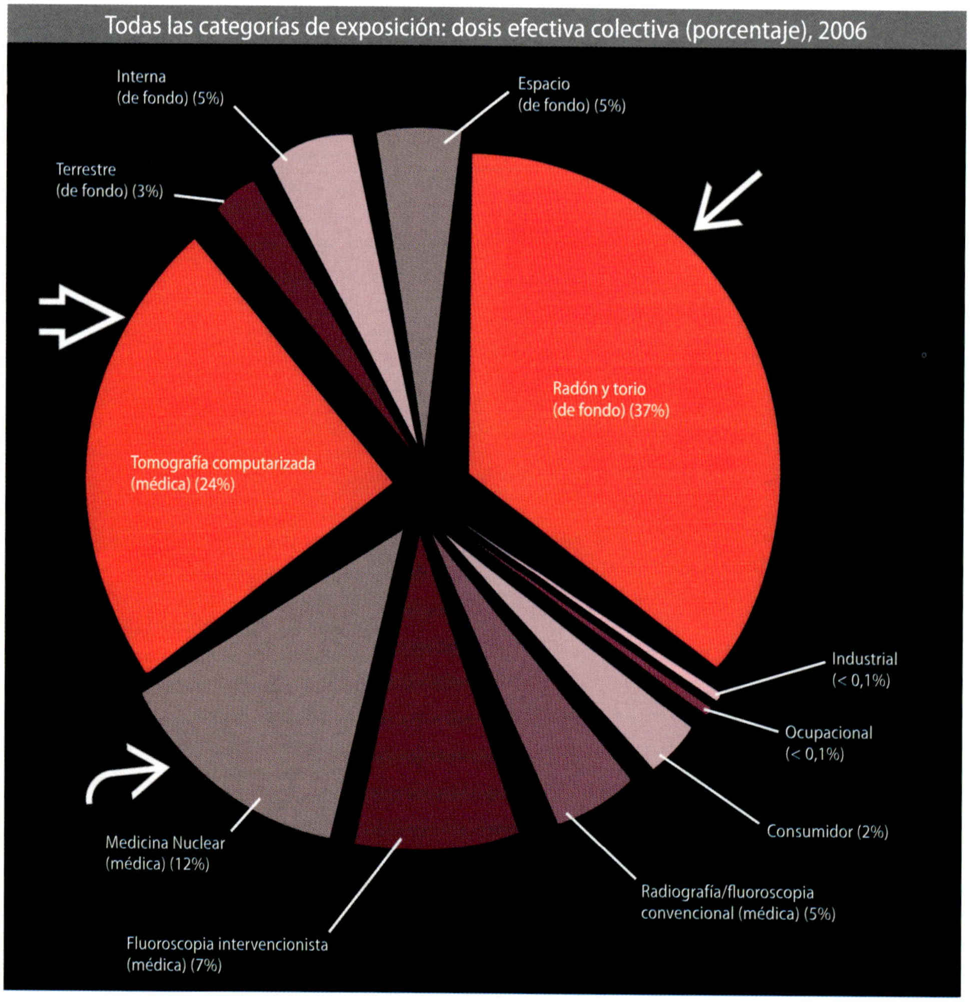

A partir de 2006, la mayor fuente de dosis efectiva colectiva en la población de EE. UU. provino de una radiación de fondo de radón y torio, y fue del 37% (*flecha blanca*). El estudio de TC tuvo el segundo lugar, con un 24% (*flecha abierta*) y la Medicina Nuclear, el tercer puesto, con un 12% (*flecha curva*). La mayor contribución a la exposición a radiación médica es la TC.

Terminología

Definiciones

- Intensidad de la radiación:
  - Roentgen (R) (unidades no estándar internacional [SI]); medidas con cámara de ionización en miliroentgen por hora (mR/h).
- Dosis absorbida:
  - Cantidad total de energía depositada en un material:
    - Cualquier tipo de radiación, cualquier intensidad de radiación, cualquier material.
  - Expresada como dosis de radiación absorbida (rad) (unidades no SI) o gray (Gy) (unidades SI):
    - 100 rads = 1 Gy; 1 rad = 1 mGy
  - 1 rad = absorción de 100 ergios por g de tejido.
  - En Medicina Nuclear, depende de muchos factores:
    - t1/2 del radiofármaco.
    - t1/2 biológico del radiofármaco.
    - Porcentaje captado por el cuerpo y captación diferencial en los órganos.
    - Tipo de radiación emitida por el radiofármaco.
  - La dosis absorbida para diferentes estudios de medicina nuclear se estima según estudios de biodistribución en animales.
- Dosis equivalente:
  - Cantidad de dosis de radiación ponderada según los efectos dañinos del tipo de radiación sobre el tejido:
    - Explica las diferencias en los tipos de radiación y su intensidad.
    - Se basa en la efectividad biológica relativa (RBE): compara la dosis de radiación estándar que produce una respuesta biológica con la dosis de una radiación diferente que produce una respuesta biológica similar.
    - P. ej., la partícula alfa con masa y carga (factor de ponderación Q de 20) hace más daño que un fotón gamma sin masa ni carga (factor de ponderación Q de 1).
  - Se mide en roentgen equivalente en el hombre (rem) (unidades no SI) o sievert (Sv) (unidades SI):
    - 100 rem = 1 Sv; 1 rem = 10 mSv
    - rem = rad × factor de ponderación (Q)
- Dosis efectiva:
  - Dosis equivalente mientras se representa la sensibilidad del tejido/órgano y el daño específico por la radiación.
  - Suma de dosis equivalentes ponderada por tejido en todos los tejidos/órganos del cuerpo.
  - P. ej., factor de ponderación tisular (Wt) elevado para el tejido mamario, de 0,12 (12%), pero bajo para el tejido encefálico de 0,01 (1%); los factores de ponderación tisular sumados para todos los órganos deben sumar 1 (100%).
  - Medida en rem (unidades no SI) o en Sv (unidades Sv).
  - Útil para estimar los riesgos biológicos poblacionales a largo plazo derivados de la exposición a la radiación.
- Efectos directos:
  - Principalmente derivados de la radiación de partículas cargadas (alfa, beta) donde la radiación daña directamente las células.
- Efectos indirectos:
  - Principalmente por fotones de rayos gamma y rayos X (sin masa ni carga) que principalmente ocasionan cambios químicos a partir de las interacciones con agua y otras moléculas que resultan en cambios químicos secundarios y daño celular indirecto.

Implicancias clínicas

Efectos moleculares de la radiación

- La radiación ionizante suministra energía al menos suficiente para expulsar un electrón de un átomo o molécula.
- En última instancia, la partícula ionizada y el electrón expulsado pueden interactuar con otros átomos o moléculas.

Efectos deterministas de la radiación

- Efectos agudos generalmente directos de la radiación excesiva por encima de un umbral establecido.
- Evidente en minutos a semanas, según el tipo y la cantidad de radiación y las partes del cuerpo afectadas:
  - P. ej., quemadura cutánea, caída de cabello, náuseas y vómitos, anemia aplásica.
- Se debe superar la cantidad umbral de radiación antes de que se produzcan los efectos deterministas:
  - Varían según el tipo de radiación, la distribución de la energía, la persona y el sistema de órganos.
  - Una dosis de radiación externa de menor frecuencia (p. ej., rayos UV de la luz solar) causa quemaduras cutáneas antes que anemia aplásica secundaria a destrucción de la médula ósea.
  - Una dosis externa de alta frecuencia adecuadamente fraccionada y modulada (p. ej., rayos X utilizados en la irradiación de cuerpo total) destruye la médula ósea e induce anemia aplásica con mínimos efectos cutáneos agudos.
- El síndrome de irradiación aguda (enfermedad por radiación) es un efecto determinista de una dosis muy alta de radiación en todo el cuerpo.
- Los efectos deterministas se pueden reducir o eliminar disminuyendo el tiempo de exposición, aumentando la distancia desde la fuente de radiación o incrementando la protección.

Efectos estocásticos de la radiación

- Efectos probabilísticos de la exposición a la radiación:
  - P. ej., cáncer y mutaciones genéticas.
- Es necesario un período de latencia antes de que los efectos estocásticos se vuelvan evidentes:
  - La latencia varía según el trastorno, pero típicamente está en el orden de años a décadas.
  - Los efectos sobre las tasas de leucemia se pueden observar después de 2 a 7 años después de la exposición; otros cánceres tienen períodos de latencia de 20 a 50 años.
- Los efectos estocásticos no tienen una cantidad umbral y no se pueden predecir de manera individual:
  - En general, la probabilidad del efecto aumenta con la dosis y el tipo de radiación.
  - La probabilidad se determina cuando se comparan los resultados entre grupos expuestos a radiación frente a controles no expuestos.
- Los efectos estocásticos se pueden reducir en la población disminuyendo la exposición a radiación acumulada en todos los individuos en la población.

Modelos de dosis-respuesta

- Los modelos de radiación de dosis-respuesta representan la magnitud del efecto causado por la dosis de radiación:
  - Se representa con un gráfico lineal o curvo, donde en el eje *x* se registra la cantidad de radiación y en el eje *y* la magnitud del efecto.
- Modelo lineal, sin umbral:

Comparación de dosis de paciente según procedimiento

Examen/procedimiento	Dosis efectiva en mSv (mrem)
Radiografía de tórax (AP y lateral)	0,1 (10)
Exploración ósea con Tc-99 MDP de 20 mCi (740 MBq)	4,4 (440)
TC de PET/TC	15 (1500)
PET con ^{18}F-FDG de 15 mCi (555 MBq)	14 (1400)

Stabin M, et al. Estimaciones de dosis de radiación para radiofármacos. Radiation Internal Dose Information Center. IMPACTscan.org, 1996.

Dosis de radiación absorbida estimadas en pacientes adultos para radiofármacos utilizados en PET

Radiofármaco utilizado en PET	Dosis efectiva para todo el cuerpo en adultos (mSv/MBq)	Dosis efectiva para todo el cuerpo en adultos (rem/mCi)	Órgano crítico	Dosis en el órgano crítico (mGy/MBq)	Dosis en el órgano crítico (rad/mCi)
Ga-68 dotatate	0,0257	0,0951	Bazo	0,282	1,043
F-18 fluoruro de sodio	0,0240	0,0890	Vejiga	0,220	0,810
F-18 fluciclovina	0,0220	0,0814	Páncreas	0,102	0,377
F-18 florbetapir	0,0190	0,0730	Vesícula biliar	0,143	0,529
F-18 flutemetamol	0,0340	0,1258	Vesícula biliar	0,287	1,062
F-18 florbetaben	0,0190	0,0703	Vesícula biliar	0,137	0,507
F-18 flúor	0,0240	0,0890	Vejiga	0,220	0,810
F-18 FDG	0,0190	0,0700	Vejiga	0,130	0,480
Amoníaco con N-13	0,0027	0,0081	Riñones	0,005	0,017
Rb-82	0,0017	0,0063	Riñones	0,009	0,034

Sociedad de Medicina Nuclear SNMMI PET Center for Excellence y Center for Molecular Imaging Innovation & Translation.

 - ▫ Asume que si una dosis elevada causa un elevado nivel de riesgo, entonces una dosis baja causará un bajo nivel de riesgo (pero no riesgo cero).
 - ▫ Sin umbrales: no asume una cantidad mínima de radiación demasiado pequeña para causar efectos:
   - ▪ A niveles bajos, no hay datos para demostrar ausencia de efectos frente a manifestación natural, pero hay muchas regulaciones conservadoras basadas en la presunción de que bajos niveles de radiación pueden causar efectos.
- Modelo determinista de dosis-respuesta:
  - ▫ Típicamente sigue un gráfico lineal o en forma de S que comienza en una dosis de radiación > 0 (umbral).
- Modelo estocástico de dosis respuesta:
  - ▫ Típicamente sigue un gráfico lineal o de función cuadrática que pasa por 0.
- Curvas complejas de dosis-respuesta:
  - ▫ No sigue modelos típicos, p. ej., en poblaciones cuya susceptibilidad genética las vuelve más sensibles a los efectos de la radiación.

Epidemiología de la radiación

- Las fuentes de exposición a la radiación han cambiado significativamente en los últimos 30 años:
  - ▫ En la década de 1980, la radiación médica era ~ 15% de la exposición típica a radiación ionizante individual total.
  - ▫ Hacia 2006, la radiación médica había aumentado a un 48% de la exposición típica a radiación ionizante individual total.
- En 2006, fuentes colectivas de exposición a radiación (dosis efectiva colectiva):
  - ▫ Radiación de fondo (principalmente derivada del radón): 37%.
  - ▫ Estudios de TC: 24%.
  - ▫ Medicina nuclear: 12%.

Dosimetría de radiación interna

- Método de la dosis interna de radiación médica (MIRD):
  - ▫ Considera la dosis en cada órgano a partir de la radiactividad en dicho órgano y la radiactividad de órganos circundantes.
  - ▫ Considera la magnitud de la radiactividad y cuánto perduró esta en cada ubicación.
  - ▫ Considera el t½ físico y biológico (t½ efectivo).
- Los prospectos adjuntos autorizados por la FDA incluyen modelos de dosis representativos para cada radiofármaco.

Bibliografía

1. Cherry, et al. Physics in Nuclear Medicine. 4ª ed. Saunders, 2012.
2. Hall E. Radiobiology for the Radiologist. Lippincottt Williams & Wilkins, 2011.
3. Mahesh M. NCRP Report Number 160: its significance to medical imaging. J Am Coll Radiol 2009; 6 (12): 890-2.
4. Society of Nuclear Medicine and Molecular Imaging, PET Center of Excellence. <http://www.snmmi.org/AboutSNMMI/PetCenterOfExcellence.aspx?ItemNumber=6558>. [Consulta: junio de 2017].
5. Axumin (Fluciclovine F-18) FDA Package Insert. 2016.<http://www.axumin.com/pdf/formulary_information/Dosing_Admin_03%20 FINAL.pdf.> [Consulta: junio de 2017].

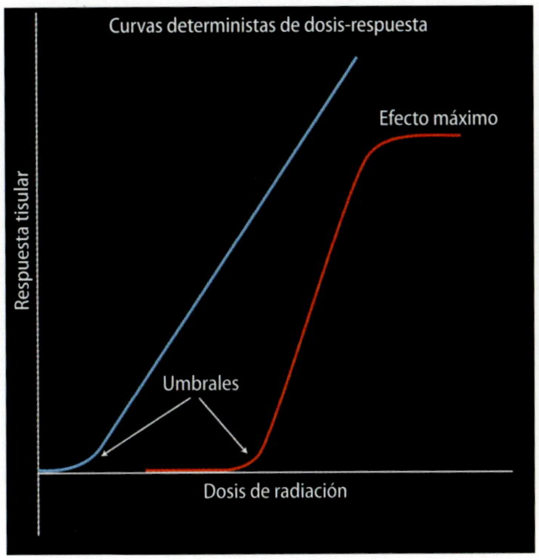

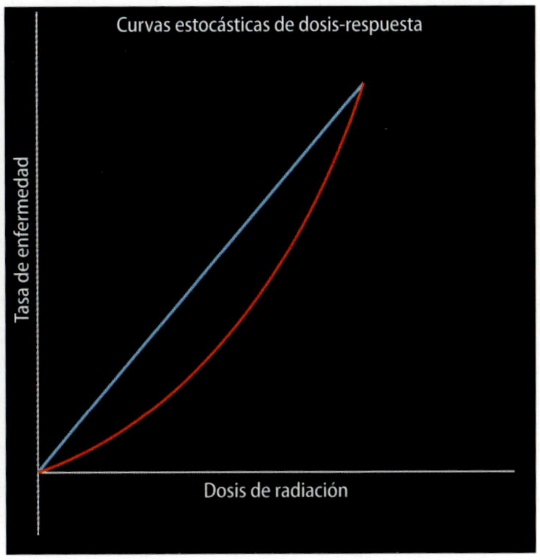

(Izquierda) Típicamente, un modelo determinista de dosis-respuesta sigue un gráfico lineal o en forma de "S" que comienza a una dosis de radiación mayor de 0 (el umbral debajo del cual no hay efectos). Puede haber una meseta ("efecto máximo" sobre la curva roja en forma de "S") si un incremento en la dosis ya no aumenta el efecto (p. ej., caída completa del cabello). **(Derecha)** Típicamente, una curva estocástica de dosis-respuesta sigue un gráfico lineal o de función cuadrática que pasa por 0. Hay probabilidad de enfermedad a cualquier nivel de dosis y dicha probabilidad aumenta con la dosis.

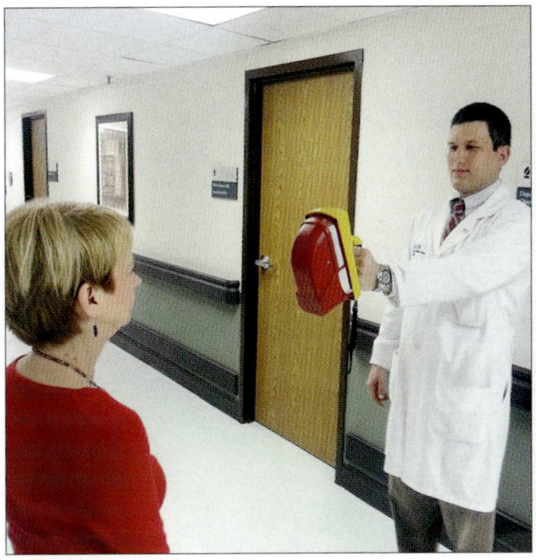

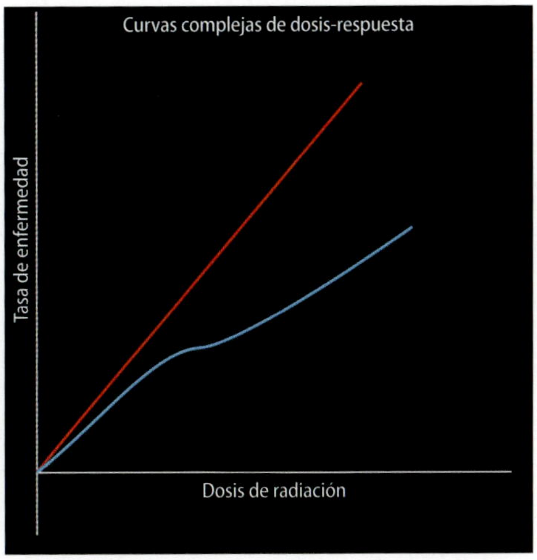

(Izquierda) La exposición laboral es de aproximadamente 5 mR/hora a 1 metro después de inyectar 15 mCi de ^{18}F-FDG en la paciente. **(Derecha)** El gráfico lineal complejo (color azul) muestra una dosis-respuesta para una población con una mayor susceptibilidad genética al efecto estocástico. Este gráfico lineal complejo podría revelar la proporción de un subgrupo susceptible (p. ej., casos de melanoma en individuos de piel clara frente a individuos de piel oscura).

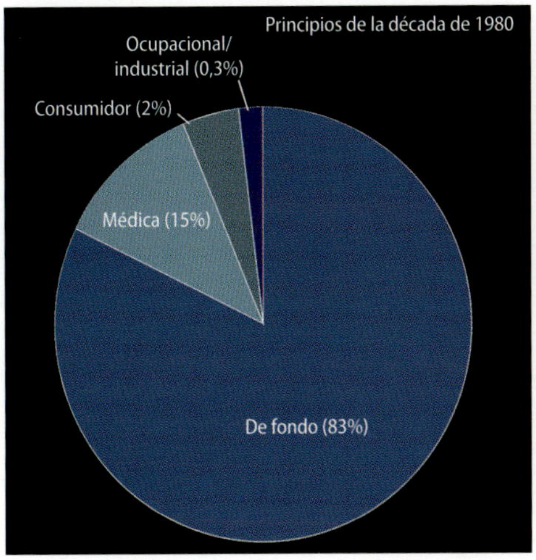

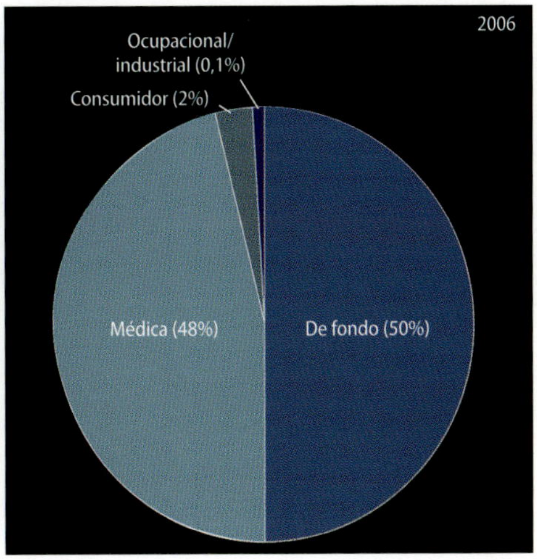

(Izquierda) En la década de 1980, la radiación médica conformaba el 15% de la exposición a radiación ionizante total de un individuo. **(Derecha)** Hacia 2006, la radiación médica había aumentado a un 48% de la radiación ionizante total de un individuo y la dosis colectiva efectiva casi se duplicó, debido al empleo incrementado de radiación de uso médico en la población de EE. UU.

Sección 2

Oncología

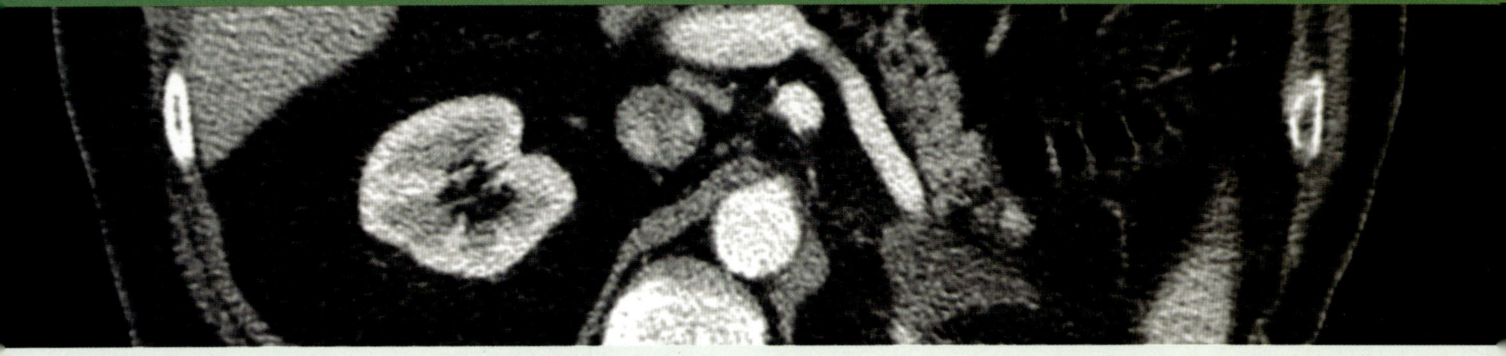

FACTORES CLAVE

Terminología

- Carcinoma adrenocortical (CAC): tumor maligno infrecuente originado en la corteza suprarrenal.

Exploración

- La PET/TC con ^{18}F-FDG es el método de diagnóstico por imágenes más útil para la estadificación, reestadificación, seguimiento o evaluación de lesiones indeterminadas en TC/RM.

Principales diagnósticos diferenciales

- Adenoma adrenocortical benigno.
- Feocromocitoma.
- Metástasis suprarrenales.
- Neuroblastoma.

Aspectos clínicos

- Enfermedad infrecuente con una incidencia anual de 0,7 a 2,0 casos por millón.
- Puede presentarse con dolor abdominal o en el flanco y síntomas constitucionales, aunque con frecuencia es un hallazgo incidental en estudios por imágenes abdominales.
- Aproximadamente el 60% de los CAC son suficientemente secretores para presentarse con un síndrome de exceso de hormonas, típicamente síndrome de Cushing o virilización.
  - Típicamente, los síntomas de exceso de glucocorticoides se desarrollan a lo largo de 3 a 6 meses (aumento de peso, debilidad, redistribución de la grasa, atrofia muscular/cutánea, insomnio).
  - Crece el riesgo de infecciones y de complicación metabólica o vascular durante una cirugía o quimioterapia.
  - Se recomienda una evaluación hormonal, incluso en pacientes asintomáticos.
- El estadio tumoral y la totalidad de la resección son los principales determinantes pronósticos.
  - Supervivencia a 5 años aproximadamente del 45% al 60% para la enfermedad en estadio temprano y del 10% al 25% para la enfermedad en estadio avanzado.
- La extirpación quirúrgica completa es un tratamiento solo potencialmente curativo, por lo general, para la enfermedad en estadio I a III.
- La enfermedad en estadio IV es incurable y, en general, es fatal en un plazo de 1 año.

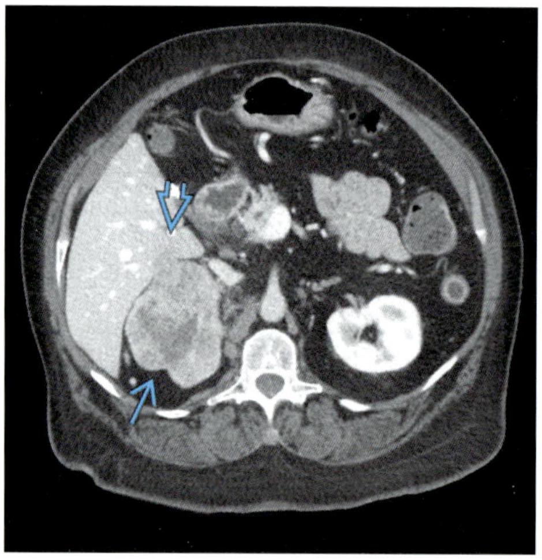
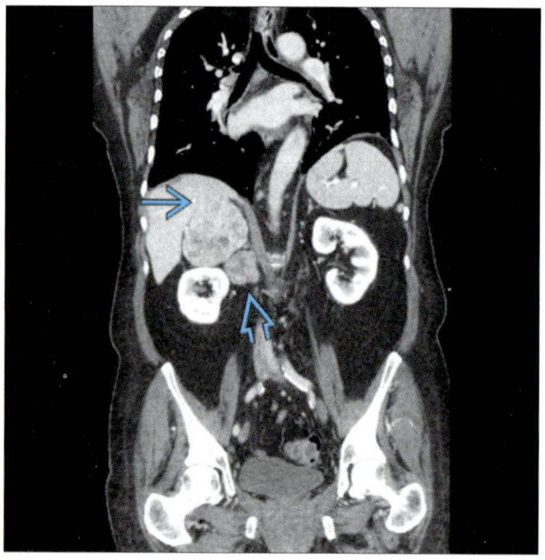

(Izquierda) TC axial con contraste que muestra un tumor suprarrenal derecho con realce modesto y heterogéneo (*flecha azul*). Nótese la pérdida del plano adiposo con infiltración del tumor dentro del lóbulo hepático derecho (*flecha abierta*). **(Derecha)** TC coronal con contraste del mismo paciente que muestra un gran tumor suprarrenal adyacente infiltrando el tejido hepático (*flecha azul*), así como linfadenopatía (*flecha abierta*). Estos tumores muestran una captación aumentada en la PET/TC con ^{18}F-FDG.

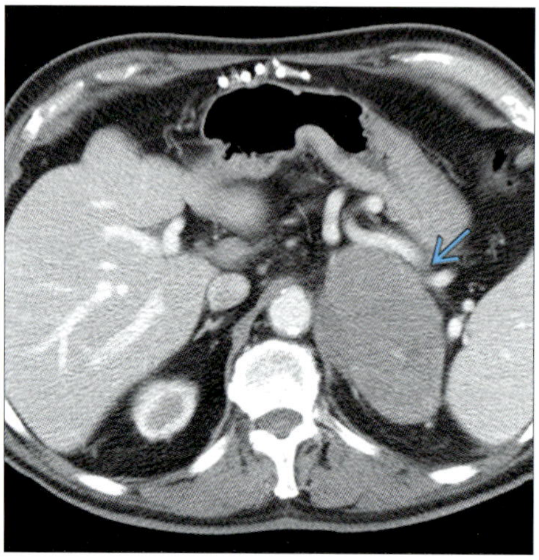
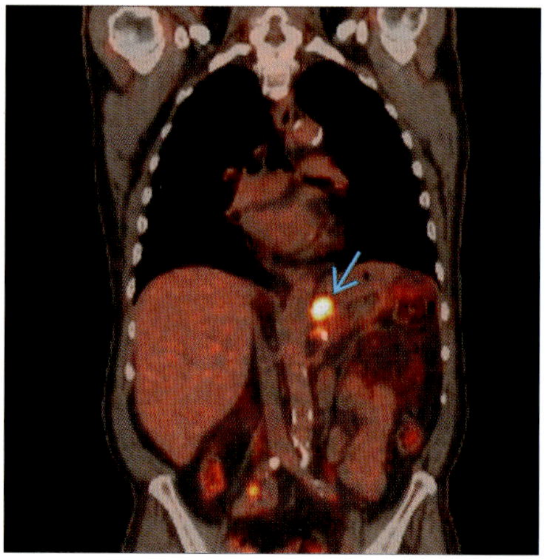

(Izquierda) TC axial con contraste que muestra un gran tumor heterogéneo que abarca la glándula suprarrenal izquierda (*flecha*): un carcinoma adrenocortical. Nótese que el riesgo de carcinoma adrenocortical aumenta con el tamaño (> 4 cm a 5 cm). **(Derecha)** PET/TC coronal fusionado con ^{18}F-FDG en un paciente después de una suprarrenalectomía izquierda por un carcinoma adrenocortical que muestra recidiva hipermetabólica (*flecha*) en el lecho de suprarrenalectomía.

Terminología

Definiciones

- CAC: tumor maligno infrecuente originado en la corteza suprarrenal.
  - Aspecto clásico:
    - Forma irregular.
    - Unilateral.
    - $\geq$ 4 cm.
    - Necrosis central.
    - Calcificaciones.
    - Invasión local.
  - Sitios frecuentes de metástasis:
    - Hígado.
    - Pulmón.
    - Hueso.
    - Ganglios linfáticos.

Imágenes

Hallazgos en la PET/TC con ^{18}F-FDG

- En general, captación de ^{18}F-FDG > captación hepática = enfermedad maligna.
  - No hay valor de captación normalizado (SUV) promedio o de corte que se correlacione específicamente con el CAC.
- Sensibilidad del 97% y especificidad del 91% para distinguir entre lesiones suprarrenales malignas y benignas.
  - Superior a la TC/RM.
- Útil para la estadificación, la reestadificación o el seguimiento en pacientes con CAC.
- Útil para caracterizar en mayor medida las lesiones que son indeterminadas o sospechosas de malignidad en la TC/RM.
- Útil para identificar tumores suprarrenales metastásicos en pacientes con enfermedad maligna primaria extrasuprarrenal subyacente.
- Sensibilidad y especificidad disminuida para caracterizar lesiones suprarrenales menores de 1 cm de diámetro.
- La PET con C-11 MTO (metomidato) (actualmente utilizado en investigación) puede brindar mayor especificidad para distinguir tumores de origen adrenocortical de los no adrenocorticales.
  - MTO: inhibidor de alta afinidad de la 11β-hidroxilasa y la aldosterona sintetasa, específicas del tejido de la corteza suprarrenal.
  - La PET/TC con C-11 MTO no puede distinguir entre lesiones adrenocorticales benignas y malignas.
  - La PET/TC combinada con ^{18}F-FDG y C-11 MTO puede diferenciar lesiones suprarrenales malignas de lesiones adrenocorticales benignas con una sensibilidad y especificidad cercanas al 100%.
  - El radiotrazador C-11 MTO no está ampliamente disponible fuera de instituciones que ya lo utilizan para investigación.

Hallazgos en TC

- Valores de atenuación elevados en TC sin contraste (> 20 UH).
- Lavado retrasado del medio de contraste (< 50% en 10 min).
- Por lo general, modalidad de diagnóstico por imágenes de primera línea para descubrir o evaluar lesiones suprarrenales.

Hallazgos en RM

- Hipointenso en comparación con el hígado en T1.
- Intensidad de señal alta o intermedia en T2.
- Muestra con mayor precisión la extensión de la invasión tumoral hacia estructuras vasculares y órganos cercanos.

Diagnóstico diferencial

Adenoma adrenocortical benigno

- Muchos son descubiertos incidentalmente en estudios de diagnóstico por imágenes abdominales (incidentaloma suprarrenal).
- Con frecuencia secretan esteroides independientemente y hay hipercortisolismo e hiperaldosteronismo; excepcionalmente virilización o feminización.
- La mayoría de los adenomas suprarrenales menores de 4 cm de diámetro tienen baja atenuación (< 10 UH) en TC sin contraste (coincidente con densidad grasa).
- Puede exhibir captación leve de ^{18}F-FDG.

Feocromocitoma

- Tumor neuroendocrino secretor de catecolaminas.
- Clásicamente se presenta con episodios paroxísticos de hipertensión, cefalea, sudoración y taquicardia.
- La ausencia de metanefrinas y catecolaminas en plasma u orina puede descartar este diagnóstico.

Metástasis suprarrenales

- Con mayor frecuencia son secundarias a carcinoma de pulmón, carcinoma de células renales (también conocido como carcinoma renal, hipernefroma o adenocarcinoma renal), carcinoma de colon o melanoma.

Neuroblastoma

- Se origina a partir de células ganglionares simpáticas primitivas.
- Es una enfermedad casi exclusivamente de niños.
- La glándula suprarrenal es el sitio primario más frecuente.
- Puede ser asintomático o presentarse con dolor abdominal, tumor palpable, proptosis, síndrome de Horner, síndrome de opsoclonus-mioclonus e hipertensión.

Patología

Características generales

- Se caracteriza por crecimiento rápido en pocos meses.
- El hígado, los pulmones, los huesos y los ganglios linfáticos son los sitios más frecuentes de metástasis.

Estadificación, grado y clasificación

- El CAC se disemina hacia el hígado, los pulmones, los ganglios linfáticos y los huesos.
- El sistema de estadificación de la Red Europea para el Estudio de Tumores Suprarrenales (ENSAT, European Network for the Study of Adrenal Tumors) está bien establecido y brinda una estratificación pronóstica óptima.
  - T1: tamaño tumoral < 5 cm.
  - T2: tamaño tumoral > 5 cm.
  - T3: invasión tumoral hacia el tejido adiposo circundante.
  - T4: invasión tumoral hacia órganos o estructuras vasculares vecinos.
  - N0 frente a N1: ausencia o presencia de por lo menos 1 ganglio linfático positivo.
  - M0 frente a M1: ausencia o presencia de metástasis a distancia.
- Sobrevida a 5 años para los estadios I a IV: ~82%, 61%, 50% y 13%, respectivamente.
- Sistema de puntuación histológico de Weiss basado en nueve características:
  - Grado nuclear, tasa mitótica, mitosis atípica, necrosis tumoral, componentes de células claras, arquitectura difusa, invasión venosa, invasión de estructuras sinusoidales o invasión de la cápsula tumoral.
  - Los tumores con tres características o más se consideran malignos.

Agrupación del carcinoma adrenocortical por estadios

Estadio	Tumor	Ganglios (N)	Metástasis
I	T1	N0	M0
II	T2	N0	M0
III	T3-4	N0	M0
	Cualquiera	N1	M0
IV	Cualquiera	Cualquiera	M1

Características patológicas y quirúrgicas macroscópicas

- El tumor suprarrenal localmente agresivo que invade estructuras vasculares cercanas (típicamente la vena renal o la vena cava con trombo), órganos abdominales y se disemina hacia ganglios linfáticos regionales.
- El aspecto varía desde atipia leve hasta células anaplásicas escasamente diferenciadas.

Aspectos clínicos

Presentación

- Signos/síntomas más frecuentes.
  - Dolor abdominal o en flanco, síntomas constitucionales, aunque con frecuencia es un hallazgo incidental en estudios de imágenes abdominales.
  - Aproximadamente el 60% de los CAC son suficientemente secretores para presentarse con un síndrome de exceso de hormonas, típicamente síndrome de Cushing o virilización.
    - Por lo general, los síntomas de exceso de glucocorticoides se desarrollan durante un período de 3 a 6 meses y consisten en aumento de peso, debilidad, redistribución de la grasa, atrofia muscular/cutánea e insomnio.
    - Tales pacientes conllevan un riesgo aumentado de infecciones y de complicación metabólica o vascular durante una cirugía o la quimioterapia.
    - Se recomienda la evaluación hormonal, incluso en pacientes asintomáticos.

Epidemiología

- Enfermedad infrecuente con una incidencia anual de 0,7 a 2,0 casos por millón.
- Principalmente esporádica, pero algunos casos se producen como componente de síndromes de cáncer hereditario (Li Fraumeni, Beckwith-Wiedemann, MEN1).

Historia natural y pronóstico

- Sobrevida general y pronóstico generalmente malos.
- Sobrevida a 5 años aproximadamente del 45% al 60% para la enfermedad en estadio temprano y del 10% al 25% para la enfermedad en estadio avanzado.
- El estadio tumoral y la totalidad de la resección son los principales determinantes pronósticos.
  - Los factores pronósticos secundarios incluyen el grado tumoral, la edad del paciente y los síntomas al momento de presentación.

Tratamiento

- La resección quirúrgica completa es un tratamiento solo potencialmente curativo, por lo general, para la enfermedad en estadio I a III.
  - La cirugía no es curativa para muchos pacientes; al momento de la presentación inicial hay micrometástasis ocultas.
  - La quimioterapia neoadyuvante ha demostrado cierto beneficio en la enfermedad limítrofe extirpable.
- La enfermedad en estadio IV es incurable y, en general, es fatal en un año.
- La quimioterapia adyuvante con mitotano o radioterapia es efectiva para mejorar la sobrevida general y libre de recidiva.
- El hipercortisolismo originado en tumores secretores de cortisol se trata con metirapona.
- La insuficiencia suprarrenal posquirúrgica o inducida por mitotano se trata con hidrocortisona.

Lista de verificación diagnóstica

Considerar

- En pacientes con CAC, la PET/TC con ^{18}F-FDG es útil para la estadificación, la reestadificación, el seguimiento o la evaluación de lesiones indeterminadas en la TC/RM.
- La PET/TC con ^{18}F-FDG tiene una sensibilidad y especificidad superior para detectar lesiones suprarrenales primarias malignas frente a benignas en comparación con la TC/RM.
- Captación de ^{18}F-FDG de bajo nivel en la glándula suprarrenal (< captación hepática) = con mayor probabilidad de benignidad.

Bibliografía

1. Fassnacht M, et al. Management of adrenal incidentalomas: European Society of Endocrinology Clinical Practice Guideline in collaboration with the European Network for the Study of Adrenal Tumors. Eur J Endocrinol 2016; 175 (2): G1-G34.
2. Mendichovszky IA, et al. Targeted molecular imaging in adrenal disease-An emerging role for metomidate PET/CT. Diagnostics (Basel) 2016; 6 (4).
3. Cistaro A, et al. Diagnostic and prognostic value of ^{18}F-FDG PET/CT in comparison with morphological imaging in primary adrenal gland malignancies - a multicenter experience. Hell J Nucl Med 2015; 18 (2): 97-102.
4. Libé R, et al. Prognostic factors in stage III-IV adrenocortical carcinomas (ACC): an European Network for the Study of Adrenal Tumor (ENSAT) study. Ann Oncol 2015; 26 (10): 2119-25.
5. Bednarski BK, et al. Borderline resectable adrenal cortical carcinoma: a potential role for preoperative chemotherapy. World J Surg 2014; 38 (6): 1318-27.
6. Takeuchi S, et al. Impact of ^{18}F-FDG PET/CT on the management of adrenocortical carcinoma: analysis of 106 patients. Eur J Nucl Med Mol Imaging 2014; 41 (11): 2066-73.
7. Tessonnier L, et al. (18)F-FDG uptake at initial staging of the adrenocortical cancers: a diagnostic tool but not of prognostic value. World J Surg 2013; 37 (1): 107-12.
8. Boland GW, et al. Characterization of adrenal masses by using FDG PET: a systematic review and meta-analysis of diagnostic test performance. Radiology 2011; 259 (1): 117-26.
9. Deandreis D, et al. FDG PET in the management of patients with adrenal masses and adrenocortical carcinoma. Horm Cancer 2011; 2 (6): 354-62.
10. Zini L, et al. Contemporary management of adrenocortical carcinoma. Eur Urol 2011; 60 (5): 1055-65.
11. Lughezzani G, et al. The European Network for the Study of Adrenal Tumors staging system is prognostically superior to the international union against cancer-staging system: a North American validation. Eur J Cancer 2010; 46 (4): 713-9.

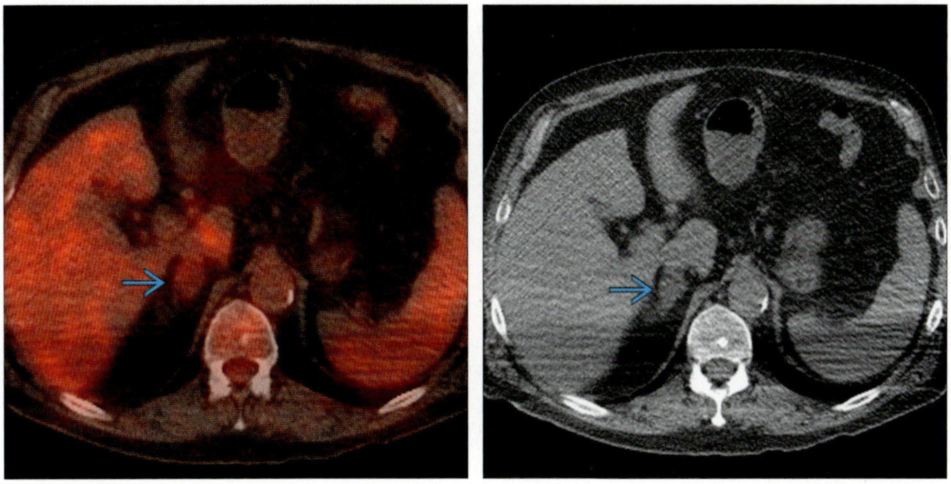

(Izquierda) PET/TC axial fusionado con ^{18}F-FDG que muestra una glándula suprarrenal derecha nodular (*flecha*) con captación de FDG de bajo nivel, que es menor que la captación hepática. **(Derecha)** TC axial en el mismo paciente que muestra el aspecto nodular de la glándula suprarrenal derecha (*flecha*) con < 10 UH. Según criterios de PET/TC con ^{18}F-FDG, este es un adenoma suprarrenal.

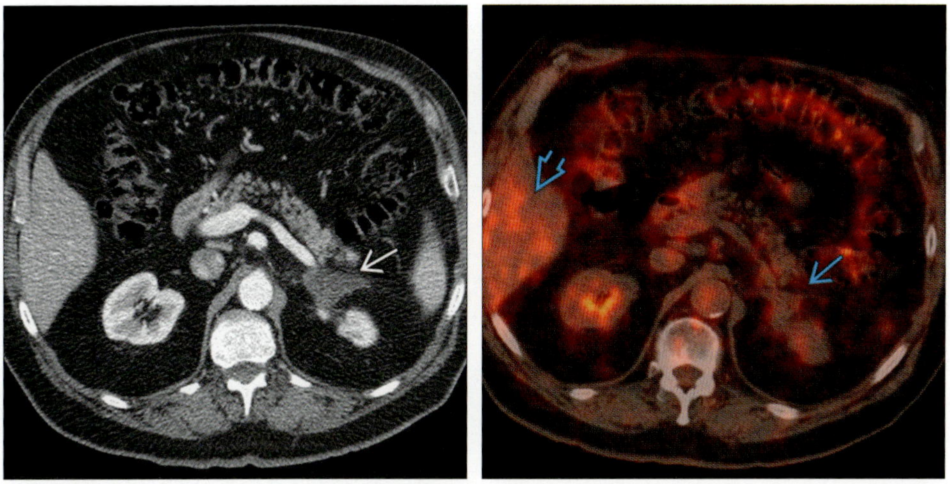

(Izquierda) TC axial con contraste en un paciente después de una suprarrenalectomía por un carcinoma adrenocortical que muestra tejido blando en el lecho de resección (*flecha*). **(Derecha)** PET/TC axial fusionado con ^{18}F-FDG en el mismo paciente, que muestra mínima captación de ^{18}F-FDG (*flecha azul*), menor que la hepática (*flecha abierta*), coincidente con una etiología benigna según criterios de PET.

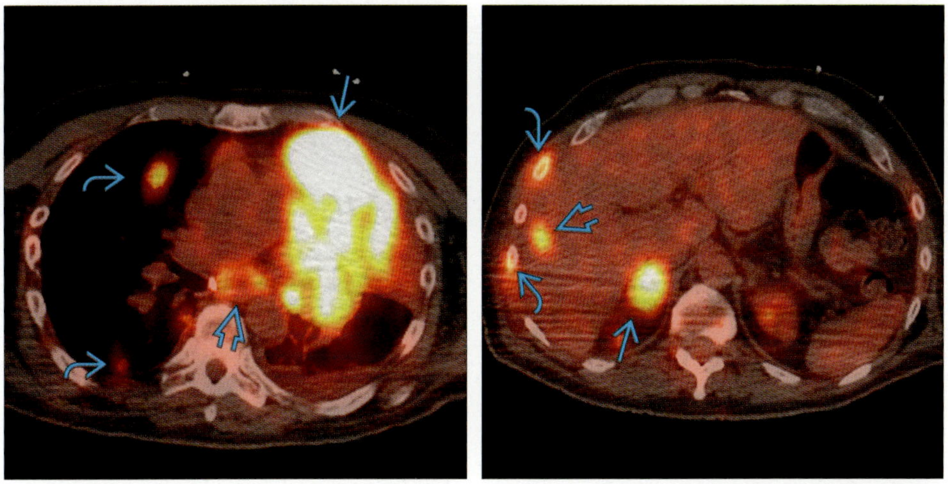

(Izquierda) PET/TC axial fusionado con ^{18}F-FDG que muestra un paciente con carcinoma de primario de pulmón (*flecha azul*), linfadenopatía necrótica (*flecha abierta*) y nódulos pulmonares metastásicos (*flechas curvas*). **(Derecha)** PET/TC axial fusionado con ^{18}F-FDG en el mismo paciente que muestra una metástasis suprarrenal derecha hipermetabólica (*flecha azul*), una metástasis hepática (*flecha abierta*) y metástasis óseas (*flechas curvas*). La metástasis suprarrenal es la causa más frecuente de lesiones suprarrenales hipermetabólicas.

FACTORES CLAVE

Imágenes

- El carcinoma primario de mama se presenta como actividad focal incrementada en la PET/TC con ^{18}F-FDG, en la mamografía por emisión de positrones (PEM) o en la centellografía mamaria con Tc-99m sestamibi y corresponde a una lesión sospechosa en la mamografía.
  - Estas técnicas de Medicina Nuclear sirven como instrumentos para la resolución de problemas cuando el estudio mamario convencional es difícil/impreciso.
- Las técnicas de medicina nuclear son especialmente útiles para mujeres con tejido mamario denso en la mamografía o aquellas con hallazgos imprecisos en la RM.
- La PEM con ^{18}F-FDG está optimizada para partes pequeñas del cuerpo y presenta mayor sensibilidad que la PET/TC con ^{18}F-FDG.
- La sensibilidad de la PEM con ^{18}F-FDG es comparable a la de la RM mamaria.

Patología

- Los factores de riesgo para el carcinoma de mama incluyen la edad avanzada, la exposición a la radiación de la pared torácica, la terapia de reemplazo hormonal, la menarca temprana, la menopausia tardía y la presencia de tejido mamario denso.
- Más del 80% al 85% de las pacientes con cáncer de mama no tienen antecedentes familiares de carcinoma mamario.

Aspectos clínicos

- Frecuentemente, los carcinomas mamarios se descubren mediante el autoexamen, el examen mamario realizado por el médico de la paciente o con una mamografía de tamizaje.
- El carcinoma de mama sigue siendo el cáncer más frecuente en las mujeres, con un riesgo de por vida del 12,3% (una cada ocho mujeres).
  - El riesgo de por vida para las mujeres con mutaciones del gen BRCA es de tres a siete veces mayor que para las mujeres sin tales mutaciones.

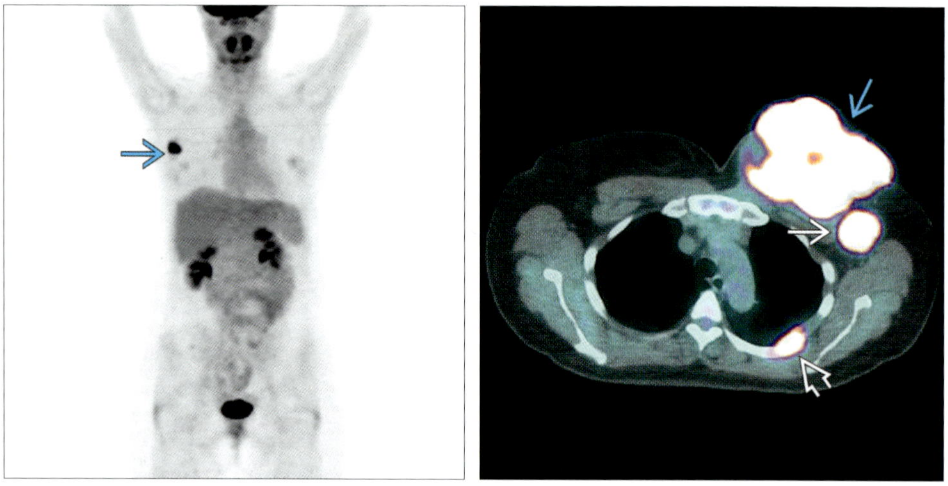

(Izquierda) MIP de PET con ^{18}F-FDG que muestra un cáncer primario de mama intensamente hipermetabólico (*flecha*). No se observan metástasis locorregionales o distantes. La falta de enfermedad ganglionar axilar no impide la realización de biopsia del ganglio centinela. **(Derecha)** PET/TC axial fusionado con ^{18}F-FDG que muestra un gran tumor exofítico (*flecha azul*) en la mama izquierda, así como una metástasis axilar (*flecha blanca*) y una metástasis costal (*flecha abierta*).

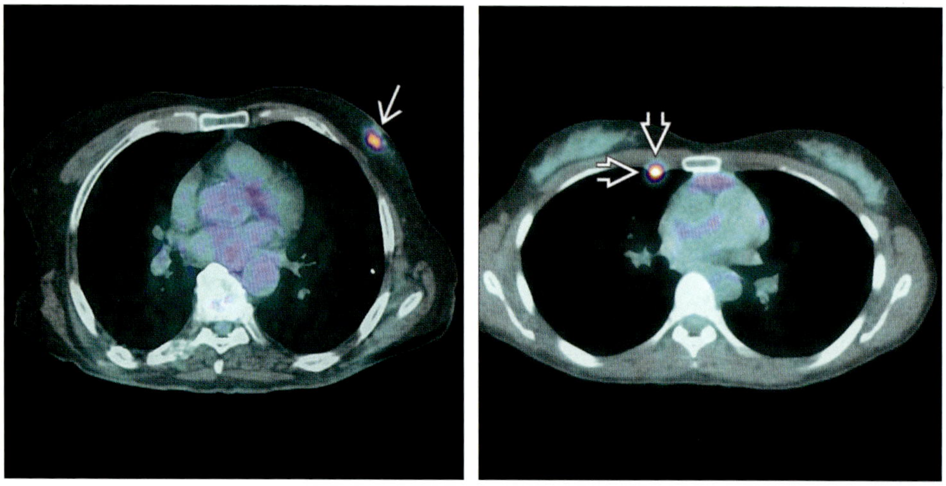

(Izquierda) PET/TC axial fusionado con ^{18}F-FDG que muestra un pequeño tumor hipermetabólico en la mama izquierda (*flecha*) en un paciente masculino. La biopsia confirmó un carcinoma ductal invasivo. La diferenciación entre una ginecomastia benigna y un carcinoma de mama masculino requiere estudios mamarios específicos. **(Derecha)** PET/TC axial fusionado con ^{18}F-FDG que muestra una única metástasis en un ganglio linfático de la cadena mamaria interna (*flechas abiertas*). La detección de ganglios en dicha vía linfática afecta tanto el tratamiento quirúrgico como la radioterapia.

Terminología

Definiciones

- Cáncer primario de mama:
  - Cánceres ductales (cánceres que se originan en células ductales).
    - *In situ*: células tumorales contenidas dentro de los conductos, sin invasión del estroma por parte aquellas.
    - Invasivos: el tumor ha penetrado el epitelio ductal y ha invadido el estroma.
  - Cánceres lobulares (cánceres que se originan en células lobulares).
    - *In situ*: células tumorales contenidas dentro de los lóbulos, sin penetración de las paredes lobulares.
    - Invasivos: las células tumorales han invadido el estroma.

Imágenes

Hallazgos en la PET/TC con ^{18}F-FDG

- Actividad focal incrementada en la PET/TC con ^{18}F-FDG o PEM de cuerpo entero que se corresponde con una lesión sospechosa en mamografía.
  - Las sensibilidades informadas varían entre el 79% y el 90%; especificidad del 74% al 80%.
  - De rutina se detectan lesiones de 5 mm a 7 mm, especialmente si se utilizó PET/TC con ^{18}F-FDG en decúbito prono.
  - Técnica de resolución de problemas cuando las imágenes convencionales son difíciles/inciertas.
    - Tejido mamario denso en la mamografía, hallazgos inciertos en la RM.
- Un resultado negativo en PET/TC con ^{18}F-FDG en una lesión mamaria mayor o igual a 10 mm probablemente sea benigna, a menos que sea un tumor de crecimiento lento o de bajo grado (es decir, carcinoma lobular o tubular).
- La PET/TC con ^{18}F-FDG puede detectar carcinoma ductal *in situ* (CDIS) de alto grado si es mayor de 1,5 cm a 2 cm.
- Una reducción del 50% en el valor de captación normalizado (SUV) con la PET/TC con ^{18}F-FDG después de dos ciclos de quimioterapia se considera una buena respuesta.

Hallazgos en la PEM con ^{18}F-FDG

- Se realiza con un aparato mamario específico; puede detectar lesiones de tan solo 4 mm a 5 mm.
  - Optimizada para partes pequeñas del cuerpo, con mayor sensibilidad que la PET/TC con ^{18}F-FDG de cuerpo entero (1 mm a 2 mm para PEM; 4 mm a 6 mm para PET).
  - Elevada resolución espacial; puede detectar lesiones menores de 2 cm.
- La actividad focal incrementada de la ^{18}F-FDG se corresponde con una lesión sospechosa en la mamografía.
- Sensibilidad comparable con la de la RM y mayor que la de la PET/TC con ^{18}F-FDG (93% frente a 68%).
- Desventajas: baja especificidad (igual que la de la PET/TC con ^{18}F-FDG de cuerpo entero), elevada exposición a radiación en comparación con la mamografía.
- No afectada por la densidad mamaria o el estado hormonal/menopáusico.
- Las lesiones menores de 1-2 cm son difíciles de detectar en la PET/TC con ^{18}F-FDG de cuerpo entero; se las observa mejor con PEM.

Recomendaciones para el diagnóstico por imágenes

- Mejor herramienta de exploración:
  - Tamizaje: mamografía.
  - Localización, caracterización tisular/tumoral: ecografía (US).
  - Sensibilidad, caracterización tisular/tumoral, extensión del compromiso tumoral: RM.
  - Resolución de problemas: PET/TC con ^{18}F-FDG o PEM en decúbito prono.
- Recomendaciones para la exploración:
  - PET/TC con ^{18}F-FDG:
    - La captación de las lesiones depende del consumo aumentado de glucosa por parte de las células cancerígenas que utilizan ^{18}F-FDG (análogo de la glucosa).
    - PET/TC con ^{18}F-FDG de cuerpo entero en posición supina con los brazos hacia arriba.
    - Estudio en decúbito prono después del estudio en posición supina.
      - Mayor sensibilidad para las lesiones mamarias, axilares y mediastínicas; separa la pared torácica de la mama.
    - Preparación de la paciente: ayuno durante un período de 4 a 6 h antes de la PET; glucosa en sangre menor de 150 a 200; hidratación adecuada.
  - PEM con ^{18}F-FDG:
    - La captación de las lesiones depende del consumo aumentado de glucosa por parte de las células tumorales a través de la ^{18}F-FDG (similar al PET de cuerpo entero).
    - Inyectar 5 mCi a 10 mCi (185 MBq a 370 MBq) de ^{18}F-FDG por vía EV en el brazo contralateral al cáncer.
    - La mama se debe estabilizar/inmovilizar con delicadeza mientras la paciente está sentada.
    - Doce cortes en cada posición craneocaudal y mediolateral oblicua, de forma análoga a la mamografía.
    - Preparación de la paciente: ayuno durante 4 a 6 h antes de la PEM; glucosa en sangre menor de 140; hidratación adecuada.

Diagnóstico diferencial

Infección/Inflamación

- Habitualmente, una menor relación objeto/fondo que los tumores de tamaño comparable.

Trauma y cirugía

- Procedimiento posquirúrgico: frecuentemente resulta en captación de ^{18}F-FDG hasta 3-6 meses.
- El hematoma puede tener avidez por la ^{18}F-FDG debido a la inflamación circundante.
- La actividad de bajo nivel con ^{18}F-FDG puede persistir indefinidamente en el tejido cicatricial.

Enfermedad fibroquística

- Por lo general, hay presencia de captación de ^{18}F-FDG multifocal y de bajo nivel.

Tumores benignos

- Fibroadenoma, *phyllodes* benigno, papiloma, etc.
- Típicamente captación de ^{18}F-FDG de bajo nivel; mayor captación si es hipercelular o de crecimiento rápido.

Mama lactante

- Captación de ^{18}F-FDG intensa en el tejido glandular, habitualmente bastante simétrica.

Tejido mamario normal

- Captación de ^{18}F-FDG proporcional a la densidad mamaria/estado hormonal.

Patología

Características generales

- Etiología:
  - Factores de riesgo:
    - Edad avanzada.

- Exposición a la radiación por parte de la pared torácica (especialmente en las primeras dos décadas).
- Terapia de reemplazo hormonal.
- Menarca temprana.
- Menopausia tardía.
- Tejido mamario denso.
- El riesgo se reduce con un embarazo de término temprano.
- Genética:
  - Incidencia aumentada: antecedentes familiares, p. ej. pariente de primer grado (madre, hermana).
    - Más del 80% al 85% de pacientes con cáncer de mama: sin antecedentes familiares.
  - La genética de BRCA1 o BRCA2 indica alta probabilidad de desarrollar cáncer de mama.

Estadificación, grado y clasificación

- Estadificación del tamaño (Tumor, T) para el cáncer primario de mama.
  - TX: no se puede evaluar el tumor primario.
  - T0: No hay evidencia de tumor primario.
  - Tis: Carcinoma *in situ*.
    - Tis (CDIS): carcinoma ductal *in situ*.
    - Tis (CLIS): carcinoma lobular *in situ*.
    - Tis (Paget): enfermedad de Paget del pezón sin tumor; enfermedad de Paget asociada a tumor clasificada según el tamaño tumoral.
  - T1: tumor ≤ 2 cm en el mayor diámetro:
    - T1mic: microinvasión ≤ 0,1 cm en el mayor diámetro.
    - T1a: tumor > 0,1 cm, pero ≤ 0,5 cm en el mayor diámetro.
    - Tib: tumor > 0,5 cm, pero ≤ 1 cm en el mayor diámetro.
    - Tic: tumor > 1 cm, pero ≤ 2 cm en el mayor diámetro.
  - T2: tumor > 2 cm, pero ≤ 5 cm en el mayor diámetro.
  - T3: tumor > 5 cm en el mayor diámetro.
  - T4: tumor de cualquier tamaño con extensión directa hacia (a) la pared torácica o (b) la piel, solo como se describe abajo:
    - T4a: extensión hacia la pared torácica.
    - T4b: edema (incluso "piel de naranja") o ulceración de la piel mamaria, o nódulos cutáneos satélites confinados a la misma mama.
    - T4c: T4a y T4b juntos.
    - T4d: carcinoma inflamatorio.

Aspectos clínicos

Presentación

- Signos/síntomas más frecuentes.
  - Descubierto mediante autoexamen, examen mamario clínico por parte del médico o mamografía de tamizaje.
  - Secreción del pezón o pezón invertido/retraído.
  - Piel de naranja: carcinoma inflamatorio de mama.

Demografía

- Epidemiología.
  - Cáncer más frecuente en las mujeres (sin contar el cáncer de piel).
  - Estimaciones de nuevos casos por parte del NCI (National Cancer Institute) (2014): 232 670 mujeres; 2360 hombres.
    - Muertes: 40 000 mujeres; 430 hombres.
  - Riesgo de por vida de cáncer de mama en mujeres: 12,3% (una cada ocho mujeres).
  - Riesgo de por vida en mujeres con mutación del BRCA: del 30% al 80% (riesgo tres a siete veces mayor en comparación con pacientes sin mutación del BRCA).

Lista de verificación diagnóstica

Considerar

- La detección es función del tamaño y de la actividad mitótica.

Información útil para la interpretación de las imágenes

- El cáncer de mama puede ser multifocal/multicéntrico.
  - Examinar ambas mamas independientemente de la técnica.
- PET con ^{18}F-FDG falso negativo.
  - Pequeño (< 10 mm).
  - *In situ*, cánceres de bajo grado.
- PET con ^{18}F-FDG falso positivo.
  - Inflamación.
  - Infección.
  - Lactación.
  - Rotura de silicona.
  - Necrosis adiposa.
  - Trauma o cirugía reciente.

Bibliografía

1. Gillies RJ, et al. PET and MRI: Is the whole greater than the sum of its parts? Cancer Res 2016; 76 (21): 6163-66.
2. Fowler AM. A molecular approach to breast imaging. J Nucl Med 2014; 55 (2): 177-80.
3. Glass SB, et al. Clinical utility of positron emission mammography. Proc (Bayl Univ Med Cent) 2013; 26 (3): 314-9.
4. Kalles V, et al. The current status of positron emission mammography in breast cancer diagnosis. Breast Cancer 2013; 20 (2): 123-30.
5. Ling CM, et al. Breast-specific gamma imaging in the detection of atypical ductal hyperplasia and lobular neoplasia. Acad Radiol 2012; 19 (6): 661-6.
6. Hruska CB, et al. Molecular breast imaging: use of a dual-head dedicated gamma camera to detect small breast tumors. AJR Am J Roentgenol 2008; 191 (6): 1805-15.
7. Berg WA, et al. High-resolution fluorodeoxyglucose positron emission tomography with compression ("positron emission mammography") is highly accurate in depicting primary breast cancer. Breast J 2006; 12 (4): 309-23.
8. Kumar R, et al. Clinicopathologic factors associated with false negative FDGPET in primary breast cancer. Breast Cancer Res Treat 2006; 98 (3): 267-74.
9. Kumar R, et al. Standardized uptake values of normal breast tissue with 2- deoxy-2-[F-18]fluoro-D: -glucose positron emission tomography: variations with age, breast density, and menopausal status. Mol Imaging Biol 2006; 8 (6): 355-62.
10. Pelosi E, et al. Value of integrated PET/CT for lesion localisation in cancer patients: a comparative study. Eur J Nucl Med Mol Imaging 2004; 31 (7): 932-9.
11. Zangheri B, et al. PET/CT and breast cancer. Eur J Nucl Med Mol Imaging 2004; 31 Suppl 1: S135-42.
12. Vranjesevic D, et al. Relationship between ^{18}F-FDG uptake and breast density in women with normal breast tissue. J Nucl Med 2003; 44 (8): 1238-42.
13. Bos R, et al. Biologic correlates of (18)fluorodeoxyglucose uptake in human breast cancer measured by positron emission tomography. J Clin Oncol 2002; 20 (2): 379-87.

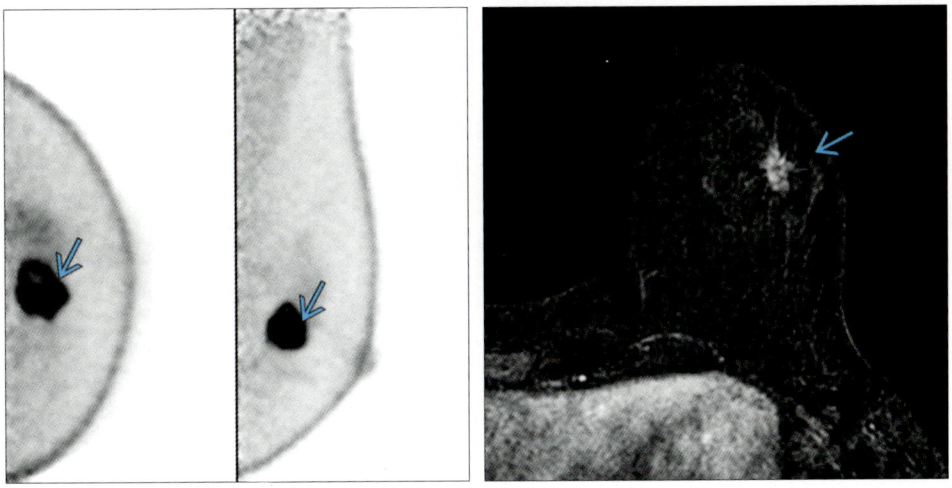

(Izquierda) Imágenes craneocaudal (I) y mediolateral oblicua (D) de un examen de PEM con ^{18}F-FDG que muestran un foco intensamente hipermetabólico (*flechas azules*), compatible con carcinoma primario de mama. **(Derecha)** Imagen de RM axial con contraste con sustracción que muestra un tumor irregular con realce en la mama izquierda (*flecha*) de márgenes imprecisos: un cáncer primario de mama.

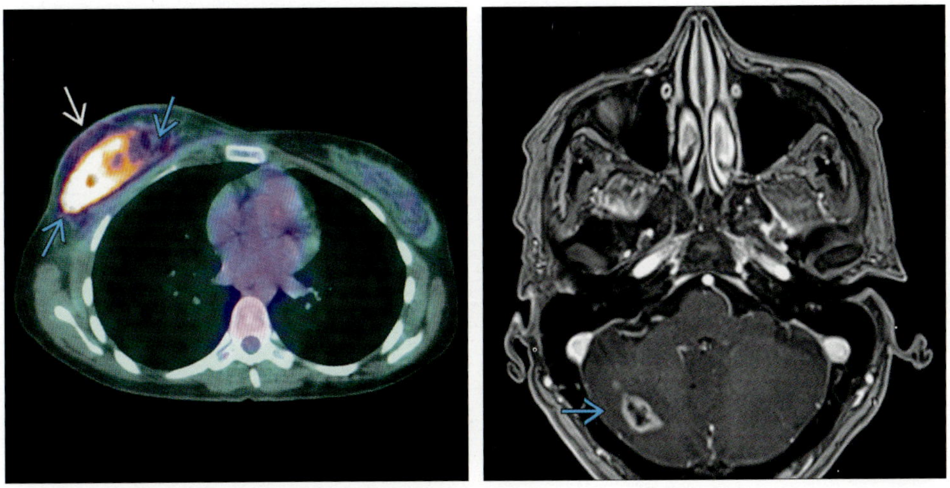

(Izquierda) PET/TC axial fusionado con ^{18}F-FDG que muestra un tumor infiltrante hipermetabólico (*flechas azules*) en la mama derecha. La actividad de bajo nivel en la piel suprayacente (*flecha blanca*) es compatible con invasión de las vías estructuras linfáticas dérmicas. **(Derecha)** RM axial en FLAIR C+ y T1 que muestra metástasis de un cáncer de mama con realce periférico (*flecha*) en el hemisferio cerebeloso derecho. La PET/TC con ^{18}F-FDG puede pasar por alto metástasis encefálicas pequeñas, debido a la captación fisiológica de ^{18}F-FDG por parte del encéfalo.

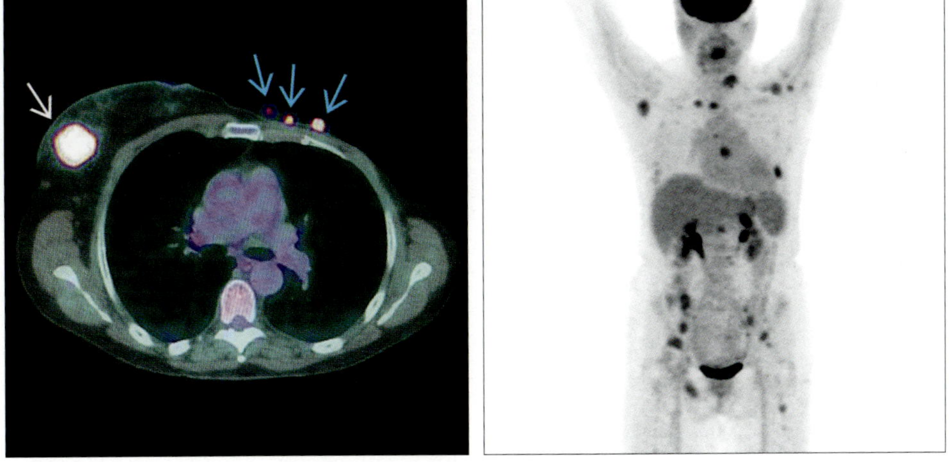

(Izquierda) PET/TC axial fusionado con ^{18}F-FDG que muestra un tumor con realce intenso dentro de la porción lateral de la mama derecha (*flecha blanca*). Se detectan ejemplos de metástasis cutáneas a lo largo del sitio de mastectomía izquierda (*flechas azules*). **(Derecha)** MIP de PET con ^{18}F-FDG que muestra múltiples focos hipermetabólicos compatibles con metástasis líticas derivadas de un carcinoma lobular de mama conocido. En este caso, es evidente la ventaja de las imágenes de cuerpo entero que utilizan PET con ^{18}F-FDG.

(Izquierda) El tejido mamario contiene conductos (*flecha abierta*) y lóbulos (*flecha blanca*) además de tejido adiposo y conectivo. Los conductos dan origen a cánceres ductales; los lóbulos dan origen a cánceres lobulares. **(Derecha)** Se muestra la evolución del cáncer ductal: A) conducto normal con pared epitelial única; B) hiperplasia ductal; C) hiperplasia ductal atípica; D) carcinoma ductal *in situ*; y E) cáncer ductal invasivo.

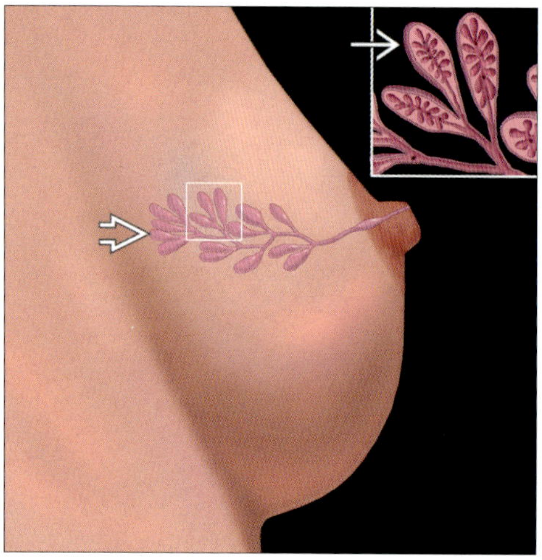

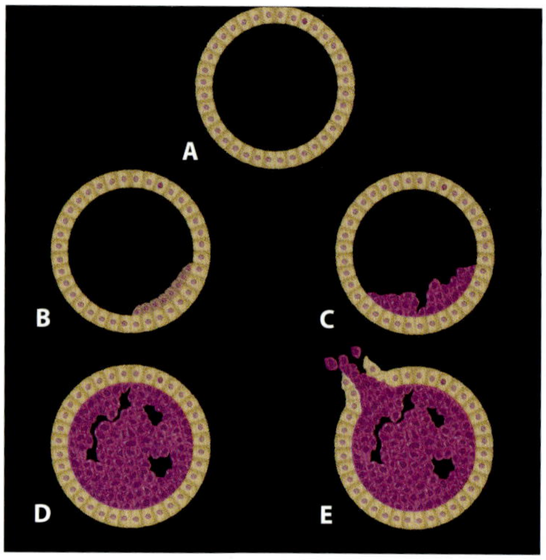

(Izquierda) El gráfico muestra una camilla de PET con almohadillas (*flechas*) configuradas para el examen en decúbito prono. **(Derecha)** El gráfico muestra la PET con el paciente en decúbito prono (*flecha*). Esto es ideal para una posición 2-3 de la camilla, estudio limitado en el cual se visualizan la axila y las mamas.

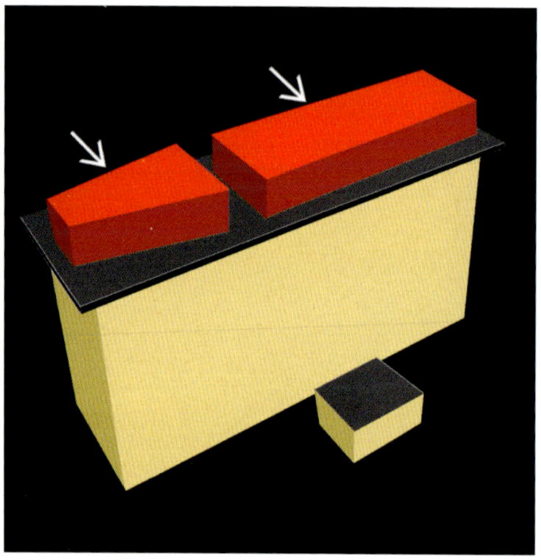

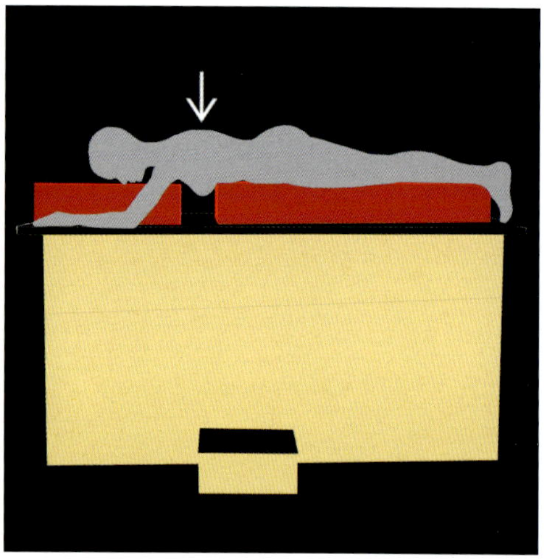

(Izquierda) PET axial con ^{18}F-FDG en posición supina que muestra tumores primarios de la mama que parecen colindar con la pared torácica (*flechas*). **(Derecha)** PET axial con ^{18}F-FDG en decúbito prono en la misma paciente que muestra que los tumores primarios no colindan con la pared torácica (*flechas*) y tienen localización más periférica en la mama.

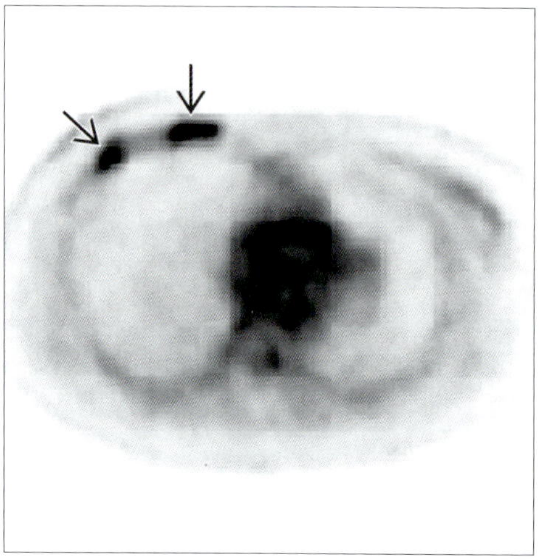

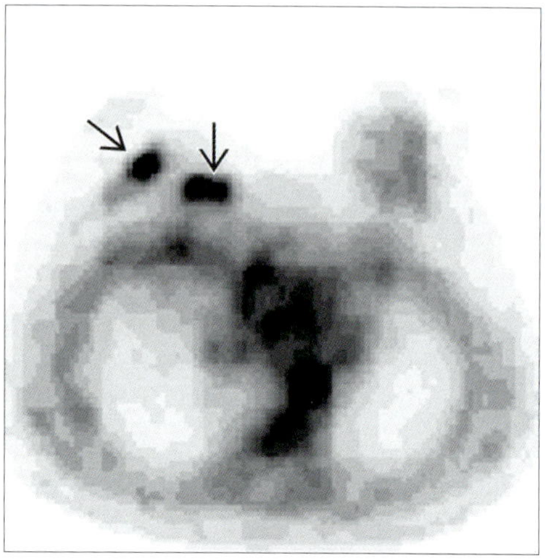

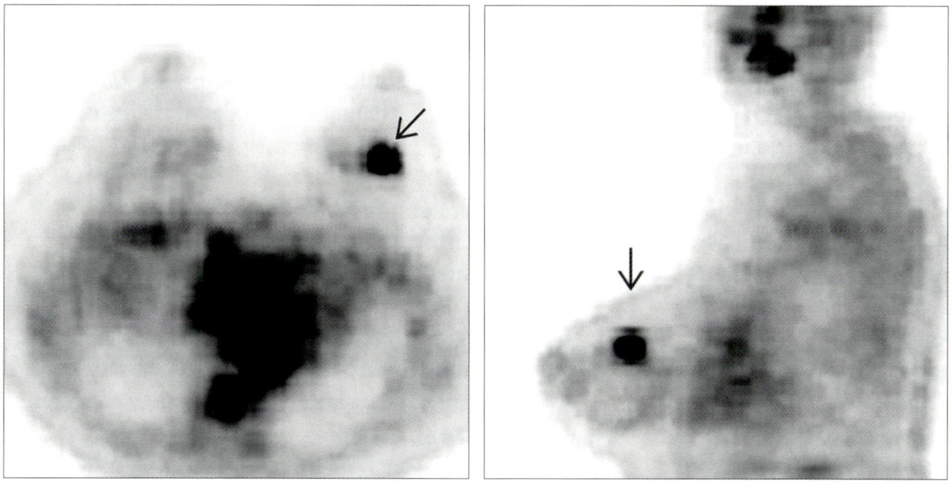

(Izquierda) PET axial con ^{18}F-FDG en decúbito prono que muestra actividad incrementada de la FDG en un cáncer ductal invasivo de 16 mm (*flecha*) en la mama izquierda. **(Derecha)** PET sagital con ^{18}F-FDG en decúbito prono en la misma paciente que muestra la lesión en el cuadrante superoexterno izquierdo (*flecha*).

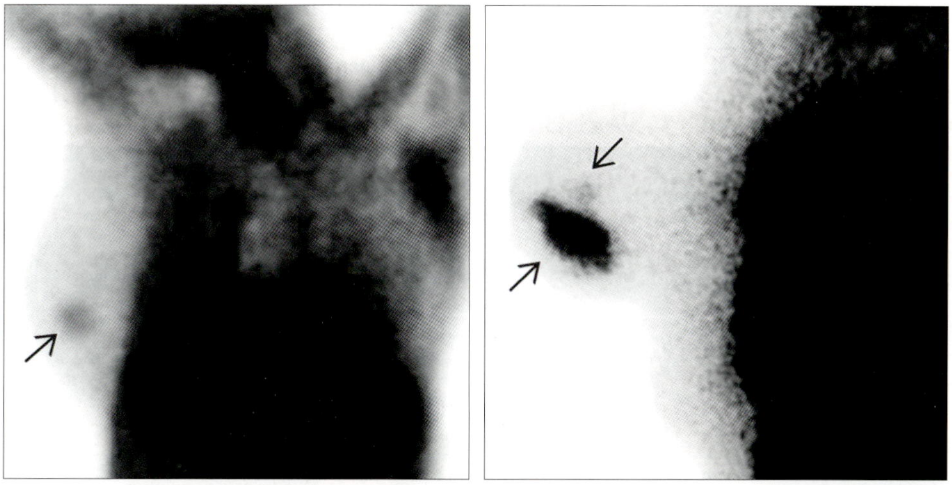

(Izquierda) Imagen planar en proyección LAO (oblicua anterior izquierda) con Tl-201 que muestra acumulación incrementada del trazador en un cáncer ductal invasivo (*flecha*). **(Derecha)** Imagen planar en decúbito prono con Tc-99m MIBI que muestra actividad focal aumentada (*flechas*) en una paciente con un tumor mamario que en la biopsia se ha determinado como un cáncer ductal multifocal.

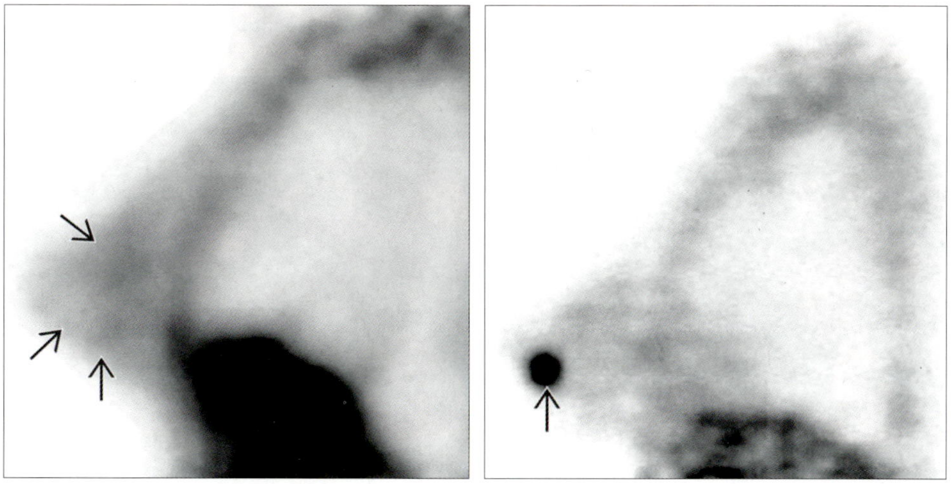

(Izquierda) PET sagital en decúbito prono con ^{18}F-FDG de mamas normales que muestra aspecto levemente heterogéneo (*flechas*). **(Derecha)** PET sagital en decúbito prono con ^{18}F-FDG en la misma paciente que muestra actividad aumentada (*flecha*) en un cáncer ductal invasivo de 14 mm de la mama opuesta.

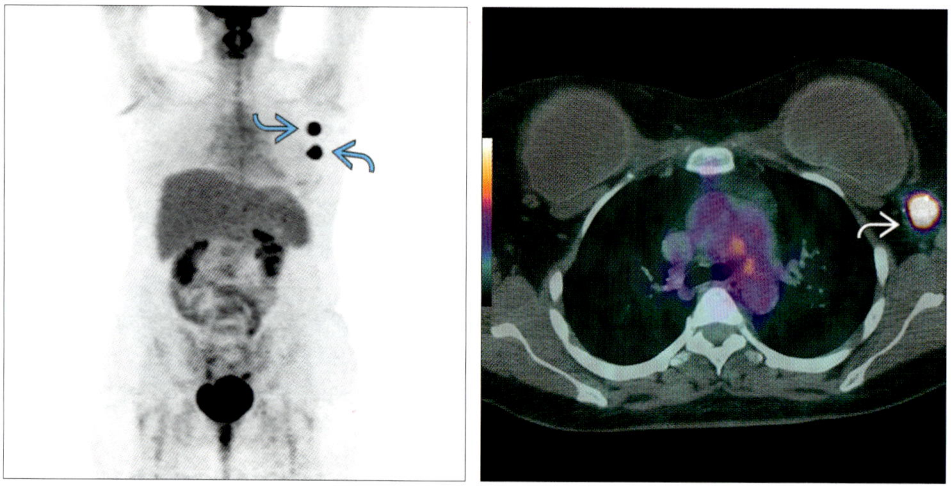

(Izquierda) MIP de PET/TC coronal con ^{18}F-FDG que muestra dos ganglios hipermetabólicos en la axila izquierda (*flechas curvas*) en esta paciente posmastectomía bilateral y quimioterapia. **(Derecha)** PET/TC axial fusionado con ^{18}F-FDG en la misma paciente que muestra un ganglio linfático axilar con intensa avidez por ^{18}F-FDG (*flecha curva*) adyacente al implante mamario.

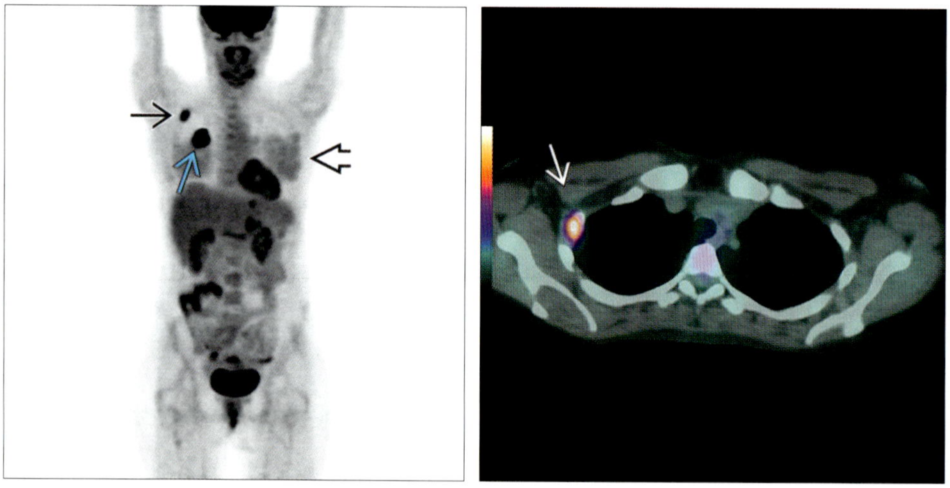

(Izquierda) MIP de PET/TC coronal con ^{18}F-FDG que muestra un foco intensamente hipermetabólico en la mama derecha (*flecha azul*), así como una única lesión metastásica suprayacente a la pared torácica derecha (*flecha negra*). Nótese también la captación fisiológica bilateral (*flecha abierta*) en las mamas. **(Derecha)** PET/TC axial fusionado con ^{18}F-FDG que muestra un foco con avidez por la ^{18}F-FDG que corresponde a una metástasis solitaria en una costilla del lado derecho (*flecha*).

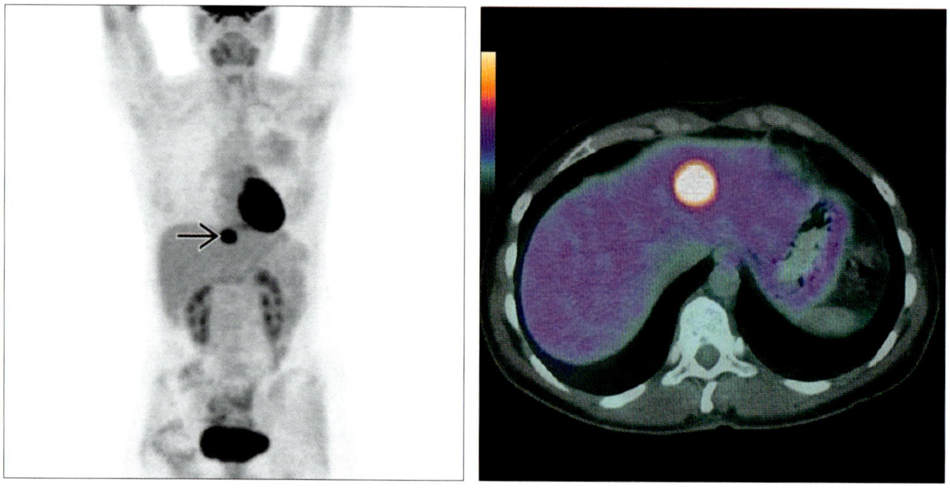

(Izquierda) MIP de PET/TC coronal con ^{18}F-FDG en una paciente con cáncer de mama durante la estadificación inicial que muestra un foco solitario suprayacente al hígado (*flecha*). **(Derecha)** PET/TC axial fusionado con ^{18}F-FDG que muestra una lesión hepática discreta con captación mucho mayor que la actividad hepática normal, muy compatible con una metástasis. Por lo general, la PET/TC sobreestima el estadio de los pacientes y evita de esta manera tratamientos innecesarios.

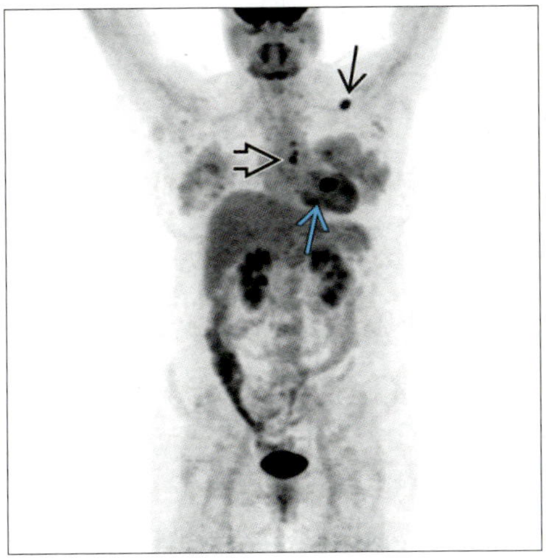
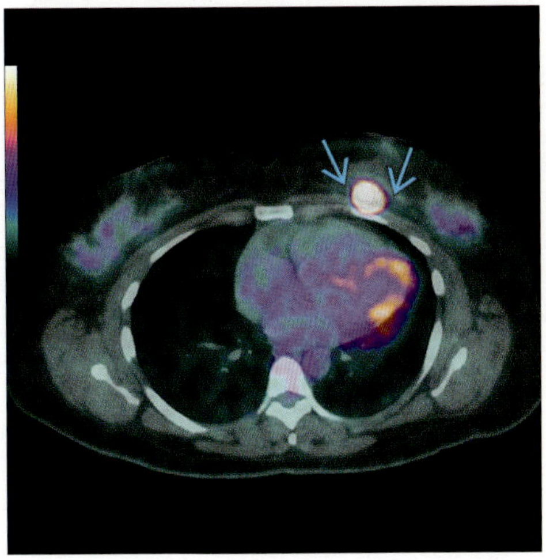

(Izquierda) MIP de PET/TC coronal con ^{18}F-FDG que muestra un foco con avidez por la ^{18}F-FDG suprayacente al tórax izquierdo (*flecha azul*), compatible con el carcinoma primario de mama conocido. Se detectan focos hipermetabólicos más pequeños en las regiones subpectoral (*flecha negra*) y mamaria interna (*flecha abierta*) izquierdas. **(Derecha)** PET/TC axial fusionada con ^{18}F-FDG que muestra un foco con intensa avidez por la ^{18}F-FDG en la región medial de la mama izquierda (*flechas*), compatible con el carcinoma primario de mama conocido. La invasión de la pared torácica se caracteriza mejor con la RM.

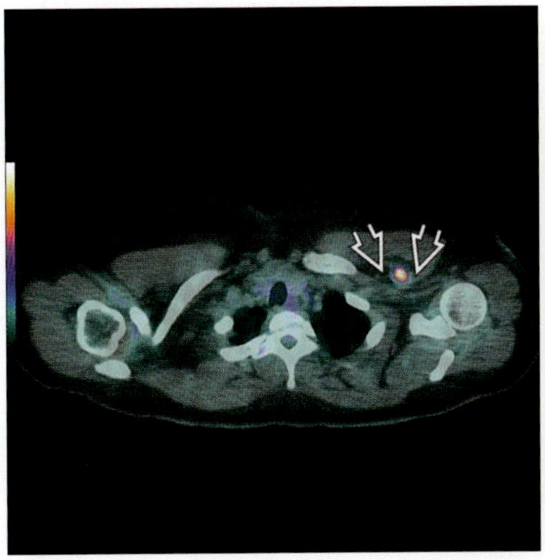
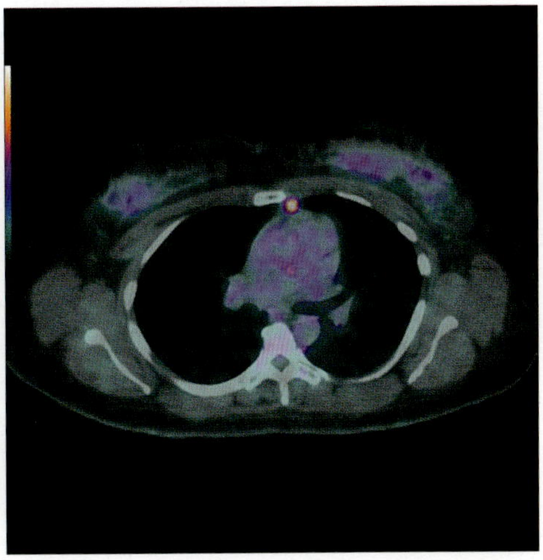

(Izquierda) PET/TC axial fusionada con ^{18}F-FDG que muestra un foco metabólico en la región subpectoral izquierda (*flechas abiertas*). El ganglio linfático no está patológicamente aumentado de tamaño, pero presenta avidez significativa por la ^{18}F-FDG, compatible con enfermedad metastásica. **(Derecha)** PET/TC axial fusionada con ^{18}F-FDG que muestra un pequeño foco hipermetabólico correspondiente a un ganglio linfático de la cadena mamaria interna izquierda. Es difícil evaluar esta región en TC y no cumpliría los criterios para aumento de tamaño patológico, pero es sospechosa de metástasis.

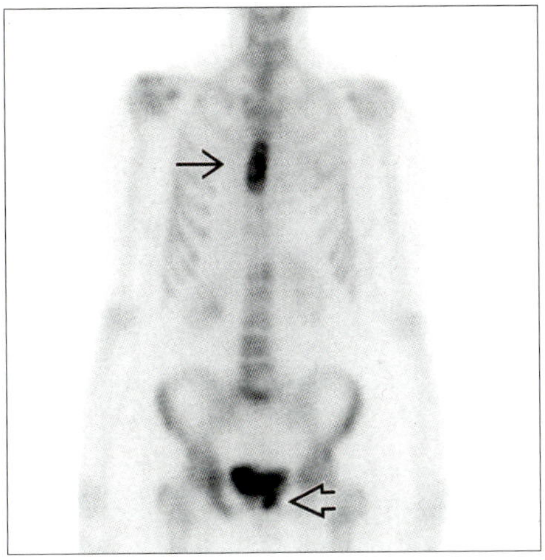
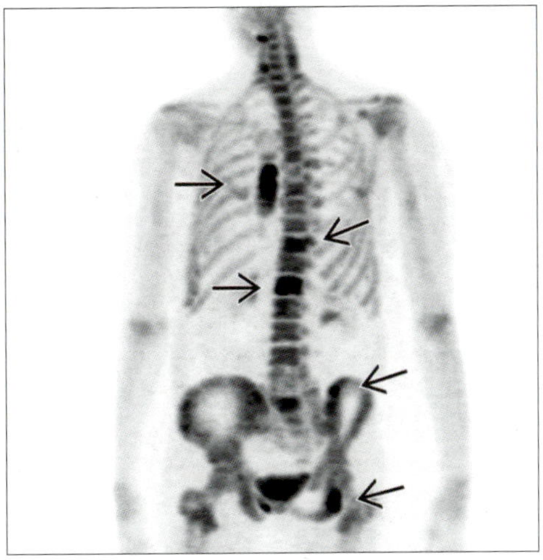

(Izquierda) Centellograma óseo anterior con Tc-99m MDP en una paciente con cáncer de mama que muestra una metástasis esternal (*flecha negra*) y una metástasis en el hueso púbico (*flecha abierta*). **(Derecha)** MIP de estudio óseo coronal de PET con F-18 NaF en la misma paciente que muestra metástasis óseas multifocales (*flechas*), más que las que eran evidentes en el centellograma con Tc-99m MDP. La PET con F-18 NaF es más sensible que el centellograma tradicional.

FACTORES CLAVE

Imágenes

- PET/TC con ^{18}F-FDG
  - Hipermetabólicas o hipometabólicas con respecto a la captación de ^{18}F-FDG de la sustancia gris.
    - Hipermetabólicas: carcinoma de pulmón, de mama, melanoma, cáncer colorrectal, de cabeza y cuello y tiroideo.
    - Hipometabólicas: tumores mucinosos, carcinoma de células renales (también conocido como carcinoma renal, hipernefroma o adenocarcinoma renal).
    - Variable: linfoma.
  - Menos preciso para detectar lesiones pequeñas (< 1,5 cm), debido a una elevada actividad de fondo en el parénquima encefálico.
  - Fotopenia en regiones con edema.

Principales diagnósticos diferenciales

- Absceso encefálico:
  - Habitualmente hipermetabólico.
  - La presencia de hipometabolismo central significa necrosis.
- Accidente cerebrovascular:
  - Hipermetabólico o hipometabólico.
- Tumor primario del parénquima encefálico:
  - Captación variable según el tumor o el grado tumoral.
- Meningioma:
  - Hipometabólico.
- Patología hipofisaria:
  - Actividad hipermetabólica cerca de la silla turca:
    - Microadenoma o macroadenoma.
    - Hipofisitis.
    - Metástasis.
- Efectos postratamiento:
  - Actividad agudamente hipermetabólica (cirugía, radioterapia).
  - Las regiones hipometabólicas corresponden a un tumor tratado.
- Epilepsia:
  - Hipometabólico en regiones de convulsión crónica.
  - Puede ser hipermetabólico si la convulsión se produce al momento de inyección/captación de ^{18}F-FDG.

(Izquierda) PET coronal posterior con ^{18}F-FDG que muestra un carcinoma primario de pulmón (*flecha curva*) en el pulmón izquierdo. Además, se detectó un sutil foco de actividad aumentada (*flecha negra*) en el hemicerebelo izquierdo. **(Derecha)** RM con contraste de seguimiento en el mismo paciente que muestra una metástasis cerebelosa solitaria con realce (*flecha azul*).

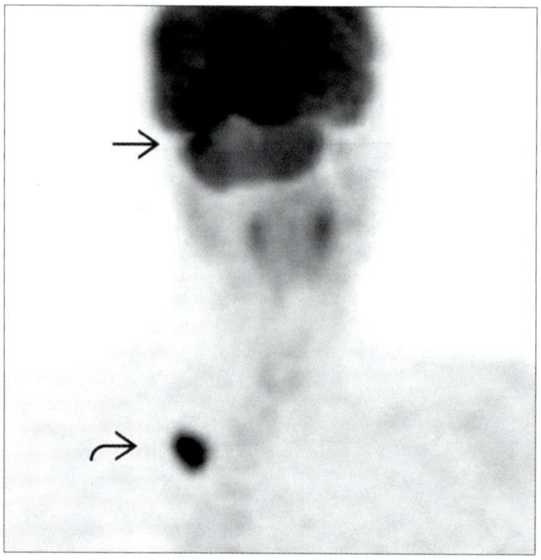

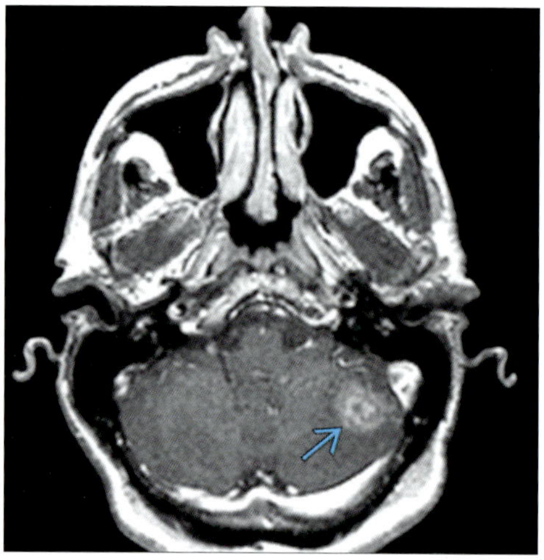

(Izquierda) PET coronal con ^{18}F-FDG que muestra un pequeño foco hipermetabólico en el pulmón derecho que representa un adenocarcinoma de pulmón (*flecha negra*) sin linfadenopatía regional. **(Derecha)** PET axial con ^{18}F-FDG en el mismo paciente que muestra una gran metástasis hipermetabólica oculta (*flecha abierta*) en el hemisferio cerebral izquierdo.

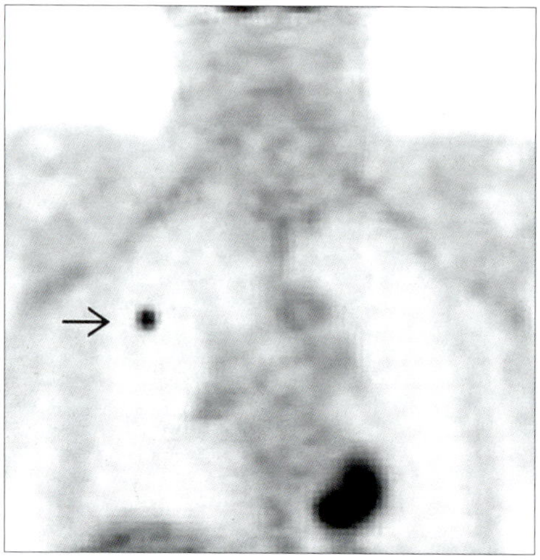

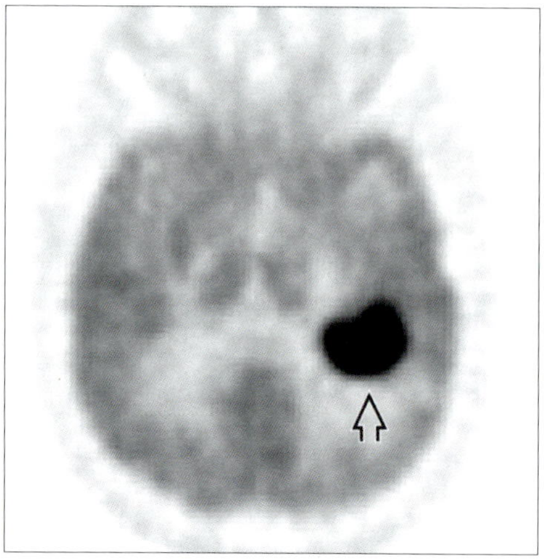

Terminología

Definiciones

- Tumores encefálicos secundarios a neoplasias extracraneales.

Imágenes

Características generales

- Mejor pista diagnóstica:
  - PET/TC con ^{18}F-FDG: lesión hipermetabólica o hipometabólica ± fotopenia circundante, según la presencia o no de edema adyacente.
    - Límites de detección habitualmente > 1,5 cm.
  - TC/RM con contraste: tumor intraaxial con realce en la unión entre la sustancia gris y la sustancia blanca.
- Localización:
  - Clásicamente en la unión entre la sustancia gris y la sustancia blanca:
    - El 80% en los hemisferios cerebrales (lóbulo frontal > lóbulo parietal).
    - El 15% en el cerebelo.
    - El 3% en los ganglios basales.
    - Tronco encefálico (excepcional).
- Morfología:
  - Las bien circunscriptas son más frecuentes que las infiltrantes.
  - Esféricas.
  - Cantidad de lesiones.
    - 1: 50%.
    - 2: 20%.
    - ≥ 3: 30%.

Hallazgos en la PET/TC con ^{18}F-FDG

- Generales:
  - Las metástasis encefálicas son hipermetabólicas o hipometabólicas respecto de la captación fisiológica de ^{18}F-FDG por parte de la sustancia gris:
    - La presencia de hipometabolismo central sugiere necrosis tumoral.
  - La PET es menos sensible que la RM con contraste; no puede descartar metástasis encefálicas pequeñas.
  - La PET es útil para distinguir entre cambios relacionados con el tratamiento y recidiva de la enfermedad.
- La actividad de ^{18}F-FDG de las metástasis encefálicas depende de lo siguiente:
  - El tamaño de la lesión:
    - Más sensible para metástasis > 1,5 cm.
    - Menos precisa para detectar lesiones pequeñas, debido a la elevada actividad de fondo en el parénquima encefálico.
    - Reajustar las imágenes para disminuir la visualización de la captación fisiológica de ^{18}F-FDG por parte del encéfalo.
  - Tumor primario:
    - Clásicamente hipermetabólico:
      - Pulmonar.
      - Mamario.
      - Melanoma.
      - Colorrectal.
      - Cánceres de cabeza y cuello.
      - Tiroideo.
    - Clásicamente hipometabólico:
      - Tumores mucinosos.
      - Carcinoma de células renales.
    - Variable:
      - Linfoma.

Hallazgos en TC

- TC sin contraste:
  - Hiperdensas, isodensas o hipodensas respecto del parénquima encefálico adyacente.
  - Edema vasogénico peritumoral desproporcionado respecto del tamaño tumoral.
- TC con contraste:
  - Patrón de realce variable (punteado, nodular, intenso o anular).

Hallazgos en RM

- T1:
  - Típicamente isointenso a hipointenso.
  - Hiperintenso:
    - Metástasis hemorrágicas.
    - No hemorrágicas: metástasis de melanoma, debido a las propiedades paramagnéticas de la melanina.
- T2:
  - Típicamente hiperintensas a menos que sean hemorrágicas.
- FLAIR:
  - Hiperintensas con edema hiperintenso circundante.
- T1 C+:
  - Patrón de realce variable (punteado, nodular, intenso o anular).
- MRS (espectroscopia de RM):
  - Pico de colina intratumoral + ausencia de pico de colina en el edema peritumoral.
  - Pico de lípidos si es necrótica.

Recomendaciones para el estudio

- Mejor herramienta de diagnóstico por imágenes:
  - La PET/TC con ^{18}F-FDG puede detectar metástasis encefálicas ocultas > 1,5 cm.
  - La PET/TC con ^{18}F-FDG es útil para distinguir entre cambios relacionados con el tratamiento y recidiva de la enfermedad.
  - La RM con contraste es el método de referencia para el diagnóstico inicial (mayor sensibilidad).
- Recomendaciones para el protocolo:
  - PET/TC con ^{18}F-FDG:
    - Se deben revisar las imágenes encefálicas para detectar lesiones hipermetabólicas o hipometabólicas.
    - Para incrementar la sensibilidad, reajustar las imágenes para hacer que la actividad normal del encéfalo sea menos intensa.
    - Revisar las imágenes 3D y tomográficas.

Diagnóstico diferencial

Absceso encefálico

- Habitualmente hipermetabólico.
- La presencia de hipometabolismo central significa necrosis.

Accidente cerebrovascular

- Agudo: centro isquémico hipometabólico, periferia hipermetabólica.
- Antiguo: hipometabólico.

Tumor encefálico primario

- Captación de ^{18}F-FDG variable, según el tumor o el grado tumoral.
  - Astrocitoma anaplásico/oligodendroglioma.
  - Glioblastoma multiforme.
  - Linfoma.

Meningioma
- Foco hipometabólico originado en las meninges.

Patología hipofisaria
- Actividad hipermetabólica cerca de la silla turca:
  - Microadenoma o macroadenoma.
  - Hipofisitis (frecuentemente autoinmune, ahora debida a agentes quimioterápicos basados en anticuerpos monoclonales.
  - Metástasis.

Efectos postratamiento
- Actividad agudamente hipermetabólica (cirugía, radioterapia).
- Las regiones hipometabólicas corresponden a un tumor tratado.

Epilepsia
- La actividad convulsiva después de la inyección de ^{18}F-FDG puede ocasionar actividad hipermetabólica.
- Los sitios de gliosis crónica debida a convulsiones son hipermetabólicos.

Patología

Características generales
- Etiología:
  - Diseminación hematógena desde una neoplasia primaria extracraneal.
  - Diseminación intraencefálica desde una neoplasia del SNC a través de los tractos de la sustancia blanca.
- Anomalías asociadas:
  - Metástasis hacia otros órganos (p. ej., pulmones, ganglios linfáticos, hígado).

Características patológicas y quirúrgicas macroscópicas
- Bien circunscriptas.
- Hemorrágicas (pulmonares, melanoma, coriocarcinoma, carcinomas de células renales).

Características microscópicas
- Presentan características similares a la neoplasia primaria.

Aspectos clínicos

Presentación
- Signos/síntomas más frecuentes.
  - Neurológicos:
    - Cefalea.
    - Convulsiones.
    - Confusión, obnubilación.
    - Ataxia.
    - Náuseas y vómitos.
    - Problemas visuales.
    - Papiledema.
  - El 10% de los pacientes con metástasis en el SNC son asintomáticos.

Demografía
- Edad:
  - La incidencia aumenta con la edad.
    - Máxima prevalencia en pacientes > 65 años.
    - Excepcional en niños (el cráneo/la duramadre son sitios más frecuentes que los intraaxiales).
- Sexo:
  - Leve predominancia en hombres.
- Epidemiología:
  - 100 000 a 500 000 pacientes con metástasis en el SNC diagnosticados anualmente.
  - Las metástasis representan ~ 50% de los tumores cerebrales.
  - El 25% de los pacientes con cáncer tienen metástasis en el SNC al momento de la autopsia.

Historia natural y pronóstico
- En general, sobrevida a 2 años de ~ 8% para todos los tumores.
- Mejor pronóstico: metástasis única, menor edad, resección quirúrgica, radioterapia en todo el encéfalo.

Tratamiento
- Tratamiento médico:
  - Corticoides: disminuyen los efectos del edema.
  - Anticonvulsivantes: profilaxis de convulsiones.
  - Agentes hiperosmolares: disminuyen la presión intracraneal.
- Radioterapia de haz externo en todo el encéfalo:
  - Prolonga la sobrevida.
  - Mejora la función neurológica.
- Radioterapia estereotáctica (tumores < 3 cm):
  - Prolonga la sobrevida.
  - Mínimamente invasiva.
  - La paliación de los síntomas es más lenta que con la cirugía.
- Resección quirúrgica:
  - Prolonga la sobrevida.
  - Paliación de síntomas.
  - Muestra de tejido para histopatología.

Bibliografía

1. Juhász C, et al. Comparison of amino acid positron emission tomographic radiotracers for molecular imaging of primary and metastatic brain tumors. Mol Imaging 2014; 13.
2. van der Hiel B, et al. Detection of early onset of hypophysitis by (18) F-FDG PET/CT in a patient with advanced stage melanoma treated with ipilimumab. Clin Nucl Med 2013; 38 (4): e182-4.
3. Purandare NC. Inclusion of brain in FDG PET/CT scanning techniques in cancer patients: Does it obviate the need for dedicated brain imaging? Indian J Nucl Med 2011; 26 (2): 64-6.
4. Fletcher JW, et al. Recommendations on the use of ^{18}F-FDG PET in oncology. J Nucl Med 2008; 49 (3): 480-508.
5. Rohren EM, et al. Screening for cerebral metastases with FDG PET in patients undergoing whole-body staging of non-central nervous system malignancy. Radiology 2003; 226 (1): 181-7.
6. Yamamoto AJ, et al. Detection of cranial metastases by F-18 FDG positrón emission tomography. Clin Nucl Med 2001; 26 (5): 402-4.
7. Fellah JS, et al. Characterization of an IgY-like low molecular weight immunoglobulin class in the Mexican axolotl. Mol Immunol 1988; 25 (12): 1377-86.

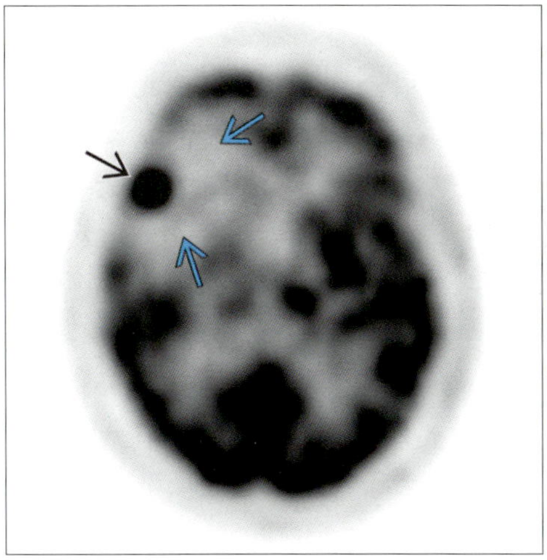
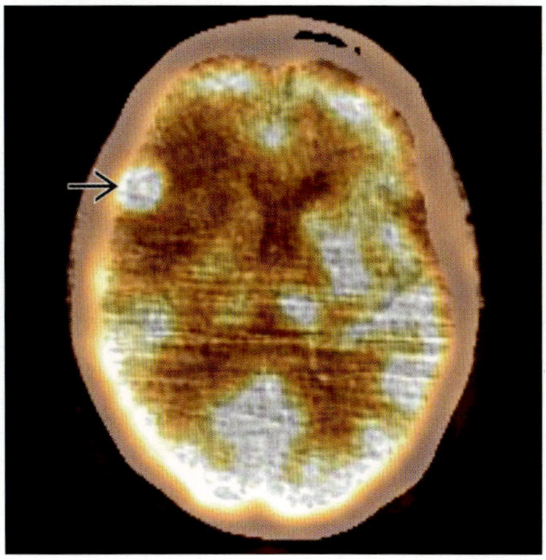

(Izquierda) PET axial con ^{18}F-FDG que muestra un foco hipermetabólico (*flecha negra*) en el hemisferio cerebral derecho, que representa una metástasis de un cáncer primario de mama. Nótese la fotopenia (*flechas azules*) alrededor del tumor, debido a edema. **(Derecha)** PET/TC axial con ^{18}F-FDG en la misma paciente. Presenta una mejor localización de la metástasis hipermetabólica en el lóbulo frontal derecho (*flecha*).

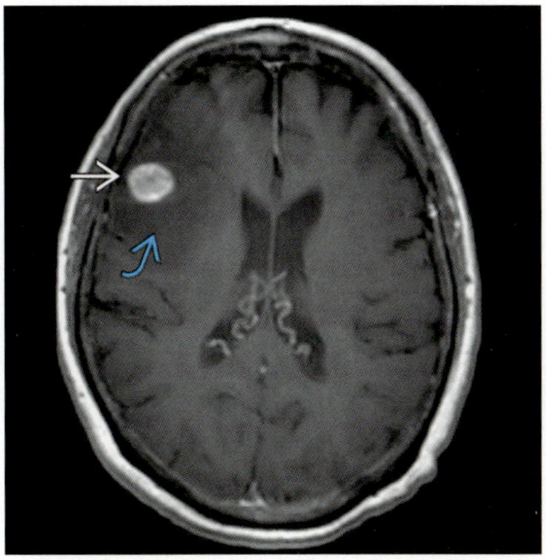
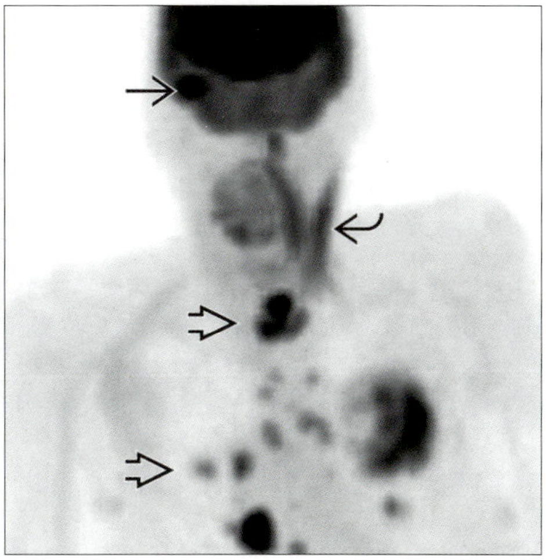

(Izquierda) RM axial en T1 C+ en la misma paciente. Se observa un tumor con realce en el lóbulo frontal derecho (*flecha blanca*) en la unión entre la sustancia gris y blanca con edema hipointenso circundante (*flecha azul curva*). **(Derecha)** MIP anterior de una PET con ^{18}F-FDG que muestra una metástasis cerebelosa derecha (*flecha negra*) en un paciente con cáncer de cabeza y cuello. Nótense el cambio posradiación en el cuello (*flecha curva*) y las metástasis pulmonares/mediastinales (*flechas abiertas*).

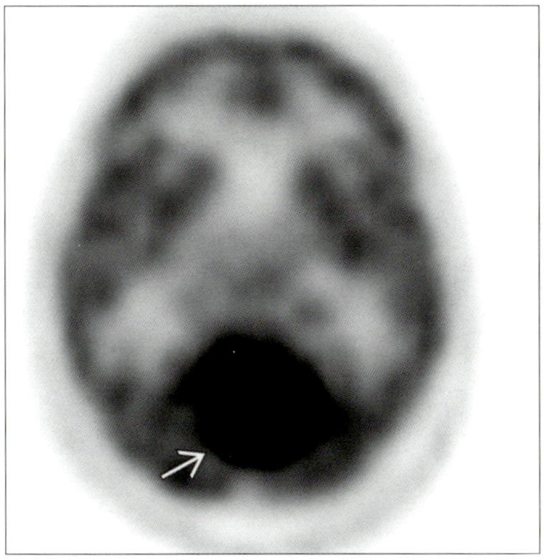
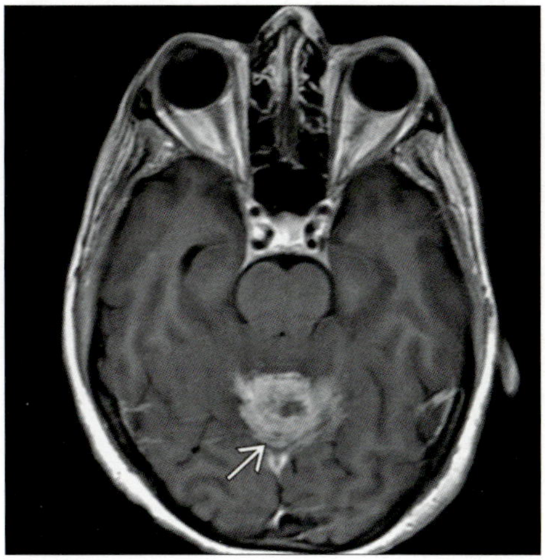

(Izquierda) PET axial con ^{18}F-FDG que muestra un gran foco hipermetabólico en la fosa posterior (*flecha*) en un paciente con carcinoma primario de pulmón. **(Derecha)** RM axial en T1 C+ en el mismo paciente que muestra una metástasis cerebelosa con realce (*flecha*), correspondiente al tumor hipermetabólico.

(Izquierda) PET axial con ^{18}F-FDG que muestra un foco hipermetabólico en la fosa craneal anterior izquierda (*flecha*), que representa una metástasis craneal de un carcinoma de pulmón. **(Derecha)** RM axial en T1 C+ en el mismo paciente que muestra un tumor con realce en la mitad izquierda del hueso esfenoides (*flecha*), correspondiente al tumor hipermetabólico observado en la PET con ^{18}F-FDG.

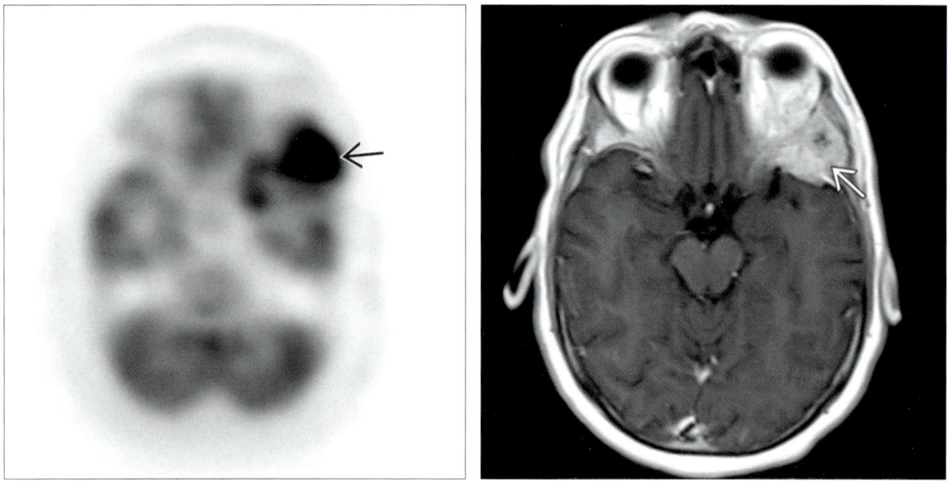

(Izquierda) RM axial en T1 C+ que muestra una metástasis con realce periférico en el lóbulo temporal izquierdo (*flecha*) en un paciente con carcinoma primario de pulmón. **(Derecha)** PET/TC axial con ^{18}F-FDG en el mismo paciente. Se observa la correspondiente metástasis hipometabólica.

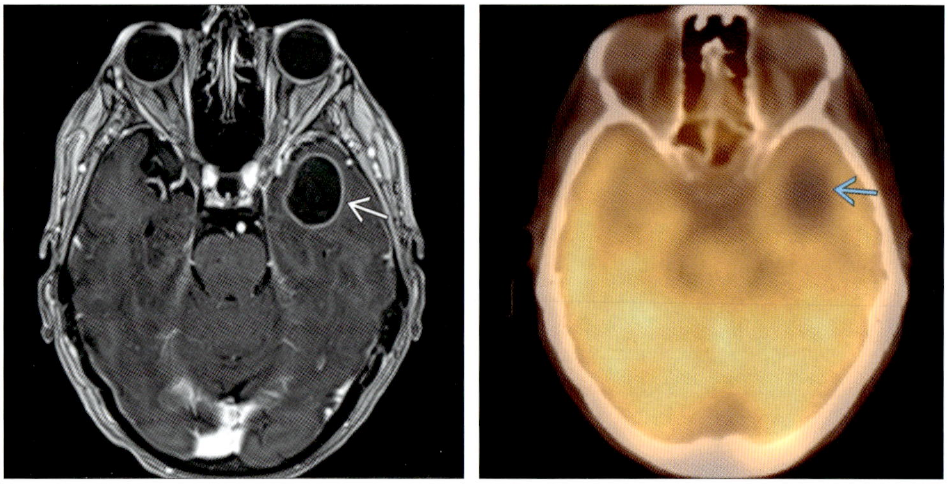

(Izquierda) RM axial en T1 C+ del mismo paciente después de la quimioterapia. Se observa la retracción de la metástasis del lóbulo temporal izquierdo (*flecha*) sin realce, lo que habla en favor de la respuesta al tratamiento. **(Derecha)** PET/TC axial con ^{18}F-FDG que muestra una hipófisis hipermetabólica (*flecha*), que representa una hipofisitis autoinmune. Este es un efecto colateral del tratamiento quimioterápico con anticuerpos monoclonales.

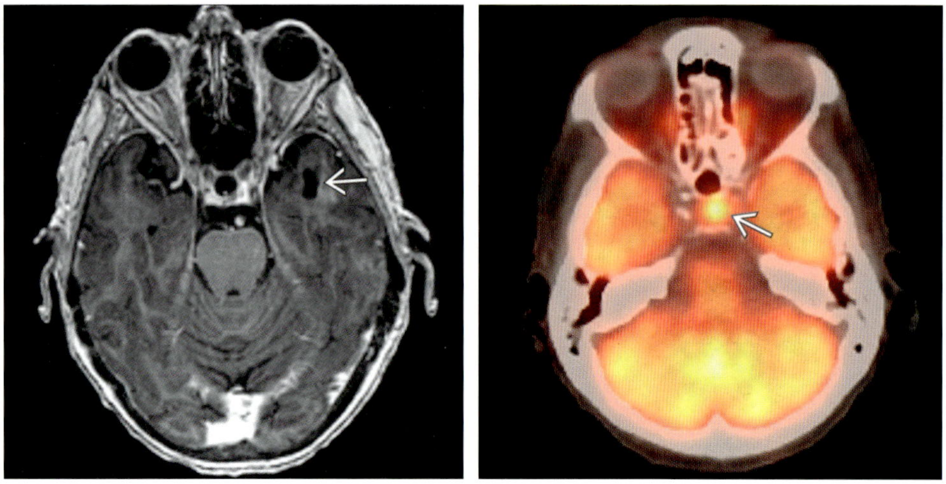

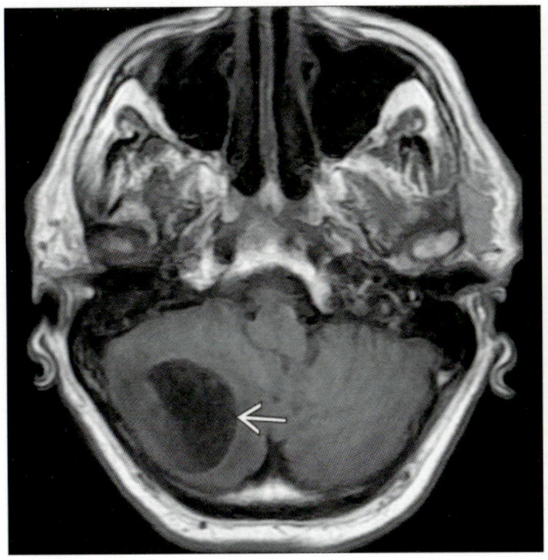

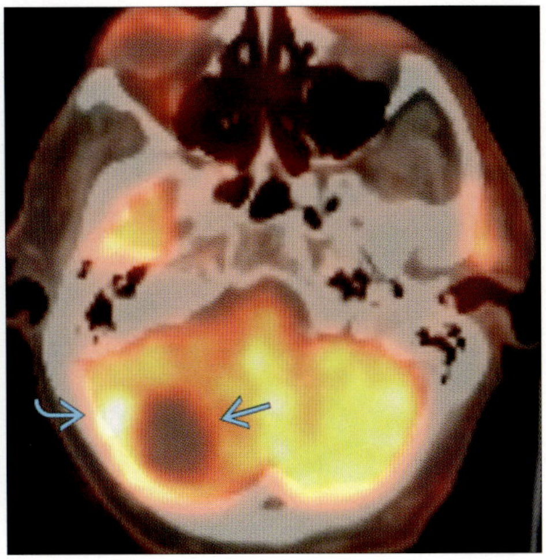

(Izquierda) RM axial en T1 que muestra una metástasis hipointensa en el hemisferio cerebeloso derecho (*flecha*) en un paciente con carcinoma primario de pulmón. **(Derecho)** PET/TC axial con ^{18}F-FDG en el mismo paciente. Se observa la correspondiente metástasis hipometabólica en el hemisferio cerebeloso derecho (*flecha azul*). Nótese el efecto de masa sobre el encéfalo adyacente (*flecha curva*).

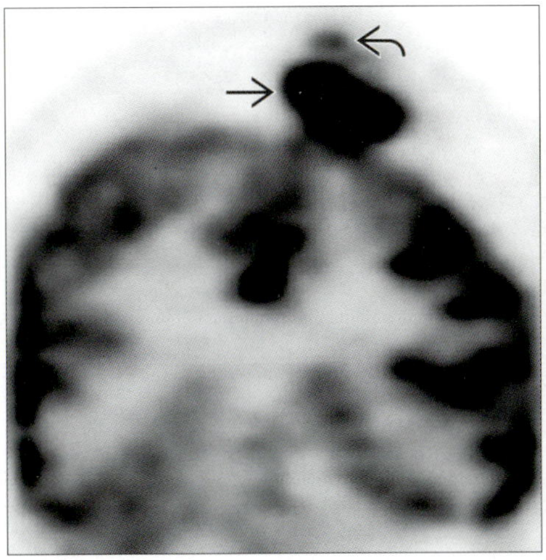

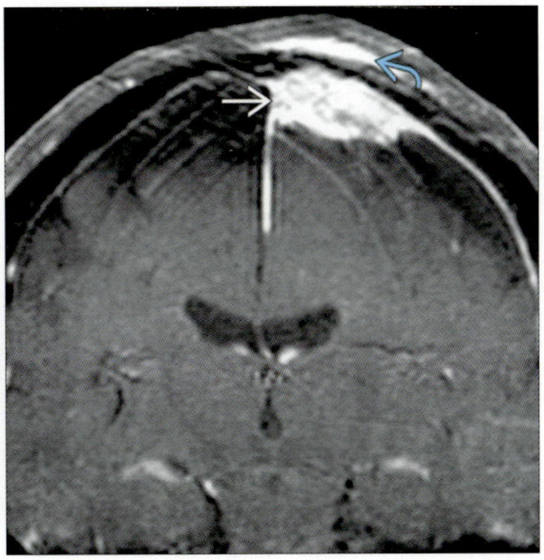

(Izquierda) PET coronal con ^{18}F-FDG que muestra una metástasis de melanoma que se extiende desde el hemisferio cerebral izquierdo (*flecha negra*). Un foco hipermetabólico adyacente (*flecha curva*) sugiere extensión de la metástasis hacia el cráneo. **(Derecha)** RM coronal en T1 C+ en el mismo paciente. Se observa un tumor de tejidos blandos con realce (*flecha blanca*). Además, el realce asociado en la bóveda craneal confirma el compromiso metastásico (*flecha azul curva*).

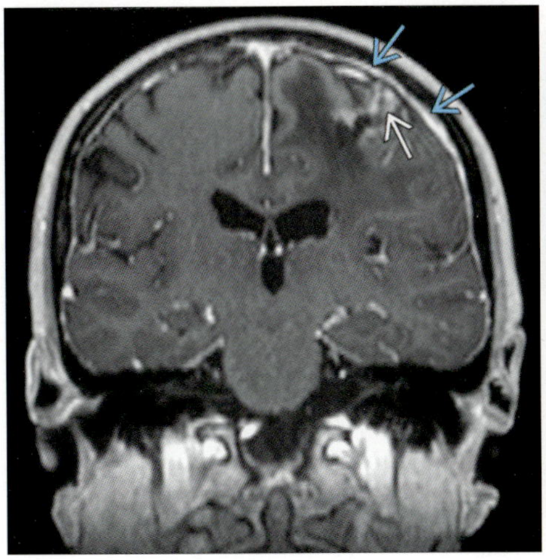

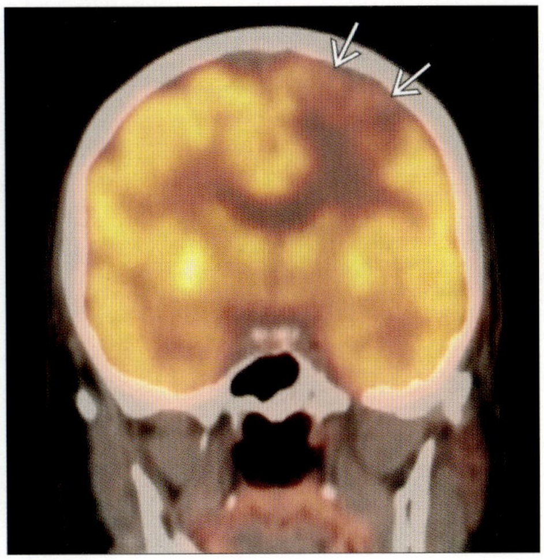

(Izquierda) RM coronal en T1 C+ que muestra realce parenquimatoso (*flecha blanca*) y en las leptomeninges (*flechas azules*) en el sitio de metástasis encefálicas previamente tratadas originadas en un cáncer primario de mama. **(Derecha)** PET/TC coronal con ^{18}F-FDG en la misma paciente. Se reconoce actividad hipometabólica en la corteza frontal superior izquierda (*flechas blancas*), el sitio de metástasis encefálicas tratadas. Esto es compatible con cambios posradiación, no con recidiva tumoral.

(Izquierda) PET axial con Ga-68 dotatate, utilizado para la localización y estadificación de tumores neuroendocrinos, que muestra captación en la hipófisis (*flecha*). **(Derecha)** TC axial con corrección por atenuación en el mismo paciente que confirma que la captación se localiza en la silla turca (*flecha*). En la PET con Ga-68 dotatate, esta captación es fisiológica.

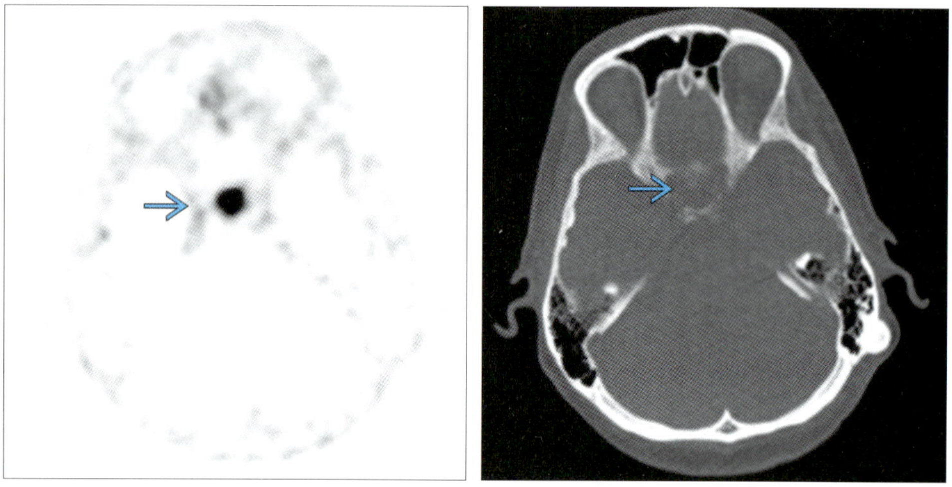

(Izquierda) PET coronal con ^{18}F-FDG que muestra actividad hipermetabólica focal en una diseminación perineural de un carcinoma de cabeza y cuello (*flecha*). **(Derecha)** RM coronal en T1 C+ del mismo paciente que muestra realce en la región del seno cavernoso (*flecha*), que significa diseminación perineural y que se corresponde con la actividad hipermetabólica focal en la PET con ^{18}F-FDG.

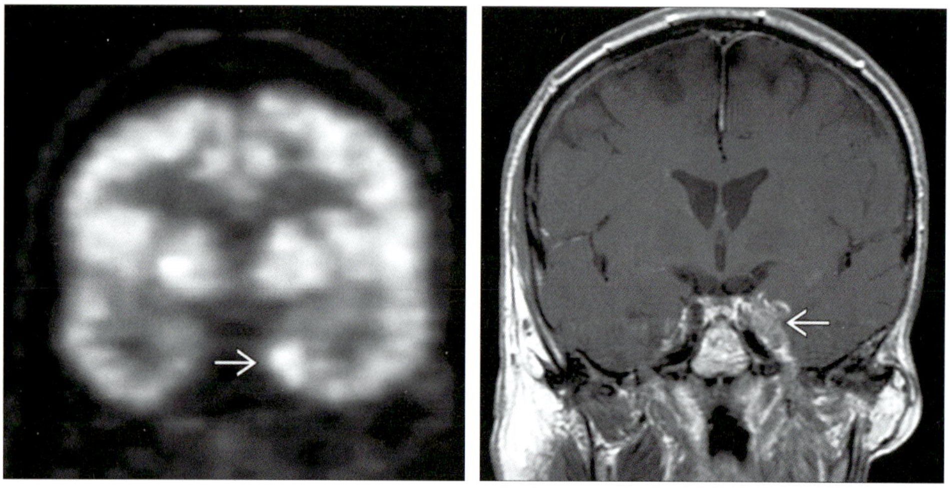

(Izquierda) PET axial con ^{18}F-FDG que muestra dos lesiones focales hipermetabólicas (*flechas blancas*) en un paciente con linfoma primario del SNC con metástasis en todo el encéfalo. **(Derecha)** RM axial en T2 del mismo paciente. Se aprecian dos tumores focales con realce (*flechas blancas*) correspondientes a la actividad hipermetabólica focal en la PET con ^{18}F-FDG.

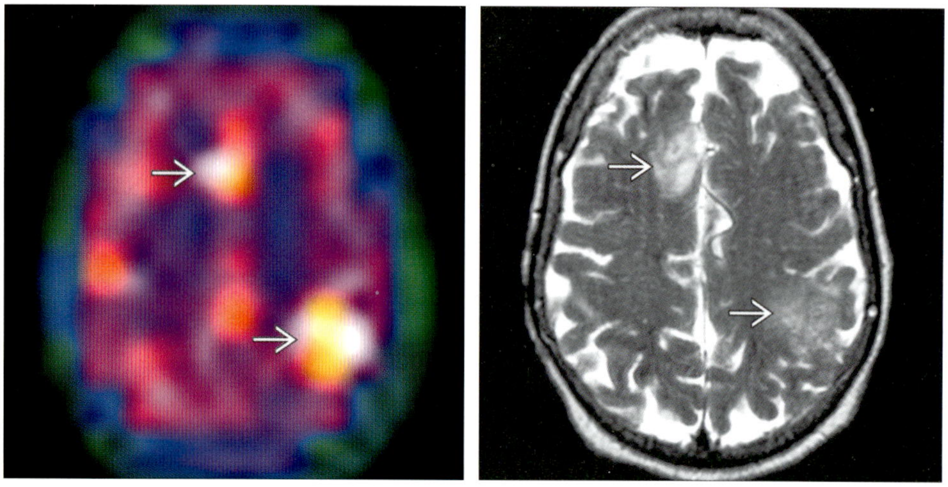

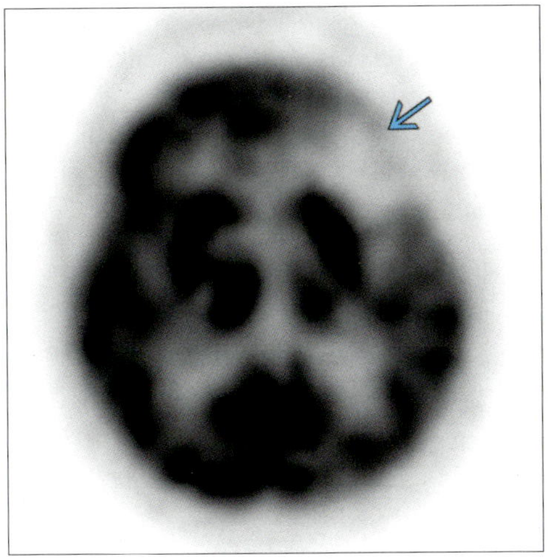
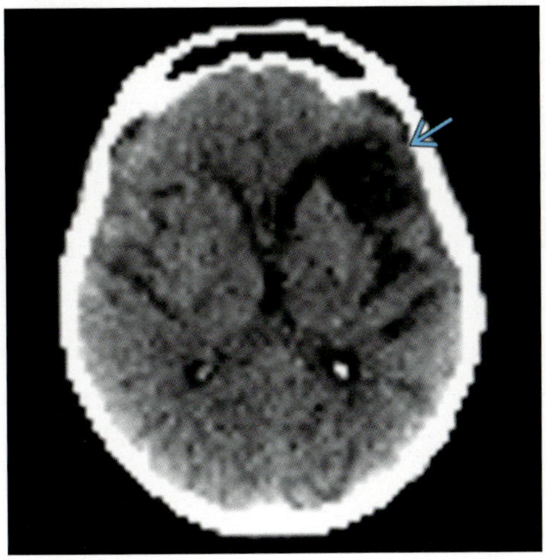

(Izquierda) PET axial con ^{18}F-FDG que muestra hipometabolismo en el lóbulo frontal izquierdo (*flecha*). El diagnóstico diferencial incluye metástasis hipometabólica, accidente cerebrovascular, cambio posquirúrgico y trauma. **(Derecha)** TC axial con corrección por atenuación en el mismo paciente. Se observan secuelas de accidente cerebrovascular crónico (*flecha*): hipoatenuación, densidad de líquido cefalorraquídeo y pérdida de volumen.

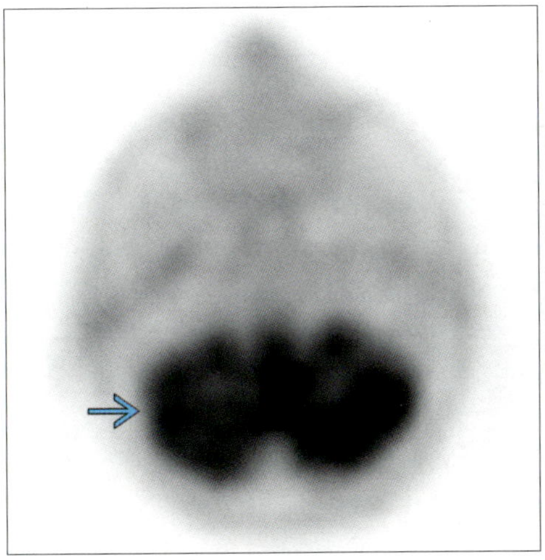
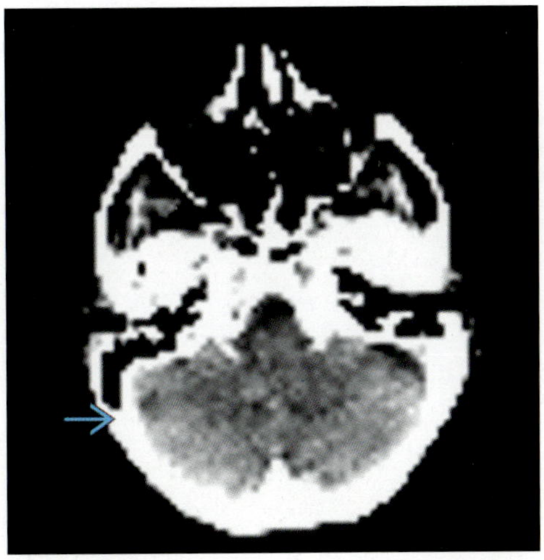

(Izquierda) PET axial con ^{18}F-FDG en el mismo paciente. Se reconoce actividad disminuida en el hemicerebelo derecho (*flecha*), contralateral al accidente cerebrovascular en el lóbulo frontal izquierdo. **(Derecha)** La TC axial obtenida para realizar la corrección por atenuación en el mismo paciente muestra ausencia de anomalías cerebelosas (*flecha*). La captación disminuida de ^{18}F-FDG se debe a diasquisis cerebelosa cruzada.

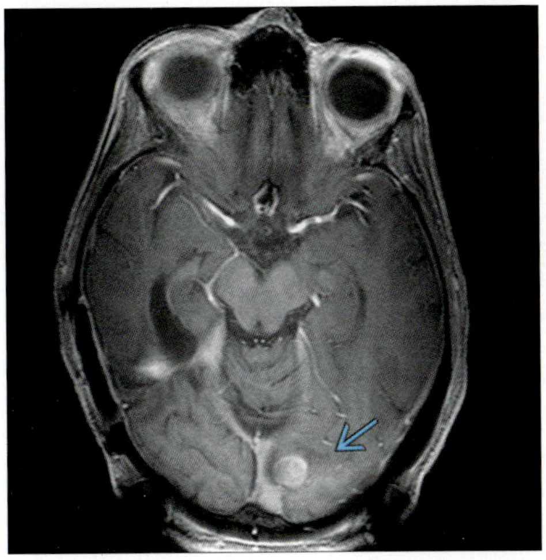
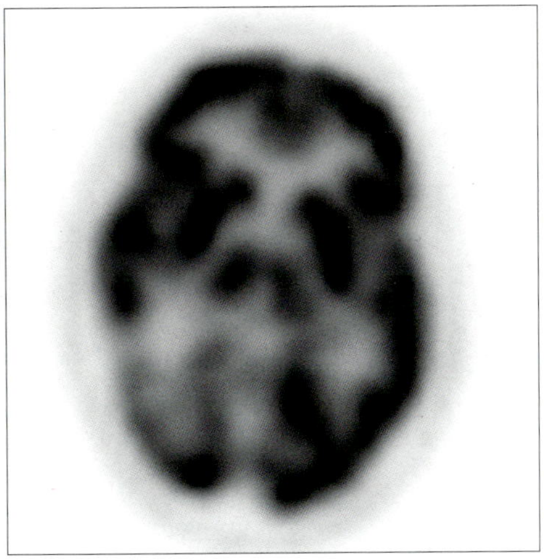

(Izquierda) RM axial en T1 C+ que muestra una pequeña metástasis encefálica con realce (*flecha*) en un paciente con melanoma primario. **(Derecha)** PET axial con ^{18}F-FDG en el mismo paciente que muestra ausencia de anomalías que sugerirían de forma definitiva una metástasis. Nótese que, debido a la captación fisiológica de ^{18}F-FDG en el encéfalo, se pueden pasar por alto pequeñas metástasis encefálicas.

FACTORES CLAVE

Imágenes

- La lesión postratamiento con radiación se produce después de lo siguiente:
  - Radioterapia para tumores encefálicos primarios.
  - Radioterapia estereotáctica para metástasis encefálicas.
  - Radioterapia para enfermedad maligna de cabeza y cuello o tumor intracraneal extraaxial.
- Tipos de lesión por radiación:
  - Efecto agudo (durante o inmediatamente después de la radiación):
    - Tumefacción tumoral y edema peritumoral.
  - Efecto temprano diferido (hasta 6 meses):
    - Cambios en la sustancia blanca (SB).
  - Efecto tardío (6 meses o más):
    - Radionecrosis, cambios en la sustancia blanca, calcificaciones en el parénquima.
- En la TC y la RM, la necrosis por radiación y el tumor recidivante muestran realce y efecto de masa.
- La PET/TC con ^{18}F-FDG tiene una sensibilidad del 86% y una especificidad del 40% para distinguir entre recidiva tumoral y necrosis por radiación.
- Seudoprogresión:
  - Los efectos subagudos relacionados con la radioterapia pueden imitar la progresión tumoral.
  - De 2 a 6 meses después de la radioterapia.
  - Se resuelve espontáneamente.

Lista de verificación diagnóstica

- Necrosis por radiación:
  - Típicamente hipometabólica, ya que las células necróticas no acumulan ^{18}F-FDG.
  - La captación baja habla en favor de necrosis por radiación (o tumor de bajo grado).
- Recidiva tumoral:
  - Hipermetabólica, ya que las células tumorales acumulan ^{18}F-FDG.
  - La captación elevada habla en favor de recidiva (o hipermetabolismo inflamatorio, debido a necrosis por radiación).
  - Los tumores primarios y las metástasis de alto grado tienen más avidez por ^{18}F-FDG que los gliomas de menor grado.

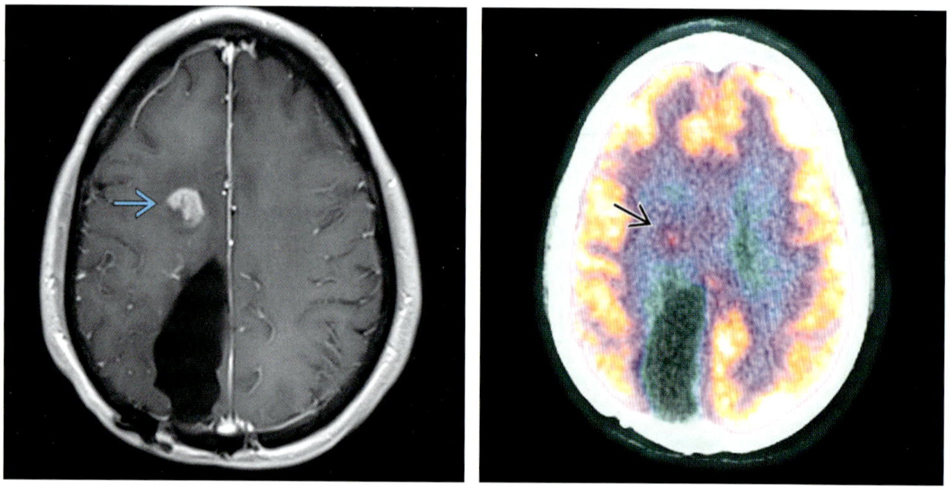

(Izquierda) RM axial con contraste en un paciente sometido a radioterapia a causa de un glioblastoma multiforme que muestra realce focal (*flecha*), lo que hace temer una recidiva. **(Derecha)** PET/TC axial con ^{18}F-FDG en el mismo paciente que muestra captación anormal (*flecha*), compatible con recidiva.

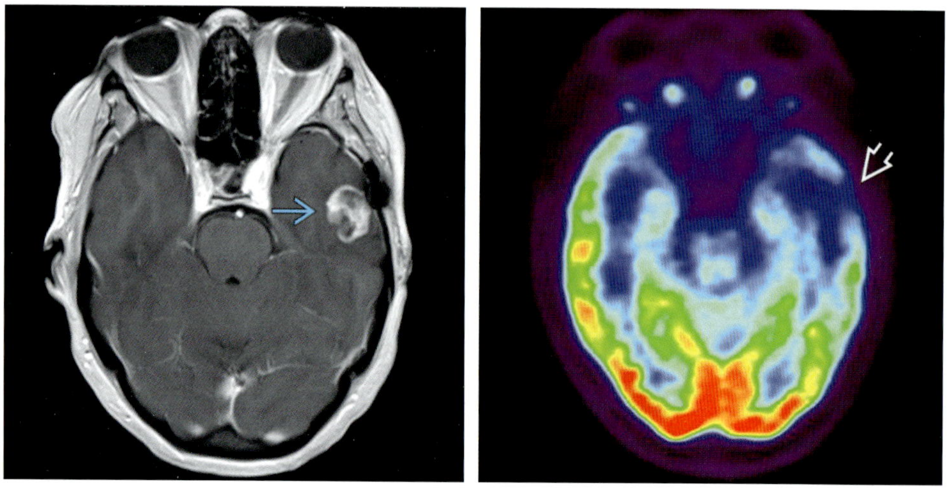

(Izquierda) RM axial con contraste en un paciente sometido a radioterapia a causa de un glioblastoma multiforme que muestra una región de realce (*flecha*), que hace temer una recidiva. **(Derecha)** PET/TC axial con ^{18}F-FDG en que muestra ausencia de captación focal en la misma región (*flecha*), compatible con necrosis por radiación.

Terminología

Definiciones

- La necrosis por radiación después de la radioterapia es frecuente y en las imágenes semeja una recidiva.
- Diferenciar entre recidiva tumoral y necrosis por radiación es un desafío fundamental que afecta la atención de los pacientes.
- La lesión posradioterapia puede producirse después de lo siguiente:
  - Radioterapia (RT) para tumores primarios del encéfalo.
  - Radioterapia estereotáctica para metástasis encefálicas (incluida la radiocirugía estereotáctica [SRS]).
  - Radioterapia para enfermedad maligna de cabeza y cuello o tumor intracraneal extraaxial.
- Tipos:
  - Aguda: durante o inmediatamente después de la radiación.
  - Temprana diferida: hasta 6 meses.
  - Tardía: 6 meses o más.

Imágenes

Hallazgos en Medicina Nuclear

- PET/TC:
  - La PET/TC con ^{18}F-FDG tiene una sensibilidad del 86% y una especificidad del 40% para distinguir entre recidiva tumoral y necrosis inducida por radiación.
  - Necrosis por radiación:
    - En las imágenes convencionales (TC y RM) la necrosis por radiación y el tumor recidivante muestran efecto de masa y realce.
    - Típicamente hipometabólica: las células necróticas no acumulan ^{18}F-FDG.
      - SRS: puede mostrar hipermetabolismo inflamatorio, particularmente perilesional, que puede persistir de manera indefinida.
      - Radioterapia (RT) convencionalmente fraccionada: el hipermetabolismo inflamatorio se resuelve en 2 a 3 meses.
    - La captación baja habla en favor de necrosis o tumor de bajo grado.
  - Recidiva tumoral:
    - Hipermetabólica: las células tumorales acumulan ^{18}F-FDG.
    - La captación alta habla en favor de recidiva tumoral o necrosis por radiación (hipermetabolismo inflamatorio).
    - Los tumores primarios y las metástasis de alto grado tienen más avidez por ^{18}F-FDG que los gliomas de menor grado.
      - La conversión de un tumor de bajo grado en uno de mayor grado se puede sugerir a partir de un elevado nivel de metabolismo de ^{18}F-FDG.
    - Los tumores pequeños pueden no ser detectados por la PET/TC con ^{18}F-FDG.
  - Seudoprogresión:
    - Los efectos subagudos relacionados con la RT pueden imitar la progresión tumoral.
    - Fenómenos tempranos diferidos o tardíos (2 a 6 meses posradioterapia).
    - La captación de ^{18}F-FDG no está incrementada en el período posoperatorio.
- SPECT con talio-201 o Tc-99m sestamibi:
  - Típicamente, la necrosis por radiación muestra captación disminuida.
  - Por lo general, el glioma recidivante muestra captación aumentada.

Recomendaciones para el estudio

- Mejor herramienta de diagnóstico por imágenes:
  - Ninguna modalidad individual puede diferenciar entre necrosis inducida por radiación y recidiva tumoral.
  - PET/TC con ^{18}F-FDG:
    - Elevado valor predictivo negativo, puede ayudar a diferenciar entre recidiva tumoral y necrosis por radiación.
  - RM multiparamétrica (RM dinámica con contraste [DCE], perfusión por RM, tensor de difusión [DTI], MRS).

Diagnóstico diferencial

Progresión tumoral

- Incremento en el hipermetabolismo de ^{18}F-FDG.

Recidiva tumoral

- Incremento en el hipermetabolismo de ^{18}F-FDG (tumores y metástasis de alto grado > tumores de bajo grado).

Absceso

- Borde hipermetabólico con centro fotopénico.

Seudoprogresión

- Incremento en el hipermetabolismo de ^{18}F-FDG, debido a radioterapia, no a recidiva o progresión tumoral.

Patología

Características generales

- Epidemiología:
  - Las lesiones por radiación en el encéfalo ocurren después de la RT para tumores del SNC.
    - Agudas: tumefacción tumoral con edema peritumoral, reversible.
    - Tempranas diferidas: desmielinización, habitualmente reversible.
    - Tardías: necrosis licuefactiva, irreversible.
  - Se estima que la incidencia de necrosis por radiación en el contexto de radioterapia del SNC o de la cabeza y cuello es del 3% al 24%.
  - Se estima que la probabilidad de desarrollar necrosis por radiación después de SRS, como bisturí de rayos gamma (Gamma Knife®), es de hasta el 68%.
- Factores de riesgo para lesiones encefálicas por radiación:
  - Edad temprana.
  - Quimioterapia concomitante o secuencial.
  - Volumen encefálico irradiado, dosis de radiación, tamaño de la fracción de radiación.

Aspectos clínicos

Presentación

- Signos/síntomas más frecuentes:
  - Agudos: edema encefálico:
    - Fatiga.
    - Síntomas de presión intracraneana aumentada (cefalea, náuseas y vómitos, confusión).
  - Tempranos diferidos: desmielinización:
    - Déficit neurológico focal.
    - Síndrome de somnolencia.
  - Tardíos: necrosis por radiación:
    - Síntomas de presión intracraneal aumentada (cefalea, náuseas y vómitos, confusión).
    - Déficit neurológico focal.

Tratamiento

- Efectos posradiación:
  - Efecto agudo (edema):
    - Corticoides.

Tipo de lesión por radiación

Tipo	Tiempo posradiación	Fisiopatología	Síntomas clínicos
Aguda	Durante o inmediatamente postratamiento	Edema encefálico	▪ Náuseas, vómitos ▪ Cefalea ▪ Fatiga
Temprana diferida	Hasta 6 meses	Cambios en la sustancia blanca	▪ Asintomática ▪ Síndrome de somnolencia ▪ Déficit neurológico focal
Tardía	6 meses o más	▪ Cambios en la sustancia blanca ▪ Necrosis por radiación ▪ Calcificaciones en el parénquima	▪ Náuseas, vómitos ▪ Cefalea ▪ Déficit neurológico focal

Estudios posradioterapia

Hallazgo	RM con contraste	PET/TC con ^{18}F-FDG
Edema encefálico	Sin realce	↓ actividad metabólica
Cambios en la sustancia blanca	Realce nodular, curvilíneo o lineal	Variable
Necrosis por radiación	Lesión sólida con realce y centro necrótico (burbuja de jabón, queso suizo)	▪ Típicamente ↓ actividad metabólica ▪ Se puede observar hipermetabolismo inflamatorio durante 2 a 3 meses después de la radioterapia convencional y alrededor del tumor después de la radiocirugía estereotáctica
Recidiva tumoral	Tumor con realce y necrosis central ± efecto de masa	↑ actividad metabólica
Seudoprogresión	Tumor con realce	Típicamente ↓ actividad metabólica

- Radionecrosis tardía:
  - Corticoides.
  - Tratamiento con anticuerpos monoclonales.
  - Extirpación quirúrgica, si hay deterioro neurológico.

Lista de verificación diagnóstica

Considerar

- Utilizar una estrategia de exploración multimodal.
- Técnica diferida de PET/TC con ^{18}F-FDG.
  - Atrapamiento del radiotrazador dentro de células tumorales en ciertas enfermedades malignas (p. ej., gliomas) cuando el estudio se realiza de 3 h a 8 h después de la inyección del radiotrazador.
- PET/RM con ^{18}F-FDG:
  - Puede mejorar la capacidad para diferenciar entre diferentes entidades.
- Nuevos radiotrazadores para PET:
  - La captación fisiológica de ^{18}F-FDG en el encéfalo (sustancia gris [SG] > SB) la vuelve menos sensible.
  - F-18 fluorotimidina (FLT).
    - Radiotrazador captado en regiones de ruptura de la barrera hematoencefálica, lo que lo vuelve útil para determinar el grado de tumores encefálicos (los tumores de mayor grado se asocian a mayor ruptura de la barrera hematoencefálica).
  - Aminoácidos trazadores; C-11 MET (metionina) y F-18 FDOPA (dopamina):
    - Sensibilidad elevada.
    - Ausencia de captación encefálica de fondo.
    - La captación de estos radiotrazadores independientemente de la rotura de la barrera hematoencefálica los vuelve útiles para el diagnóstico de tumores encefálicos de bajo y alto grado.

Información útil para la interpretación de las imágenes

- La PET/TC con ^{18}F-FDG y la RM con contraste pueden ayudar a diferenciar entre tumor recidivante y necrosis por radiación.
- PET/TC con ^{18}F-FDG.
  - Necrosis por radiación: típicamente hipometabólica (las células necróticas no acumulan ^{18}F-FDG).
  - Recidiva tumoral: hipermetabólica (las células tumorales acumulan ^{18}F-FDG).
    - Mayor sensibilidad y especificidad utilizando PET/TC con ^{18}F-FDG más RM.

Bibliografía

1. Tsitsia V, et al. Multimodality-multiparametric brain tumors evaluation. Hell J Nucl Med 2017; 20 (1): 57-61.
2. Torrens M, et al. Although non-diagnostic between necrosis and recurrence, FDG PET/CT assists management of brain tumours after radiosurgery. In Vivo 2016; 30 (4): 513-20.
3. Miyatake S, et al. Pathophysiology, diagnosis, and treatment of radiation necrosis in the brain. Neurol Med Chir (Tokyo) 2015; 55 (1): 50-9.
4. Shah R, et al. Radiation necrosis in the brain: imaging features and differentiation from tumor recurrence. Radiographics 2012; 32 (5): 1343-59.
5. Chao ST, et al. The sensitivity and specificity of FDG PET in distinguishing recurrent brain tumor from radionecrosis in patients treated with stereotactic radiosurgery. Int J Cancer 2001; 96 (3): 191-7.

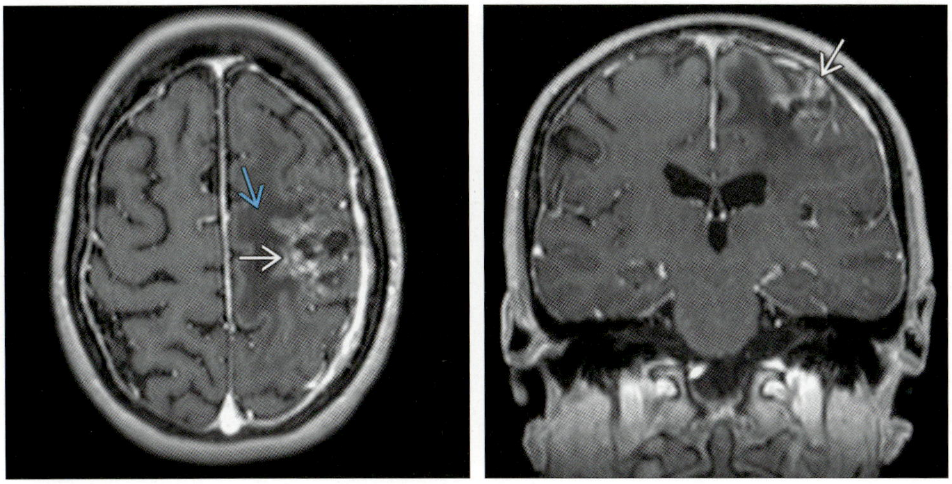

(Izquierda) RM axial en T1 C+ que muestra realce irregular (*flecha blanca*) en el sitio de metástasis encefálicas previamente irradiadas, con edema hipointenso circundante (*flecha azul*). **(Derecha)** RM coronal en T1 C+ que muestra realce irregular (*flecha*) en el sitio de metástasis encefálicas previamente irradiadas.

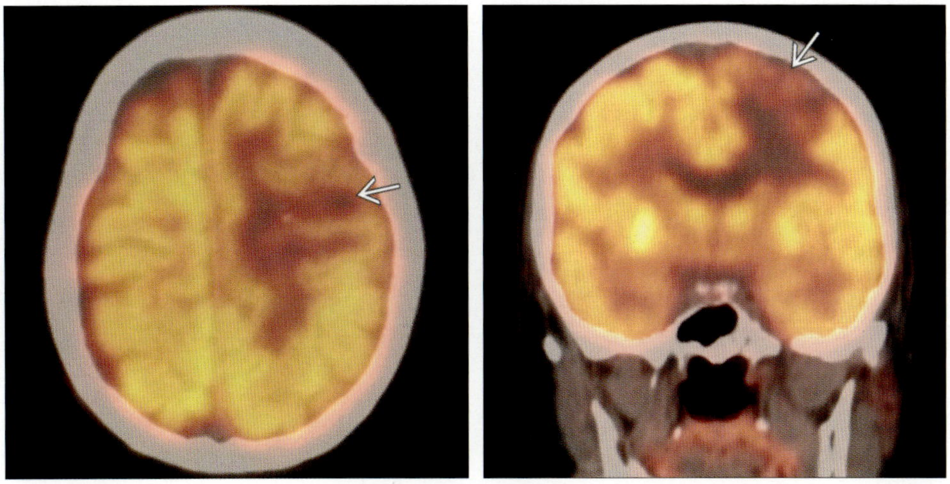

(Izquierda) PET/TC axial con ^{18}F-FDG en el mismo paciente que muestra un área de metabolismo disminuido en el lóbulo frontal izquierdo (*flecha*), que representa necrosis posradiación. **(Derecha)** PET/TC coronal con ^{18}F-FDG en el mismo paciente que nuevamente muestra metabolismo disminuido en el lóbulo frontal izquierdo (*flecha*), correspondiente a los hallazgos de RM y que representa necrosis posradiación.

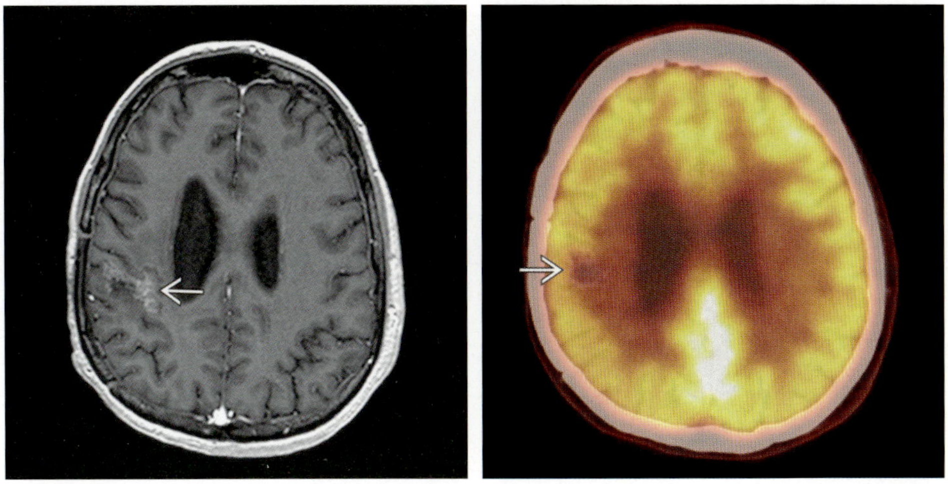

(Izquierda) RM axial en T1 C+ que muestra tejido con realce periférico (*flecha*) en el sitio de metástasis encefálica previamente irradiada. **(Derecha)** PET/TC axial con ^{18}F-FDG en el mismo paciente que muestra un área de metabolismo disminuido en el lóbulo parietal derecho (*flecha*), concordante con necrosis posradiación.

(Izquierda) RM axial en T1 C+ que muestra un foco con realce sobre la línea media (*flecha*), en la región de gliosis evidente cerca del cuerpo calloso después de la radioterapia. **(Derecha)** PET axial con ^{18}F-FDG en el mismo paciente que muestra falta de actividad metabólica en el área de interés, sugestivo de cambios posradiación, no de tumor recidivante.

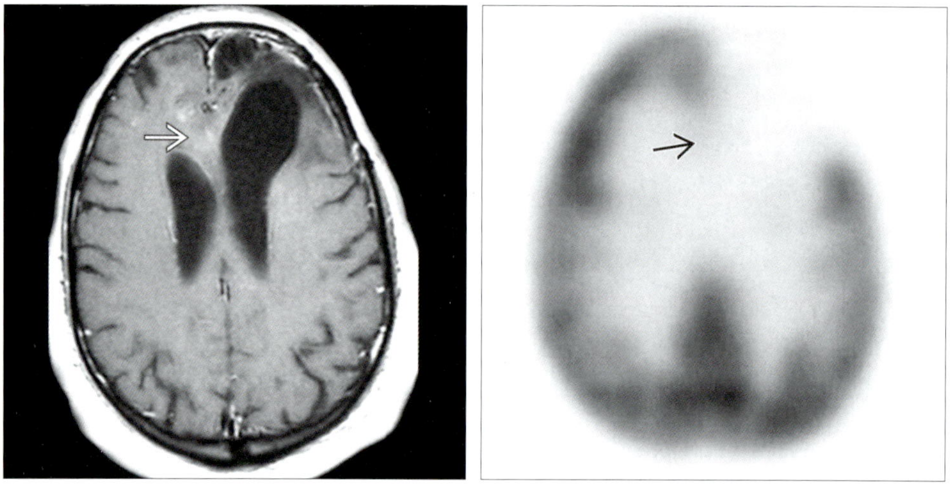

(Izquierda) RM axial en T1 C+ que muestra áreas de realce (*flechas blancas*) después de radioterapia de encéfalo completo y estereotáctica por un meduloblastoma (*flecha azul*). **(Derecha)** SPECT axial con Tl-201 en el mismo paciente que muestra ausencia de captación anormal en el sitio de realce (*flecha*), compatible con necrosis por radiación.

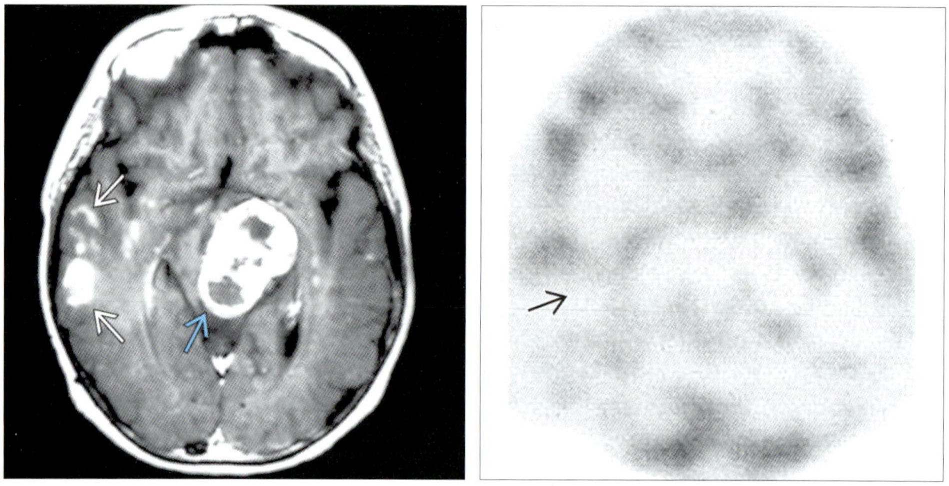

(Izquierda) RM axial en T1 C+ que muestra realce nodular (*flecha*) adyacente a un sitio de extirpación tumoral que también recibió radioterapia. **(Derecha)** PET axial con ^{18}F-FDG en el mismo paciente que muestra hipermetabolismo focal (*flecha*) en el sitio de realce, compatible con recidiva tumoral.

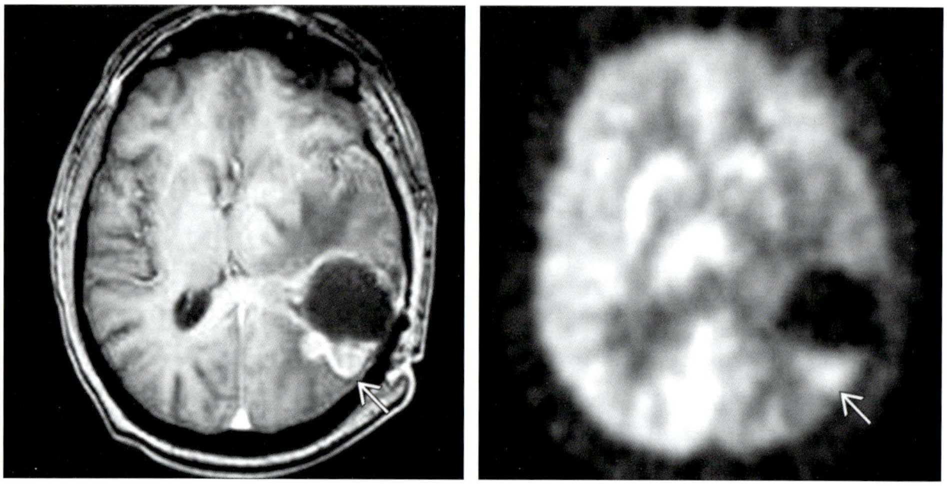

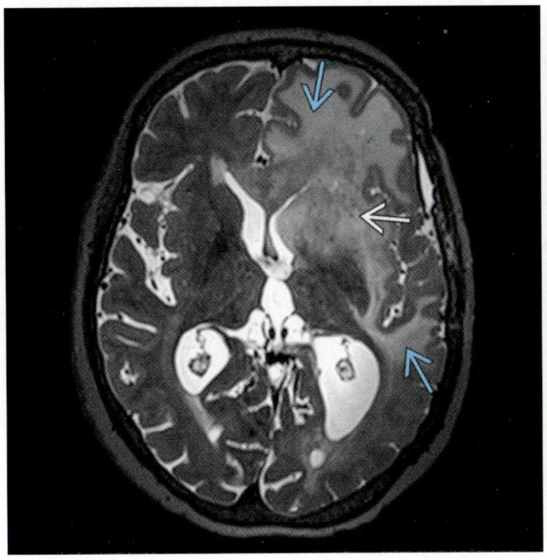

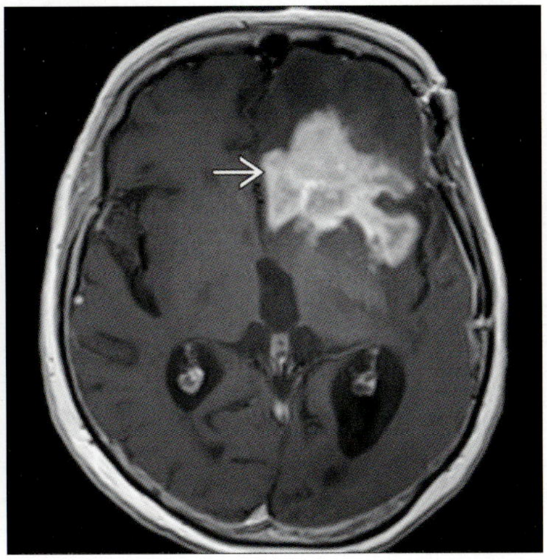

(Izquierda) RM axial en T2 que muestra una lesión mal definida (*flecha blanca*) en el sitio de un glioblastoma multiforme previo con edema circundante (*flechas azules*). **(Derecha)** RM axial en T1 C+ en el mismo paciente que muestra una lesión con realce (*flecha*) en el sitio de un glioblastoma multiforme posterior a la extirpación quirúrgica y a la radioterapia.

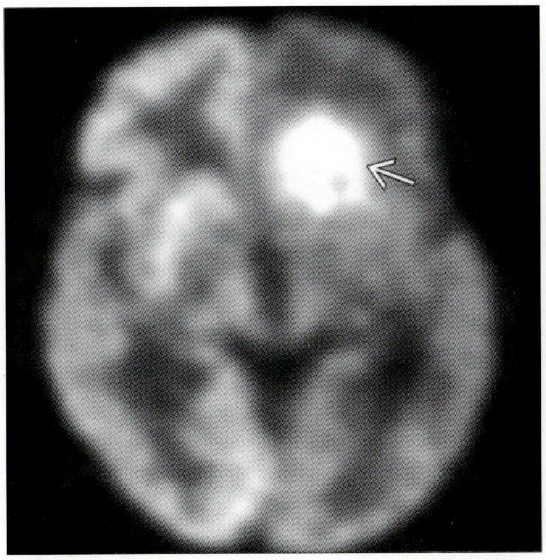

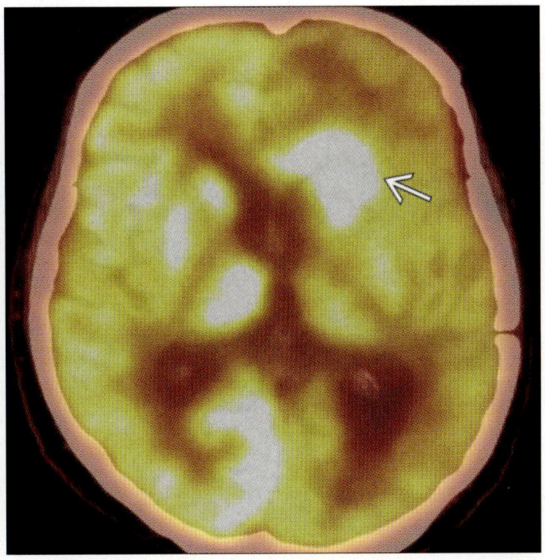

(Izquierda) PET axial con ^{18}F-FDG en el mismo paciente que muestra hipermetabolismo en la región frontal izquierda (*flecha*). **(Derecha)** PET/TC axial con ^{18}F-FDG en el mismo paciente que muestra hipermetabolismo en el tumor (*flecha*), compatible con recidiva tumoral.

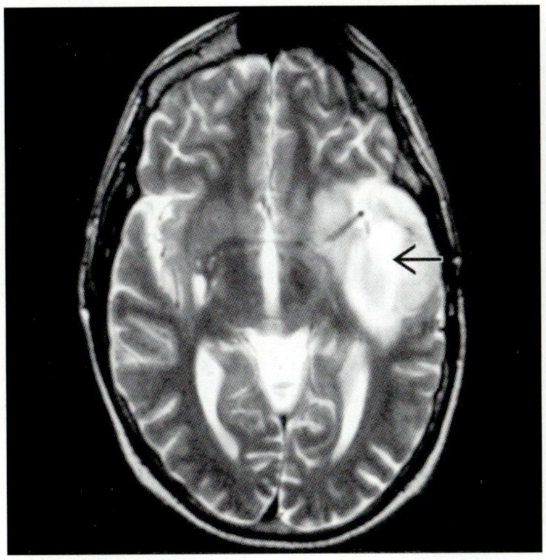

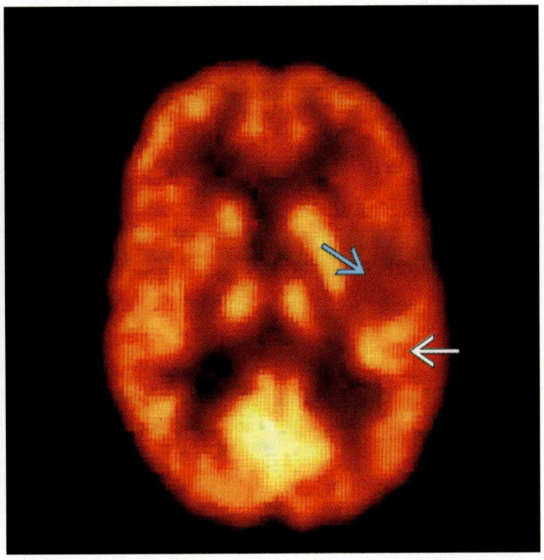

(Izquierda) RM axial en T2 que muestra edema en el lóbulo temporal izquierdo (*flecha*) en el sitio de un tumor previamente irradiado. **(Derecha)** PET axial con ^{18}F-FDG en el mismo paciente. Se observa hipermetabolismo a lo largo del margen posterior del edema (*flecha blanca*). El diagnóstico diferencial incluye hipermetabolismo posradiación o tumor recidivante. La biopsia dirigida mostró glioma recidivante. La región hipometabólica representa necrosis por radiación (*flecha azul*).

FACTORES CLAVE

Imágenes

- La exploración de un tumor encefálico mediante PET con ^{18}F-FDG fue la primera aplicación oncológica de la PET.
- La RM es la herramienta diagnóstica inicial para determinar la localización y la extensión tumoral.
  - Los tumores de bajo grado muestran poco o ausencia de realce.
  - Los tumores de alto grado muestran realce extenso.
- La PET/TC es útil para:
  - Detección.
  - Determinar el grado tumoral (bajo frente a alto).
  - Diferenciación entre recidiva tumoral y necrosis por radiación.
  - Detección de transformación anaplásica de tumores de bajo grado.
- ^{18}F-FDG:
  - Los tumores de alto grado son más hipermetabólicos que los de bajo grado (asociados a más rotura de la barrera hematoencefálica).
  - $\uparrow$ metabolismo de ^{18}F-FDG en un tumor de bajo grado previamente conocido indica transformación anaplásica.
- Aminoácidos trazadores:
  - $\uparrow$ transporte de aminoácidos hacia el interior de las células ante $\uparrow$ transformación maligna:
    - C-11 MET (metionina): sensibilidad del 80% para detectar tumores encefálicos.
    - F-18 FDOPA (dopamina): más sensible que la ^{18}F-FDG para la detección de tumores y para la evaluación de recidivas tumorales.
- F-18 fluorotimidina (FLT):
  - Captación aumentada cuando se altera la barrera hematoencefálica.
  - Útil para determinar el grado de un tumor encefálico.

Lista de verificación diagnóstica

- El corregistro de imágenes de PET con ^{18}F-FDG junto con imágenes de RM aumenta la sensibilidad.
- La técnica de PET/TC diferido aumenta el contraste entre el tumor y el fondo.

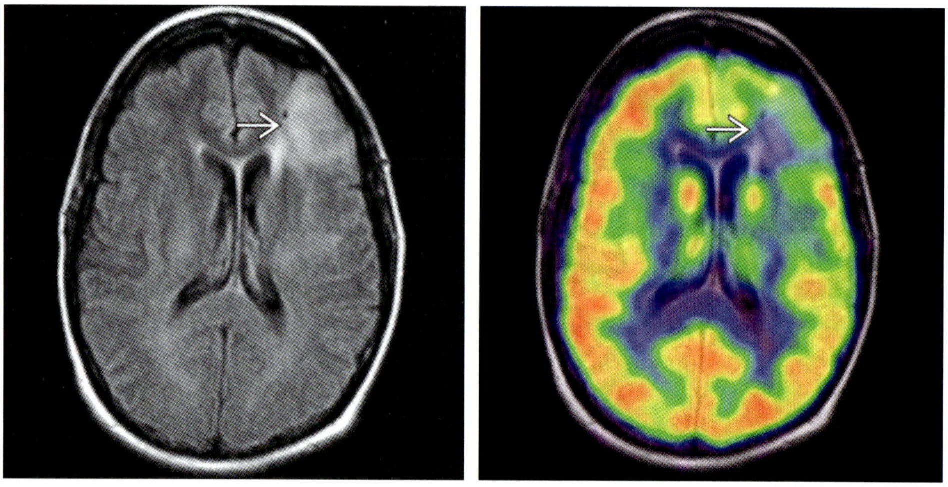

(Izquierda) RM axial en FLAIR que muestra señal anormal en la sustancia gris y blanca del lóbulo frontal izquierdo (*flecha*) en este paciente con una lesión grado II de la clasificación de la OMS. En las imágenes poscontraste no había realce anormal. **(Derecha)** PET/TC axial con ^{18}F-FDG en el mismo paciente que muestra hipometabolismo relativo (*flecha*) que se correlaciona con la lesión. Este grado de actividad de la ^{18}F-FDG es compatible con una lesión grado II de la clasificación de la OMS.

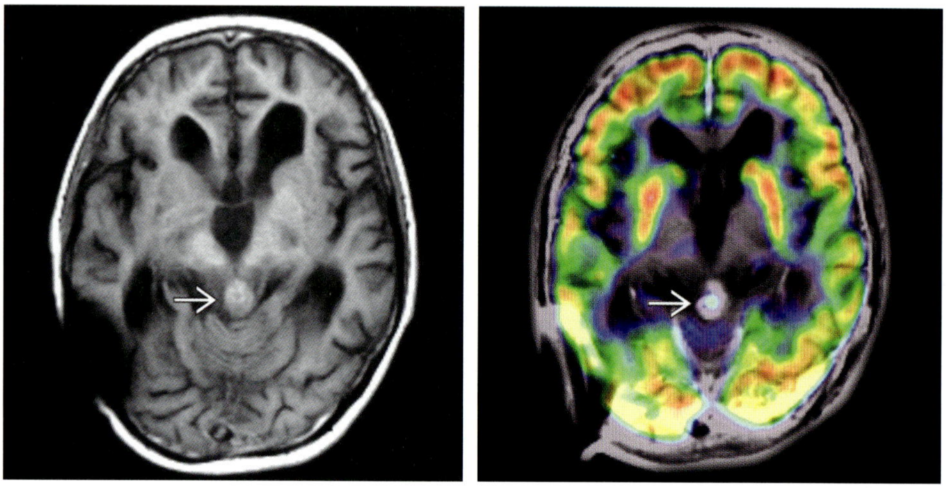

(Izquierda) RM axial en T1 que muestra una lesión tectal grado I de la clasificación de la OMS (*flecha*) que había estado estable durante muchos años y no mostró aumento de la actividad metabólica en el estudio original de PET con ^{18}F-FDG. Se solicitó un estudio de seguimiento, debido a síntomas nuevos/agravados. **(Derecha)** PET/RM axial con ^{18}F-FDG que muestra un nuevo foco de actividad de ^{18}F-FDG moderadamente aumentada (*flecha*) que se correlaciona con el centro del tumor tectal. Esto es sugestivo de transformación de alto grado en este glioma que previamente era de bajo grado.

Terminología

Definiciones

- Clasificación tumoral de la Organización Mundial de la Salud (OMS):
  - Tumores de bajo grado:
    - Grado I de la OMS (no invasivos):
      - P. ej., astrocitoma pilocítico.
    - Grado II de la OMS (parcialmente invasivos).
      - P. ej., astrocitoma difuso.
  - Tumores de alto grado:
    - Grado III de la OMS (invasivos).
      - P. ej., astrocitoma anaplásico.
    - Grado IV de la OMS (altamente invasivos).
      - P. ej., glioblastoma multiforme.

Imágenes

Características generales

- Los estudios de imágenes cumplen un papel esencial en la evaluación de tumores primarios del encéfalo:
  - Tumores de bajo grado:
    - Evalúan la presencia de recidiva tumoral.
    - Monitorean la transformación en un tumor de alto grado.
  - Tumores de alto grado:
    - Distinguen entre recidiva tumoral y necrosis inducida por radiación.
- Mejor pista diagnóstica:
  - RM con contraste:
    - Los tumores de bajo grado muestran poco o ausencia de realce.
    - Los tumores de alto grado muestran realce extenso.
  - PET con ^{18}F-FDG:
    - Los tumores de bajo grado muestran poca o ausencia de actividad metabólica.
    - Los tumores de alto grado muestran actividad hipermetabólica.
- Localización:
  - Intraaxial (parenquimatosa).
  - Supratentorial frente a infratentorial.

Hallazgos en medicina nuclear

- PET/TC:
  - El estudio de tumores encefálicos mediante PET con ^{18}F-FDG fue la primera aplicación oncológica de la PET.
- ^{18}F-FDG:
  - Es transportada hacia el interior de las células a través de la barrera hematoencefálica.
  - A medida que aumenta la rotura de la barrera hematoencefálica, también incrementa el hipermetabolismo del tumor en la PET.
  - Los tumores de alto grado son más hipermetabólicos que los tumores de bajo grado (asociados a mayor rotura de la barrera hematoencefálica).
  - El incremento de la actividad de ^{18}F-FDG en un tumor que previamente era de bajo grado indica transformación anaplásica.
  - Limitaciones:
    - Captación fisiológicamente alta de ^{18}F-FDG en el tejido encefálico normal (la sustancia gris es más hipermetabólica que la sustancia blanca):
      - Esto disminuye la sensibilidad de la PET con ^{18}F-FDG para detectar tumores de bajo grado y recidivantes de alto grado.
    - Los tumores encefálicos < 10 mm habitualmente no se visualizan en la PET con ^{18}F-FDG.
- Aminoácidos radiotrazadores:
  - Captación aumentada en el tejido tumoral y captación disminuida en el tejido encefálico normal.
  - Transporte de aminoácidos aumentado hacia el interior de las células en presencia de transformación maligna.
  - No tienen relación con la rotura de la barrera hematoencefálica:
    - C-11 MET (metionina):
      - Sensibilidad del 80% para detectar tumores encefálicos.
      - Mayor captación en tumores de alto grado en comparación con los de bajo grado.
    - F-18 FDOPA (dopamina):
      - Sensibilidad del 98% para detectar tumores encefálicos (mayor que la de la PET con ^{18}F-FDG).
      - Mayor sensibilidad y especificidad para evaluar recidiva tumoral (mayor que la de la PET con ^{18}F-FDG).
      - No hay diferencia de captación entre tumores de bajo y alto grado.
- F-18 fluorotimidina (FLT):
  - Marcador de proliferación de células tumorales (la captación se correlaciona con la actividad de la timidina-1-quinasa).
  - Sensibilidad del 80% para detectar tumores encefálicos.
  - Mayor captación en presencia de ruptura de la barrera hematoencefálica.
  - Útil para determinar el grado de tumores encefálicos.

Recomendaciones para el estudio

- Mejor herramienta de diagnóstico por imágenes:
  - La RM es la herramienta diagnóstica inicial para determinar la localización y la extensión tumoral:
    - T1 C+:
      - Bajo grado: con poco o ausencia de realce.
      - Alto grado: realce extenso.
    - FLAIR:
      - Edema peritumoral.
    - Espectroscopia:
      - ↑ relación colina/Cr.
      - ↓ NAA.
  - La PET/TC es útil para:
    - Detección tumoral.
    - Grado (bajo frente a alto).
    - Evaluación de recidiva tumoral.
    - Evaluación para detectar transformación anaplásica (tumores de bajo grado).

Diagnóstico diferencial

Metástasis encefálicas

- PET con ^{18}F-FDG:
  - Comparar la captación respecto de la actividad de la sustancia gris.
    - Hipermetabólicas: carcinoma de pulmón, de mama, melanoma, cáncer colorrectal, de cabeza y cuello y tiroideo.
    - Hipometabólicas: tumores mucinosos, carcinoma de células renales.

Absceso encefálico

- Habitualmente hipermetabólico.
- El hipometabolismo central indica necrosis.

Meningioma

- Hipometabólico, extraaxial.

Accidente cerebrovascular

- Agudo: centro isquémico hipometabólico, peri-isquemia hipermetabólica.

- Antiguo: hipometabólico.

Patología

Estadificación, grado y clasificación

- Se basa en el grado de atipia nuclear, mitosis, proliferación microvascular y necrosis:
  - Bajo grado:
    - Grado I de la OMS:
      - Bajo potencial proliferativo.
      - Microquistes, fibras de Rosenthal.
    - Grado II de la OMS:
      - Número de células levemente aumentado o atipia.
      - Infiltrado alrededor del encéfalo.
  - Alto grado:
    - Grado III de la OMS.
      - Mitosis y atipia prominente.
      - Anaplasia.
    - Grado IV de la OMS:
      - Necrosis manifiesta, proliferación endotelial.

Aspectos clínicos

Presentación

- Signos/síntomas más frecuentes:
  - Cefalea.
  - Síntomas de presión intracraneal aumentada (náuseas y vómitos).
  - Estado mental alterado.
  - Déficit neurológico focal.
  - Convulsiones.
- Otros signos/síntomas:
  - Pueden ser asintomáticos y se puede descubrir incidentalmente en un estudio de diagnóstico por imágenes realizado por otros motivos.

Demografía

- Edad:
  - Incidencia máxima de todos los tumores primarios del encéfalo alrededor de los 50 años de edad.
  - Típicamente, los tumores de bajo grado afectan al grupo etario joven mientras que los tumores de alto grado afectan al grupo de edad avanzada.
- Sexo:
  - Leve predominancia masculina en la incidencia de tumores encefálicos malignos.
- Epidemiología:
  - Incidencia en adultos: 28,6 cada 100 000.
  - Incidencia en niños: 5,6 cada 100 000.

Historia natural y pronóstico

- Pronóstico general malo.

Tratamiento

- Médico:
  - Edema encefálico: corticoides.
  - Convulsiones: medicamentos antiepilépticos.
- Quirúrgico:
  - Paso inicial en el tratamiento.
- Radioterapia.
- Quimioterapia.

Lista de verificación diagnóstica

Considerar

- Corregistro de imágenes de PET con ^{18}F-FDG junto con imágenes de RM:
  - Aumenta la sensibilidad de la PET con ^{18}F-FDG.
- Aminoácidos radiotrazadores:
  - Más sensibles que la ^{18}F-FDG para la detección de tumores encefálicos y para la evaluación de recidivas (F-18 FDOPA).
- Técnica diferida de PET/TC.
  - Atrapamiento del radiotrazador dentro de las células del tumor encefálico cuando se realiza el estudio de 3 h a 8 h después de la inyección del radiotrazador.
  - Ayuda a distinguir entre el tumor y la sustancia gris normal.

Información útil para la interpretación de las imágenes

- La PET es útil para la detección de tumores encefálicos, la determinación del grado, la observación de la presencia de transformación anaplásica y la evaluación de recidiva frente a necrosis posradiación.
- Habitualmente, los tumores de bajo grado son hipometabólicos, mientras que los de alto grado son hipermetabólicos.
- El incremento de la actividad de ^{18}F-FDG en un tumor previamente de bajo grado indica transformación anaplásica hacia un tumor de alto grado.
- Habitualmente, los tumores encefálicos < 10 mm no se visualizan mediante PET con ^{18}F-FDG, debido a la captación fisiológica normal en el encéfalo.

Bibliografía

1. Kim MM, et al. Non-invasive metabolic imaging of brain tumours in the era of precision medicine. Nat Rev Clin Oncol 2016; 13 (12): 725-39.
2. Fink JR, et al. Multimodality brain tumor imaging: MR imaging, PET, and PET/MR imaging. J Nucl Med 2015; 56 (10): 1554-61.
3. Galldiks N, et al. From the clinician's point of view - What is the status quo of positron emission tomography in patients with brain tumors? Neuro Oncol 2015; 17 (11): 1434-44.
4. Segtnan EA, et al, ^{18}F-fluorodeoxyglucose PET/computed tomography for primary brain tumors. PET Clin 2015; 10 (1): 59-73.
5. Wray R, et al. (18)F-Flourodeoxy-glucose PET/computed tomography in brain tumors: Value to patient management and survival outcomes. PET Clin 2015; 10 (3): 423-30.
6. Demetriades AK, et al. Applications of positron emission tomography in neuro-oncology: a clinical approach. Surgeon 2014; 12 (3): 148-57.
7. Suchorska B, et al. PET imaging for brain tumor diagnostics. Curr Opin Neurol 2014; 27 (6): 683-8.
8. Kosaka N, et al. ^{18}F-FDG PET of common enhancing malignant brain tumors. AJR Am J Roentgenol 2008; 190 (6): W365-9.
9. Chen W. Clinical applications of PET in brain tumors. J Nucl Med 2007; 48 (9): 1468- 81.
10. Chen W, et al. 18F-FDOPA PET imaging of brain tumors: comparison study with ^{18}F-FDG PET and evaluation of diagnostic accuracy. J Nucl Med 2006; 47 (6): 904-11.

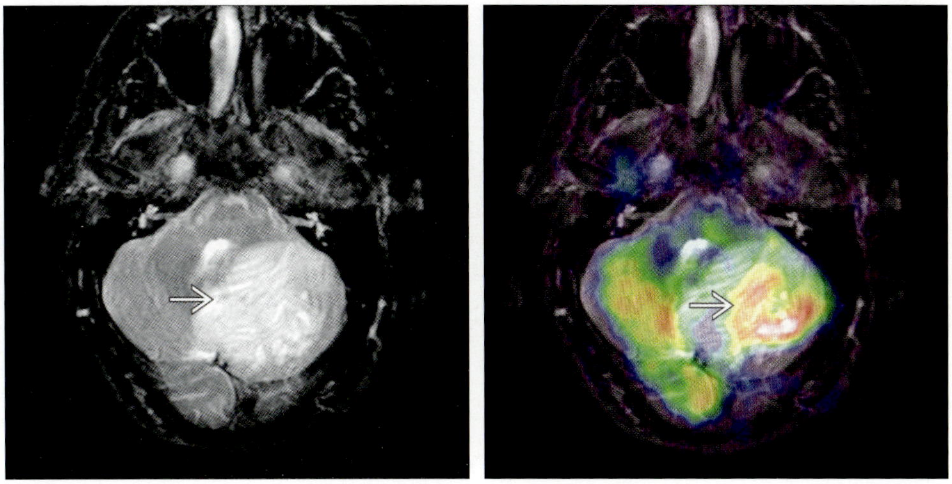

(Izquierda) RM axial en FLAIR que muestra una señal anormal que compromete la mayoría del hemicerebelo izquierdo (*flecha*). **(Derecha)** PET/RM axial con ^{18}F-FDG en el mismo paciente que muestra áreas de intensa actividad focal de ^{18}F-FDG (*flecha*), correspondiente al tumor cerebeloso. La biopsia mostró un gangliocitoma displásico cerebeloso, una infrecuente neoplasia primaria del encéfalo.

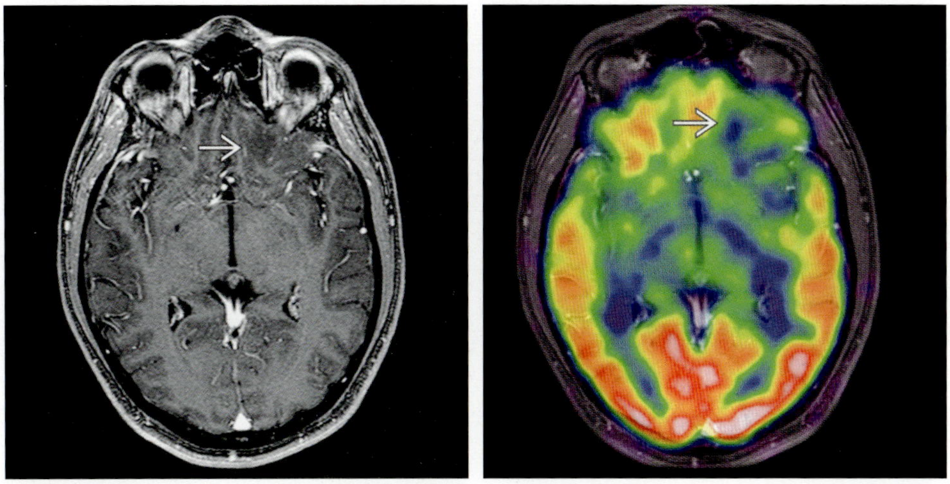

(Izquierda) RM axial en T1 C+ que muestra un área de baja intensidad de señal sin realce anormal (*flecha*) en este paciente con un glioma de bajo grado que se está evaluando para planificar la radioterapia. **(Derecha)** PET/TC axial con ^{18}F-FDG que muestra hipometabolismo relativamente disminuido en la lesión del lóbulo frontal izquierdo (*flecha*), un hallazgo característico observado en gliomas de menor grado.

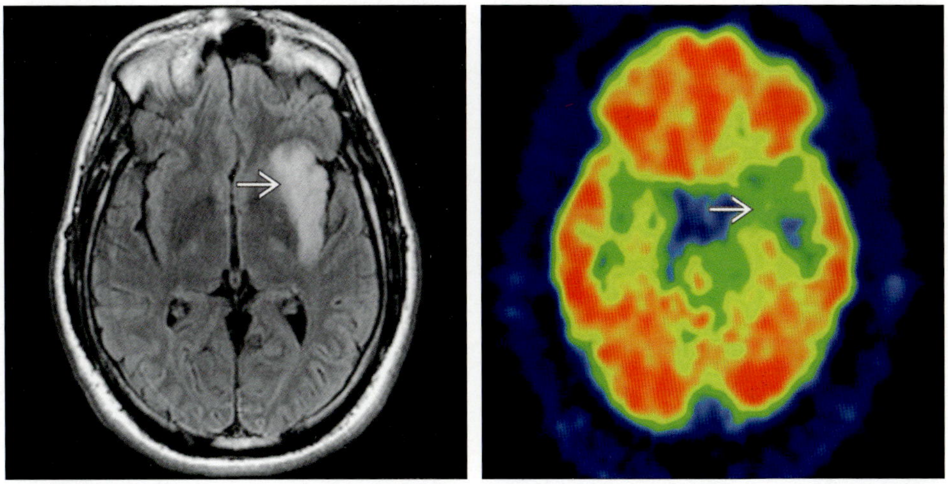

(Izquierda) RM axial en FLAIR que muestra una señal anormal que compromete la corteza insular (*flecha*) en este paciente con lesión glial grado II de la clasificación de la OMS. Las imágenes poscontraste (no mostradas) no revelaron realce anormal en el área de anomalía de la señal. **(Derecha)** PET axial con ^{18}F-FDG en el mismo paciente. Se observa hipometabolismo relativo, debido a bajo grado (*flecha*), correspondiente a la señal anormal en la RM en FLAIR previa.

FACTORES CLAVE

Imágenes

- Utilidad clínica de la PET/TC con ^{18}F-FDG:
  - Herramienta valiosa para detectar linfadenopatía regional y metástasis distantes:
    - Modifica el tratamiento del paciente en el 33% de los casos.
  - Protocolo de estudio desde el cráneo hasta los dedos de los pies para detectar tumores primarios adicionales y metástasis cutáneas y subcutáneas.
  - Excelente herramienta para la vigilancia: elevado valor predictivo positivo y negativo en pacientes con sospecha de recidiva.
- Estadificación utilizando PET/TC con ^{18}F-FDG:
  - Melanoma primario: lesión cutánea hipermetabólica con engrosamiento de tejidos blandos en la TC:
    - Evaluar la piel adyacente alrededor de la lesión primaria en busca de metástasis cutáneas.
    - El estudio de cuerpo entero con PET/TC puede detectar sitios adicionales de melanoma primario.
  - Linfadenopatía hipermetabólica:
    - Primaria de cabeza y cuello: los patrones de drenaje inusual son frecuentes; evaluar las regiones occipital, periauricular, submandibular, de la cadena cervical y supraclavicular.
    - Primaria de brazo: evaluar las regiones epitroclear y axilar.
    - Primaria de tronco: evaluar las axilas y las estaciones inguinales bilaterales, debido a que el tronco puede tener patrones de drenaje aberrante.
    - Primaria de pierna: evaluar la fosa poplítea y las regiones inguinales y pélvicas.
    - La PET/TC no puede descartar micrometástasis evidentes en la biopsia del ganglio centinela
  - Metástasis hipermetabólicas extraganglionares:
    - Casi cualquier órgano y sitios inusuales (p. ej., la mama).
    - Son frecuentes en la columna, los pulmones, el hígado, el bazo y el intestino.
- RM:
  - Modalidad más sensible para detectar metástasis encefálicas, aunque en la PET/TC con ^{18}F-FDG se encuentran de manera incidental metástasis encefálicas si son lo suficientemente grandes.

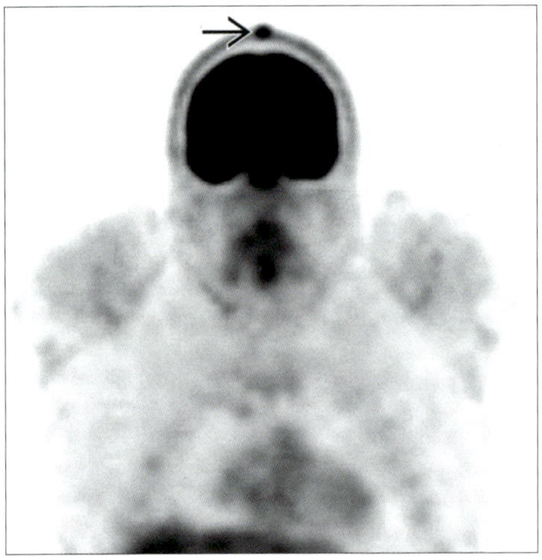
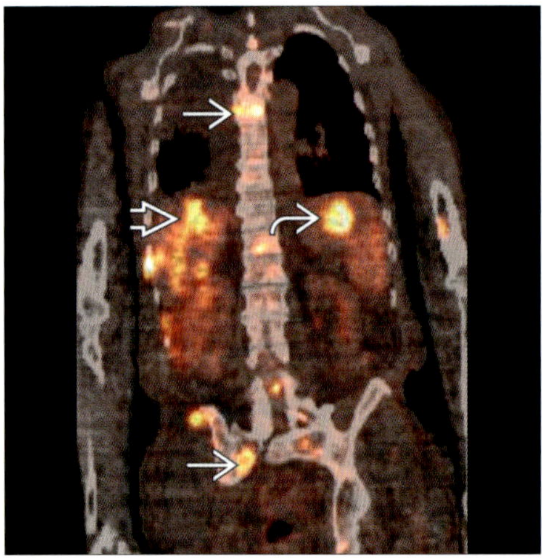

(Izquierda) PET coronal con ^{18}F-FDG que muestra un foco de actividad aumentada (*flecha*) en tejidos cutáneos del vértice del cuero cabelludo, el sitio de melanoma primario conocido. Se deben revisar las imágenes sin corrección por atenuación en busca de lesiones cutáneas, ya que las imágenes con corrección por atenuación pueden ocultar la captación anormal en la piel. **(Derecha)** PET/TC coronal con ^{18}F-FDG en un hombre de 65 años de edad que muestra metástasis óseas generalizadas (*flechas blancas*), así como metástasis en el hígado (*flecha abierta*) y en el bazo (*flecha curva*).

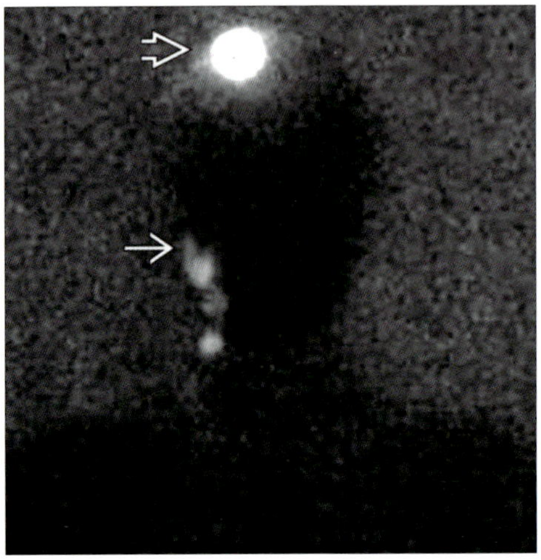
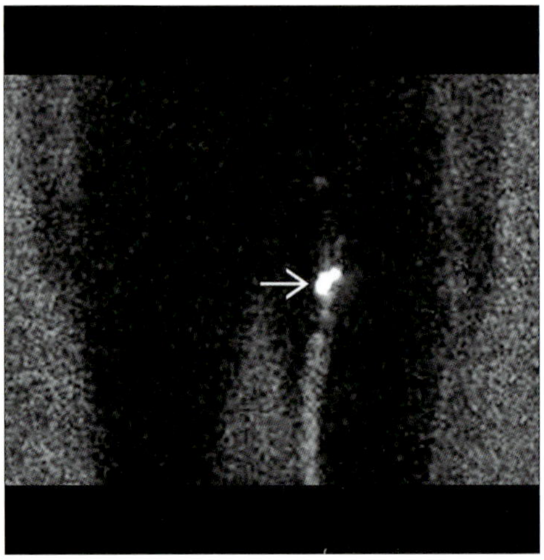

(Izquierda) Linfografía isotópica anterior con Tc-99m-sulfuro coloidal en un paciente con melanoma del cuero cabelludo (*flecha abierta*). Se observa drenaje linfático hacia la región periauricular (*flecha blanca*). Los melanomas en la cabeza y el cuello pueden tener múltiples estaciones de drenaje linfático. **(Derecha)** Linfografía isotópica anterior con Tc-99m-sulfuro coloidal en un paciente con melanoma de la pantorrilla izquierda. Se aprecia un ganglio linfático centinela (*flecha*) en la entrepierna. La PET/TC con ^{18}F-FDG no puede detectar metástasis microscópicas. Por lo tanto, se realiza un mapeo y una biopsia de ganglio centinela.

Terminología

Definiciones

- Neoplasia maligna de células productoras de melanina.

Imágenes

PET/TC con ^{18}F-FDG

- Lesiones primarias hipermetabólicas, linfadenopatía regional y metástasis distantes:
  - Melanoma primario: lesión cutánea hipermetabólica con engrosamiento de tejidos blandos en la TC:
    - Evaluar la piel adyacente alrededor de la lesión primaria en busca de metástasis cutáneas.
  - Incidencia de melanomas primarios múltiples: del 1,3% al 8%:
    - La exploración de cuerpo entero mediante PET/TC con ^{18}F-FDG puede detectar sitios adicionales de melanoma primario.
    - Debe considerarse la extensión del estudio para incluir todo el cuerpo (desde la región superior del cráneo hasta los pies).
  - Linfadenopatía hipermetabólica:
    - Debe evaluarse la piel alrededor de la lesión primaria para detectar metástasis ganglionares en tránsito.
    - Linfadenopatía regional:
      - Primaria de cabeza y cuello: los patrones de drenaje inusual son frecuentes; deben evaluarse las regiones occipital, periauricular, submandibular, de la cadena cervical y supraclavicular.
      - Primaria de brazo: evaluar las regiones epitroclear y axilar.
      - Primaria de tronco: evaluar las axilas y las estaciones inguinales bilaterales, debido a que el tronco puede tener patrones de drenaje aberrante.
      - Primaria de pierna: evaluar la fosa poplítea y las regiones inguinales y pélvicas.
    - La PET/TC no puede descartar micrometástasis evidentes en la biopsia de ganglio centinela.
  - Metástasis extraganglionares:
    - Casi cualquier órgano y sitios inusuales (p. ej., la mama).
    - Son frecuentes en la columna, los pulmones, el hígado, el bazo y el intestino.
    - Por lo general, se requiere una TC de calidad diagnóstica para detectar pequeñas metástasis pulmonares.
- La PET/TC con ^{18}F-FDG es valiosa para detectar enfermedad metastásica oculta en la enfermedad en estadio III y IV.
  - Sensibilidad del 83% y especificidad del 85%.
  - Modifica el tratamiento del paciente en el 33% de los casos.
- La PET/TC con ^{18}F-FDG tiene un elevado valor predictivo positivo para encontrar recidiva:
  - Elevado valor predictivo negativo para pacientes que están libres de recidiva.

PET/RM con ^{18}F-FDG

- En general, los protocolos de RM de cuerpo entero (sin PET) para la estadificación de melanoma muestran menor sensibilidad y especificidad que la PET/TC con ^{18}F-FDG.
- Se está estudiando la utilidad de la PET/RM combinada para la evaluación de la respuesta del tumor al tratamiento y para la caracterización tumoral.

Diagnóstico diferencial

Carcinoma epidermoide (también conocido como "carcinoma de células escamosas")

- Proliferación maligna de queratinocitos epidérmicos.
- Aspecto del tumor primario: úlcera o placa rojiza.
- Del 2% al 5% de los carcinomas epidermoides cutáneos generan metástasis:
  - A veces se utiliza PET/TC con ^{18}F-FDG si se sospechan metástasis.

Carcinoma de células basales

- Carcinoma localmente invasivo originado en la capa basal de la epidermis.
- Aspecto del tumor primario: nódulo nacarado brillante o parche rojo.
- Excepcionalmente genera metástasis.

Carcinoma de células de Merkel

- Proliferación maligna de células altamente anaplásicas, similares a las células de origen neuroectoérmico:
  - Células de Merkel: células especializadas de los receptores cutáneos del tacto.
  - Enfermedad maligna altamente agresiva:
    - Sobrevida a 5 años: 50% en la enfermedad en estadio II, 18% en la enfermedad en estadio IV.
- Aspecto del tumor primario: nódulo firme indoloro de color carne, rojo o azul.
- Frecuentemente, también se utiliza la PET/TC con ^{18}F-FDG para la estadificación de estos pacientes.
  - Estadio I: lesión primaria ≤ 2 cm.
  - Estadio II: lesión primaria > 2 cm.
  - Estadio III: metástasis en ganglios linfáticos regionales.
  - Estadio IV: metástasis distantes.

Patología

Estadificación, grado y clasificación

- Clasificación del tumor primario:
  - Tis:
    - Melanoma *in situ*.
  - T1: ≤ 1,0 mm:
    - a: sin ulceración ni mitosis < 1/mm^2.
    - b: con ulceración o mitosis ≥ 1/mm^2.
  - T2: 1,0 mm a 2,0 mm:
    - a: sin ulceración.
    - b: con ulceración.
  - T3: 2,01 mm a 4,0 mm:
    - a: sin ulceración.
    - b: con ulceración.
  - T4: > 4,0 mm:
    - a: sin ulceración.
    - b: con ulceración.

Características microscópicas

- Nidos asimétricos y mal delimitados de melanocitos.
- Profundidad de Breslow:
  - Milímetros desde la parte superior de la capa granulosa de la epidermis hasta el punto más profundo de penetración.
  - Detectar además: presencia de ulceración y mitosis/mm^2.

Aspectos clínicos

Presentación

- Signos/síntomas más frecuentes:
  - Melanoma primario: asimétrico, bordes irregulares, variación del color, diámetro ≥ 5 mm, cambios con el tiempo.
  - Linfadenopatía.

Agrupaciones por estadio del carcinoma epidermoide de esófago

Estadio	Tumor	Ganglios	Metástasis	Grado	Localización
0	Tis (DAG)	0	0	1	Cualquiera
IA	1	0	0	1	Cualquiera
IB	1	0	0	2 a 3	Cualquiera
	2 a 3	0	0	1	Inferior
IIA	2 a 3	0	0	1	Superior,
	2 a 3	0	0	2 a 3	medio
					Inferior
IIB	2 a 3	0	0	2 a 3	Superior, medio
	1 a 2	1	0	Cualquiera	Cualquiera
IIIA	1 a 2	2	0	Cualquiera	Cualquiera
	3	1	0	Cualquiera	Cualquiera
	4a	0	0	Cualquiera	Cualquiera
IIIB	3	2	0	Cualquiera	Cualquiera
IIIC	4a	1 a 2	0	Cualquiera	Cualquiera
	4b	Cualquiera	0	Cualquiera	Cualquiera
	Cualquiera	3	0	Cualquiera	Cualquiera
IV	Cualquiera	Cualquiera	1	Cualquiera	Cualquiera

Edge SB. AJCC Cancer Staging Handbook: Del AJCC Cancer Staging Manual. 7ª ed. Nueva York: Springer, 2010.
DAG: displasia de alto grado.

Agrupaciones por estadio del adenocarcinoma esofágico

Estadio	Tumor	Ganglios	Metástasis	Grado
0	Tis (DAG)	0	0	1
IA	1	0	0	1 a 2
IB	1	0	0	3
	2	0	0	1 a 2
IIA	2	0	0	3
IIB	3	0	0	Cualquiera
	1 a 2	1	0	Cualquiera
IIIA	1 a 2	2	0	Cualquiera
	3	1	0	Cualquiera
	4a	0	0	Cualquiera
IIIB	3	2	0	Cualquiera
IIIC	4a	1 a 2	0	Cualquiera
	4b	Cualquiera	0	Cualquiera
	Cualquiera	3	0	Cualquiera
IV	Cualquiera	Cualquiera	1	Cualquiera

Edge SB. AJCC Cancer Staging Handbook: Del AJCC Cancer Staging Manual. 7ª ed. Nueva York: Springer, 2010.
DAG: displasia de alto grado.

  - Con enfermedad microscópica o macroscópica presente después de la esofagectomía.
- Quimiorradioterapia paliativa:
  - Mayor sobrevida ante quimioterapia para adenocarcinoma metastásico dirigida hacia enfermedad con HER2-neu.

Lista de verificación diagnóstica

PET/TC con ^{18}F-FDG

- Indicado para la estadificación inicial y para identificar candidatos quirúrgicos.
- Sensibilidad alta para detectar metástasis distantes y recidiva.
- Evalúa la respuesta tumoral a la quimiorradioterapia.
- Modifica el tratamiento clínico en ~ 40% de los casos y mejora la selección de los pacientes para cirugía radical.

Bibliografía

1. Goense L, et al. Diagnostic performance of ^{18}F-FDG and PET/CT for the detection of recurrent esophageal cancer after treatment with curative intent: a systematic review and meta-analysis. J Nucl Med 2015; 56 (7): 995-1002.

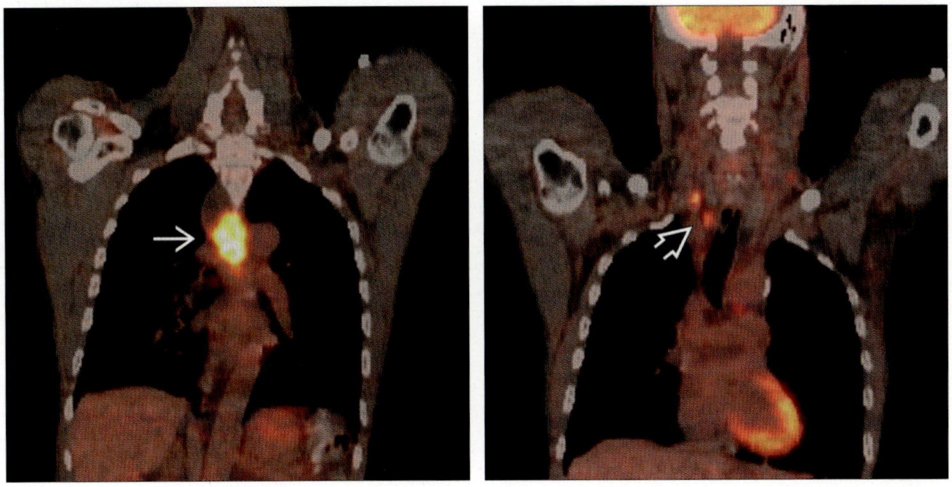

(Izquierda) PET/TC coronal fusionado con ^{18}F-FDG que muestra un cáncer esofágico en el tercio medio del esófago (*flecha*). **(Derecha)** PET/TC coronal con ^{18}F-FDG en el mismo paciente que muestra dos metástasis infracentimétricas levemente hipermetabólicas en ganglios linfáticos (*flecha abierta*).

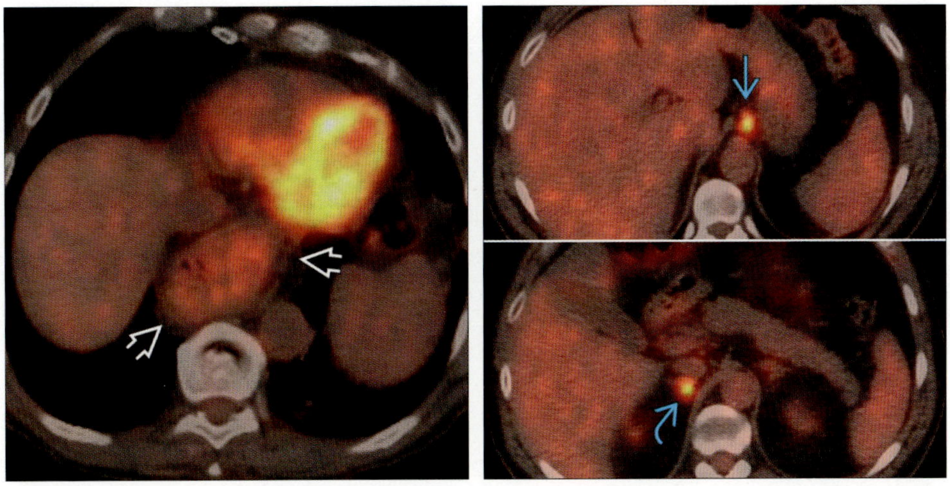

(Izquierda) PET/TC axial con ^{18}F-FDG que muestra una hernia de hiato por deslizamiento en el mediastino inferior con captación sutilmente aumentada (*flechas abiertas*), debido a enfermedad por reflujo gastroesofágico. **(Derecha)** PET/TC axial con ^{18}F-FDG en un paciente con carcinoma epidermoide del esófago que muestra un ganglio gástrico izquierdo hipermetabólico (*flecha azul*) y una metástasis en la glándula suprarrenal derecha (*flecha curva*).

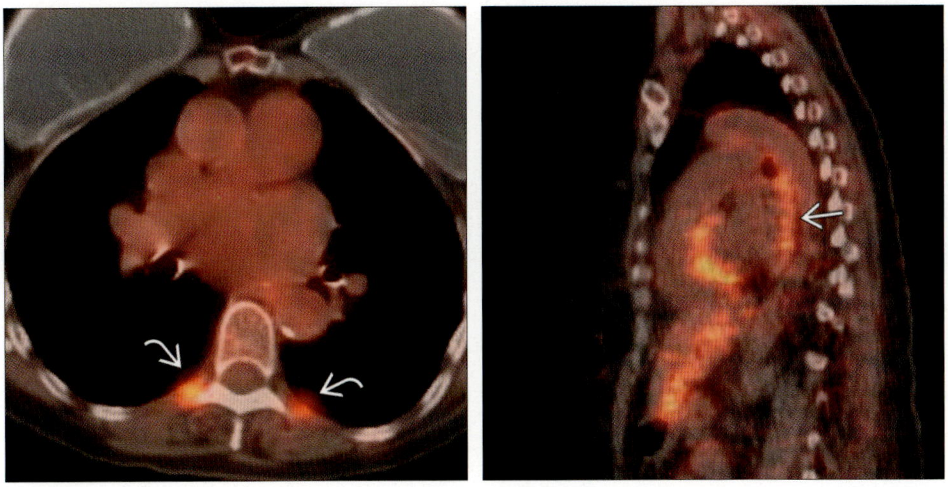

(Izquierda) PET/TC axial con ^{18}F-FDG que muestra captación simétrica bilateral en las uniones costovertebrales (*flechas*) y captación fisiológica (y benigna) de la grasa parda. **(Derecha)** PET/TC sagital con ^{18}F-FDG que muestra captación difusa moderada en el esófago (*flecha*), compatible con esofagitis por reflujo gastroesofágico.

(Izquierda) MIP de PET con ^{18}F-FDG en un paciente con cáncer de esófago (*flecha negra*) y linfadenopatía adyacente (*flecha abierta*), que muestra captación sutilmente aumentada en la estación supraclavicular izquierda (*flecha curva*). **(Derecha)** MIP de PET con ^{18}F-FDG en el mismo paciente después de la radioterapia que muestra resolución en el lapso transcurrido del cáncer primario de esófago y de las metástasis adyacentes. Es evidente la progresión de la linfadenopatía supraclavicular izquierda (*flecha*), ya que no estaba dentro de la zona de radiación.

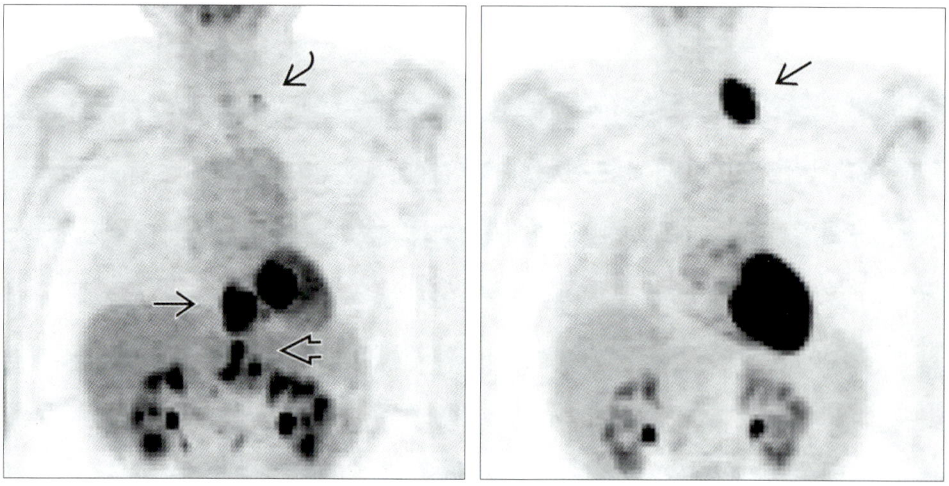

(Izquierda) MIP de PET con ^{18}F-FDG que muestra actividad hipermetabólica focal de bajo nivel en el esófago distal (*flecha*). El diagnóstico diferencial incluye esofagitis focal inflamatoria o infecciosa y neoplasia. **(Derecha)** MIP de PET con ^{18}F-FDG que muestra actividad hipermetabólica difusa de bajo nivel en todo el esófago (*flecha*), sugestiva de etiología inflamatoria o infecciosa.

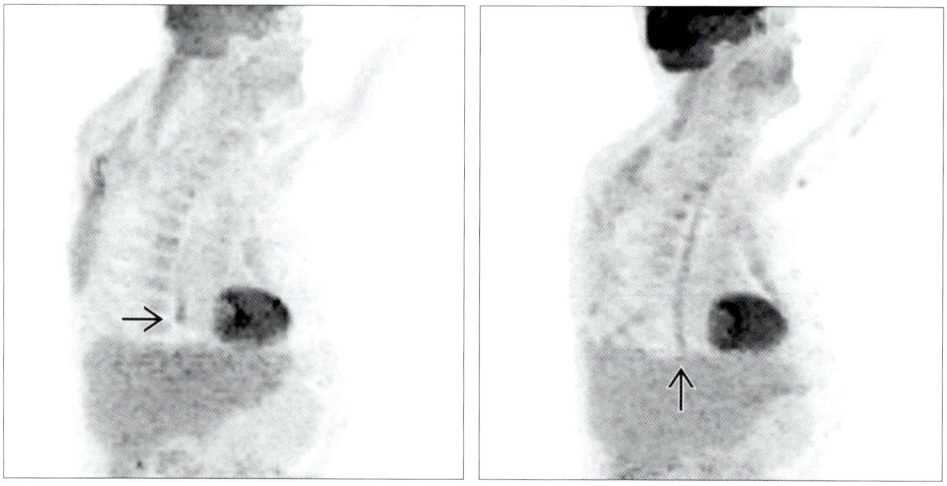

(Izquierda) PET/TC axial con ^{18}F-FDG en un paciente después de una esofagectomía por un cáncer esofágico que muestra el sitio de anastomosis (*flecha*) cerca de la tráquea. **(Derecha)** PET/TC axial con ^{18}F-FDG en el mismo paciente un año después que muestra tejidos blandos hipermetabólicos (*flecha*) a nivel de una recidiva en la anastomosis.

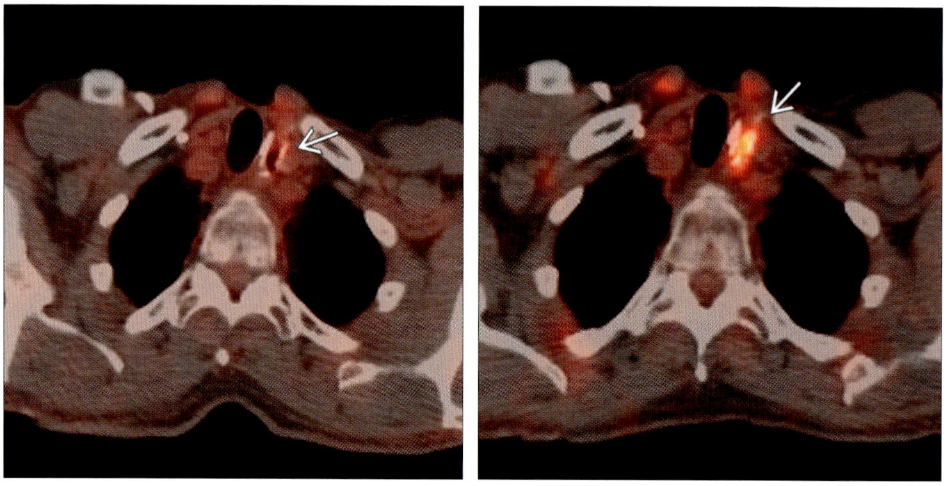

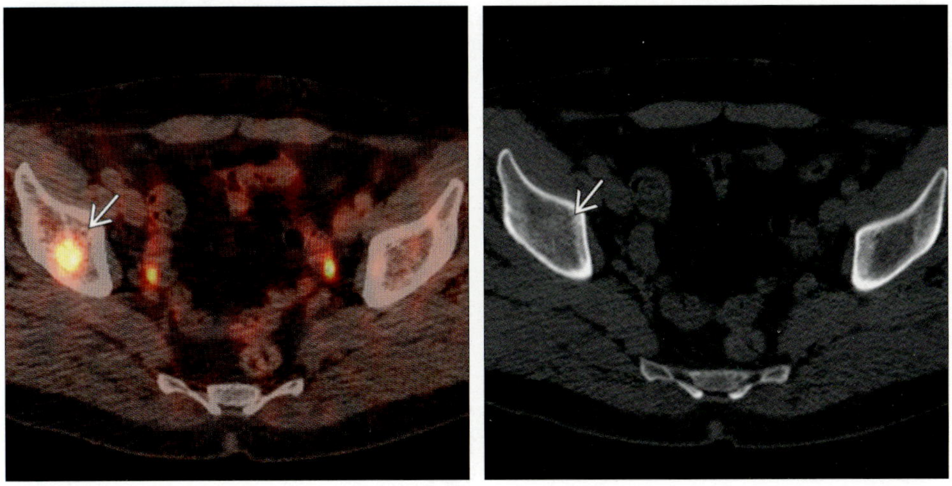

(Izquierda) PET/TC axial con ^{18}F-FDG que muestra una metástasis ósea hipermetabólica en el acetábulo derecho (*flecha*). **(Derecha)** TC axial que muestra una sutil lesión ósea en el acetábulo derecho (*flecha*), correspondiente a la actividad hipermetabólica observada en la PET/TC.

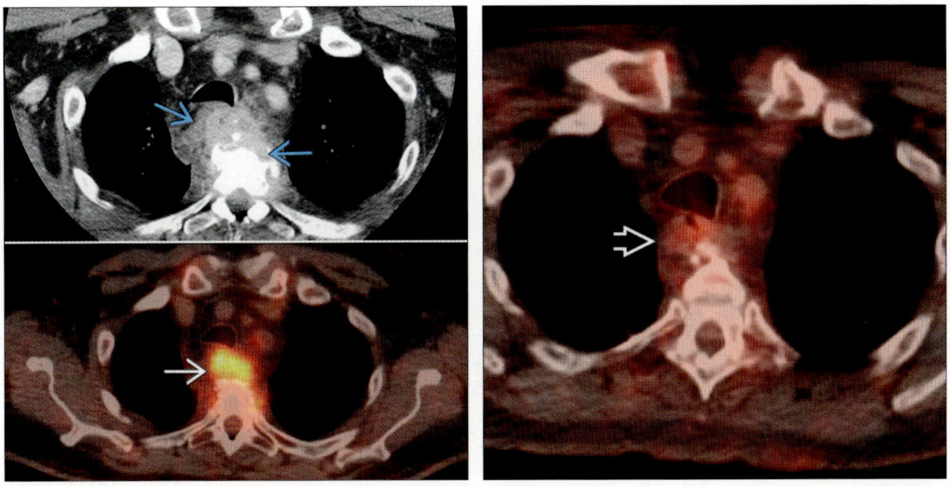

(Izquierda) TC axial con contraste en un paciente después de una esofagectomía por carcinoma epidermoide que muestra un tumor de tejidos blandos con realce en la anastomosis, con extensión y erosión del cuerpo vertebral T2 (*flechas azules*). PET/TC axial con ^{18}F-FDG que muestra captación notablemente aumentada en el tumor de tejidos blandos (*flecha blanca*) que hace temer una recidiva frente a una infección. **(Derecha)** PET/TC axial con ^{18}F-FDG en el mismo paciente después del tratamiento antibiótico que muestra resolución (*flecha*) de lo que resultó ser un proceso infeccioso.

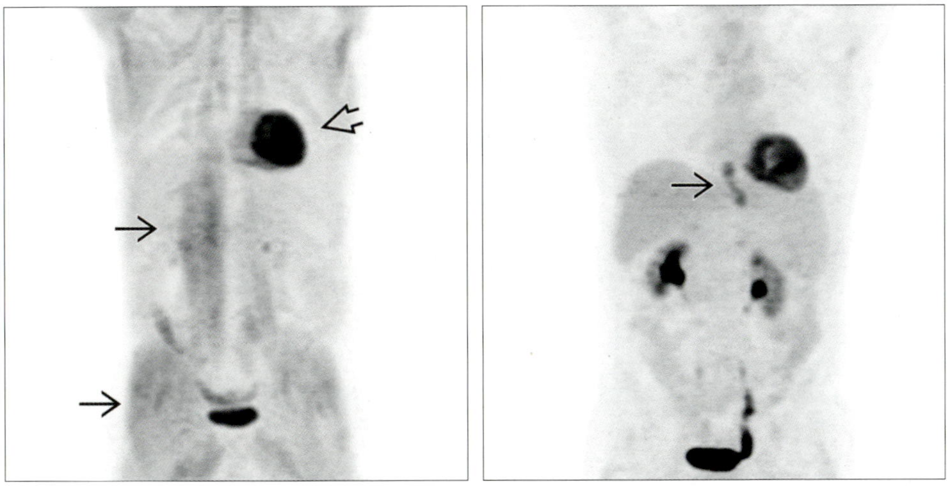

(Izquierda) MIP de PET con ^{18}F-FDG en un paciente con cáncer del esófago distal. Se aprecia biodistribución anormal de ^{18}F-FDG, concentrada principalmente en los músculos (*flechas negras*) y el corazón (*flecha abierta*). Este paciente había comido antes de la PET y los elevados niveles de insulina dieron origen a estas imágenes. Nótese que en este estudio no hay tumor evidente. **(Derecha)** MIP de PET con ^{18}F-FDG en el mismo paciente en ayunas. Se observa biodistribución normal y el carcinoma del esófago distal (*flecha*).

FACTORES CLAVE

Imágenes

- Carcinoma gástrico primario: ecografía endoscópica (USE):
  - Profundidad del tumor (estadio T) y ganglios linfáticos locales normales (N1) con posibilidad de biopsia.
  - Tumor del estroma gastrointestinal (GIST): USE para biopsia o biopsia guiada por TC para descartar linfoma u otros sarcomas.
  - Estadificación y resecabilidad: TC con contraste y PET/TC con ^{18}F-FDG.
  - Recidiva y respuesta al tratamiento: PET/TC con ^{18}F-FDG o TC con contraste.

Aspectos clínicos

- Demografía:
  - Carcinoma gástrico: 50 a 70 años; relación H/M = 2:1.
  - GIST: 60 años; H = M.
- Pronóstico:
  - Carcinoma gástrico: segundo cáncer más letal a nivel mundial:
    - Temprano: sobrevida a 5 años > 90%.
    - Avanzado: sobrevida a 5 años > estadio IIA del 15% al 30%.
  - GIST: quince a veinte casos por millón:
    - del 60% al 70% benignos (principalmente en el estómago).
    - Sobrevida a 5 años con GIST maligno: 35%.
    - Sobrevida a 5 años con recidiva: 40%.
- Tratamiento:
  - Carcinoma gástrico:
    - La extirpación quirúrgica para la enfermedad localizada es curativa, dependiendo del estadio T.
    - Cuanto más extensa es la disección ganglionar, mejor es la sobrevida general y menor es la recidiva.
    - La quimioterapia y la radiación incrementan la sobrevida general.
  - GIST:
    - Resección quirúrgica completa.
    - Mesilato de imatinib y malato de sunitinib para la enfermedad localmente avanzada o metastásica: el 80% de los pacientes con enfermedad metastásica obtienen una respuesta completa, parcial o estable.

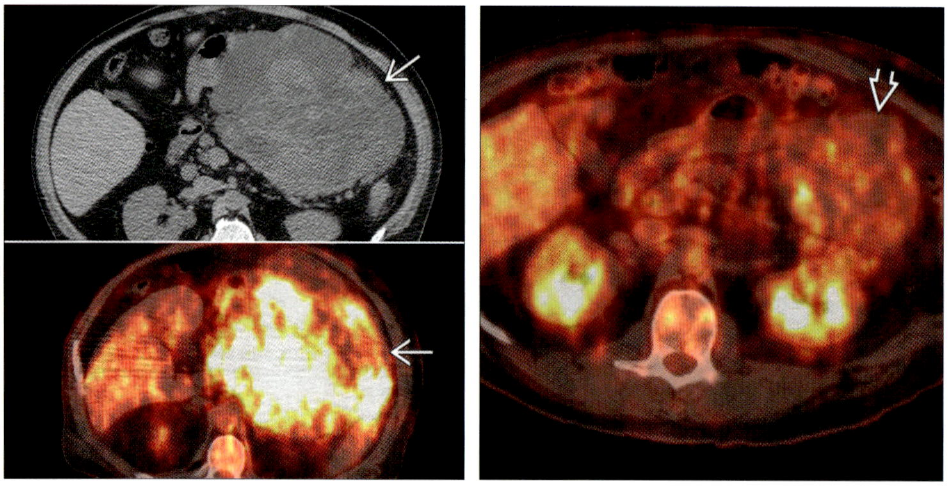

(Izquierda) TC axial y PET/TC axial con ^{18}F-FDG que muestran un tumor hipermetabólico parcialmente necrótico de 10 cm (*flechas*) originado en el estómago, compatible con tumor del estroma gastrointestinal (GIST). **(Derecha)** PET/TC axial con ^{18}F-FDG en el mismo paciente después de la terapia neoadyuvante con imatinib que muestra respuesta al tratamiento, evidenciada por una notable reducción en el tamaño y la actividad metabólica del tumor (*flecha*).

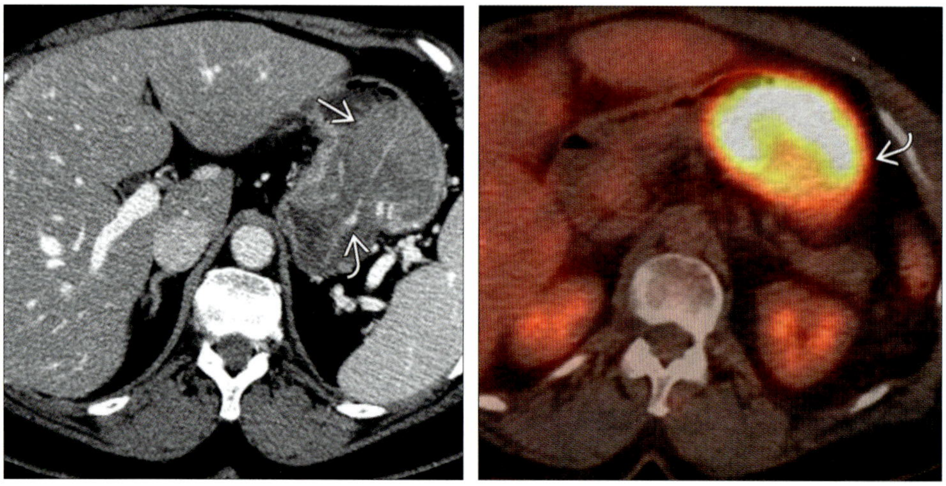

(Izquierda) TC axial que muestra un gran tumor exofítico originado en el *fundus* gástrico (*flecha blanca*) con realce moderado y visualización de vasos centrales (*flecha curva*). **(Derecha)** PET/TC axial con ^{18}F-FDG que muestra captación aumentada de FDG en el tumor exofítico (*flecha*), que en la endoscopia resultó ser un pólipo adenomatoso de 10 cm con displasia de alto grado. En este caso, no hubo ganglios positivos o metástasis distantes.

Terminología

Definiciones

- Carcinoma gástrico:
  - Se origina en el revestimiento epitelial del estómago.
  - Fundus y cardias (40%), cuerpo (30%), antro (30%):
    - Carcinoma gástrico temprano (CGT):
      - Confinado a la mucosa o submucosa ± metástasis en ganglios linfáticos.
    - Carcinoma gástrico avanzado (CGA):
      - Penetra hasta la muscular propia o más allá.
- Tumor del estroma gastrointestinal (GIST):
  - Neoplasia no epitelial originada en las células intersticiales de Cajal.
  - Puede ser benigno o maligno, según al tamaño tumoral, el índice mitótico y la presencia de metástasis.
  - Estómago (50% a 70%), intestino delgado (25% a 35%) o anorrecto (< 5%); ocasionalmente colon, mesenterio o epiplón, vesícula biliar, ampolla duodenal o apéndice.

Imágenes

Hallazgos en PET/TC con ^{18}F-FDG

- Carcinoma gástrico:
  - Tumor primario:
    - En la bibliografía, la avidez por ^{18}F-FDG varía ampliamente (47% a 96%), con un promedio de 73%.
    - Factores asociados a una captación de ^{18}F-FDG elevada:
      - Tumor de gran tamaño/CGA.
      - Carcinoma distinto al de células en "anillo de sello".
      - Expresión (+) de GLUT (17% a 60%).
    - No extirpable:
      - Enfermedad que infiltra el techo del mesenterio o que encierra estructuras vasculares principales (descartando los vasos esplénicos).
  - Enfermedad de ganglios regionales:
    - Localización del drenaje ganglionar.
      - Tercio proximal: tumores del cardias/unión gastroesofágica (GE) (perigástrico, celíaco, del hilio esplénico, de la fisura transversa hepática).
      - Tercio medio: tumores corporales (perigástrico, subpancreático, celíaco, esplénico, de la fisura transversa hepática y pancreaticoduodenal).
      - Tercio distal: tumores antropilóricos (perigástrico, subpancreático, celíaco, de la fisura transversa hepática y pancreaticoduodenal).
    - La PET/TC con ^{18}F-FDG tiene baja sensibilidad para la enfermedad N1 (56%) y es igual de sensible para la enfermedad N2-3 que la TC con contraste (78%).
    - La presencia de ganglios linfáticos paraaórticos positivos es un criterio de no resecabilidad.
    - La sobrevida es inversamente proporcional al número de ganglios linfáticos afectados.
  - Enfermedad metastásica distante:
    - Hígado (más frecuente), peritoneo, pulmones, huesos, tejidos blandos.
    - La PET/TC con ^{18}F-FDG tiene baja sensibilidad para la enfermedad peritoneal y se puede recomendar una laparoscopia con lavado peritoneal en pacientes en estadio T3 y N(+).
  - Evaluación de la respuesta tumoral y recidivas:
    - La PET/TC con ^{18}F-FDG puede evaluar la respuesta metabólica al tratamiento.
    - Vigilancia: sensibilidad del 70%.
- GIST:
  - Tumor primario:
    - La PET/TC con ^{18}F-FDG y la TC con contraste son similares para la estadificación.
  - Enfermedad de ganglios regionales:
    - Infrecuente y si está presente se la clasifica como estadio IV.
  - Enfermedad metastásica:
    - El 50% de los casos habrá generado metástasis al momento de presentación.
    - Hígado > superficie peritoneal > pulmones.
  - Respuesta al tratamiento/enfermedad recidivante:
    - Papel importante de la ^{18}F-FDG para evaluar la respuesta temprana a imatinib:
      - Mayores probabilidades de resección quirúrgica total potencialmente curativa.
    - PET/TC con ^{18}F-FDG para vigilancia: incidencia de recidiva local del 40%.

Hallazgos en TC

- TC con contraste:
  - Carcinoma gástrico:
    - Excelente para evaluar el compromiso vascular.
    - Papel principal en la estadificación.
    - El ganglio de Virchow se considera una metástasis distante.
    - Metástasis distantes: hígado (más frecuente), peritoneo, pulmones, huesos, tejidos blandos:
      - Tumor de Krukenberg: metástasis en los ovarios.
  - GIST:
    - Habitualmente extensión extramural, pero no genera ascitis ni obstrucción.
    - Realce arterial tardío moderado a intenso.
    - Los tumores grandes muestran necrosis, niveles líquido-líquido o fistulización con la luz intestinal.

Hallazgos en la RM

- Muy sensible para la detección de pequeñas metástasis hepáticas.

Recomendaciones para el estudio

- Mejor herramienta de diagnóstico por imágenes:
  - Enfermedad local: ecografía endoscópica (USE):
    - Profundidad del tumor (estadio T) y ganglios linfáticos locales anormales (N1) con posibilidad de biopsia.
    - GIST: USE para biopsia o biopsia guiada por TC para descartar linfoma u otros sarcomas.
  - Estadificación y resecabilidad: TC con contraste y PET/TC con ^{18}F-FDG.
  - Recidiva y respuesta al tratamiento: PET/TC con ^{18}F-FDG o TC con contraste.

Diagnóstico diferencial

Actividad fisiológica de ^{18}F-FDG en el estómago

- Habitualmente, actividad de bajo nivel.
- Difusa en todo el estómago; no focal.

Úlcera gástrica/gastritis

- La mayoría de las úlceras benignas se localizan en la curvatura menor o la pared posterior del antro y el cuerpo del estómago.
- Habitualmente, actividad de ^{18}F-FDG leve a moderada.

Linfoma gástrico

- Actividad de ^{18}F-FDG variable, frecuentemente hipermetabólica.
- Engrosamiento de la pared gástrica; puede ser difusa.
- Puede haber linfadenopatía abdominal.

FACTORES CLAVE

Terminología

- Carcinomatosis peritoneal: diseminación difusa de metástasis por toda la cavidad peritoneal, con mayor frecuencia derivadas de enfermedades malignas gastrointestinales o ginecológicas.
- Mesotelioma peritoneal: infrecuente tumor primario del revestimiento peritoneal con aspecto similar al asociado a la exposición a asbesto.

Imágenes

- Típicamente, la carcinomatosis peritoneal se aprecia como captación difusa de bajo nivel sobre las superficies peritoneales y serosas comprometidas.
- Útil para evaluar lesiones sospechosas encontradas en la TC/RM (cuando la información modifica el tratamiento), recaída bioquímica y mesotelioma peritoneal maligno antes de la cirugía.
- En la PET/TC con ^{18}F-FDG no aparecen de manera fidedigna los tumores mucinosos de células en "anillo de sello" y los depósitos malignos infracentimétricos.

Principales diagnósticos diferenciales

- Peritonitis, seudomixoma peritoneal, linfoma, tuberculosis peritoneal.

Patología

- La siembra generalizada de las superficies peritoneales sigue el flujo fisiológico del líquido peritoneal.
- Típicamente, la carcinomatosis peritoneal indica enfermedad en estadio IV.
- Se puede utilizar el índice de cáncer peritoneal (PCI) para clasificar a los pacientes en relación al pronóstico y la aptitud para la cirugía.

Aspectos clínicos

- Los pacientes pueden estar asintomáticos al momento del diagnóstico, pero la progresión en el peritoneo puede conducir a distensión abdominal por la presencia de ascitis maligna o náuseas, vómitos y dolor por obstrucción intestinal.
- Tratamiento: cirugía citorreductora + quimioterapia intraperitoneal hipertérmica (CRS + HIPEC), quimioterapia sistémica, intervenciones paliativas.

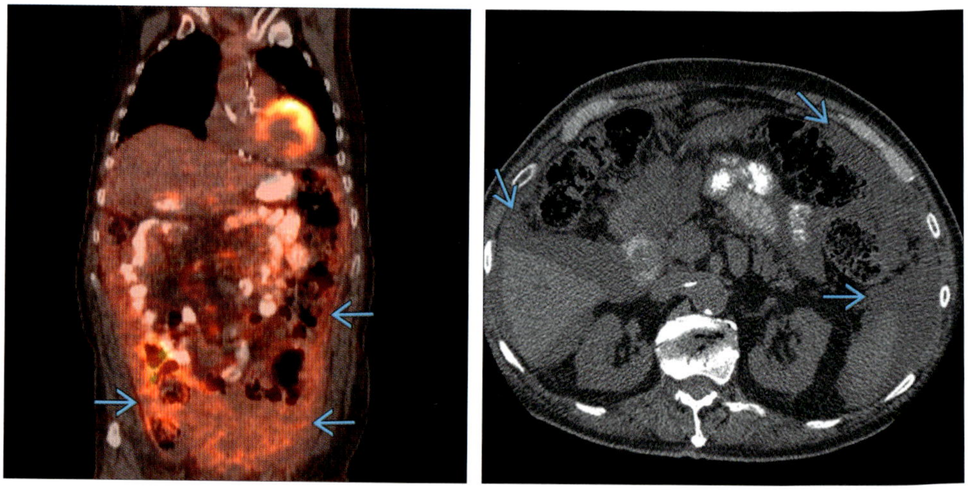

(Izquierda) PET/TC coronal con ^{18}F-FDG que muestra captación difusa de bajo nivel con engrosamiento y nodularidad a lo largo de las superficies del peritoneo parietal (*flechas*) compatible con carcinomatosis peritoneal en este paciente con cáncer de colon. Los depósitos malignos suelen seguir el flujo del líquido peritoneal a lo largo de las goteras paracólicas y hacia los espacios pelvianos declives. **(Derecha)** TC axial que muestra diseminación desorganizada, nodular y en forma de lámina del tejido maligno a lo largo de las superficies y pliegues peritoneales (*flechas*), muy compatible con carcinomatosis peritoneal.

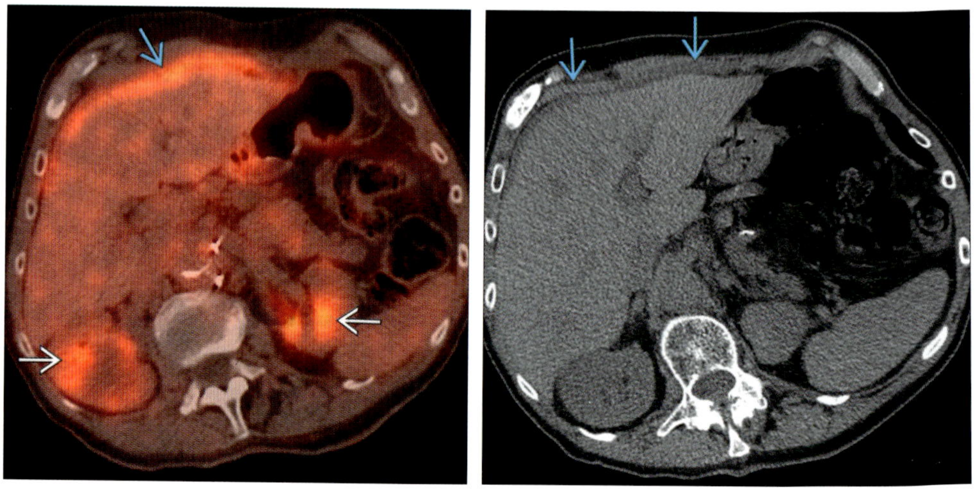

(Izquierda) PET/TC axial con ^{18}F-FDG que muestra captación sutil de bajo nivel a lo largo de la cápsula hepática (*flecha azul*), altamente sugestiva de carcinomatosis peritoneal. La captación difusa y simétrica en los riñones (*flechas blancas*) es fisiológica. **(Derecha)** TC axial que muestra una superficie peritoneal engrosada sobre las porciones anteriores del hígado (*flechas*), hallazgos altamente sospechosos de enfermedad maligna peritoneal.

Terminología

Definiciones

- Carcinomatosis peritoneal: diseminación difusa de metástasis por toda la cavidad peritoneal, con mayor frecuencia derivadas de enfermedades malignas gastrointestinales o ginecológicas:
  - Por lo general, derivadas de cáncer ovárico, gástrico, colorrectal, esofágico, pancreático, apendicular, de la vesícula biliar o uterino:
    - Raramente, cáncer de mama, carcinoma pulmonar o melanoma.
- Mesotelioma peritoneal: tumor primario infrecuente del revestimiento peritoneal profundamente asociado a exposición a contaminantes industriales, en especial a asbesto.

Imágenes

Hallazgos en PET/TC con ^{18}F-FDG

- En las imágenes, la carcinomatosis peritoneal varía entre invisible e incontables tumores por todo el peritoneo que encierran e invaden órganos viscerales.
- Se aprecia como captación difusa de bajo nivel sobre las superficies peritoneales y serosas comprometidas.
- Útil para lo siguiente:
  - Evaluación de hallazgos anormales en TC o RM sospechosos de o no concluyentes para metástasis, cuando esta información modifica el tratamiento.
  - Evaluación de recaída bioquímica (CEA o CA-125 elevados).
  - Evaluación previa al tratamiento de un mesotelioma peritoneal maligno en pacientes considerados para cirugía.
- Hay resultados falsos negativos en lesiones infracentimétricas, tumores mucinosos y cánceres de células en "anillo de sello".
- La sensibilidad para detectar carcinomatosis peritoneal varía entre el 78% y el 100%; mayor sensibilidad ante sospecha de recaída clínica o bioquímica.
- Sensibilidad informada del 92% para detectar cáncer de ovario recurrente.
- Sensibilidad informada del 94% y especificidad del 77% para detectar cáncer colorrectal bioquímicamente recurrente.

Hallazgos en TC

- Depósitos sobre las superficies peritoneales con áreas de engrosamiento, nodularidad y realce.
- Adherencia y engrosamiento del epiplón y el mesenterio.
- Calcificaciones nodulares o distróficas.
- Ascitis abdominal variable, particularmente con loculaciones.
- Los metaanálisis sugieren que, para las metástasis peritoneales, la TC:
  - Tiene una sensibilidad del 83% y una especificidad del 86%.
  - Tiene mejor resultado en las regiones epigástrica y pélvica.
  - Estima adecuadamente la carga de enfermedad abdominal, de modo similar a la RM o al PET/TC con ^{18}F-FDG.
  - Baja sensibilidad para detectar depósitos < 5 mm o para explorar localizaciones anatómicamente difíciles (serosa del intestino delgado, raíz del mesenterio, epiplón menor).

Hallazgos en RM

- Sospechar de las regiones donde el peritoneo muestre realce > hepático o tenga engrosamiento y nodularidad asociados:
  - T1: intensidad de señal baja.
  - T2: intensidad de señal mixta.
- La RM en T1 con supresión grasa, en T2 y con realce tardío de gadolinio es útil para detectar depósitos infracentimétricos y depósitos en regiones anatómicamente difíciles.
- La carcinomatosis peritoneal realza lentamente después de la administración de gadolinio EV, más visible 5-10 min después de la infusión.
- Mesotelioma peritoneal maligno:
  - T1: intensidad de señal baja a intermedia.
  - T2: intensidad de señal intermedia a alta.
  - Se ha mostrado que la RM con difusión y con realce dinámico con gadolinio refleja con precisión la carga de enfermedad abdominal.

Hallazgos ecográficos

- Por lo general, los nódulos tumorales sobre las superficies del peritoneo visceral o parietal son nódulos o tumores en forma de lámina hipoecoicos.
- El tumor que infiltra el epiplón produce estructuras similares a placas, que se pueden observar flotando en el líquido ascítico o adheridas a la pared abdominal anterior.
- La ascitis maligna puede mostrar partículas de materia hipoecoicas, compatibles con exudado proteináceo.

Diagnóstico diferencial

Peritonitis

- Antecedentes de diálisis peritoneal o ascitis prolongada secundaria a enfermedad hepática.
- Peritoneo uniformemente engrosado con realce aumentado, por lo general, con adherencia mesentérica y omental.
- Calcificaciones en forma de láminas.

Seudomixoma peritoneal

- Acumulación de ascitis gelatinosa secundaria a la ruptura de un tumor mucinoso, típicamente del apéndice.

Linfoma con compromiso peritoneal

- Con frecuencia, la linfomatosis peritoneal está asociada a linfoma no Hodgkin de alto grado.
- El linfoma primario de peritoneo es muy infrecuente y se encuentra casi exclusivamente en pacientes inmunocomprometidos.

Tuberculosis peritoneal

- Antecedentes de tuberculosis pulmonar o inmunocompromiso.

Patología

Características generales

- Las características histológicas de la carcinomatosis peritoneal varían según el tumor primario.
- El mesotelioma peritoneal maligno puede ser de histología epitelial, sarcomatoide o mixta con distribución focal o difusa:
  - El tipo epitelial es el más frecuente (60% a 75%).
  - Es infrecuente el compromiso de ganglios linfáticos.
  - Las metástasis extraabdominales son extremadamente infrecuentes, pero el mesotelioma pleural sincrónico no es infrecuente.

Estadificación, grado y clasificación

- Por lo general, la presencia de carcinomatosis peritoneal indica enfermedad en estadio IV, pero la estadificación varía según el tipo de tumor.
- Se puede utilizar el índice de cáncer peritoneal (PCI) para clasificar a los pacientes respecto del pronóstico y la aptitud para la cirugía:
  - El PCI varía entre 0 y 39; el abdomen y el intestino delgado se dividen en trece regiones separadas y el tamaño de la lesión determinado para cada región se clasifica entre 0 y 3.

Estadificación del mesotelioma peritoneal

Estadio	Tumor	Ganglios (N)	Metástasis
I	T1	N0	M0
II	T2 a 3	N0	M0
III	T4	N0 a 1	M0
	Cualquiera	N1	M0 a 1
	Cualquiera	N0 a 1	M1

Estadificación TNM que incorpora el índice de cáncer peritoneal, el compromiso de ganglios linfáticos abdominales y la presencia de metástasis extraabdominales.
Yan TD, et al. A novel tumor-node-metastasis (TNM) staging system of diffuse malignant peritoneal mesothelioma analysis of a multi-institutional database. Cancer 2011; 117 (9): 1855-63.

- El mesotelioma peritoneal maligno se estadifica mejor mediante el PCI, el estado de ganglios linfáticos abdominales y el estado de metástasis extraabdominales:
  - Tumor: T1 (PCI 1 a 10), T2 (PCI 11 a 20), T3 (PCI 21 a 30), T4 (PCI 31 a 39).
  - Ganglios (N): N0, N1 (ganglio[s] linfático[s] abdominal[es] positivo[s]).
  - Metástasis: M0, M1 (metástasis extraabdominales).

Características patológicas y quirúrgicas macroscópicas

- Nódulos tumorales visiblemente diseminados sobre las superficies peritoneales con invasión variable de órganos viscerales, el mesenterio y el epiplón.
- El reemplazo de epiplón por tumor y fibrosis genera el clásico aspecto macroscópico de torta epiploica.

Aspectos clínicos

Presentación

- Los pacientes pueden estar asintomáticos al momento del diagnóstico, pero frecuentemente la progresión resulta en distensión abdominal secundaria a ascitis maligna y en náuseas, vómitos y dolor debido a obstrucción intestinal.

Historia natural y pronóstico

- El tumor primario accede al líquido peritoneal; se produce la siembra generalizada y sigue el flujo fisiológico del líquido.
  - Acumulación debida a la gravedad en las porciones declives (p. ej., espacio retrovesicular o fondo de saco de Douglas).
  - Circulación cefálica sobre el epiplón, a lo largo de las goteras paracólicas y sobre los pliegues serosos debido a la presión negativa del diafragma/la respiración.
  - Es desplazado hacia el espacio subfrénico derecho para ser absorbido hacia el sistema linfático.
- El pronóstico de la carcinomatosis peritoneal es malo, pero varía según el tipo de tumor primario y la capacidad de someterse a cirugía citorreductora completa.
- Con mayor frecuencia, el mesotelioma peritoneal completo se desarrolla a causa de exposición a asbesto.
  - Las mejoras en la cirugía citorreductora y en la quimioterapia intraperitoneal han mejorado la sobrevida.
  - Tasa de sobrevida a 5 años para el estadio I: 87%; el estadio II: 53%; y el estadio III: 29%.

Tratamiento

- Cirugía citorreductora con quimioterapia intraperitoneal hipertérmica.
- Quimioterapia sistémica.
- Típicamente, los tratamientos paliativos incluyen lo siguiente:
  - Paracentesis según sea necesario para aliviar los síntomas de la ascitis maligna.
  - Endoprótesis (*stent*), resección, bypass u ostomía intestinal para aliviar los síntomas de obstrucción intestinal.

Lista de verificación diagnóstica

Información útil para la interpretación de las imágenes

- Típicamente, la carcinomatosis se produce secundaria a un cáncer ovárico, colorrectal o gástrico.
- La PET/TC con ^{18}F-FDG es útil para caracterizar en mayor medida lesiones sospechosas encontradas en la TC/RM, evaluar una recaída clínica o bioquímica y para la evaluación prequirúrgica de pacientes con mesotelioma peritoneal maligno.
- Los depósitos malignos siguen el flujo del líquido peritoneal y el efecto de la gravedad hacia los espacios pélvicos declives y hacia arriba hasta el espacio subfrénico derecho.
- Carcinomatosis peritoneal:
  - Puede ser indetectable en las imágenes.
  - En la PET/TC con ^{18}F-FDG se aprecia como captación difusa de bajo nivel sobre las superficies peritoneales y serosas comprometidas.
  - En la TC, la RM o la US se aprecia como nodularidad, engrosamiento, realce anormal, potencialmente con ascitis maligna.
- Los tumores mucinosos con células en "anillo de sello" y los depósitos malignos infracentimétricos no aparecen de forma definida en la PET/TC con ^{18}F-FDG.

Bibliografía

1. Dubreuil J, et al. ^{18}F-FDG-PET/CT of peritoneal tumors: a pictorial essay. Nucl Med Commun 2017; 38 (1): 1-9.
2. Cao S, et al. Advances in malignant peritoneal mesothelioma. Int J Colorectal Dis 2015; 30 (1): 1-10.
3. Vicens RA, et al. Multimodality imaging of common and uncommon peritoneal diseases: a review for radiologists. Abdom Imaging 2014.
4. Patel CM, et al. CT, MRI and PET imaging in peritoneal malignancy. Cancer Imaging 2011; 11: 123-39.
5. Yan TD, et al. A novel tumor-node-metastasis (TNM) staging system of diffuse malignant peritoneal mesothelioma using outcome analysis of a multi-institutional database. Cancer 2011; 117 (9): 1855-63.
6. Dirisamer A, et al. Detection of histologically proven peritoneal carcinomatosis with fused ^{18}F-FDG-PET/MDCT. Eur J Radiol 2009; 69 (3): 536-41.
7. Gu P, et al. CA 125, PET alone, PET/CT, CT and MRI in diagnosing recurrent ovarian carcinoma: a systematic review and meta-analysis. Eur J Radiol 2009; 71 (1): 164-74.

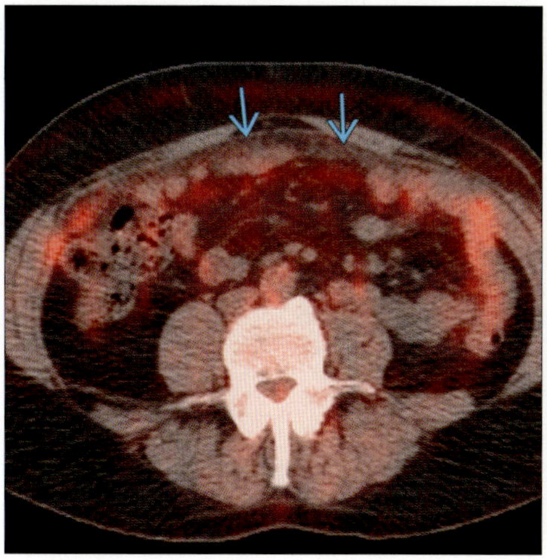

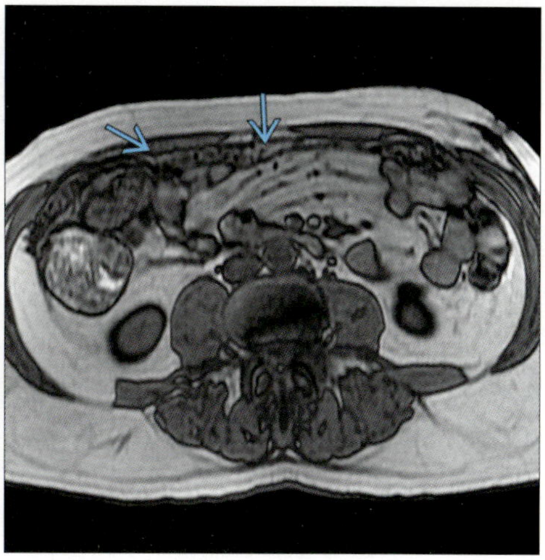

(Izquierda) PET/TC axial con ^{18}F-FDG que muestra un mesotelioma peritoneal con captación de ^{18}F-FDG de bajo nivel y engrosamiento nodular (*flechas*). **(Derecha)** RM axial en fase opuesta en el mismo paciente que muestra un aspecto engrosado y puntillado del tumor (*flechas*).

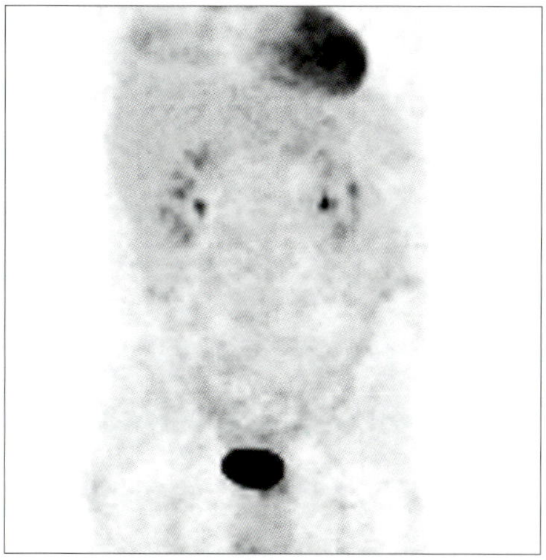

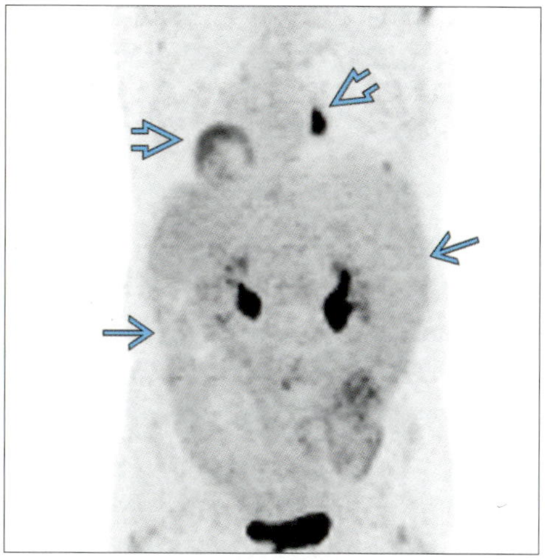

(Izquierda) MIP de PET/TC con ^{18}F-FDG en un paciente con carcinomatosis peritoneal. No se aprecia captación definitivamente en rango maligno, observado con frecuencia en pacientes con esta enfermedad. **(Derecha)** MIP de PET/TC con ^{18}F-FDG que muestra captación de ^{18}F-FDG difusa de bajo nivel por todo el abdomen (*flechas azules*), lo que hace temer una carcinomatosis peritoneal derivada de un cáncer de colon. Nótense las metástasis en el tórax (*flechas abiertas*).

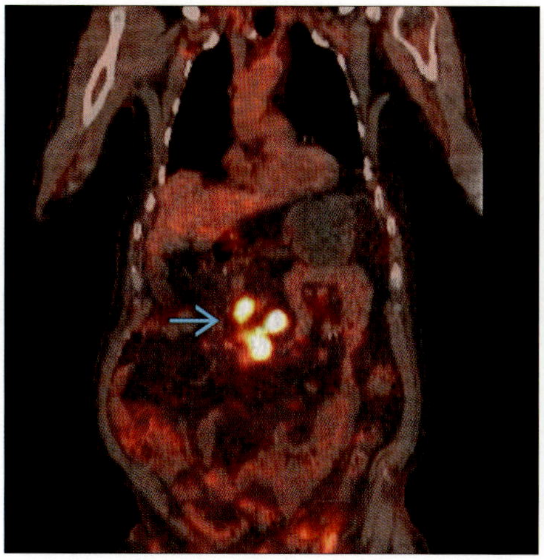

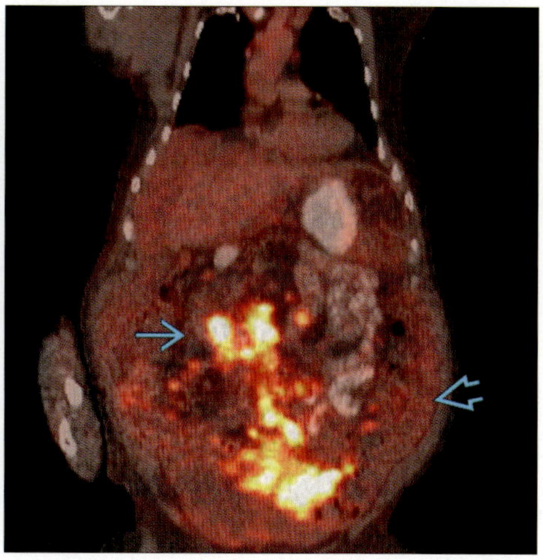

(Izquierda) PET/TC coronal con ^{18}F-FDG en un paciente con linfoma difuso de linfocitos B de gran tamaño que muestra linfadenopatía activa (*flecha*). **(Derecha)** PET/TC coronal con ^{18}F-FDG en el mismo paciente que muestra progresión multifocal (*flecha azul*) y carcinomatosis (*flecha abierta*) por todo el abdomen y la pelvis a pesar del tratamiento.

FACTORES CLAVE

Imágenes

- PET/TC con ^{18}F-FDG:
  - Hallazgos:
    - Tumor hipermetabólico primario del útero.
    - Linfadenopatía hipermetabólica: grupos ganglionares pélvicos, ilíacos comunes, paraaórticos.
    - Metástasis distantes hipermetabólicas.
  - Eficacia demostrada para la detección del tumor primario, la estadificación preoperatoria y la detección de enfermedad metastásica:
    - No reemplaza la estadificación quirúrgica.
  - Elevada precisión diagnóstica en la vigilancia postratamiento.
- RM:
  - Es mejor para evaluar la extensión del tumor primario.
  - El tumor primario es levemente hiperintenso en T2.
  - Las imágenes de difusión (DWI) y T1 poscontraste son útiles para resolver dudas.

Principales diagnósticos diferenciales

- Cáncer de cuello uterino:
  - Hipermetabólico en la PET con ^{18}F-FDG.
- Leiomioma:
  - Captación variable de ^{18}F-FDG, difícil de distinguir en la PET/TC.
- Sarcoma endometrial:
  - Tumores hipermetabólicos de alto grado y gran tamaño en la PET con ^{18}F-FDG.
- Carcinosarcoma:
  - Hipermetabólico en la PET con ^{18}F-FDG.
- Hiperplasia/pólipo endometrial:
  - Hipermetabólico en la PET con ^{18}F-FDG, aunque SUV típicamente menor que el de un carcinoma.
- Menstruación fisiológica:
  - Hipermetabólica en la PET con ^{18}F-FDG, en localizaciones esperadas de presencia de sangre menstrual.

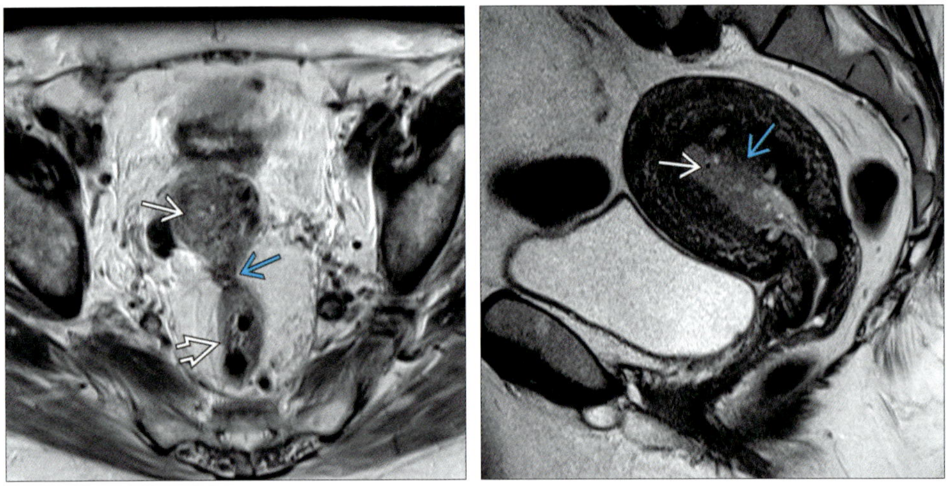

(Izquierda) RM axial en T2 que muestra un tumor heterogéneo (*flecha blanca*) originado en el fondo uterino. El tumor presenta extensión posterior (*flecha azul*) hacia el recto (*flecha abierta*), con pérdida del plano adiposo perirrectal normal. **(Derecha)** RM sagital en T2 que muestra un tumor de intensidad intermedia (*flecha blanca*) en el canal endometrial. Hay alteración (*flecha azul*) de la zona de unión de intensidad baja en T2, lo que sugiere invasión miometrial.

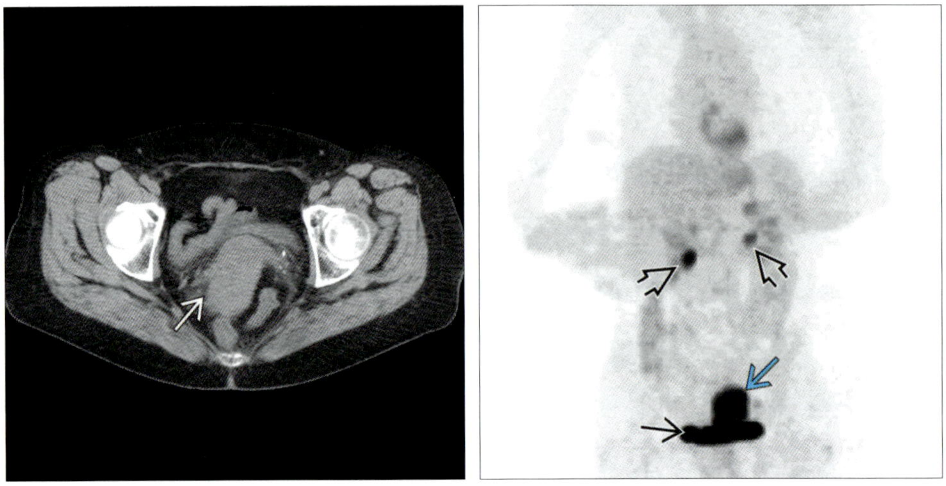

(Izquierda) TC axial sin contraste que muestra un tumor uterino (*flecha blanca*); en la biopsia se confirmó un carcinoma endometrial. **(Derecha)** MIP de PET anterior con ^{18}F-FDG en la misma paciente. Se observa un tumor hipermetabólico heterogéneo (*flecha azul*) por encima de la vejiga (*flecha negra*) y ausencia de metástasis linfáticas o distantes. Nótese la excreción en los sistemas colectores renales (*flechas abiertas*) en forma bilateral.

Terminología

Definiciones

- Adenocarcinoma endometrial:
  - Neoplasia del epitelio glandular uterino.
  - Tipo más frecuente de cáncer endometrial.

Imágenes

Hallazgos en RM

- Tumor primario:
  - Levemente hiperintenso en T2 en comparación con el miometrio normal:
    - La heterogeneidad en T2 puede indicar áreas de hemorragia y necrosis.
    - Extensión tumoral:
      - Buscar alteración de la intensidad de señal baja en T2 en la zona de unión uterina, el estroma del cérvix, la serosa uterina y la pared vaginal/vesical/rectal.
  - DWI → secuencia rápida, útil para detectar ganglios linfáticos regionales positivos:
    - La adenomiosis y los leiomiomas también pueden presentar restricción a la difusión.
  - La secuencia T1 poscontraste es útil en casos dudosos de extensión tumoral.
  - Las imágenes sagitales son útiles para evaluar la extensión hacia la vejiga, el recto y el cérvix.
- Ganglios linfáticos distantes:
  - La secuencia DWI es la más efectiva:
    - Ganglios linfáticos pélvicos > 8 mm en el eje corto y ganglios linfáticos abdominales > 10 mm.

PET/TC con ^{18}F-FDG

- Detección del tumor primario:
  - Tumor hipermetabólico primario del útero:
    - También se puede observar endometrio engrosado en la TC.
    - Habitualmente, se origina en el endometrio glandular superior.
  - En varios estudios, la PET/TC con ^{18}F-FDG fue superior a la TC/RM:
    - La ecografía es la modalidad de elección para la evaluación inicial:
  - Sensibilidad del 90% y especificidad del 50% para la detección de lesiones primarias (83 y 33% para la RM, respectivamente).
  - Puede ser difícil evaluar la extensión del tumor primario:
    - La profundidad de la invasión muscular es crucial para el pronóstico.
- Diseminación regional:
  - Invasión hipermetabólica de estructuras adyacentes:
    - Cérvix.
    - Vagina.
    - Intestino.
    - Vejiga.
- Detección de metástasis en ganglios linfáticos:
  - Linfadenopatía hipermetabólica:
    - Grupos ganglionares pélvicos.
    - Ilíacos comunes.
    - Paraaórticos.
  - La PET/TC con ^{18}F-FDG es útil para la estadificación preoperatoria: en un estudio se encontró que la PET/TC modificó el tratamiento en el 48% de los casos:
    - Precisión diagnóstica general del 89,5%.
  - Sensibilidad 70% y especificidad 90% (en comparación con el 45% y el 88% de la RM, respectivamente).
  - Los ganglios no detectados en la PET/TC habitualmente son < 1 cm.
  - Detecta ganglios paraaórticos con menor sensibilidad que los ganglios pélvicos (sensibilidad del 57% y especificidad del 83%).
- Metástasis hematógenas:
  - Lesiones hipermetabólicas en pulmón, hígado y huesos.
- Vigilancia:
  - Sensibilidad general > 95% y especificidad 83% para detectar recidiva.
  - En pacientes con sospecha de recidiva (marcadores tumorales elevados o hallazgos positivos en TC):
    - VPN 100%, VPP 95%, precisión 96%.
    - Se ha encontrado que la PET/TC diagnostica recidiva en pacientes con marcadores tumorales elevados y TC negativa.

Diagnóstico diferencial

Neoplasias

- Cáncer de cuello uterino:
  - Frecuentemente se presenta con sangrado vaginal.
  - Hipermetabólico en la PET con ^{18}F-FDG.
- Leiomioma:
  - Neoplasia benigna del músculo liso uterino.
  - Captación variable de ^{18}F-FDG, difícil de distinguir en la PET/TC.
- Sarcoma endometrial:
  - Leiomiosarcoma:
    - Neoplasia maligna del músculo liso uterino.
    - Tumores hipermetabólicos de alto grado y gran tamaño en la PET con ^{18}F-FDG.
  - Carcinosarcoma:
    - Neoplasia maligna del útero con componentes tanto epiteliales como musculares.
    - Hipermetabólico en la PET con ^{18}F-FDG.
- Pólipo endometrial:
  - Tumor originado en el revestimiento endometrial.
    - Pediculado o sésil; puede ser premaligno.
- Hiperplasia endometrial:
  - Proliferación de glándulas endometriales; puede progresar a carcinoma endometrial.
  - Hipermetabólica en la PET con ^{18}F-FDG, aunque típicamente tiene SUV más bajos que el carcinoma.

Sangrado uterino/vaginal

- Menstruación normal.
- Disfunción ovulatoria.
- Trastornos hemorrágicos.
- Iatrogénico.

Patología

Características generales

- Principales factores de riesgo:
  - Exceso de estrógenos endógenos/exógenos (principal factor de riesgo).
  - Obesidad.
  - Nuliparidad.
  - Edad avanzada.
  - Susceptibilidad genética:
    - Síndrome de Lynch: cáncer colorrectal hereditario no asociado a poliposis:

Agrupación por estadio del cáncer uterino y endometrial

Estadio	Descripción
IA	Tumor confinado al útero; invasión < 1/2 espesor miometrial.
IB	Tumor confinado al útero con invasión > 1/2 espesor miometrial.
II	El tumor invade el estroma del cuello uterino, pero no se extiende más allá del útero.
IIIA	El tumor invade la serosa uterina o los anexos.
IIIB	Compromiso vaginal o parametrial.
IIIC	El tumor se disemina hacia ganglios linfáticos pélvicos o paraaórticos.
IIIC1	Compromiso de ganglios linfáticos pélvicos.
IIIC2	Compromiso de ganglios linfáticos paraaórticos.
IVA	Invasión tumoral de la vejiga o la mucosa intestinal.
IVB	Metástasis distantes, incluidas metástasis abdominales o en ganglios linfáticos inguinales.

  - La mutación de genes reparadores de desequilibrios de ADN conlleva riesgo incrementado de cáncer de colon y cáncer endometrial, entre otros.
- Síndrome de Cowden: síndrome de hamartomas múltiples:
  - Autosómico dominante; predisposición para cáncer de mama, de tiroides y endometrial.

Estadificación, grado y clasificación

- Estadificación TNM:
  - Tumor primario (T).
    - Tis: carcinoma *in situ*.
    - T1: confinado al cuerpo uterino.
    - T2: invasión del estroma del cérvix.
    - T3: compromiso de estructuras anexiales o de la vagina o ambas.
    - T4: invasión de la vejiga o del intestino o ambos.
  - Ganglios linfáticos (N) regionales:
    - N0: ausencia de metástasis regionales.
    - N1: metástasis en ganglios pélvicos.
    - N2: metástasis en ganglios paraaórticos ± compromiso de ganglios pélvicos.
  - Metástasis distantes (M):
    - M0: ausencia de metástasis distantes.
    - M1: metástasis distantes.

Aspectos clínicos

Presentación

- Signos/síntomas más frecuentes:
  - Premenopáusicos:
    - Pueden presentarse como sangrado intermenstrual o menorragia.
  - Posmenopáusicos:
    - Cualquier sangrado altamente sospechoso.
- Otros signos/síntomas:
  - Dispareunia.
  - Secreción vaginal no sanguinolenta.
  - Dolor pélvico.

Historia natural y pronóstico

- Sobrevida a 5 años:
  - Estadio I: 85% a 90%.
  - Estadio II: 74% a 83%.
  - Estadio III: 50% a 66%.
  - Estadio IV: 20% a 36%.

Lista de verificación diagnóstica

Considerar

- PET/TC con ^{18}F-FDG:
  - Eficacia demostrada para la detección del tumor primario, la estadificación preoperatoria y la detección de enfermedad metastásica:
    - No reemplaza la estadificación quirúrgica.
  - Elevada precisión diagnóstica en la vigilancia postratamiento.

Información útil para la interpretación de las imágenes

- Captación no maligna de ^{18}F-FDG en pacientes jóvenes que están menstruando:
  - El espesor endometrial y la actividad metabólica varían entre las fases proliferativa → secretora del ciclo menstrual.
- La detección de ganglios linfáticos es variable; depende del tamaño, la localización y la relación con otras estructuras anatómicas.
- Con frecuencia, las imágenes coronales son útiles para la detección de ganglios linfáticos hipermetabólicos de pequeño tamaño.
- Resulta útil vaciar la vejiga para caracterizar la linfadenopatía pélvica.

Bibliografía

1. Oldan JD, et al. Applications of PET/MR imaging in urogynecologic and genitourinary cancers. Magn Reson Imaging Clin N Am 2017; 25 (2): 335-50.
2. Meissnitzer M, et al. MRI of endometrium cancer-how we do it. Cancer Imaging 2016; 16: 11.
3. Faria SC, et al. Imaging in endometrial carcinoma. Indian J Radiol Imaging 2015; 25 (2): 137-47.
4. Husby JA, et al. Metabolic tumor volume on ^{18}F-FDG PET/CT improves preoperative identification of high-risk endometrial carcinoma patients. J Nucl Med 2015; 56 (8): 1191-8.
5. Musto A, et al. Role of ^{18}F-FDG PET/CT in the carcinoma of the uterus: a review of literature. Yonsei Med J 2014; 55 (6): 1467-72.
6. Picchio M, et al. High-grade endometrial cancer: value of [(18)F]FDG PET/CT in preoperative staging. Nucl Med Commun 2010; 31 (6): 506-12.
7. Kitajima K, et al. Accuracy of ^{18}F-FDG PET/CT in detecting pelvic and paraaortic lymph node metastasis in patients with endometrial cancer. AJR Am J Roentgenol 2008; 190 (6): 1652-8.
8. Sironi S, et al. Post-therapy surveillance of patients with uterine cancers: value of integrated FDG PET/CT in the detection of recurrence. Eur J Nucl Med Mol Imaging 2006.

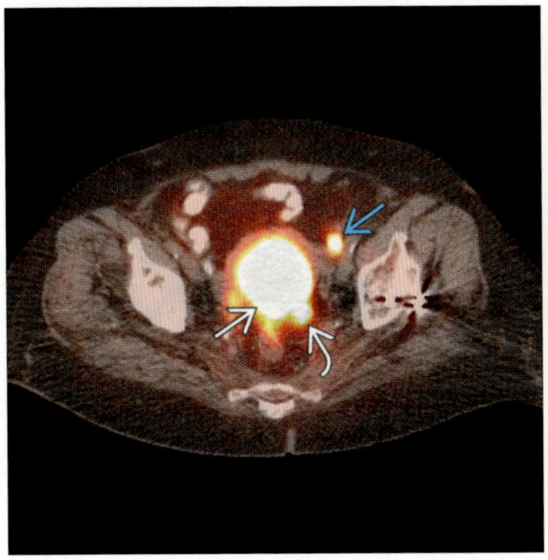
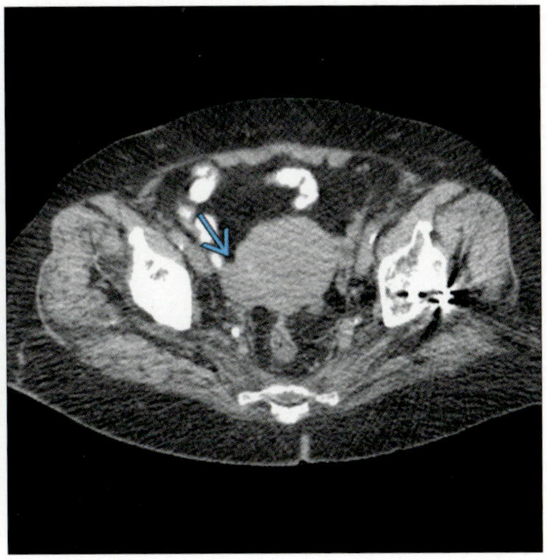

(Izquierda) PET/TC axial con ^{18}F-FDG en una mujer de 73 años de edad con cáncer endometrial. Se observa un tumor hipermetabólico (*flecha blanca*) que se extiende hacia el ovario izquierdo (*flecha curva*). Además, se evidencia un ganglio linfático hipermetabólico de la cadena ilíaca externa izquierda (*flecha azul*). **(Derecha)** TC axial sin contraste en la misma paciente. Se aprecia invasión (*flecha azul*) del tumor hacia estructuras anexiales adyacentes.

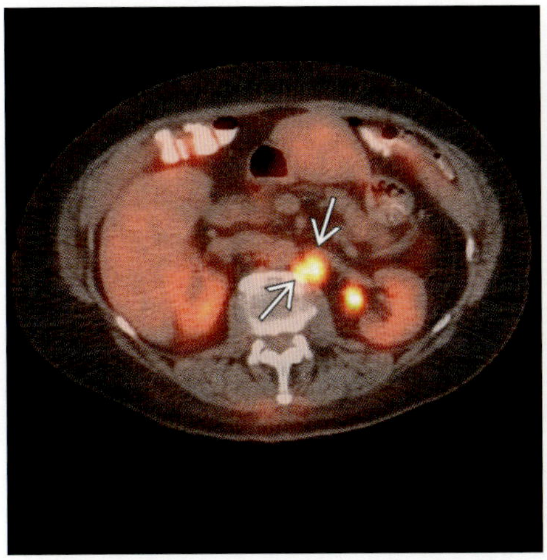
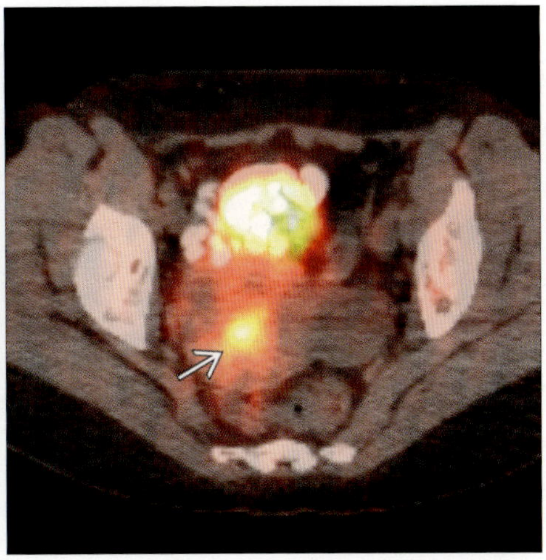

(Izquierda) PET/TC axial con ^{18}F-FDG en la misma paciente. Se observan ganglios paraaórticos hipermetabólicos (*flechas*) al nivel de la vena renal. **(Derecha)** PET/TC axial con ^{18}F-FDG en una mujer de 35 años de edad con antecedentes de linfoma. Se aprecia un foco de actividad (*flecha*) dentro del útero. Probablemente esto represente actividad menstrual fisiológica.

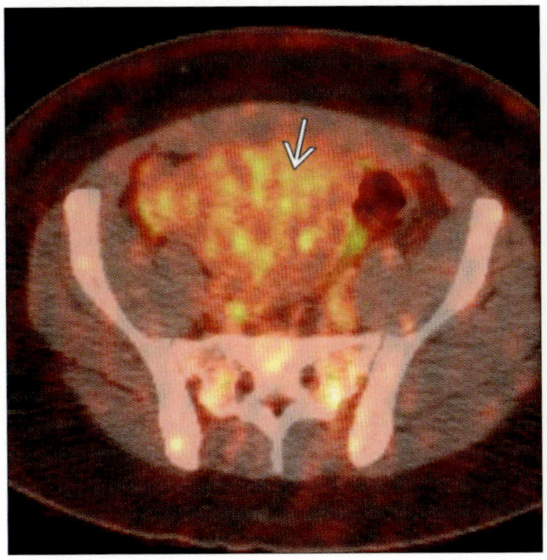
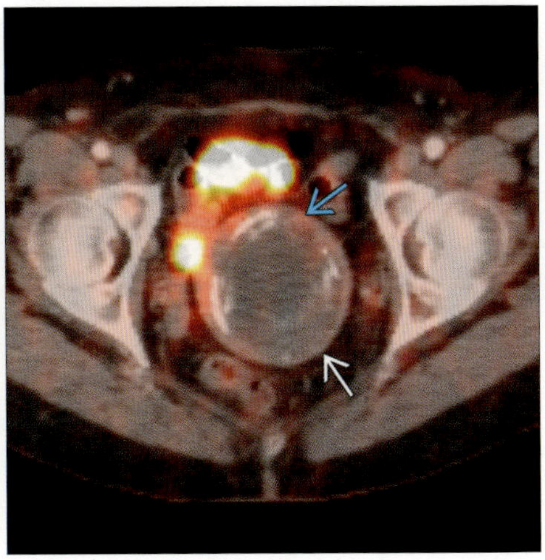

(Izquierda) PET/TC axial con ^{18}F-FDG en el posparto de una mujer de 38 años de edad que muestra un útero aumentado de tamaño con líquido central y productos hemáticos hipermetabólicos (*flecha*). Esto puede tener un aspecto similar al carcinoma endometrial. **(Derecha)** PET/TC axial con ^{18}F-FDG en una mujer de 68 años de edad con linfoma que muestra un útero calcificado y leiomiomatoso (*flecha blanca*). Hay actividad hipermetabólica (*flecha azul*) en la periferia.

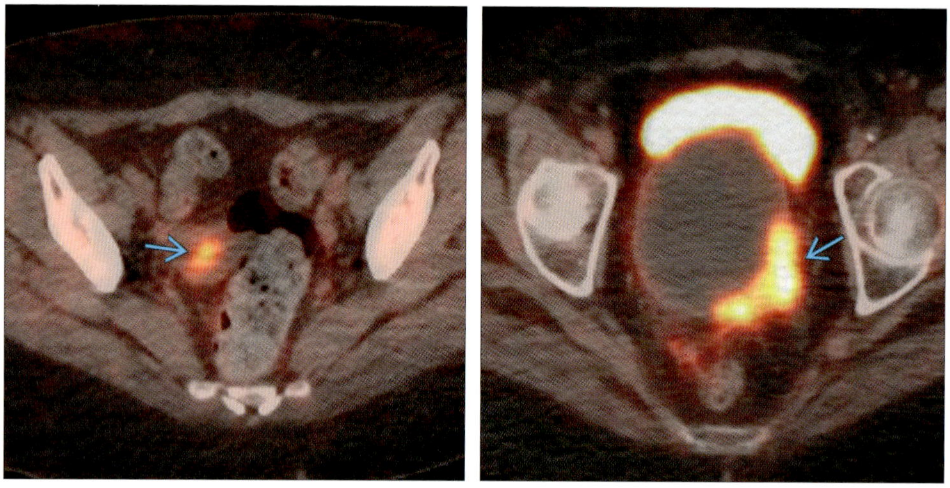

(Izquierda) PET/TC axial con ^{18}F-FDG en una mujer de 36 años de edad. Se observa captación focal aumentada dentro del canal endometrial (*flecha*), compatible con actividad menstrual normal. **(Derecha)** PET/TC axial con ^{18}F-FDG en una mujer de 56 años de edad. Se aprecia un tumor hipermetabólico (*flecha*) que se extiende hacia la grasa mesorrectal izquierda, compatible con enfermedad maligna endometrial.

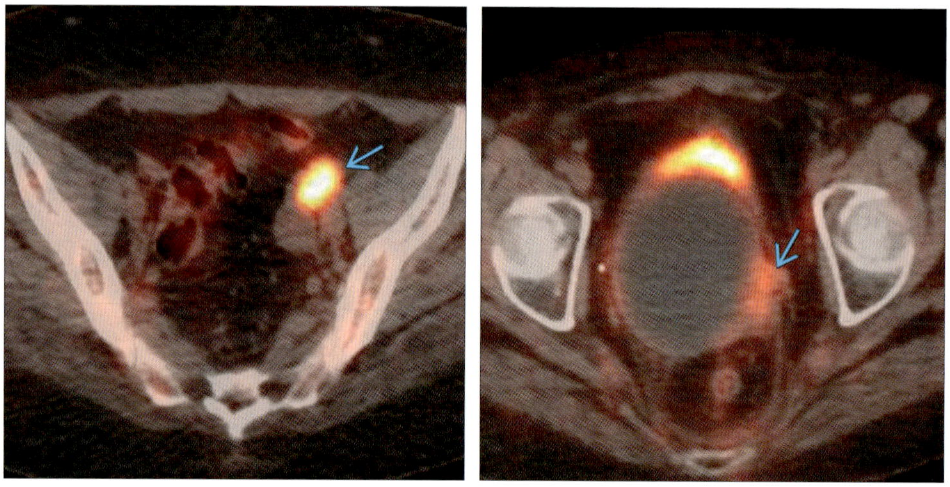

(Izquierda) PET/TC axial con ^{18}F-FDG en la misma paciente. Se determina la presencia de un ganglio linfático inguinal izquierdo patológicamente aumentado de tamaño e hipermetabólico (*flecha*). **(Derecha)** PET/TC axial con ^{18}F-FDG en la misma paciente después de varios ciclos de quimioterapia. Se observa disminución del tamaño y de la actividad metabólica del tumor endometrial (*flecha*).

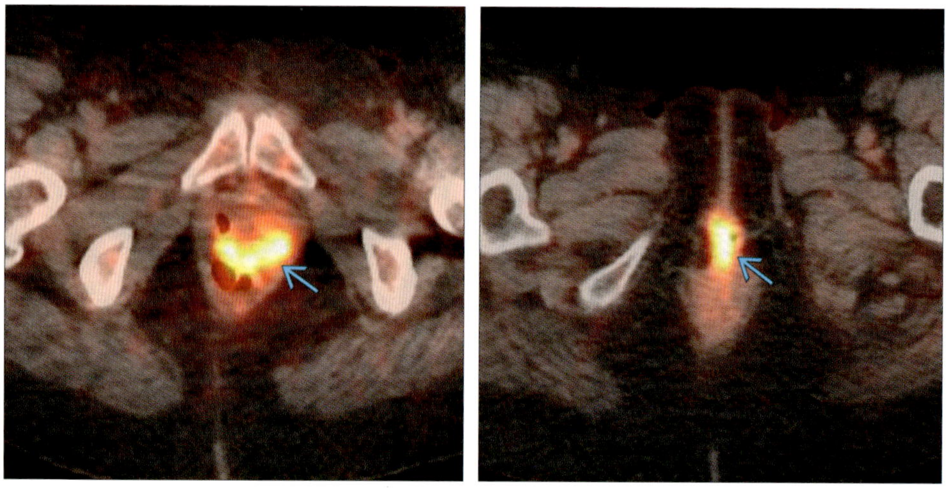

(Izquierda) PET/TC axial con ^{18}F-FDG en una paciente con cáncer endometrial. Se aprecia un tumor hipermetabólico poco definido (*flecha*) al nivel del cuello uterino, compatible con extensión local de la enfermedad. **(Derecha)** PET/TC axial con ^{18}F-FDG en la misma paciente. Se observa actividad hipermetabólica (*flecha*) más distal en la región del introito vaginal, que hace temer la presencia de extensión local de la enfermedad.

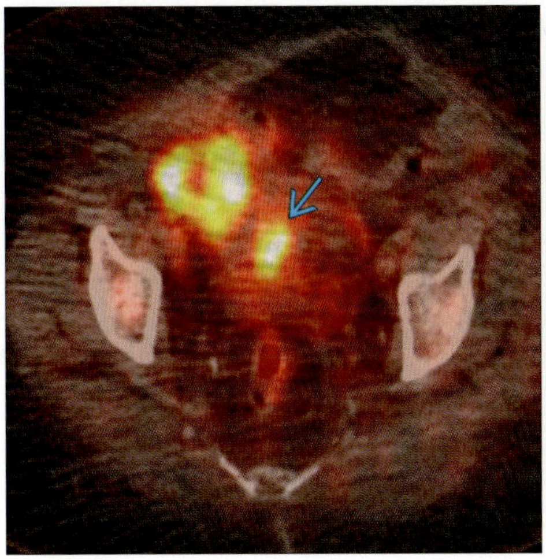
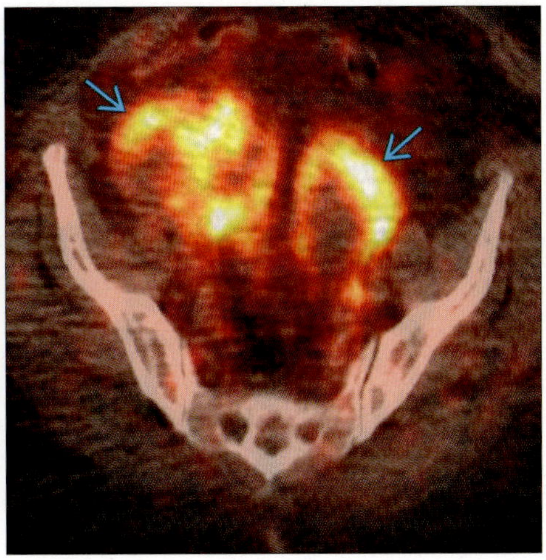

(Izquierda) PET/TC axial con ^{18}F-FDG en una paciente con cáncer endometrial. Se observa un foco de actividad hipermetabólica (*flecha*) dentro del útero, que hace temer enfermedad recidivante. **(Derecha)** PET/TC axial con ^{18}F-FDG en la misma paciente. Se aprecian tumores anexiales bilaterales (*flechas*) con actividad hipermetabólica, lo cual se considera que refleja hematosálpinx con productos hemáticos de gran tamaño.

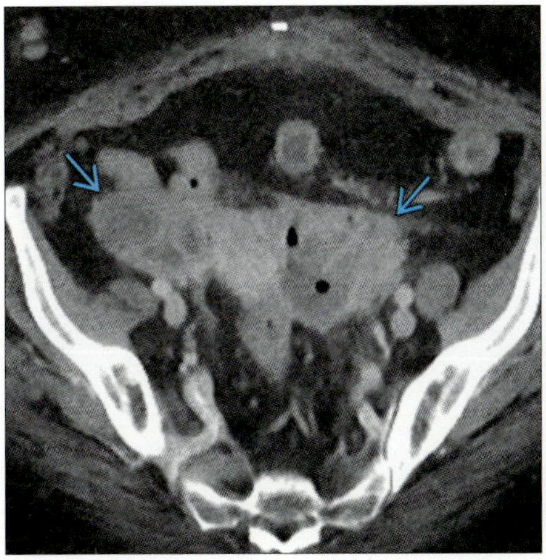
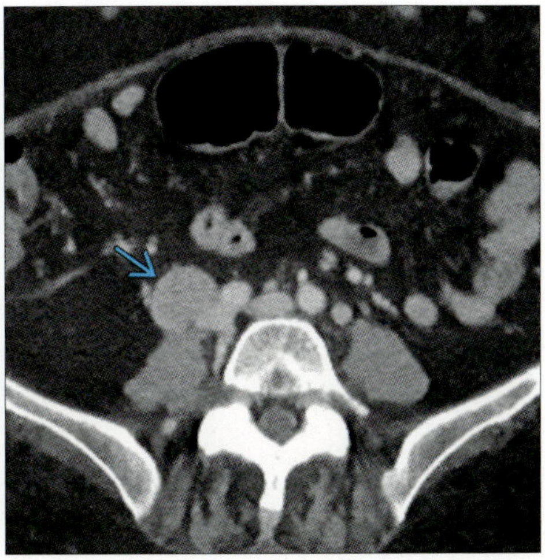

(Izquierda) En la misma paciente, TC axial con contraste que muestra tumores anexiales (*flechas*), compatibles con hematosálpinx con productos hemáticos. **(Derecha)** TC axial con contraste en la misma paciente. Es visible un ganglio paraaórtico derecho aumentado de tamaño (*flecha*), que hace temer la presencia de enfermedad metastásica. Este no tenía captación aumentada en la PET con ^{18}F-FDG concomitante.

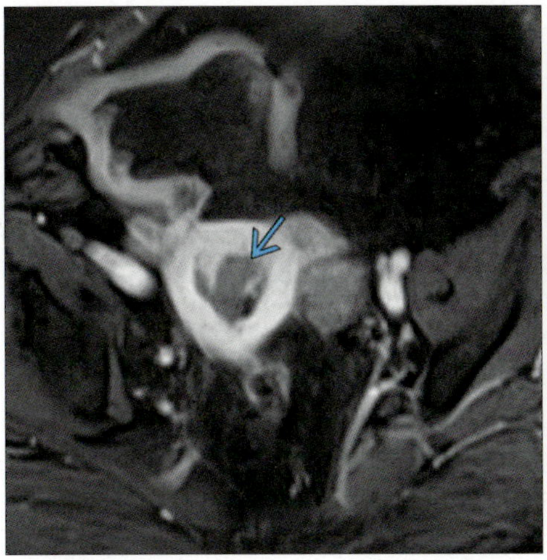
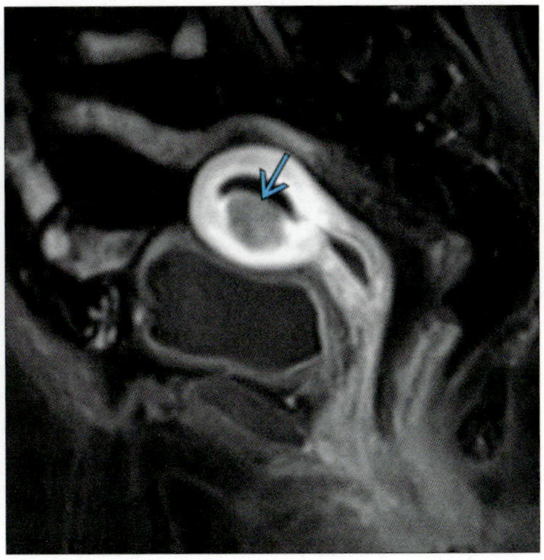

(Izquierda) En la misma paciente, RM axial en T1 C+ FS que muestra un tumor endometrial con hiporrealce (*flecha*) a lo largo de la cara anterior del útero, compatible con enfermedad recidivante. **(Derecha)** RM sagital en T1 C+ FS en la misma paciente. Se evidencia un tumor con hiporrealce (*flecha*) a lo largo de la cara anterior del útero, compatible con tumor recidivante.

FACTORES CLAVE

Imágenes

- PET/TC con ^{18}F-FDG:
  - No se recomienda para la detección primaria:
    - Tumor ovárico con avidez por ^{18}F-FDG (SUV > 3).
    - Sensibilidad del 52% al 58% y especificidad del 76% al 78%: mayor especificidad para lesiones de tamaño > 5 mm.
    - No efectivo para diferenciar entre tumores benignos y malignos con captación limítrofe (SUV ~ 2).
  - Útil para la evaluación preoperatoria:
    - Identifica pacientes en estadio terminal no aptos para la citorreducción quirúrgica.
    - Sensibilidad cercana al 100% y especificidad del 91% para determinar enfermedad localizada frente a avanzada (enfermedad estadio III/IV).
  - Altamente sensible/específica para detectar recidivas:
    - Sensibilidad del 89% y especificidad del 90%.

Principales diagnósticos diferenciales

- Tumores benignos:
  - Quistes funcionales complejos:
  - Cistoadenoma.
  - Tumores dermoides.
- Infección:
  - Enfermedad pélvica inflamatoria.
  - Absceso tubo-ovárico.
- Captación ovárica fisiológica:
  - Mujeres premenopáusicas.
  - Mayor avidez por ^{18}F-FDG en la fase secretora.
  - Puede ser bilateral.

Lista de verificación diagnóstica

- Los estudios anatómicos son los más específicos para la evaluación del tumor primario.
- Informar la presencia de metástasis en ganglios regionales/diseminación peritoneal:
  - En la PET/TC con ^{18}F-FDG la enfermedad peritoneal puede ser sutil.
- Evaluar la presencia de metástasis distantes (habitualmente hígado/pulmón).

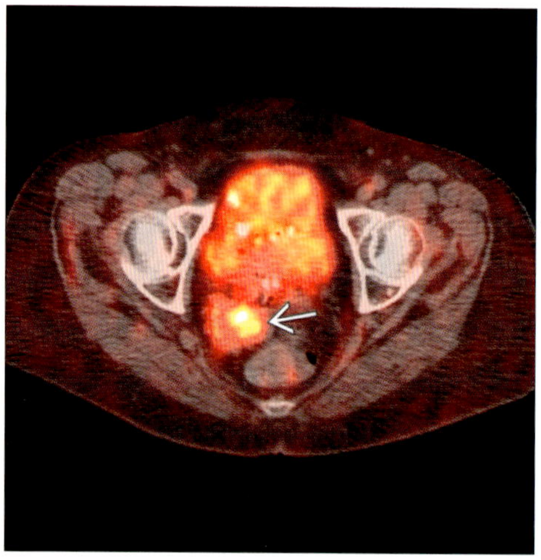

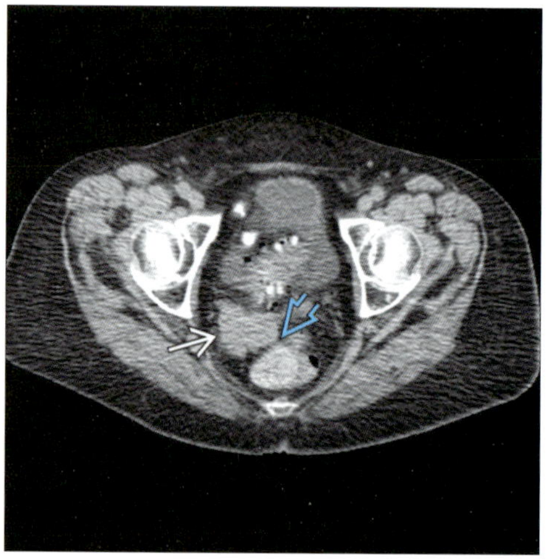

(Izquierda) PET/TC axial con ^{18}F-FDG que muestra un tumor hipermetabólico irregular (*flecha*) en la hemipelvis derecha, que hace temer una enfermedad maligna de ovario. **(Derecha)** En la misma paciente, TC axial sin contraste que muestra un tumor ovárico irregular (*flecha blanca*). Nótese que el plano adiposo perirrectal (*flecha azul abierta*) puede estar comprometido y que la RM puede determinar mejor la extensión del tumor primario.

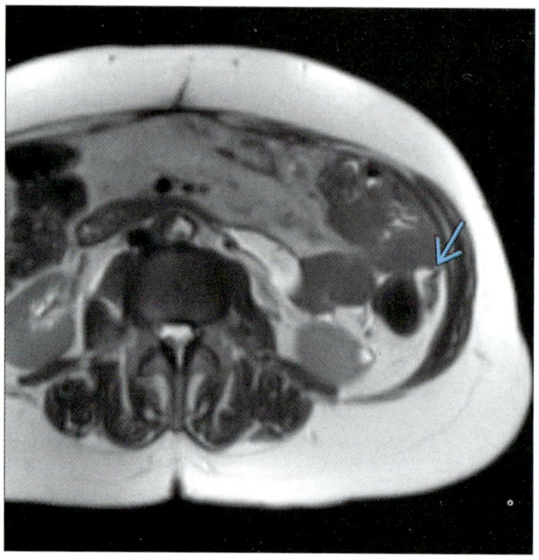

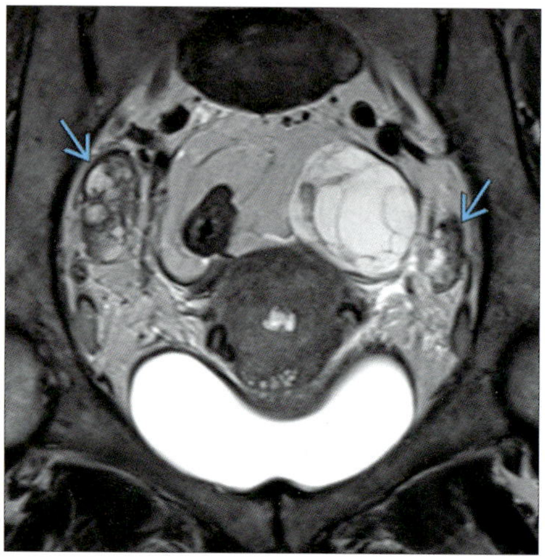

(Izquierda) RM axial en T1 en una paciente con enfermedad epiploica. Se observa un nódulo de tejido blando (*flecha*) a lo largo de la gotera parietocólica izquierda. **(Derecha)** RM axial en T2 en una paciente con sospecha de cáncer de ovario. Se aprecian tumores bilaterales multitabicados (*flechas*), que hacen temer la presencia de neoplasias ováricas quísticas bilaterales.

Terminología

Definiciones

- Carcinoma primario de ovario:
  - Epitelial (90%), estromal (6%), de células germinales (3%).
  - El tumor inicial compromete el ovario ± trompa uterina.
- Diseminación metastásica:
  - Puede comprometer ganglios pélvicos o paraaórticos.
  - Peritoneo:
    - Puede resultar en envoltura de órganos reproductivos/abdominales por parte del tumor maligno:
  - Las metástasis distantes incluyen el hígado y los pulmones.

Imágenes

Hallazgos en PET/TC con ^{18}F-FDG

- Detección primaria:
  - Tumor ovárico con avidez por ^{18}F-FDG (SUV > 3).
  - No se recomienda para la detección primaria del cáncer de ovario:
    - Sensibilidad del 52% al 58%, especificidad del 76% al 78%.
    - La ecografía, la RM y la TC con contraste tienen mejor rendimiento.
  - Mayor especificidad para lesiones > 5 mm de diámetro:
  - Dificultad para diferenciar entre enfermedad benigna y maligna con SUV limítrofe (~ 2):
    - Falsos negativos con tumores limítrofes.
    - Falsos positivos con hidrosálpinx, fibromas y endometriosis.
- Estadificación:
  - Diseminación regional: linfadenopatía hipermetabólica o compromiso peritoneal.
  - Metástasis distantes: habitualmente hígado/pulmón o derrame pleural maligno.
  - Herramienta importante para la planificación del tratamiento:
    - Sensibilidad cercana al 100% y especificidad del 91% para distinguir entre enfermedad temprana y tardía (estadio III/IV).
    - Más efectivo para detectar metástasis peritoneales > 1 cm.
    - Más efectivo para detectar linfadenopatía > 7 mm.
    - Identifica con precisión a los pacientes no aptos para cirugía citorreductora.
  - Precisión del 69% al 75% para la estadificación en comparación con el 53% a 55% de la TC sola.
- Vigilancia:
  - Técnica más precisa para evaluar la presencia de enfermedad recidivante:
    - Sensibilidad del 89% y especificidad del 90%.
    - Modifica el tratamiento en el 44% al 57% de los pacientes.
  - Menos sensible para la enfermedad intrapélvica, debido a la actividad vesical y la inflamación posquirúrgica.
  - No hay información que sugiera que la detección temprana mejore la sobrevida.
  - No se utiliza de rutina en pacientes asintomáticas.
- Nuevos radiotrazadores para PET → F-18 fluorotimidina (FLT) y C-11 metionina (MET):
  - Utilizados con mayor frecuencia en la evaluación de gliomas encefálicos.
  - Actualmente, ambos se están estudiando en ensayos clínicos; en el futuro pueden tener un papel en la evaluación del cáncer de ovario.

Hallazgos en RM

- Detección primaria: más efectiva para la estadificación del tumor primario (T):
  - RM con contraste: sensibilidad del 96,6% y especificidad del 83,7%.
  - Puede caracterizar mejor las lesiones indeterminadas encontradas en la US:
    - Más efectiva con tumores quísticos complejos.
  - Las características de malignidad incluyen tumores mixtos sólidos y quísticos con componente sólido de gran tamaño, espesor parietal > 3 mm, grosor septal > 3 mm y necrosis:
    - Compromiso de órganos pélvicos y de la pared lateral, adenopatía o diseminación peritoneal/mesentérica.
  - Tumores limítrofes predominantemente quísticos con señal variable en T1 y líquida en T2:
    - No deberían tener adenopatía, ascitis o enfermedad peritoneal asociada.

Diagnóstico diferencial

Tumores benignos

- Quistes complejos funcionales:
  - Pueden tener actividad de ^{18}F-FDG intensa.
- Cistoadenoma.
- Tumores dermoides.

Infección

- Enfermedad pélvica inflamatoria.
- Absceso tubo-ovárico.

Captación ovárica fisiológica

- Mayor avidez por ^{18}F-FDG en la fase secretora.
- Puede ser bilateral.

Patología

Características generales

- Etiología:
  - Carcinoma ovárico de 3 tipos celulares:
    - Epitelial (90%):
      - Originado en el epitelio germinal del ovario.
    - Estromal (6%):
      - Originado en el tejido conectivo.
      - Baja tasa de metástasis.
    - De células germinales (3%):
      - Mujeres adolescentes/jóvenes.
      - Sumamente curable.
  - Factores de riesgo:
    - Mutaciones del gen BRCA.
    - ↑ ciclos ovulatorios (menarca temprana, menopausia tardía).
    - Nuliparidad.
    - Infertilidad.
    - Tratamientos hormonales.
    - Obesidad.

Estadificación, grado y clasificación

- Estadificación TNM:
  - Tumor primario (T):
    - T1: confinado a los ovarios/trompas uterinas:
      - 1a: limitado a 1 ovario.
      - 1b: limitado a ambos ovarios.
      - 1c: 1 o ambos ovarios con alguna de las siguientes: rotura capsular, tumor sobre la superficie ovárica, células malignas en líquido de ascitis o lavados peritoneales.
    - T2: extensión por debajo del reborde pélvico o enfermedad pélvica peritoneal:
      - 2a: extensión/implantes en útero o trompas o ambos.

Agrupación por estadio del cáncer de ovario

Estadio	Tumor	Ganglios (N)	Metástasis
I	1	0	0
IA	1a	0	0
IB	1b	0	0
IC	1c	0	0
II	2	0	0
IIA	2a	0	0
IIB	2b	0	0
IIC	2c	0	0
III	3	0 o 1	0
IIIA	3a	0	0
		1	0
IIIB	3b	0 o 1	0
IIIC	3c	0 o 1	0
IV	Cualquiera	Cualquiera	1

        - 2b: extensión/implantes en otros tejidos pélvicos.
        - 2c: 2a o 2b con células malignas en líquido de ascitis o lavados peritoneales.
    - T3: diseminación al peritoneo fuera de la pelvis y/o ganglios linfáticos retroperitoneales:
        - 3a: metástasis peritoneales microscópicas más allá de la pelvis.
        - 3b: metástasis peritoneales macroscópicas (< 2 cm) más allá de la pelvis.
        - 3c. metástasis peritoneales macroscópicas (> 2 cm) más allá de la pelvis.
- Ganglios linfáticos (N) regionales:
    - N0: ausencia de metástasis ganglionares.
    - N1: metástasis ganglionares regionales.
- Metástasis distantes (M):
    - M0: ausencia de metástasis distantes.
    - M1: metástasis distantes o derrame pleural maligno o ambos.

Aspectos clínicos

Demografía

- Edad:
    - Promedio al momento del diagnóstico en Estados Unidos: 63 años.
- Epidemiología:
    - Incidencia (Estados Unidos):
        - Por año 22 000 casos nuevos.
        - por año 14 000 muertes relacionadas con cáncer.
    - Segunda enfermedad maligna ginecológica más frecuente en países desarrollados.

Tratamiento

- Citorreducción y estadificación quirúrgicas:
    - Histerectomía extrafascial total con salpingo-ooforectomía bilateral.
    - Con disección de ganglios linfáticos paraaórticos.
- Tratamiento adyuvante:
    - Quimioterapia endovenosa o intraperitoneal.
    - Indicada para la mayoría de las pacientes a excepción de la enfermedad temprana (estadio I).

Lista de verificación diagnóstica

Información útil para la interpretación de las imágenes

- PET/TC con ^{18}F-FDG:
    - Para mujeres premenopáusicas, considerar realizar el estudio inmediatamente después de la menstruación para evitar la captación ovárica fisiológica:
        - Con frecuencia, la actividad hipermetabólica en los ovarios es un hallazgo incidental en estudios realizados por otro motivo.
        - El ovario normal es esférico a discoidal con márgenes lisos.
        - Mayor avidez por ^{18}F-FDG en la fase secretora.
    - En PET/TC, la infección y la inflamación posquirúrgicas presentan avidez por ^{18}F-FDG:
        - La inflamación debería disminuir en intensidad en evaluaciones posteriores.
    - En la PET/TC con ^{18}F-FDG, la enfermedad peritoneal puede ser sutil:
        - Por lo general, captación de bajo nivel por todo el abdomen / la pelvis.
        - Múltiples nódulos hipermetabólicos.
    - Derrame pleural maligno:
        - Más probable con actividad de ^{18}F-FDG aumentada.
        - Más probable si hay presencia de nódulos pleurales hipermetabólicos.
    - Metástasis pulmonares:
        - Múltiples nódulos/tumores redondos, hipermetabólicos y bilaterales.
    - Metástasis hepáticas:
        - Nódulos/tumores hipermetabólicos respecto del fondo hepático.
        - Debido a la heterogeneidad normal del hígado en la PET con ^{18}F-FDG, las metástasis de pequeño tamaño (< 1,0 a 1,5 cm) se pueden pasar por alto.
        - La TC con contraste o la RM son más sensibles para las lesiones pequeñas.

Bibliografía

1. Khiewvan B, et al. An update on the role of PET/CT and PET/MRI in ovarian cancer. Eur J Nucl Med Mol Imaging 2017.
2. Limei Z, et al. Accuracy of positron emission tomography/computed tomography in the diagnosis and restaging for recurrent ovarian cancer: a meta-analysis. Int J Gynecol Cancer 2013; 23 (4): 598-607.

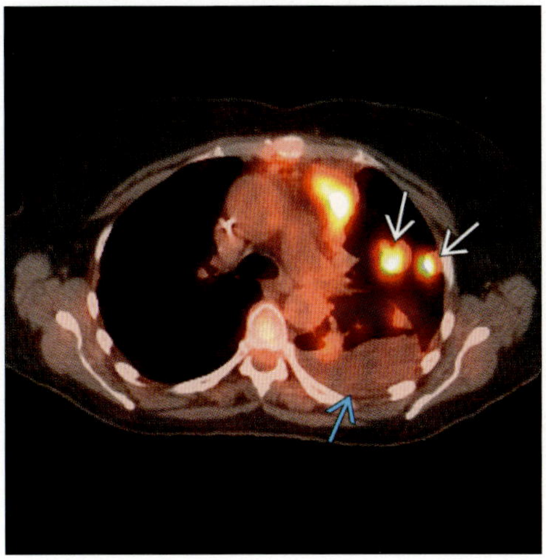

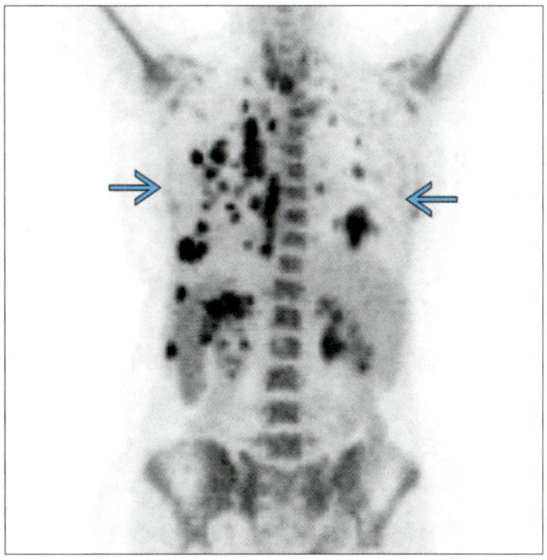

(Izquierda) En una mujer de 68 años de edad, PET/TC axial con ^{18}F-FDG que muestra enfermedad metastásica pulmonar con múltiples nódulos hipermetabólicos (*flechas blancas*) y un derrame pleural loculado (*flecha azul*). **(Derecha)** MIP posterior de PET con ^{18}F-FDG en la misma paciente. Se observan múltiples metástasis pulmonares bilaterales (*flechas*).

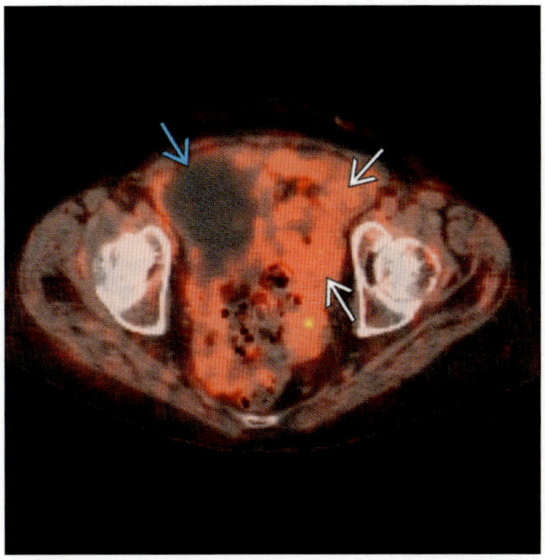

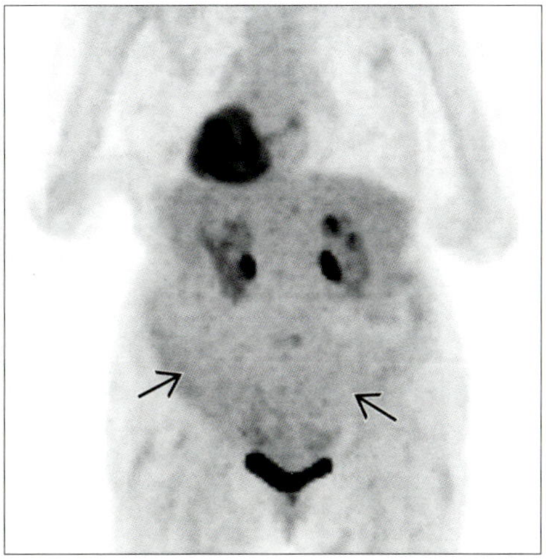

(Izquierda) PET/TC axial con ^{18}F-FDG en una mujer de 73 años de edad con seudomixoma peritoneal derivado de un tumor primario de ovario. Se aprecia actividad hipermetabólica (*flechas blancas*) en el epiplón con una lesión quística fotopénica (*flecha azul*) en la pelvis. **(Derecha)** PET coronal con ^{18}F-FDG en la misma paciente. Se observa la actividad hipermetabólica de bajo nivel y difusa (*flechas*) que hace pensar en implantes peritoneales.

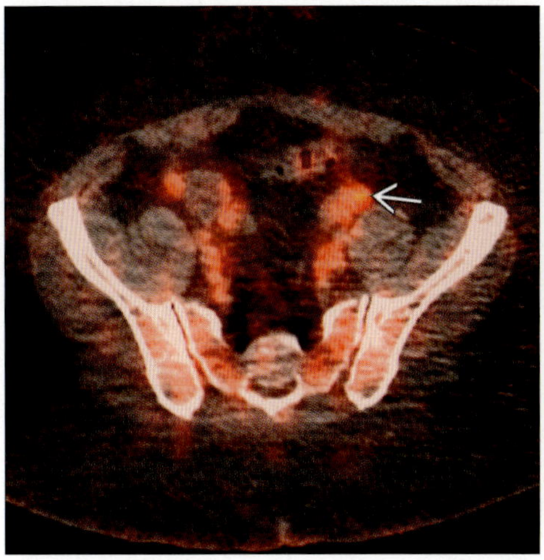

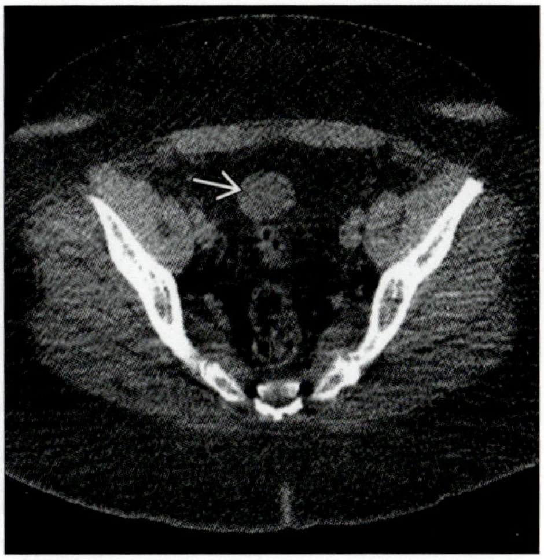

(Izquierda) En una mujer de 36 años de edad, PET/TC axial con ^{18}F-FDG que muestra actividad focal hipermetabólica en el ovario izquierdo (*flecha*). Frecuentemente, este es un hallazgo fisiológico cuando se observa en mujeres premenopáusicas. **(Derecha)** En la misma paciente, TC axial sin contraste que muestra una estructura con densidad líquida (*flecha*) en la línea media de la pelvis que no era hipermetabólica en la PET/TC con ^{18}F-FDG, probablemente un quiste de ovario benigno. La ecografía puede aportar especificidad para estos dos hallazgos.

FACTORES CLAVE

Imágenes

- PET/TC con ^{18}F-FDG:
  - Modalidad de elección para la estadificación inicial y tratamiento de la enfermedad recidivante.
  - La TC con contraste y la RM son mejores para evaluar la extensión del tumor primario.

Patología

- El tumor primario se origina en la zona de transformación del cuello uterino.
- Invasión regional de estructuras adyacentes: útero, vagina, vejiga, recto.
- Diseminación linfática: grupos de ganglios pélvicos → ilíacos comunes → paraaórticos.
- Diseminación hematógena: los pulmones, el hígado y los huesos son los sitios más frecuentes.

Aspectos clínicos

- Estadio I: confinado al útero.
- Estadio II: invade más allá del útero.
- Estadio III: se extiende hacia la pared pélvica, la región inferior de la vagina o afecta los riñones ± metástasis ganglionares.
- Estadio IV: invade otras estructuras adyacentes y/o metástasis distantes.

Lista de verificación diagnóstica

- La excreción de ^{18}F-FDG a través de los uréteres y la vejiga puede generar falsos positivos:
  - Hidratación por vía oral de la paciente.
  - La paciente debe orinar antes del estudio.
  - Se puede utilizar un protocolo diurético para PET.
  - Se puede utilizar cateterismo vesical.
  - La TC con contraste puede ayudar en la interpretación de la PET para distinguir entre uréteres y linfadenopatía.
- Los grupos ganglionares afectados pueden tener captación variable de ^{18}F-FDG.
- La linfadenopatía pélvica y paraaórtica infracentimétrica puede mostrar actividad de ^{18}F-FDG leve.
- El SUV se subestima debido al pequeño tamaño de los ganglios linfáticos y a los límites de resolución del escáner.

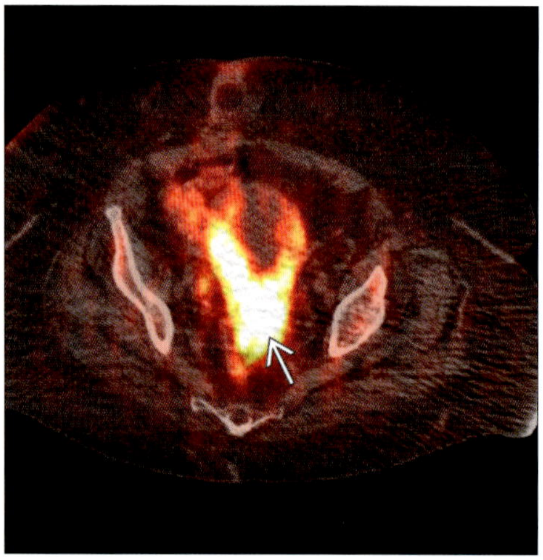
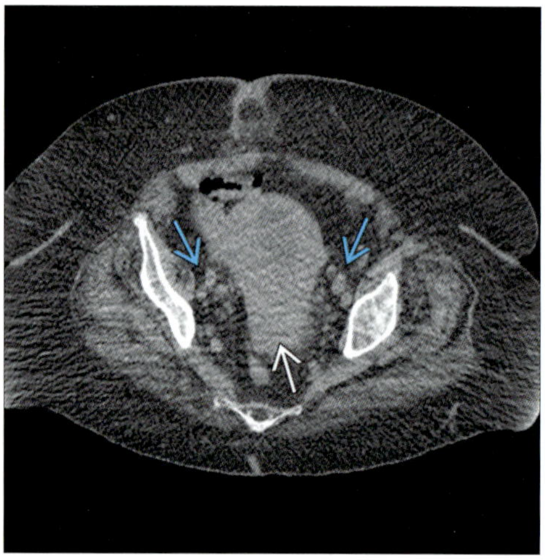

(Izquierda) PET/TC axial con ^{18}F-FDG en una mujer de 79 años de edad con cáncer de cuello uterino en estado avanzado. Se observa un gran tumor heterogéneo, marcadamente hipermetabólico y de gran tamaño (*flecha*) originado en la porción inferior de cérvix. **(Derecha)** En la misma paciente, TC axial sin contraste que muestra el tumor (*flecha blanca*) en contacto con la cara posterior de la vejiga. Hay linfadenopatía extensa (*flechas azules*) a lo largo de las cadenas ilíacas en forma bilateral.

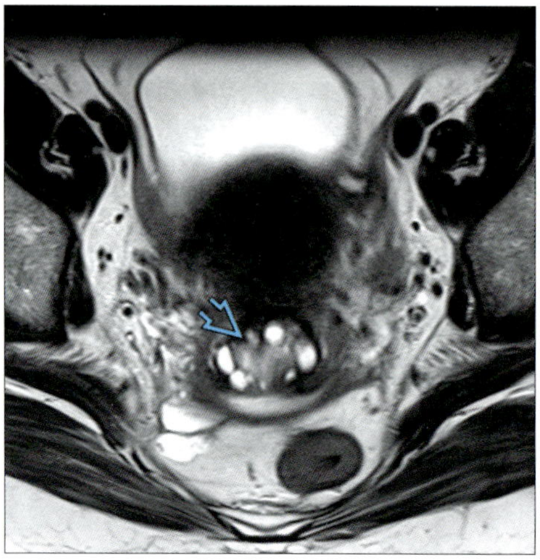
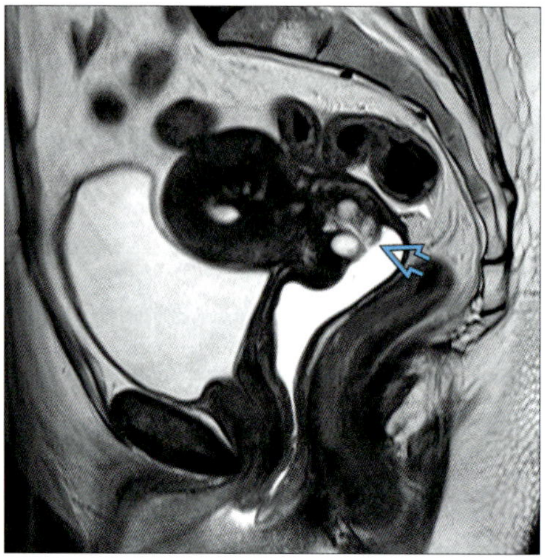

(Izquierda) RM axial en T2 que muestra señal intermedia en el cuello uterino (*flecha*) compatible con un tumor primario sin extensión más allá del estroma del cérvix ni invasión parametrial. **(Derecha)** En la misma paciente, RM sagital en T2 que muestra el tumor primario del cuello uterino (*flecha*) que compromete su porción vaginal.

Imágenes

Hallazgos en PET/TC con ^{18}F-FDG

- Modalidad de elección para la estadificación inicial y para el manejo de la enfermedad recidivante.
- Detección de enfermedad local:
  - Actividad de ^{18}F-FDG intensa en el tumor primario de cuello uterino.
  - Captación variable en el útero, la vagina y el parametrio, que depende de la diseminación.
  - El SUV máximo del tumor primario de cuello uterino es predictor del pronóstico de la enfermedad.
  - Actividad de ^{18}F-FDG casi siempre observada en tumores primarios > 7 mm.
  - Los tumores epidermoides (también conocidos como "tumores de células escamosas") tienen ↑ SUV en comparación con los tumores no epidermoides.
- Detección de metástasis en ganglios linfáticos:
  - Frecuentemente se lo utiliza para la estadificación inicial.
  - Enfermedad en estadio temprano → sensibilidad del 53% al 73% y especificidad del 90" al 97%.
  - Enfermedad en estadio tardío (> IB2) → sensibilidad del 75% y especificidad del 95%.
  - La PET/TC tiene mayor rendimiento para detectar ganglios paraaórticos (sensibilidad del 84% y especificidad del 95%); algunas limitaciones para la detección de ganglios pélvicos.
  - Linfadenopatía pélvica y paraaórtica con avidez por ^{18}F-FDG.
- Detección de metástasis distantes:
  - Las pulmonares, las hepáticas y las óseas son las más frecuentes.
- Detección de enfermedad recidivante:
  - Indicado para el estudio diagnóstico de pacientes sintomáticas o aquellas con hallazgos anormales (sensibilidad del 93% y especificidad del 95%).
  - Afecta la planificación de la radioterapia en el 44% de las pacientes.
  - Además, con frecuencia se utiliza la TC con contraste para la vigilancia postratamiento.

Radiotrazadores para PET en investigación

- 60Cu-ATSM: radiotrazador que tiene como blanco la respuesta hipóxica de las células malignas:
  - Estrategia de objetivo molecular, que dirige la quimiorradioterapia:
    - La hipoxia tumoral es un predictor biológico de respuesta a la radioterapia.
    - Las células tumorales hipóxicas son más resistentes a la quimioterapia y a la radiación ionizante.
  - La captación de 60Cu-ATSM aumenta con la hipoxia tisular.

Hallazgos en RM

- Detección de enfermedad focal:
  - Generalmente se la define mejor en T2 (lavado de contraste, *wash in*):
    - Intensidad de señal intermedia en T2.
  - Morfología variable:
    - Pacientes jóvenes → tumor exofítico.
    - Pacientes de más edad → tumor en forma de barril (originado en el canal endocervical).
  - Invasión de estructuras adyacentes:
    - Interrupción de la señal hipointensa en T2 de la vagina, la vejiga o la pared rectal.
    - Extensión hacia la pared pélvica → músculos obturador interno, piriforme o elevador del ano.
    - Signo del edema bulloso → engrosamiento hiperintenso en T2 de la pared vesical, signo indirecto de invasión.
- Detección de metástasis en ganglios linfáticos:
  - Se detecta mejor en secuencia T2:
    - Intensidad de señal intermedia en T2.

Características generales

- Localización:
  - Primaria:
    - Se origina en la zona de transformación del cuello uterino (zona de transición desde epitelio glandular hacia epitelio escamoso).
  - Regional:
    - Invasión de estructuras adyacentes: útero, vagina, vejiga, recto.
  - Diseminación:
    - Linfática:
      - Grupos de ganglios pélvicos → ilíacos comunes → paraaórticos.
    - Hematógena:
      - Sitios más frecuentes: pulmones, hígado y huesos.

Artefactos y control de calidad

- La excreción de ^{18}F-FDG a través de los uréteres y la vejiga puede generar falsos positivos:
  - Hidratar a la paciente por vía oral para incrementar la excreción urinaria.
  - La paciente debe orinar antes del estudio PET.
  - Se puede utilizar un protocolo diurético de PET con ^{18}F-FDG:
    - 40 mg de furosemida EV con ingesta de líquido por vía oral de 1,5 a 2 L.
    - Orinar 2 a 3 veces para excretar la mayor parte de la ^{18}F-FDG, luego contener la orina en la vejiga para su distensión antes del estudio.
  - Se puede utilizar cateterismo vesical:
    - ± infusión vesical continua con catéter de lavado de 3 vías durante el estudio.
  - La mayor parte de la enfermedad local se estadifica mediante RM para evitar la complicación de la presencia de ^{18}F-FDG en la orina y en la vejiga.

Diagnóstico diferencial

Otras neoplasias

- Cáncer endometrial.
- Cáncer de ovario.
- Leiomioma: captación de FDG variable.

Actividad fisiológica de ^{18}F-FDG

- Menstruación:
  - Actividad de ^{18}F-FDG en el endometrio.
- Contaminación con orina:
  - Actividad de ^{18}F-FDG en la vagina.
- Excreción por los uréteres y la vejiga:
  - La TC con contraste puede ser útil para distinguir entre uréter y linfadenopatía.
  - La vejiga puede ser indistinguible del tumor primario y puede ocultar la linfadenopatía adyacente.

Captación posquirúrgica y posradiación

- Absceso:
  - Actividad de ^{18}F-FDG intensa.
- Seroma:
  - Habitualmente difuso; actividad de ^{18}F-FDG leve.
- Tumor/estructuras circundantes (particularmente músculo):
  - Actividad leve dentro del área de radiación.

Patología

Estadificación, grado y clasificación

- Estadificación TNM:

Agrupación por estadio del carcinoma de cuello uterino

Estadio	Tumor	Ganglios (N)	Metástasis
I	1	0	0
IA/A1/A2	1a/a1/a2	0	0
IB	1b	0	0
IB1/B2	1b1/b2	0	0
II	2	0	0
IIA/A1/A2	2a/a1/a2	0	0
IIB	2b	0	0
III	3	0	0
IIIA	3a	0	0
IIIB	3b	Cualquiera	0
	1 a 3	1	0
IVA	4	Cualquiera	0
IVB	Cualquiera	Cualquiera	1

- Tumor primario (T):
  - Tis: carcinoma *in situ* (preinvasivo).
  - T1: confinado al útero.
  - T2: invade más allá del útero, pero no la pared pélvica ni el tercio inferior de la vagina.
  - T3: se extiende hacia la pared pélvica o el tercio inferior de la vagina u ocasiona hidronefrosis o insuficiencia renal.
  - T4: invade la vejiga / el recto o se extiende más allá de la pelvis verdadera.
- Ganglios linfáticos (N) regionales:
  - N0: ausencia de metástasis ganglionares.
  - N1: metástasis en ganglios regionales.
- Metástasis distantes (M):
  - M0: ausencia de metástasis distantes.
  - M1: metástasis distantes.

Aspectos clínicos

Presentación

- Signos/síntomas más frecuentes:
  - Cáncer de cuello uterino temprano (estadio I):
    - Frecuentemente asintomático (es importante el tamizaje).
  - Presentaciones frecuentes:
    - Sangrado vaginal irregular/intenso, sangrado poscoital:
  - Estadio avanzado:
    - Dolor pélvico y lumbar.
    - Síntomas intestinales/urinarios.

Demografía

- Edad:
  - Promedio al momento del diagnóstico: 48 años.
- Epidemiología:
  - En 2013:
    - En Estados Unidos: 11 955 casos nuevos y 4217 muertes.
  - En Estados Unidos: ~ 12 000 casos nuevos de cáncer invasivo con 4000 muertes cada año.

Tratamiento

- Enfermedad microinvasiva:
  - Conización del cérvix (preserva la fertilidad) o histerectomía extrafascial.
- Enfermedad avanzada:
  - Histerectomía radical ± linfadenectomía.
- Enfermedad recidivante o riesgo de recidiva:
  - Quimioterapia y radiación pélvica.
  - Braquiterapia guiada por PET/TC con FDG.

Lista de verificación diagnóstica

Considerar

- Tumor hipermetabólico en la región del cérvix/útero:
  - La TC con contraste y la RM son mejores para la evaluación de la extensión del tumor primario.
  - Con frecuencia están involucrados lo ganglios linfáticos regionales pélvicos y paraaórticos.
  - Las localizaciones de las metástasis distantes incluyen huesos, hígado y pulmones.

Información útil para la interpretación de las imágenes

- PET/TC con ^{18}F-FDG:
  - Los grupos ganglionares comprometidos pueden tener captación de ^{18}F-FDG variable:
    - Pélvicos y paraaórticos infracentimétricos:
      - El SUV es subestimado debido al pequeño tamaño de los ganglios linfáticos y a los límites de resolución del escáner.
      - Utilizar imágenes coronales para evaluar la presencia de linfadenopatía microscópica.
  - La actividad fisiológica en la vejiga puede ocultar el tumor primario y la linfadenopatía local:
    - Considerar la hidratación del paciente, el protocolo diurético y el cateterismo de la vejiga.
  - La TC con contraste puede ayudar en la interpretación de la PET para distinguir los uréteres de la linfadenopatía

Bibliografía

1. Kusmirek J, et al. PET/CT and MRI in the imaging assessment of cervical cancer. Abdom Imaging 2015; 40 (7): 2486-571.
2. Delbke D, et al. Procedure guideline for tumor imaging with ^{18}F-FDG PET/CT 1.0*. Society of nuclear medicine and molecular imaging: practice guidelines. 2006. <http://snmmi.files.cms-plus.com/docs/jnm30551_online.pdf.> [Consulta: agosto de 2014].

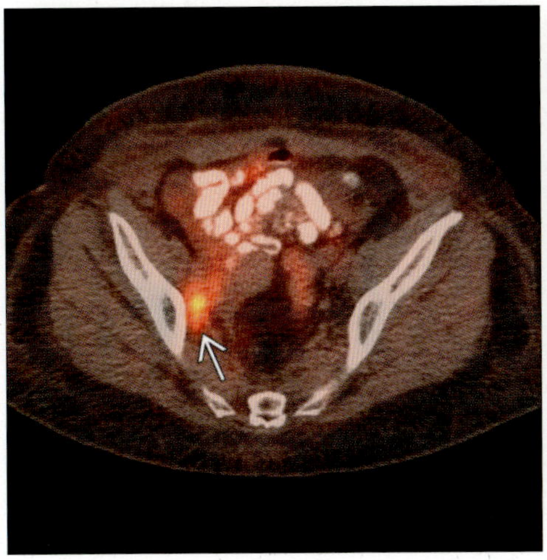
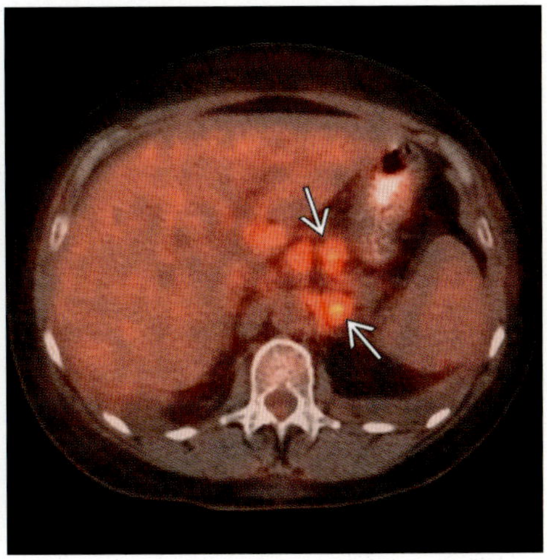

(Izquierda) En una mujer de 56 años de edad con cáncer de cuello uterino, recidivante después de una histerectomía radical, PET/TC axial con ^{18}F-FDG que muestra un ganglio hipermetabólico (*flecha*) que compromete la pared lateral de la pelvis, que hace temer enfermedad ganglionar regional. **(Derecha)** En la misma paciente, PET/TC axial con ^{18}F-FDG que muestra linfadenopatía paraaórtica y gastrohepática hipermetabólica (*flechas*), una vía frecuente de diseminación linfática.

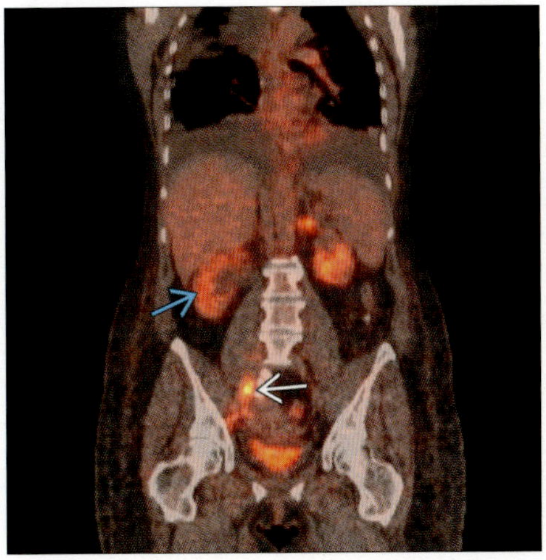
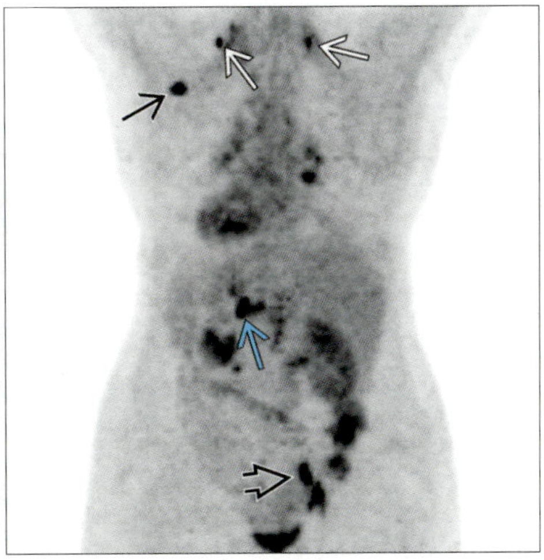

(Izquierda) PET/TC coronal con ^{18}F-FDG que muestra hidronefrosis derecha (*flecha azul*) y linfadenopatía frente a actividad (*flecha blanca*) en la hemipelvis derecha. **(Derecha)** MIP posterior de PET con ^{18}F-FDG que muestra linfadenopatía hipermetabólica supraclavicular bilateral (*flechas blancas*), axilar izquierda (*flecha negra*), mesentérica (*flecha azul*) y en la pared lateral derecha de la pelvis (*flecha abierta*).

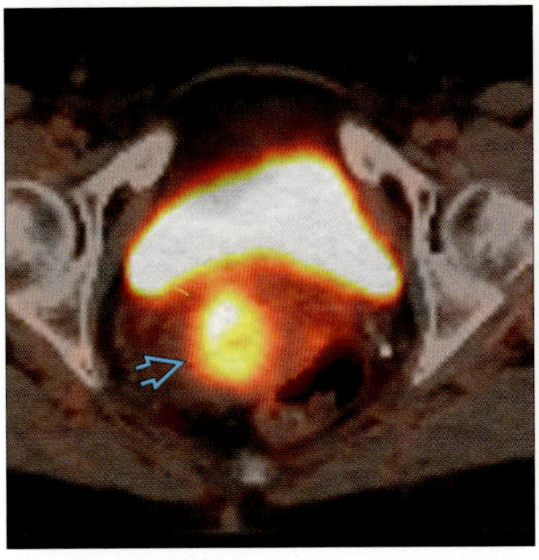
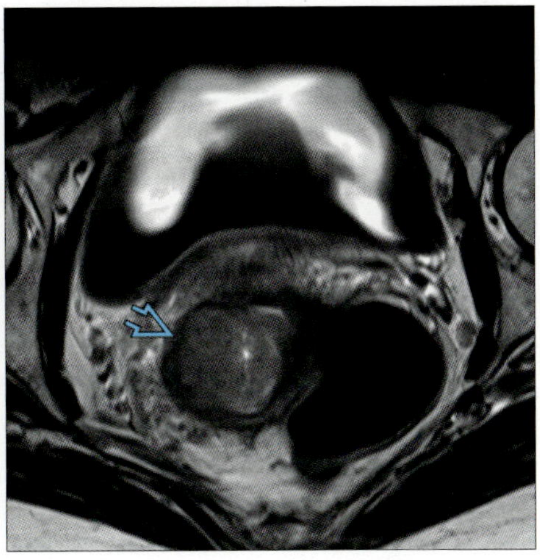

(Izquierda) PET/TC coronal con ^{18}F-FDG que muestra un tumor hipermetabólico en el cuello uterino (*flecha*) compatible con un carcinoma de cérvix demostrado en la biopsia. El SUV del tumor primario se correlaciona con el pronóstico. **(Derecha)** En la misma paciente, RM axial en T2 que muestra un tumor heterogéneo (*flecha*) con extensión hacia el segmento inferior del útero y los fondos de saco vaginales.

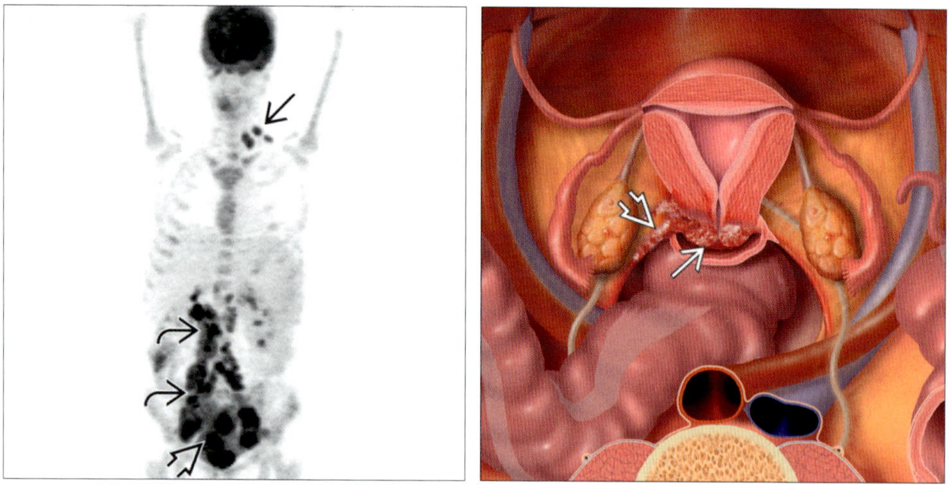

(Izquierda) MIP de PET 3D con ^{18}F-FDG que muestra actividad aumentada en los ganglios linfáticos supraclaviculares izquierdos (*flecha negra*), paraaórticos e ilíacos internos/externos (*flechas curvas*) en una paciente con cáncer primario de cuello uterino (*flecha abierta*). **(Derecha)** El gráfico muestra un tumor en el cérvix (*flecha blanca*) con extensión local (*flecha abierta*). En estos casos, la PET/TC con ^{18}F-FDG se utiliza para detectar linfadenopatía y metástasis distantes.

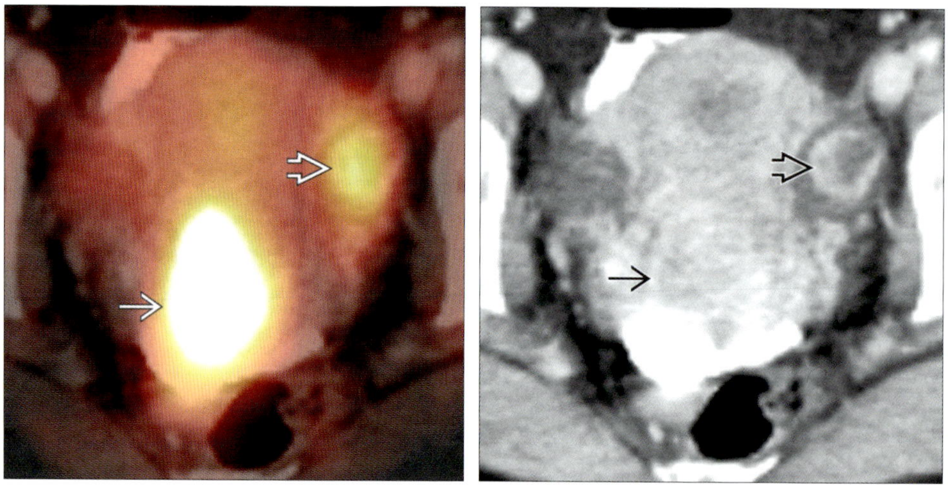

(Izquierda) PET/TC axial con ^{18}F-FDG que muestra un tumor de cuello uterino de gran tamaño (*flecha blanca*) con actividad de ^{18}F-FDG intensa en una paciente con carcinoma de cérvix conocido. Nótese la actividad de ^{18}F-FDG moderada en el quiste del cuerpo lúteo izquierdo (*flecha abierta*). **(Derecha)** En la misma paciente, TC axial con contraste que muestra un tumor del cuello uterino con realce heterogéneo y gran tamaño (*flecha negra*). Nótese el quiste del cuerpo lúteo con una pared delgada con realce homogéneo (*flecha abierta*) en un ovario por lo demás normal.

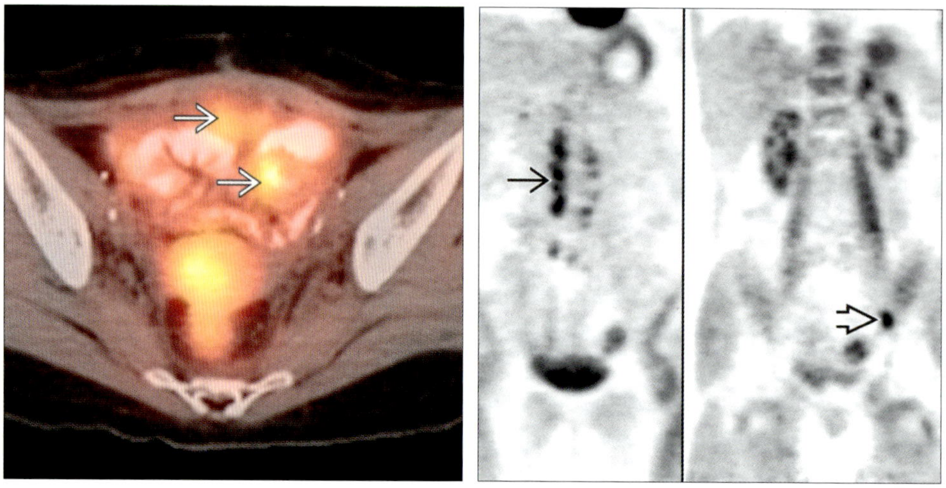

(Izquierda) PET/TC axial con ^{18}F-FDG que muestra un foco de actividad de FDG moderada en múltiples metástasis de tejido blando (*flechas blancas*) en una paciente con carcinoma de cuello uterino recidivante. **(Derecha)** PET coronal que muestra múltiples ganglios linfáticos paraaórticos hipermetabólicos (*flecha negra*), compatible con linfadenopatía metastásica. También hay evidencia de linfadenopatía pélvica (*flecha abierta*).

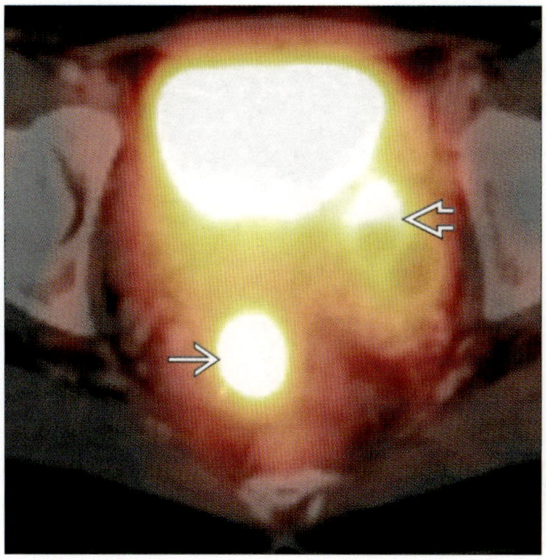
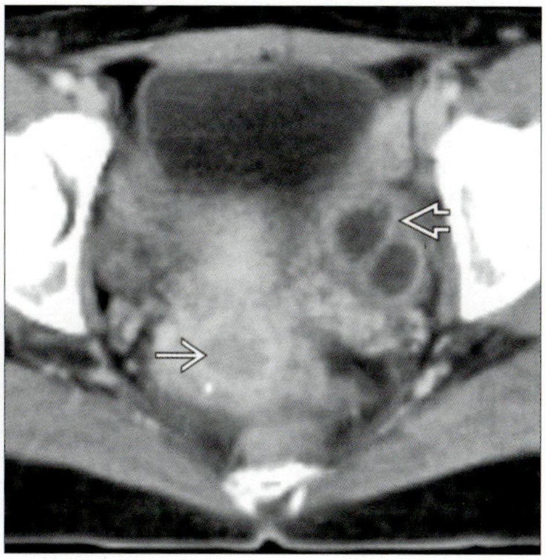

(Izquierda) PET/TC axial con ^{18}F-FDG que muestra actividad hipermetabólica en un tumor primario de cuello uterino (*flecha blanca*), además de actividad intensa en las metástasis quísticas del ovario izquierdo (*flecha abierta*). **(Derecha)** En la misma paciente, TC axial con contraste que muestra un tumor primario del cuello uterino (*flecha blanca*). Nótense las múltiples metástasis quísticas en el ovario izquierdo (*flecha abierta*), que también se pueden observar en quistes del cuerpo lúteo.

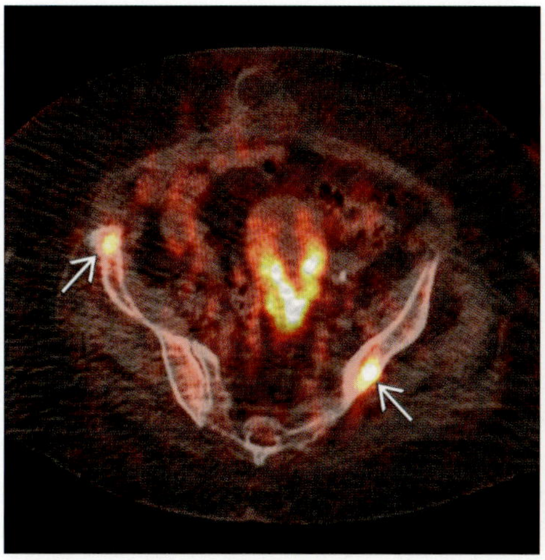
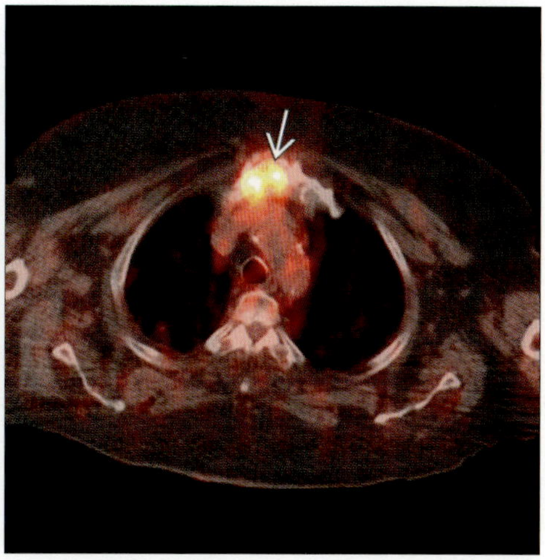

(Izquierda) PET/TC axial con ^{18}F-FDG que muestra en una paciente con cáncer de cuello uterino metástasis óseas hipermetabólicas (*flechas*) que afectan los huesos ilíacos. **(Derecha)** En una paciente con cáncer de cuello uterino, PET/TC axial con ^{18}F-FDG que muestra una metástasis ósea en forma de una lesión mixta esclerótica/lítica expansiva (*flecha*) en el manubrio esternal.

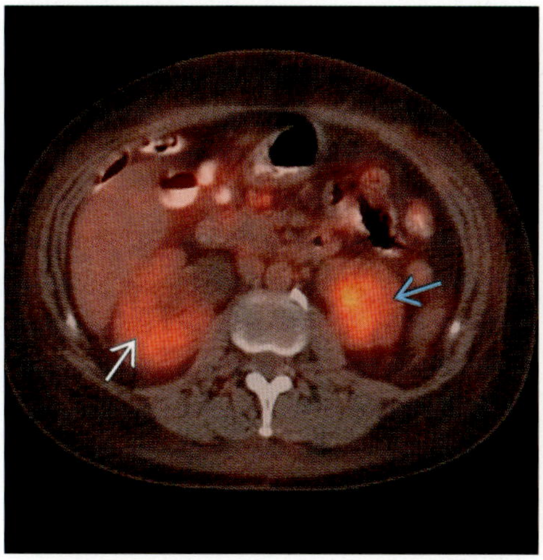
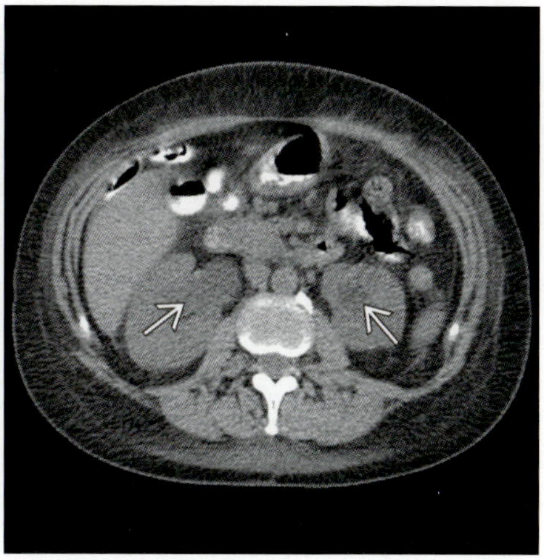

(Izquierda) PET/TC axial con ^{18}F-FDG que muestra hidronefrosis bilateral, mayor del lado derecho (*flecha blanca*) que del izquierdo (*flecha azul*). **(Derecha)** En la misma paciente, TC axial con contraste que muestra hidronefrosis bilateral (*flechas*). Este es un factor de mal pronóstico en el cáncer de cuello uterino metastásico.

FACTORES CLAVE

Imágenes

- PET/TC con ^{18}F-FDG para el cáncer vulvar:
  - Altamente sensible para la detección de la lesión primaria y de depósitos adyacentes:
    - Lesión vulvar hipermetabólica ± linfadenopatía hipermetabólica inguinofemoral.
    - Posible dificultad con ganglios linfáticos que tienen necrosis interna → falta de avidez por ^{18}F-FDG.
  - Mejor modalidad imagenológica para detectar metátesis distantes.
- PET/TC con ^{18}F-FDG para el cáncer vaginal:
  - Sensibilidad alta para la detección del tumor primario y para la evaluación ganglionar:
    - Lesión vaginal hipermetabólica ± extensión local y linfadenopatía.
  - Mejor modalidad imagenológica para detectar metástasis distantes.

Lista de verificación diagnóstica

- Cáncer vulvar:
  - Tumor primario: más frecuente en los labios mayores; otros sitios incluyen los labios menores, el periné, el clítoris y el monte pubiano.
  - Diseminación regional: compromiso de estructuras adyacentes (vagina, uretra, ano).
  - Diseminación linfática: inicialmente ganglios inguinales-femorales; luego, ganglios pélvicos.
  - Diseminación hematógena: excepcional, solo en la enfermedad avanzada; más frecuente hacia los pulmones.
- Cáncer vaginal:
  - Tumor primario: situación superficial dentro de la pared vaginal:
    - La lesión en el tercio medio o inferior de la vagina es un factor pronóstico desfavorable.
  - Diseminación regional: invasión de tejidos paravaginales, parametrios, vejiga y mucosa rectal.
  - Diseminación linfática: tercio superior → ganglios pélvicos; dos tercios inferiores → ganglios inferiores; tumores posteriores → ganglios pélvicos profundos
  - Diseminación hematógena: con mayor frecuencia hacia los pulmones; menos frecuente hacia el hígado y los huesos.

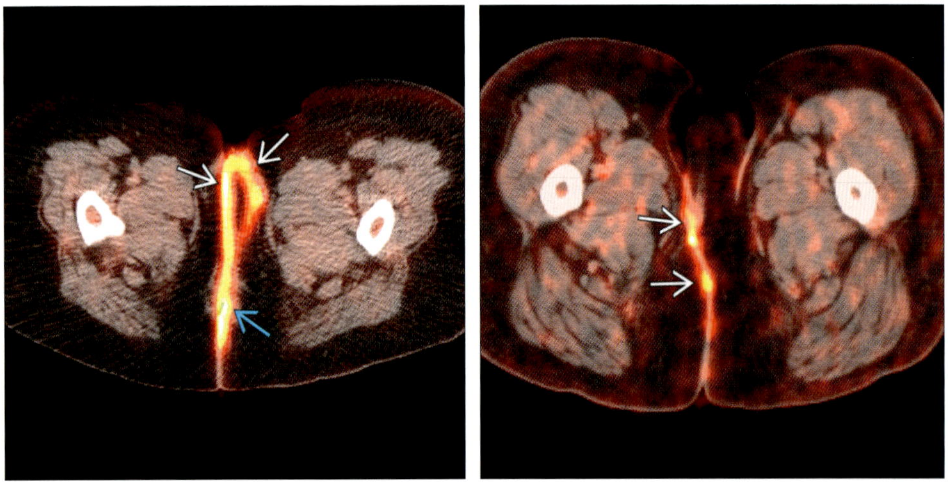

(Izquierda) PET/TC axial con ^{18}F-FDG que muestra actividad hipermetabólica (*flechas blancas*) en un carcinoma vulvar primario. La actividad se extiende hacia el área perianal (*flecha azul*). **(Derecha)** PET/TC axial con ^{18}F-FDG en la misma paciente después de una vulvectomía. Se observa actividad hipermetabólica en el sitio posoperatorio (*flechas*) con engrosamiento asociado de los márgenes de tejido blando, lo que hace temer la recidiva de la enfermedad.

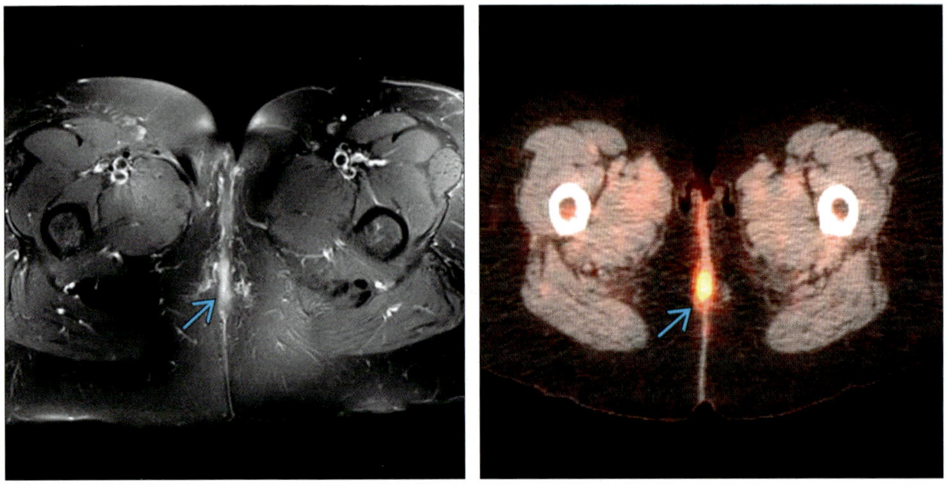

(Izquierda) RM axial en T2 que muestra una lesión hiperintensa (*flecha*) que se extiende desde la comisura labial posterior hasta el periné, compatible con carcinoma epidermoide demostrado mediante biopsia. **(Derecha)** En la misma paciente, PET/TC axial con ^{18}F-FDG que muestra actividad hipermetabólica (*flecha*) al nivel del sitio de la lesión primaria.

Terminología

Definiciones

- Cáncer vulvar: el carcinoma epidermoide es el más frecuente:
  - Tumor primario: más frecuente en los labios mayores; otros sitios incluyen los labios menores, el periné, el clítoris y el monte pubiano.
  - Diseminación regional: compromiso de estructuras adyacentes (vagina, uretra, ano):
    - Sensibilidad del 80%, especificidad del 90% y VPN del 80% para metástasis en ganglios linfáticos.
    - La PET/TC es más útil para evaluar la respuesta a la radiación de los ganglios linfáticos inguinales.
  - Diseminación linfática: inicialmente hacia ganglios inguinales-femorales, luego hacia ganglios pélvicos.
  - Diseminación hematógena: excepcional, solo en la enfermedad avanzada; más frecuente hacia los pulmones.
- Cáncer vaginal: el carcinoma epidermoide es el más frecuente (además, adenocarcinoma, sarcoma y melanoma):
  - Tumor primario en la pared vaginal (la lesión en el tercio medio o inferior de la vagina es un factor de pronóstico desfavorable).
  - Diseminación regional: invasión de tejidos paravaginales, parametrio, vejiga y mucosa rectal.
  - Diseminación linfática: tercio superior → ganglios pélvicos, dos tercios inferiores → ganglios inguinales, tumores posteriores → ganglios pélvicos profundos.
  - Diseminación hematógena: más frecuente hacia los pulmones; menos frecuente hacia el hígado y los huesos.

Imágenes

Características generales

- Mejor pista diagnóstica:
  - PET/TC con ^{18}F-FDG:
    - Cáncer vulvar: lesión vulvar con avidez por ^{18}F-FDG ± linfadenopatía inguinofemoral hipermetabólica.
    - Cáncer vaginal: lesión vaginal con avidez por ^{18}F-FDG ± extensión local y linfadenopatía.

Hallazgos en PET/TC con ^{18}F-FDG

- Habitualmente, el tumor primario, los ganglios linfáticos y las metástasis distantes son hipermetabólicos.
- Detección de lesiones primarias:
  - Efectivo para detectar cánceres vulvares y vaginales primarios.
  - La contaminación con orina puede resultar en falsos positivos o la vejiga puede ocultar un tumor primario.
- Estadificación:
  - Herramienta efectiva para la planificación previa a la disección ganglionar y la radioterapia.
  - La PET/TC tiene especificidad y precisión elevadas para la detección de enfermedad extraganglionar.
- Vigilancia:
  - Mejor método de diagnóstico por imágenes para detectar metástasis extraganglionares.
  - La PET/TC puede ser útil para identificar enfermedad distante recidivante en pacientes de alto riesgo.

Hallazgos en RM

- Carcinoma vulvar:
  - Tumor primario → intensidad de señal intermedia a alta en T2.
  - El tumor presenta realce temprano en fase arterial → es buena para evaluar lesiones vulvares pequeñas.
  - La secuencia T2 con supresión grasa muestra la carga tumoral mejor que las imágenes sin supresión grasa.
  - Señal alta en T2 → necrosis.
- Carcinoma vaginal:
  - Tumor primario → intensidad de señal intermedia en T2.
  - La pared vaginal normal es hipointensa en T2.
  - Algunos tumores pueden tener focos hiperintensos en T2 indicativos de necrosis.
  - La secuencia T1 no es tan efectiva; la lesión se aprecia isointensa respecto del músculo.

Diagnóstico diferencial

Neoplasias

- Melanoma:
  - Segunda enfermedad vulvar maligna más frecuente.
- Carcinoma verrugoso.
- Adenocarcinoma de la glándula de Bartolino:
  - La enfermedad metastásica es frecuente.
- Carcinoma de células basales.
- Sarcoma.
- Enfermedad de Paget extramamaria:
  - Aspecto similar al de la enfermedad mamaria.
- Cáncer de cuello de útero.
- Cáncer uterino.
- Linfoma vaginal.

Dermatosis vulvares

- Liquen escleroso.
- Liquen plano.
- Neoplasia intraepitelial vulvar.

Endometriosis

- Focos separados de actividad de ^{18}F-FDG en la pelvis.

Fisiológica

- Contaminación con orina: la actividad en el área vulvar se debe simplemente a la presencia de ^{18}F-FDG en la orina.
- Sangre menstrual:
  - Los tampones pueden estar contaminados con sangre menstrual u orina: ambas pueden contener ^{18}F-FDG.

Patología

Estadificación, grado y clasificación

- Estadificación TNM del carcinoma vulvar:
  - Tumor primario (T):
    - T1: confinado a la vulva.
    - T2: extensión a estructuras perineales adyacentes ± ganglios inguinales positivos.
    - T3: extensión hacia cualquiera de los siguientes: uretra, vagina, vejiga, recto o huesos pélvicos.
  - Ganglios linfáticos (N) regionales:
    - N0: ausencia de metástasis ganglionares.
    - N1: 1 metástasis en ganglios linfáticos ≥ 5 mm o hasta 2 metástasis en ganglios linfáticos < 5 mm.
    - N2: ≥ 2 metástasis en ganglios linfáticos ≥ 5 mm o ≥ 3 metástasis en ganglios linfáticos < 5 mm.
    - N3: metástasis fija o ulcerada en ganglio linfático regional.
  - Metástasis distantes (M):
    - M0: ausencia de metástasis.
    - M1: metástasis distante (incluida metástasis en ganglio linfático pélvico).
- Estadificación TNM del carcinoma vaginal:

(Izquierda) RM axial en T2 que muestra un cáncer de próstata primario hipointenso (*flecha*) en la cara derecha de la glándula prostática. **(Derecha)** RM axial ponderada en difusión en el mismo paciente. Se observa un área de restricción a la difusión (*flecha*) en la cara derecha de la glándula prostática.

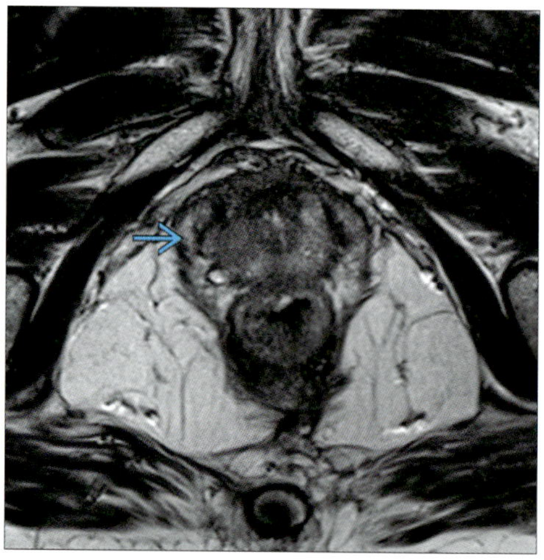
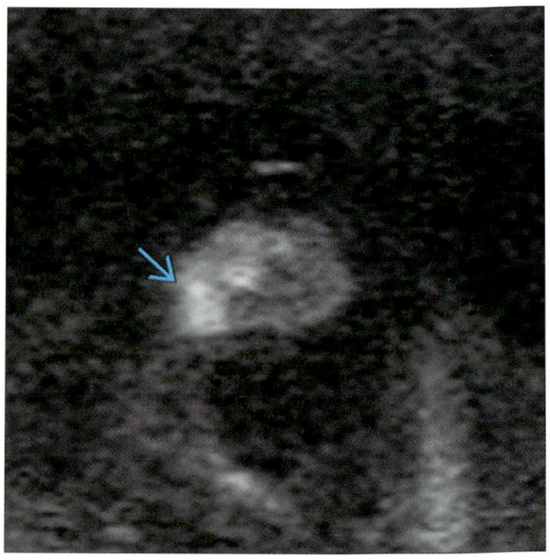

(Izquierda) En el mismo paciente, RM axial en mapa de ADC que muestra valores de coeficiente de difusión aparente disminuidos (*flecha*) en la región del tumor conocido, lo que confirma la restricción a la difusión. Clásicamente, en la RM el cáncer de próstata es hipointenso en T2 y presenta restricción a la difusión. **(Derecha)** PET/TC axial con F-18 fluciclovina en el mismo paciente. Puede observarse captación aumentada (*flecha*) en el cáncer primario de próstata.

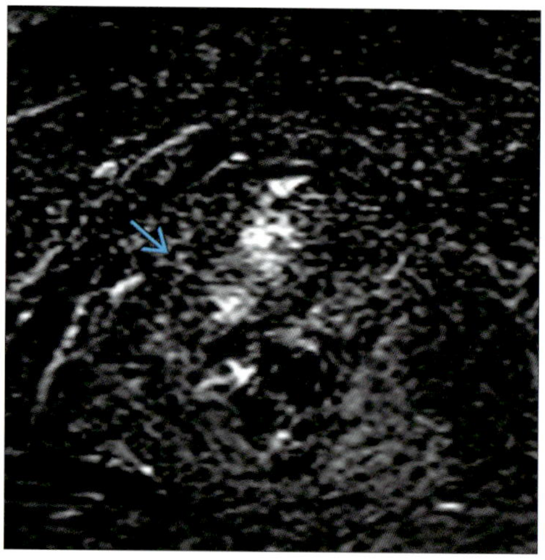
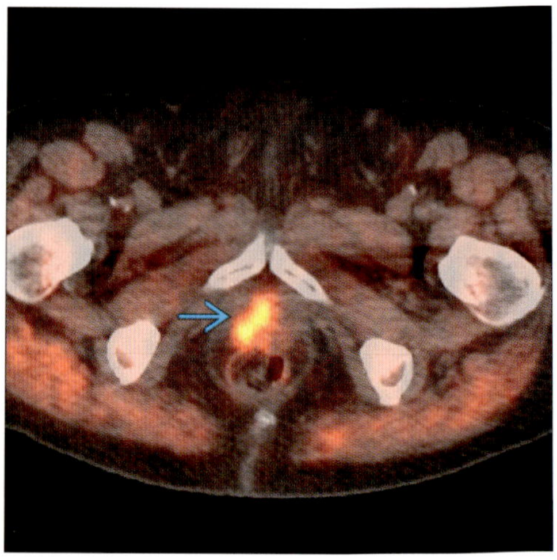

(Izquierda) En el mismo paciente, PET/TC axial con F-18 fluciclovina que muestra captación aumentada en una metástasis en un ganglio pélvico izquierdo (*flecha*). **(Derecha)** PET/TC coronal con F-18 fluciclovina en el mismo paciente. Se observa una metástasis solitaria en el sacro (*flecha*).

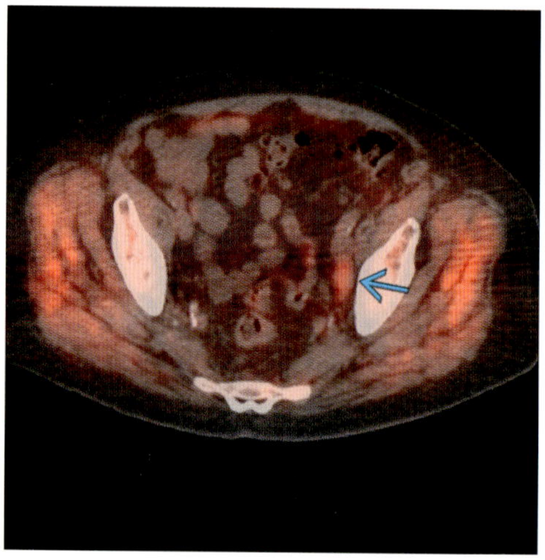
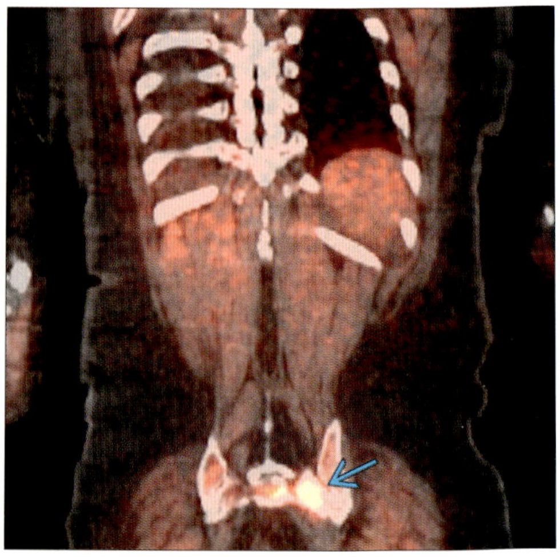

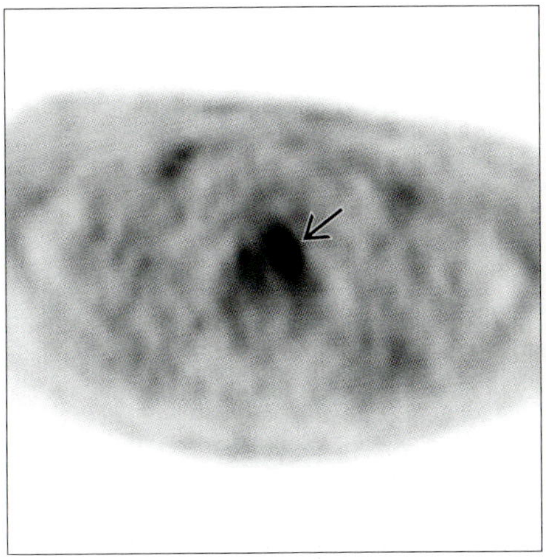
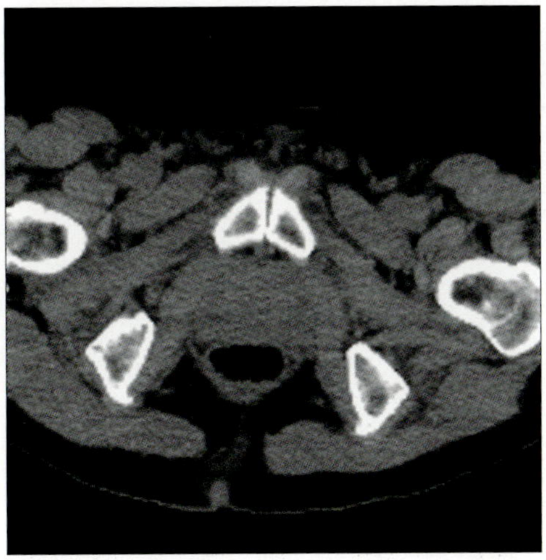

(Izquierda) PET axial con ^{18}F-FDG que muestra captación hipermetabólica (*flecha*) en el lado izquierdo de la próstata, que hace temer un cáncer de próstata debido a su naturaleza excéntrica. Es de esperar que la excreción urinaria de ^{18}F-FDG sea más sobre la línea media. **(Derecha)** TC axial en el mismo paciente que muestra ausencia de lesión. Se debe realizar la correlación con PSA y ecografía.

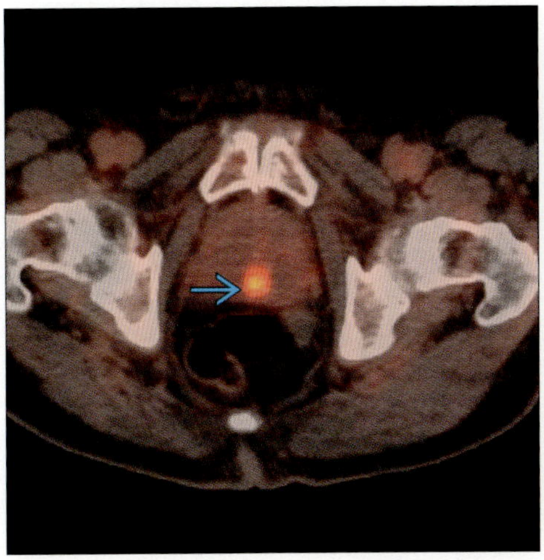
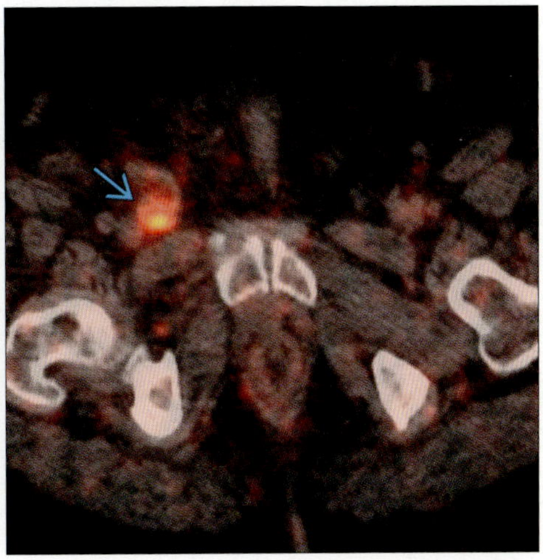

(Izquierda) PET/TC axial con ^{18}F-FDG que muestra un foco hipermetabólico que está sobre la línea media de la próstata (*flecha*), más característico de orina en la uretra prostática. El valor de PSA en este paciente era normal. **(Derecha)** PET/TC axial con ^{18}F-FDG que muestra un ganglio linfático inguinal derecho hipermetabólico (*flecha*) en un paciente con cáncer de próstata metastásico.

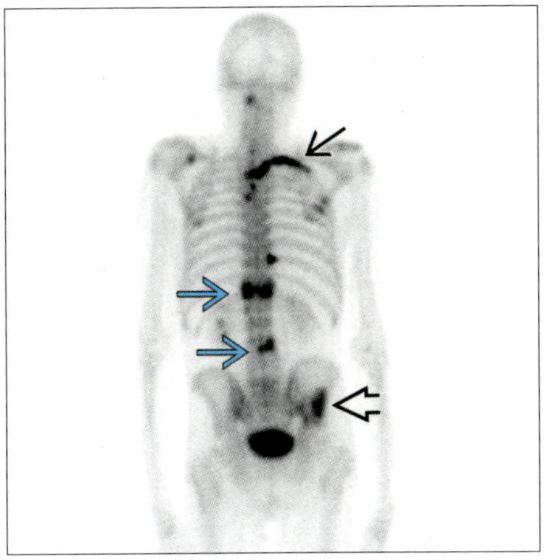
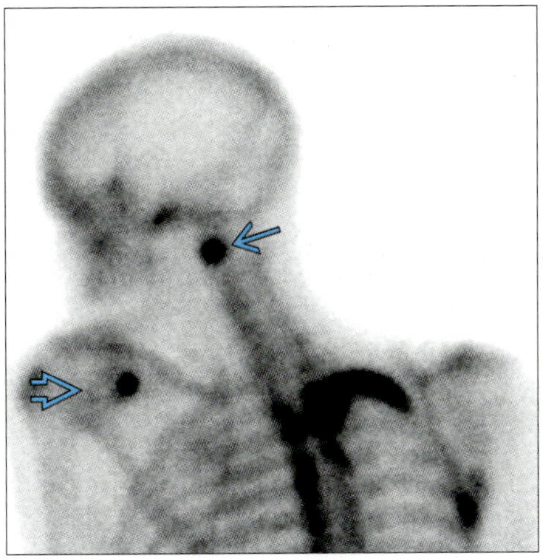

(Izquierda) Centellograma óseo posterior con Tc-99m MDP en un hombre con cáncer de próstata. Pueden apreciarse metástasis óseas multifocales que comprometen costillas (*flecha negra*), cuerpos vertebrales (*flechas azules*) y la pelvis (*flecha abierta*). **(Derecha)** Centellograma óseo lateral izquierdo con Tc-99m MDP en el mismo paciente que muestra compromiso de la columna cervical (*flecha azul*) y la escápula (*flecha abierta*).

(Izquierda) PET/TC coronal con ^{18}F-FDG que muestra múltiples lesiones óseas hipermetabólicas en el tórax (*flechas*), compatibles con enfermedad metastásica. **(Derecha)** En un hombre con cáncer de próstata, centellograma óseo anterior con Tc-99m MDP que muestra enfermedad metastásica multifocal. Hay hidroureteronefrosis izquierda (*flecha*) secundaria a la compresión de la porción distal del uréter izquierdo por parte del tumor.

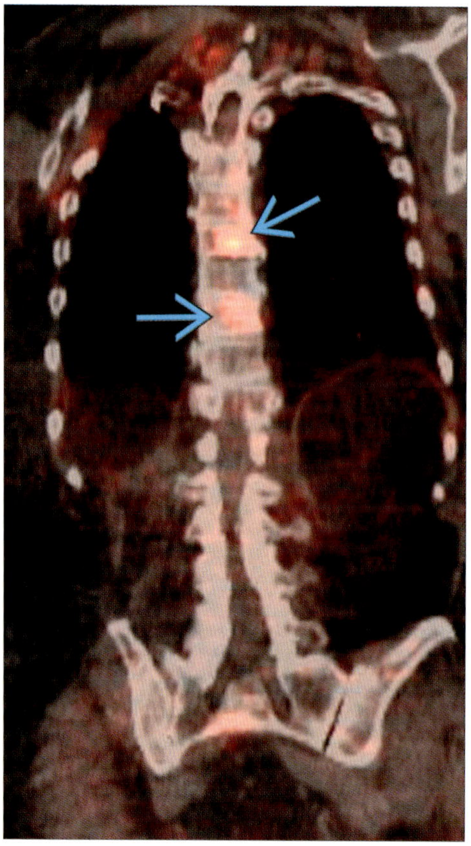

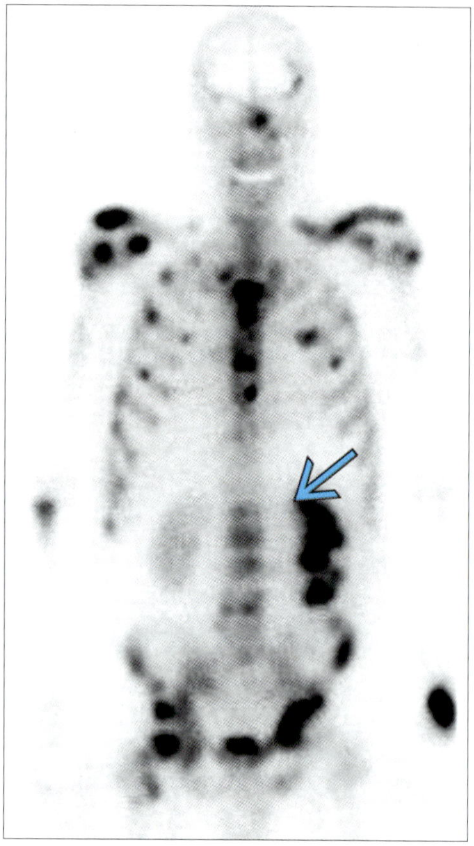

(Izquierda) MIP de PET coronal con ^{18}F-FDG que muestra un foco de actividad hipermetabólica en el hemisacro izquierdo (*flecha*), que hace temer la presencia de enfermedad metastásica. **(Derecha)** PET/TC coronal con ^{18}F-FDG en el mismo paciente. Se observa una lesión hipermetabólica (*flecha*) en el hemisacro izquierdo.

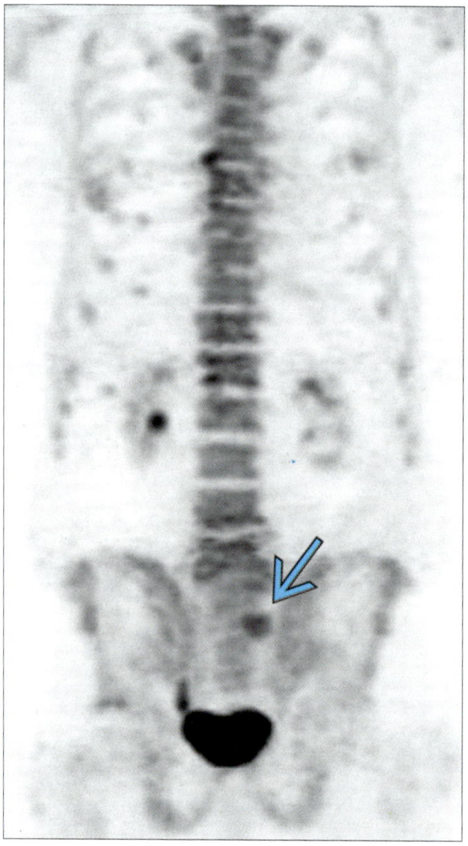

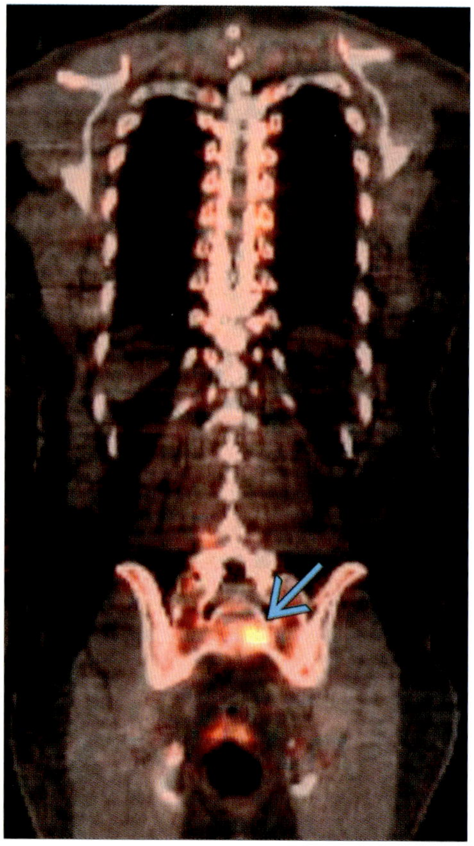

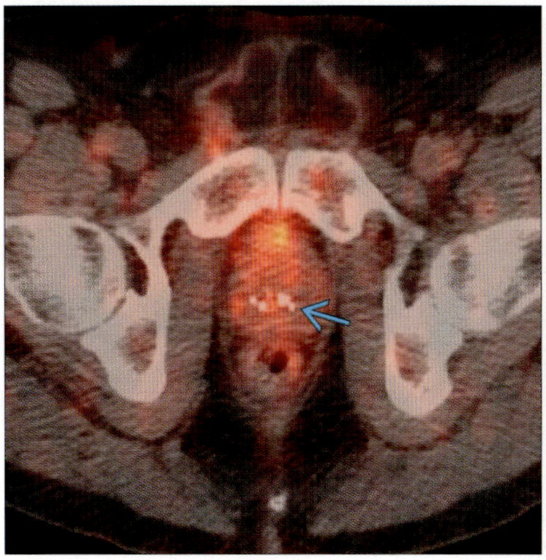
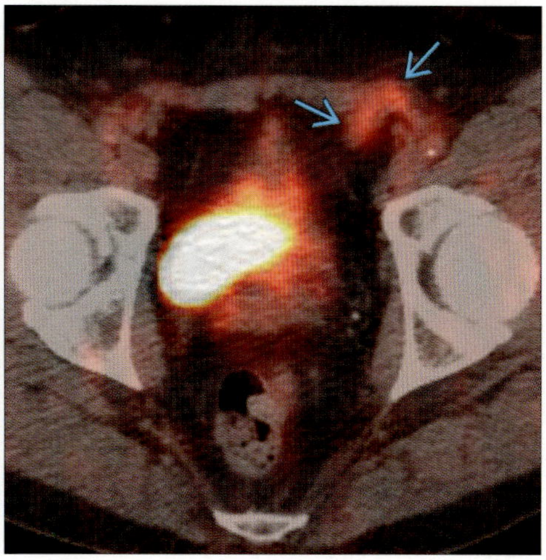

(Izquierda) PET/TC axial con ^{18}F-FDG que muestra captación aumentada difusa en la glándula prostática con calcificaciones grandes (*flecha*), en este paciente con cáncer de próstata demostrado mediante biopsia. **(Derecha)** En el mismo paciente, PET/TC axial con ^{18}F-FDG que muestra captación levemente aumentada en muchos ganglios linfáticos inguinales izquierdos (*flechas*), que hacen pensar en enfermedad metastásica.

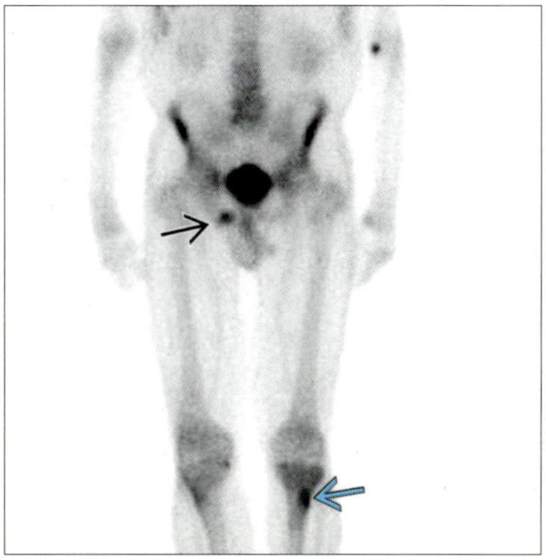
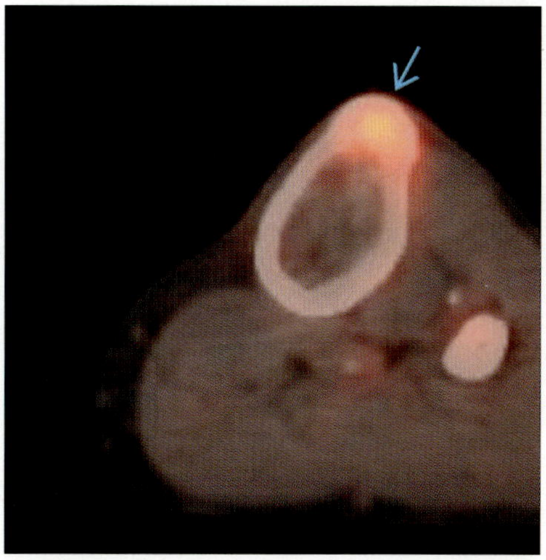

(Izquierda) Centellograma óseo anterior con Tc-99m MDP en un hombre con cáncer de próstata. Puede apreciarse captación aumentada en el extremo proximal de la tibia izquierda (*flecha azul*) y la rama púbica inferior derecha (*flecha negra*), que hace pensar en enfermedad metastásica. **(Derecha)** En el mismo paciente, PET/TC axial con ^{18}F-FDG que muestra captación aumentada (*flecha*) en el extremo proximal de la tibia izquierda, compatible con enfermedad metastásica.

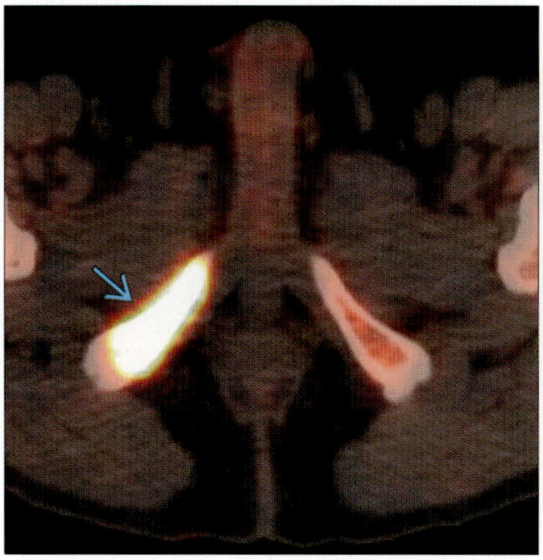
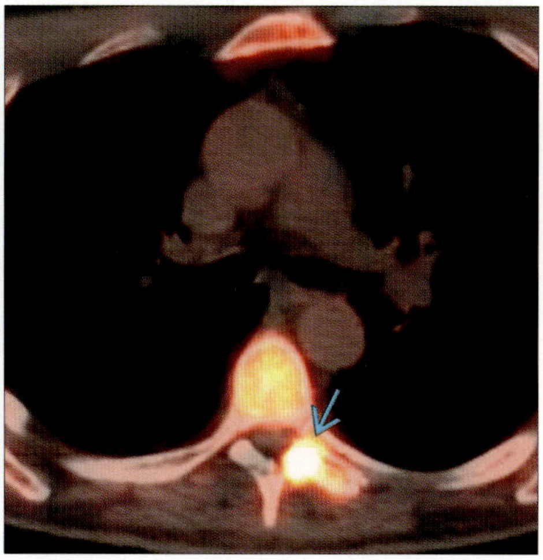

(Izquierda) PET/TC axial con ^{18}F-FDG en el mismo paciente. Se observa captación aumentada (*flecha*) en la rama púbica inferior derecha, compatible con enfermedad metastásica. **(Derecha)** PET/TC axial con ^{18}F-FDG en el mismo paciente. Se aprecia captación aumentada (*flecha*) en los elementos posteriores izquierdos de T7, que hace pensar en enfermedad metastásica.

FACTORES CLAVE

Principales diagnósticos diferenciales

- Neoplasia testicular:
  - Tumores de células germinales:
    - Seminomas, no seminomas.
  - Otros tumores de células germinales / células no germinales.
  - Linfoma.
  - Metástasis.
- Infección/inflamación:
  - Orquitis.
  - Torsión/infarto.
- Cánceres genitourinarios (GU):
  - De próstata.
  - De vejiga.

Patología

- El 95% de los tumores testiculares son malignos de células germinales.
- Estadificación:
  - Estadio I: local, confinado a los testículos o estructuras circundantes.
  - Estadio II: metástasis regionales.
  - Estadio III: metástasis distantes.
  - Además de las imágenes, los marcadores tumorales séricos completan la estadificación.

Lista de verificación diagnóstica

- PET/TC con ^{18}F-FDG:
  - Estadificación: incluye cualquier foco hipermetabólico:
    - Tumores primarios o residuales.
    - Ganglios linfáticos locales o regionales (con mediciones del tamaño).
    - Focos distantes de captación.
  - Respuesta tumoral (más efectivo con tumores > 3 cm):
    - Respuesta metabólica completa: $\text{SUV}_{\text{máx}} < 2{,}5$ o equivalente con el fondo.
    - Respuesta parcial: disminución en el $\text{SUV}_{\text{máx}} \geq 25\%$.
    - Enfermedad progresiva: incremento en el $\text{SUV}_{\text{máx}} \geq 25\%$.

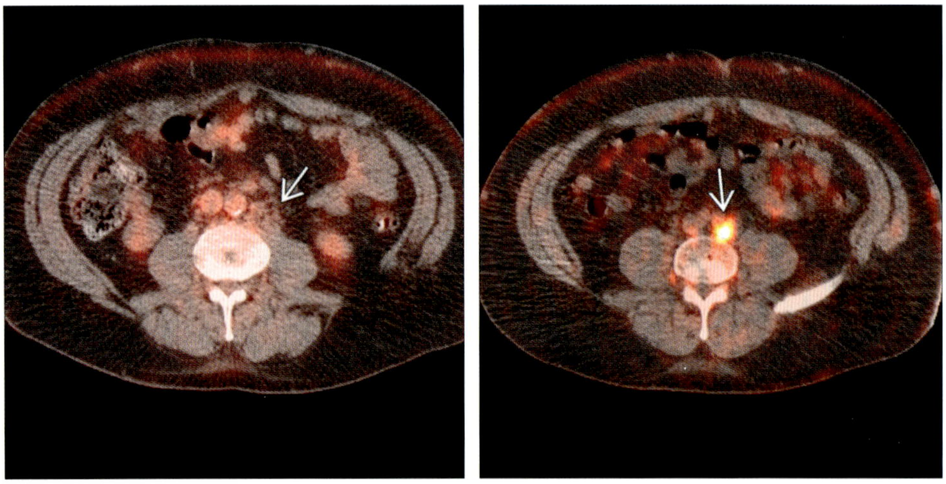

(Izquierda) PET/TC axial con ^{18}F-FDG en un hombre de 41 años de edad sometido a orquiectomía derecha por un seminoma. Se observan múltiples ganglios aorto-ilíacos aumentados de tamaño sin actividad hipermetabólica (*flecha*). **(Derecha)** PET/TC axial con ^{18}F-FDG en el mismo paciente 2 años más tarde. Se aprecia un ganglio hipermetabólico (SUV: 11,6) en esta región aorto-ilíaca (*flecha*), compatible con enfermedad metastásica recidivante. Este SUV es bastante elevado, lo que es atípico para el cáncer testicular, en el cual típicamente la enfermedad ganglionar tiene valores más bajos.

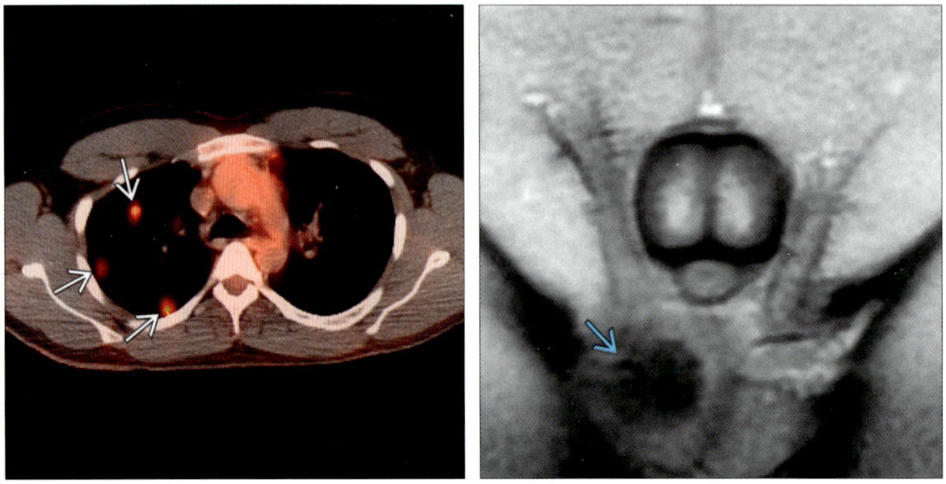

(Izquierda) PET/TC axial con ^{18}F-FDG en un hombre de 24 años de edad sometido a orquiectomía izquierda por un carcinoma embrionario. Pueden observarse numerosos nódulos hipermetabólicos (*flechas*) en el pulmón derecho, compatible con enfermedad metastásica. **(Derecha)** RM coronal en T2 de un hombre de 38 años de edad que muestra un tumor hipointenso en el testículo derecho (*flecha*), compatible con seroma testicular.

Terminología

Definiciones

- Tumores de células germinales: tumor sólido heterogéneo:
  - Seminomas: ausencia de áreas quísticas o calcificación.
  - No seminomas: elementos quísticos, calcificación y necrosis/hemorragia variables.
  - Cualquier tamaño puede ser maligno.
- Tumor primario:
  - Intratesticular, dentro de la túnica albugínea.
  - Metástasis:
    - En ganglios linfáticos regionales.
    - Pulmonares.
    - Encefálicas.
- Tumores de células no germinales: bien delimitados, redondos a lobulados:
  - Los malignos habitualmente son > 5 cm.

Imágenes

Hallazgos en PET/TC con ^{18}F-FDG

- El tumor primario puede tener captación de ^{18}F-FDG variable; por lo general, el SUV es < 3.
- Las metástasis con avidez por ^{18}F-FDG se observan 1ro en ganglios linfáticos retroperitoneales.
- Modalidad útil para controlar la enfermedad residual posquimioterapia en el seminoma maligno:
  - Distingue tumores viables de necrosis, fibrosis o tejido cicatricial.
  - Efectivo para detectar tumor viable en tumores residuales > 3 cm:
    - Sensibilidad: 80%; especificidad: 100%; VPP: 100%; VPN: 96%.
  - No puede detectar de manera fidedigna un tumor viable en tumores residuales < 3 cm.
  - Se puede evitar la resección de un tumor residual en presencia de lesiones > 3 cm y PET negativo.
- La PET con ^{18}F-FDG no ofrece ventajas respecto de la TC en la estadificación inicial de tumores de células germinales:
  - Riesgo de falsos negativos: teratomas maduros (fríos), micrometástasis (indetectables).
  - Riesgo de falsos positivos: tumores inflamatorios (calientes), sarcoidosis.
  - Se lo puede utilizar cuando la TC es dudosa.
- Es limitada la experiencia publicada utilizando PET con FDG para la evaluación de tumores malignos de células no germinales.
- Riesgo significativo de recaída tardía después de una PET con FDG negativo.
  - Es necesario un seguimiento longitudinal.

Hallazgos en RM

- Escroto normal:
  - Los testículos normales tienen señal baja a intermedia en T1 y señal alta en T2.
  - La túnica albugínea circundante tiene intensidad de señal baja en T1 y T2.
- Tumores de células germinales:
  - Seminomas → señal baja homogénea en T2.
  - Tumores no seminomas → características de señal heterogénea con realce secundario a necrosis y hemorragia.

Diagnóstico diferencial

Neoplasia testicular

- Otros tumores de células germinales/células no germinales.
- Linfoma:
  - Grupo de edad avanzada.
  - 50% bilateral.
  - Por lo general, la captación de ^{18}F-FDG es mayor que en el cáncer primario de testículo.
- Metástasis:
  - Las originadas en la próstata son las más frecuentes, seguidas por las pulmonares y las del melanoma.

Infección/inflamación

- Torsión/infarto:
  - Frecuentemente, el infarto agudo tiene avidez por ^{18}F-FDG debido a la hemorragia e inflamación asociadas.
- Orquitis.

Otros cánceres GU

- De próstata.
- De vejiga.

Patología

Características generales

- Etiología:
  - El 95% de los tumores testiculares son malignos de células germinales.
- Genética:
  - Los antecedentes familiares ↑ riesgo de tumores de células germinales.
  - Síndromes de Peutz-Jeghers y de Carney; síndrome de Klinefelter: tumores de células no germinales.
- Anomalías asociadas:
  - Tumores de células germinales: ginecomastia, virilización prepuberal, criptorquidia, microlitiasis testicular, antecedentes familiares.
  - Tumores de células no germinales: virilización prepuberal, feminización, estigmas del síndrome de Klinefelter, síndromes de Peutz-Jeghers y de Carney.

Estadificación, grado y clasificación

- Estadio IA: tumor confinado a los testículos y al epidídimo, puede extenderse a la túnica albugínea.
- Estadio IB: el tumor afecta a la túnica vaginal, compromete al cordón espermático o al escroto o tiene invasión vascular/linfática local.
- Estadio IS: cualquiera de las anteriores más marcadores tumorales séricos positivos.
- Estadio II: metástasis en ganglios regionales; puede tener marcador tumoral de clase S1:
  - Estadio IIA: metástasis en ganglios regionales < 2 cm (5 cm^3).
  - Estadio IIB: metástasis en ganglios regionales de 2 cm a 5 cm (10 cm^3).
  - Estadio IIC: metástasis en ganglios regionales > 5 cm.
- Estadio III: metástasis distantes:
  - Estadio IIIA: metástasis en ganglios no regionales o pulmonares.
  - Estadio IIIB: metástasis en ganglios no regionales o pulmonares o alguna metástasis con marcador tumoral de clase S2.
  - Estadio IIIC: alguna metástasis con marcador tumoral de clase S3 o metástasis distantes en áreas diferentes a ganglios linfáticos o en los pulmones.
- Marcadores tumorales séricos: necesarios para la estadificación:
  - S0: niveles dentro de límites normales.

- S1: LDH < 1,5 veces el límite superior de lo normal y GCh < 5000 y AFP < 1000.
- S2: LDH 1,5 a 10 veces encima del límite superior de lo normal o GCh de 5000 a 50 000 o AFP de 1000 a 10 000.
- S3: LDH > 10 veces el límite superior de lo normal o GCh > 50 000 o AFP > 10 000.

Definiciones

- Tumores de células germinales: neoplasia derivada de células germinales:
  - Seminomas: se originan en el epitelio germinal de los túbulos seminíferos.
  - Tumores no seminoma: se originan de células madre embrionarias; por lo general, existen en un tipo "mixto", que contiene más de uno de los siguientes tipos:
    - Coriocarcinoma.
    - Teratomas: muchos tipos:
      - Pueden contener componentes tisulares u orgánicos dentro del tumor.
      - Quiste dermoide.
      - Teratoma monodérmico.
    - Carcinoma embrionario.
    - Tumor del saco vitelino.
- Tumores de células no germinales: habitualmente son benignos, originados en células no germinales:
  - Tumores de células de Leydig (TCL): originados en células intersticiales.
  - Tumores de células de Sertoli (TCS): originados en células sustentaculares que revisten los túbulos seminíferos.
  - Tumores de células de la granulosa: tumores benignos infrecuentes.
  - Gonadoblastoma: contiene tanto células no germinales como germinales.

Aspectos clínicos

Presentación

- Signos/síntomas más frecuentes:
  - Aumento de tamaño testicular indoloro; dolor sordo/agudo en < 30% de los casos.
- Otros signos/síntomas:
  - Tumores de células germinales: ↑ marcadores séricos (GCh-β, α-fetoproteína, LDH).
  - Virilización precoz, ginecomastia, ↓ libido/impotencia (adultos).

Demografía

- Epidemiología:
  - Tumores de células germinales: cáncer más frecuente entre los 15 y los 34 años de edad; 1% de todos los cánceres en hombres:
    - Seminomas: más frecuentes entre los 35 y los 39 años de edad; excepcional en < 10 años de edad.
  - Tumores de células no germinales: entre 30 y 60 años de edad; 25% antes de la pubertad; TCL solo en adultos; TCS en todas las edades (un tercio en < 12 años de edad).
  - Linfoma: tumor testicular más frecuente en > 50 años de edad.

Historia natural y pronóstico

- Sobrevida a 5 años:
  - Todo estadio I: 99%.
  - Todo estadio II o estadio III sin metástasis distantes: 96%.
  - Estadio III con diseminación a distancia: 74%.

Tratamiento

- Tumores de células germinales: orquiectomía radical; disección de ganglios retroperitoneales para el tumor no seminoma; RT y quimioterapia para enfermedad metastásica.
- Tumores de células no germinales: orquiectomía o cirugía conservadora; igual que en tumores de células germinales si hay enfermedad metastásica.

Lista de verificación diagnóstica

Considerar

- Tumor primario: captación variable en la PET/TC con ^{18}F-FDG.
- Enfermedad metastásica: avidez moderada por ^{18}F-FDG en la PET:
  - Diseminación inicial hacia ganglios retroperitoneales.
  - Pulmones, hígado, encéfalo, huesos.

Consejos para el informe

- PET/TC con ^{18}F-FDG:
  - Incluir todos los focos hipermetabólicos:
    - Tumores primarios o residuales.
    - Ganglios linfáticos locales o regionales (con mediciones de tamaño).
    - Focos distantes de captación.
  - Incluir la extensión del tumor primario:
    - Importante para la estadificación inicial.
  - Incluir la respuesta tumoral:
    - Respuesta metabólica completa: $SUV_{máx}$ < 2,5 o equivalente al fondo.
    - Respuesta parcial: descenso en el $SUV_{máx} \geq 25\%$.
    - Enfermedad progresiva: incremento en el $SUV_{máx} \geq 25\%$.

Bibliografía

1. Bouchelouche K, et al. PET/computed tomography in renal, bladder, and testicular cancer. PET Clin 2015; 10 (3): 361-74.
2. Ambrosini V, et al. ^{18}F-FDG PET/CT impact on testicular tumours clinical management. Eur J Nucl Med Mol Imaging 2014; 41 (4): 668-73.
3. Testicular cancer: What the radiologist needs to know. Junio de 2013. <http://www.ajronline.org/doi/abs/10.2214/AJR.12.10319.> [Consulta: enero de 2017].
4. Becherer A. PET in testicular cancer. Methods Mol Biol 2011; 727: 225-41.
5. Tiemstra JD, et al. Evaluation of scrotal masses. Am Fam Physician 2008; 78 (10): 1165-70.
6. Becherer A, et al. FDG PET is superior to CT in the prediction of viable tumour in post-chemotherapy seminoma residuals. Eur J Radiol 2005; 54 (2): 284-8.
7. De Santis M, et al. 2-18fluoro-deoxy-D-glucose positron emission tomography is a reliable predictor for viable tumor in postchemotherapy seminoma: an update of the prospective multicentric SEMPET trial. J Clin Oncol 2004; 22 (6): 1034-9.
8. Lassen U, et al. Whole-body FDG-PET in patients with stage I nonseminomatous germ cell tumours. Eur J Nucl Med Mol Imaging 2003; 30 (3): 396-402.
9. Sanchez D, et al. 18F-fluoro-2-deoxyglucose-positron emission tomography in the evaluation of nonseminomatous germ cell tumours at relapse. BJU Int 2002; 89 (9): 912-6.
10. Spermon JR, et al. The role of (18)fluoro-2-deoxyglucose positron emission tomography in initial staging and re-staging after chemotherapy for testicular germ cell tumours. BJU Int 2002; 89 (6): 549-56.

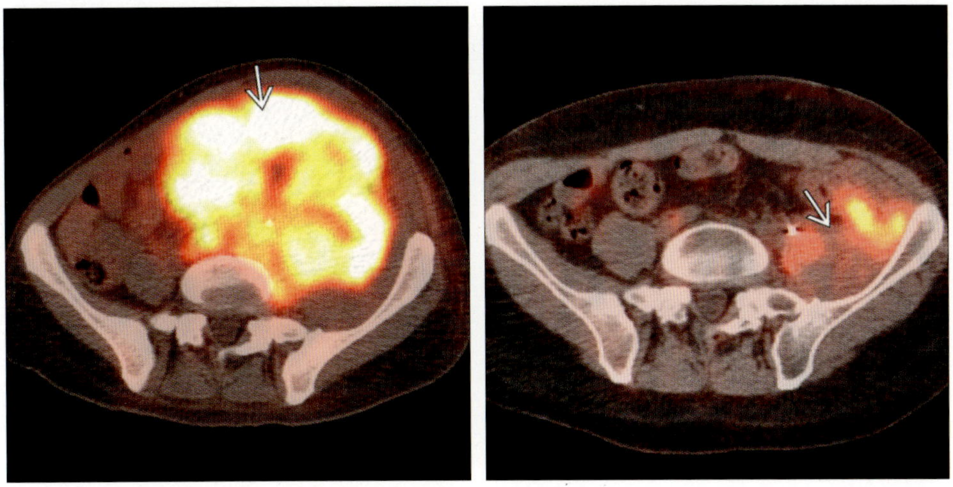

(Izquierda) PET/TC axial con ^{18}F-FDG de un hombre de 36 años de edad sometido a orquiectomía izquierda por un seminoma testicular. Se observa un gran conglomerado ganglionar en la fosa ilíaca izquierda con actividad hipermetabólica en rango maligno (*flecha*). **(Derecha)** PET/TC axial con ^{18}F-FDG 1 año más tarde que muestra disminución de tamaño y de la actividad metabólica de este tumor (*flecha*). Este paciente había recibido muchos ciclos de quimioterapia junto con radioterapia pélvica.

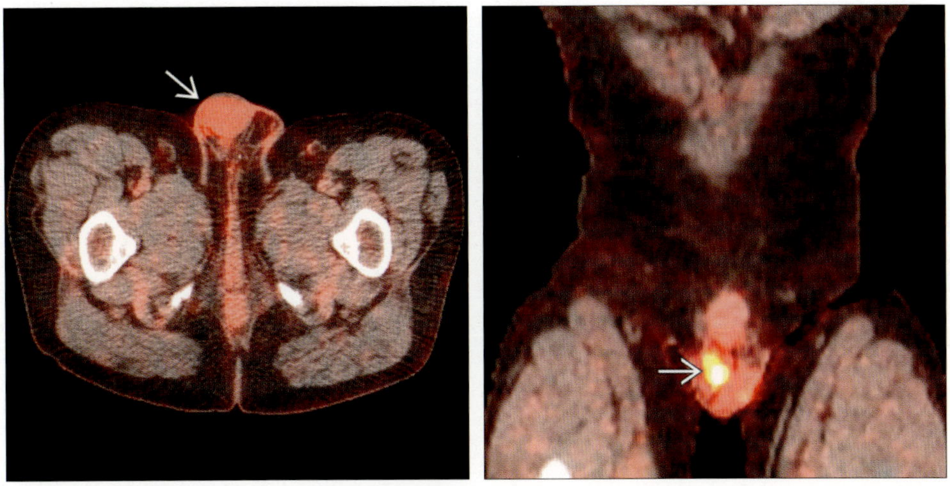

(Izquierda) PET/TC axial con ^{18}F-FDG de un hombre de 54 años de edad con linfoma no Hodgkin de linfocitos B. Puede observarse actividad leve en el testículo derecho (*flecha*). La actividad testicular fisiológica puede ser altamente variable. **(Derecha)** PET/TC coronal con ^{18}F-FDG que muestra un foco hipermetabólico en el testículo derecho (*flecha*). Lo más probable es que la captación intensa sea un linfoma (como en este caso) o un absceso. Típicamente, el cáncer primario de testículo tiene una actividad metabólica solo moderada.

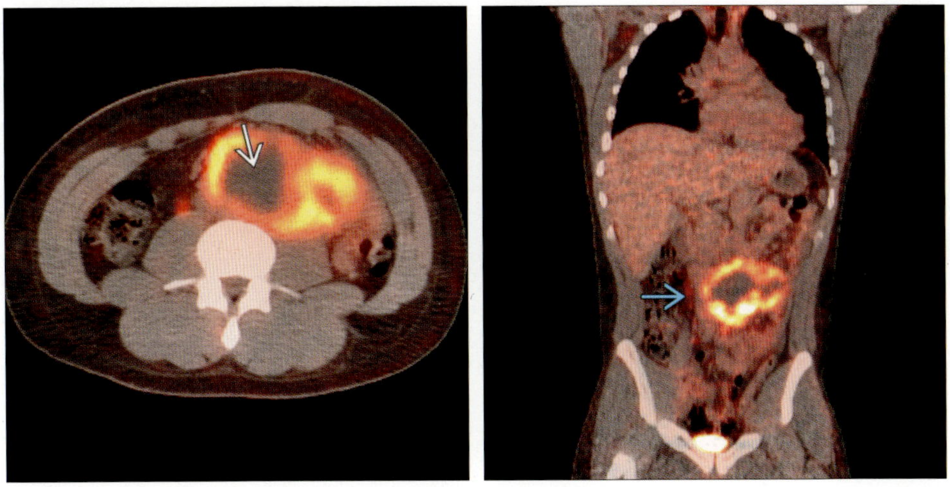

(Izquierda) PET/TC axial con ^{18}F-FDG de un hombre de 20 años de edad sometido a orquiectomía izquierda por un seminoma. Se aprecia un tumor paraaórtico izquierdo hipermetabólico con necrosis central (*flecha*). **(Derecha)** PET/TC coronal con ^{18}F-FDG en el mismo paciente que muestra la metástasis necrótica (*flecha*). Incluso los tumores ganglionares de gran tamaño pueden tener una buena respuesta a quimioterapia y radiación.

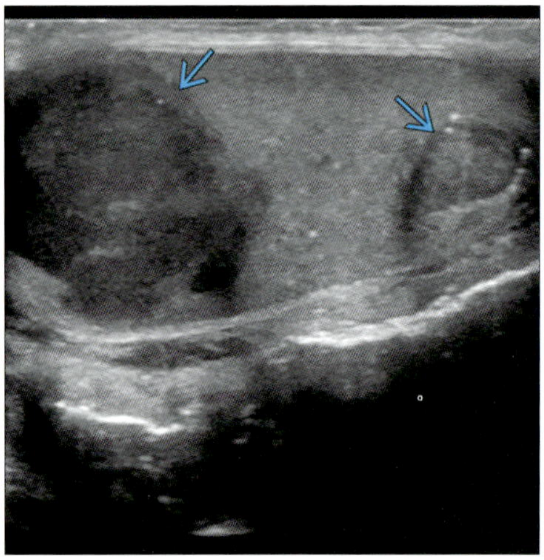
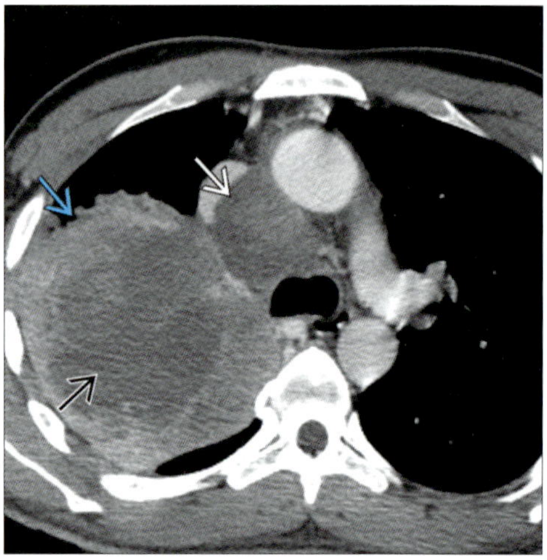

(Izquierda) En un hombre de 32 años de edad, ecografía del testículo derecho que muestra dos tumores sólidos, hipoecoicos y bien delimitados (*flechas*) en el testículo derecho, que hacen temer una enfermedad maligna primaria de testículo. **(Derecha)** TC axial con contraste del mismo paciente. Se observa un gran tumor heterogéneo en el lóbulo superior derecho (*flecha azul*) con regiones de gran tamaño de necrosis interna (*flecha negra*), que hacen temer enfermedad metastásica. Hay invasión de la cara derecha del mediastino (*flecha blanca*).

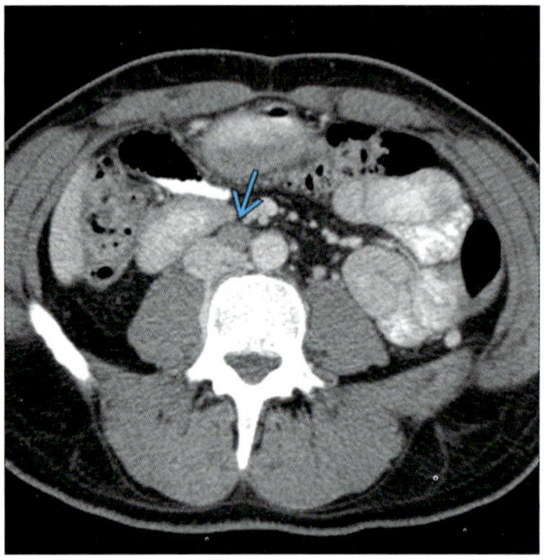
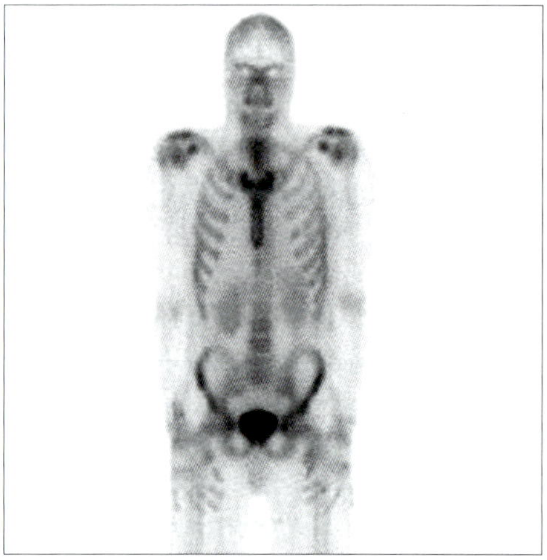

(Izquierda) TC axial con contraste del mismo paciente que muestra un ganglio linfático paraaórtico levemente aumentado de tamaño (*flecha*), que hace temer la presencia de metástasis. Este es un patrón típico de diseminación de la enfermedad en pacientes con cáncer testicular. **(Derecha)** El centellograma anterior con Tc-99m MDP del mismo paciente es normal, sin evidencia de enfermedad ósea metastásica.

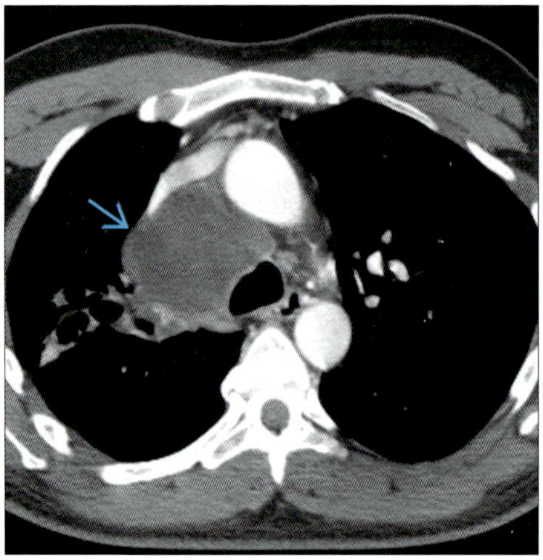
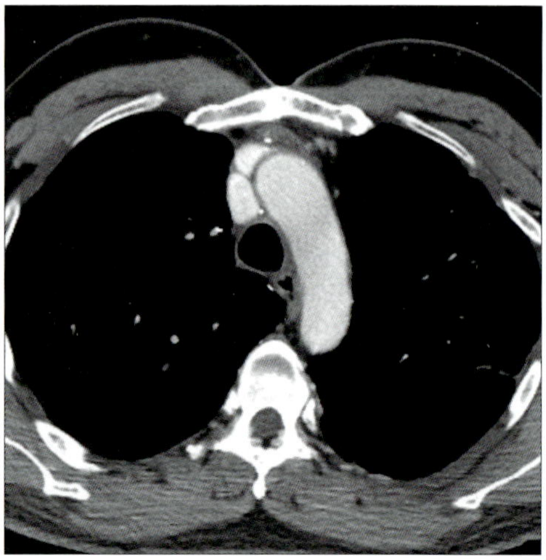

(Izquierda) TC axial con contraste del mismo paciente después de varios ciclos de quimioterapia. Puede observarse una marcada disminución del tamaño del tumor del lóbulo superior derecho y mediastinal (*flecha*). Típicamente, estos tumores responden de muy buena manera al tratamiento. **(Derecha)** TC axial con contraste del mismo paciente 7 años más tarde que muestra ausencia del tumor del lóbulo superior derecho y mediastinal. Este paciente tuvo una respuesta completa al tratamiento sin evidencia de enfermedad recidivante o residual.

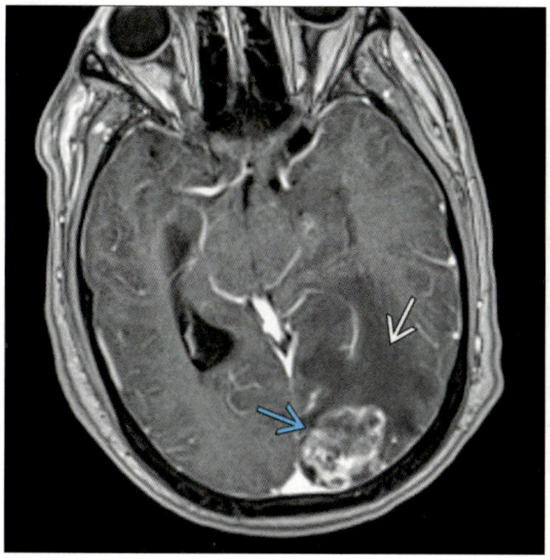

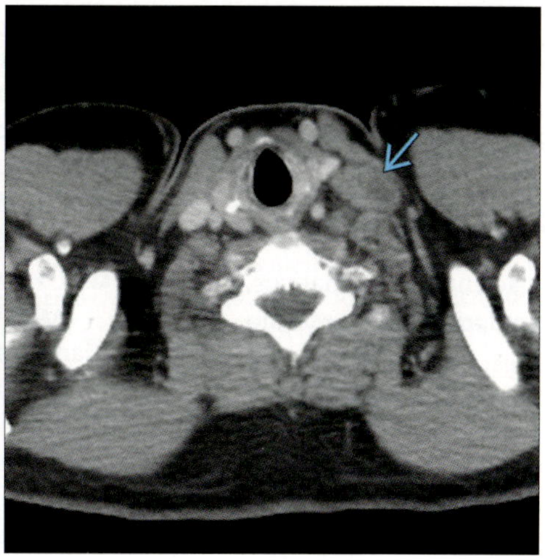

(Izquierda) RM axial con contraste en T1 de un hombre de 35 años de edad con convulsiones que muestra un tumor con realce periférico (*flecha azul*) en el lóbulo parieto-occipital izquierdo con edema vasogénico circundante (*flecha azul*). Esto hace temer la presencia de enfermedad maligna, ya sea primaria o metastásica; se iniciaron estudios diagnósticos para detectar metástasis. **(Derecha)** TC axial con contraste del mismo paciente que muestra un ganglio supraclavicular izquierdo aumentado de tamaño (*flecha*), que hace temer la presencia de metástasis.

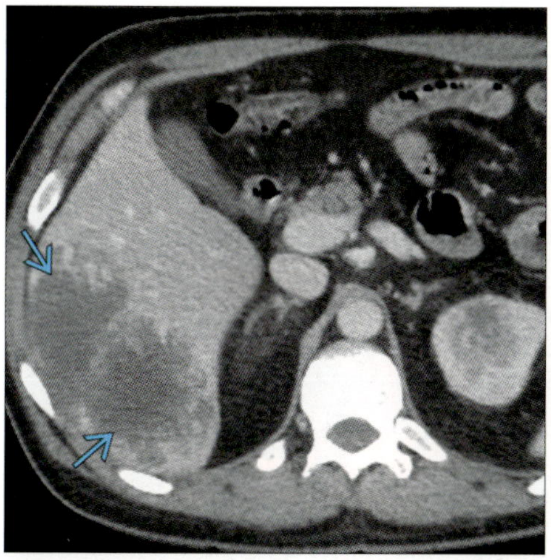

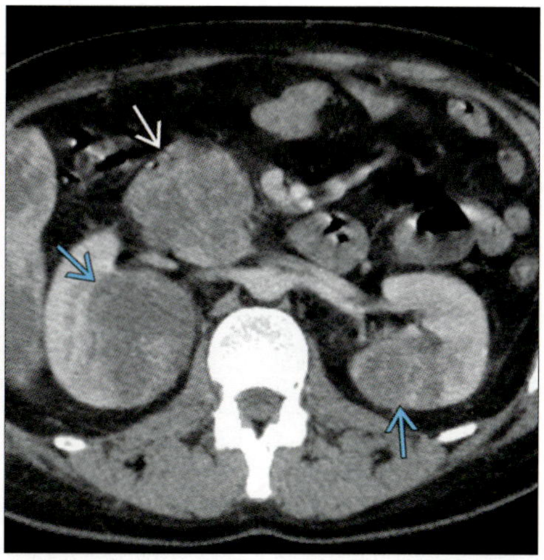

(Izquierda) TC axial con contraste en el mismo paciente que muestra dos tumores hipodensos (*flechas*) en el hígado, compatibles con lesiones metastásicas. **(Derecha)** En el mismo paciente, TC axial con contraste que muestra tumores hipodensos mal definidos (*flechas azules*) en ambos riñones, compatibles con enfermedad metastásica. Nótese otro tumor ganglionar de gran tamaño (*flecha blanca*).

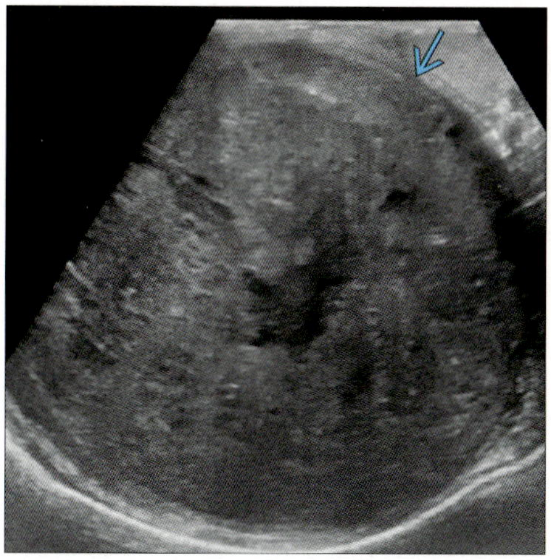

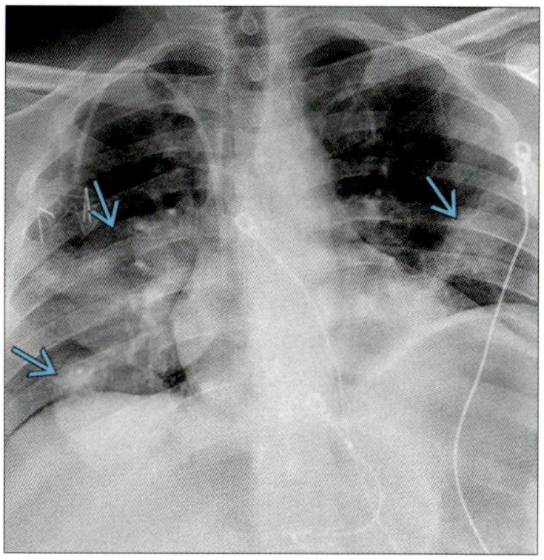

(Izquierda) Ecografía del testículo derecho en el mismo paciente. Se aprecia un tumor expansivo de gran tamaño (*flecha*) con ecoestructura anormal y ecogenicidad heterogénea, que reemplaza enteramente al testículo. Se pensó que esta era una enfermedad primaria de testículo con enfermedad metastásica extensa en el encéfalo, el tórax y el abdomen. **(Derecha)** Radiografía AP de tórax en el mismo paciente. Pueden verse múltiples tumores (*flechas*) en ambos pulmones, compatibles con lesiones metastásicas.

Agrupación por estadio del carcinoma de células transicionales

Estadio	Tumor	Ganglios (N)	Metástasis
0a	a	0	0
0is	Tis	0	0
I	1	0	0
II	2a	0	0
	2b	0	0
III	3a	0	0
	3b	0	0
	4a	0	0
IV	4b	0	0
	Cualquiera	1 a 2	0
	Cualquiera	Cualquiera	1

- Inducida por radiación y quimioterapia.
- Cistitis hemorrágica.

Neoplasias

- Cáncer de próstata.
- HPB:
  - Puede tener avidez por FDG.
- Cánceres vesicales no uroteliales:
  - Carcinoma epidermoide: exposición a esquistosomiasis.
  - Adenocarcinoma.
  - Sarcomas.
- Metástasis.
- Endometriosis.

Patología

Características generales

- Etiología:
  - Factores de riesgo:
    - Tabaquismo (factor de riesgo más significativo).
    - Exposición a radiación, tinturas con anilina.
    - Carcinógenos químicos.
    - ITU (infección del tracto urinario) crónica.
  - Se encontró que la ingesta diaria elevada de líquidos (> 2,5 L) es protectora.

Estadificación, grado y clasificación

- Factor pronóstico más importante: profundidad de la invasión del tumor primario.
  - Tumor primario (T):
    - Ta: carcinoma papilar no invasivo.
    - Tis: carcinoma *in situ*.
    - T1: invasión hacia el tejido subepitelial.
    - T2: invasión hacia la muscular propia.
    - T3: invasión hacia el tejido paravesical.
    - T4: invasión de órganos adyacentes, incluidas la próstata, las vesículas seminales, el útero, la vagina y la pared pélvica.
  - Ganglios linfáticos (N) regionales:
    - N0: ausencia de metástasis en ganglios linfáticos.
    - N1: metástasis en un único ganglio linfático en la pelvis.
    - N2: múltiples metástasis en ganglios linfáticos en la pelvis.
    - N3: metástasis en ganglios linfáticos de la cadena ilíaca común.
  - Metástasis distantes (M):
    - M0: ausencia de metástasis distantes.
    - M1: metástasis distantes.

Aspectos clínicos

Presentación

- Signos/síntomas más frecuentes:
  - La presentación típica es la hematuria sin dolor:
    - En el 10% al 20% de los pacientes con hematuria macroscópica indolora eventualmente se diagnostica un cáncer vesical.
  - Puede presentarse con síntomas miccionales:
    - Frecuencia.
    - Urgencia.

Tratamiento

- Estadio temprano:
  - Resección transuretral del tumor vesical.
  - Quimioterapia intravesical.
- Estadio tardío:
  - Cistectomía radical.
  - Quimioterapia neoadyuvante.
  - Nefroureterectomía para los tumores de la pelvis/renal/ureterales.

Lista de verificación diagnóstica

Considerar

- PET/TC con ^{18}F-FDG:
  - Mejor uso para la detección de metástasis.
  - El protocolo diurético ha mostrado mejorar significativamente la detección del tumor primario, la estadificación y la vigilancia.
  - Es importante evaluar la enfermedad con invasión muscular mediante PET/TC con ^{18}F-FDG debido a la elevada probabilidad de metástasis.
- Centellograma óseo con Tc-99m MDP:
  - Metástasis óseas presentes solo en el 3% de los pacientes al momento del diagnóstico, pero el riesgo aumenta con ↑ estadio.
  - No se utiliza en la vigilancia de rutina.

Bibliografía

1. Rais-Bahrami S, et al. Contemporary role of advanced imaging for bladder cancer staging. Urol Oncol 2016; 34 (3): 124-33.
2. Asai S, et al. Fluorodeoxyglucose positron emission tomography/computed tomography for diagnosis of upper urinary tract urothelial carcinoma. Int J Clin Oncol 2015; 20 (5): 1042-7.
3. Nayak B, et al. Diuretic ^{18}F-FDG PET/CT imaging for detection and locoregional staging of urinary bladder cancer: prospective evaluation of a novel technique. Eur J Nucl Med Mol Imaging 2013; 40 (3): 386-93.
4. Grassi I, et al. The clinical use of PET with (11)C-acetate. Am J Nucl Med Mol Imaging 2012; 2 (1): 33-47.

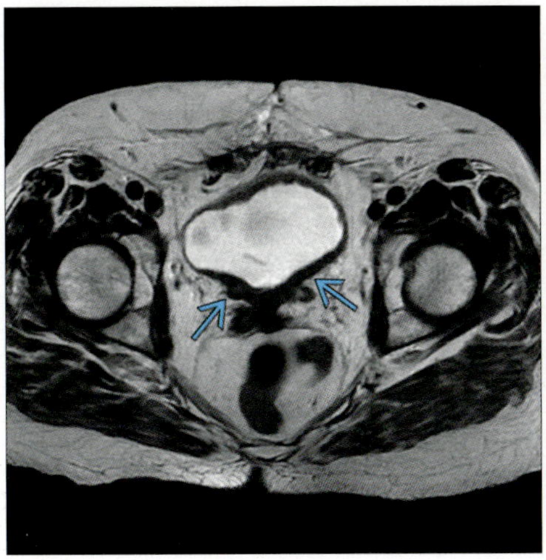

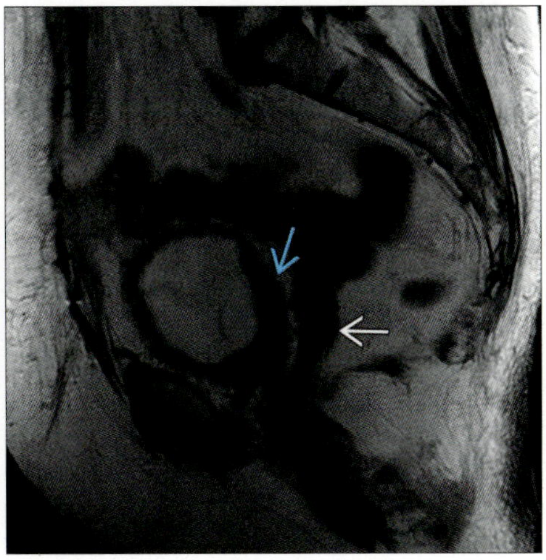

(Izquierda) En una mujer de 66 años de edad, RM axial en T2 que muestra engrosamiento de tipo tumoral (*flechas*) de la pared vesical posterior, que hace temer la presencia de un CCT con invasión muscular. **(Derecha)** RM sagital en la misma paciente que evalúa mejor la pared vesical posterior (*flecha azul*). En esta paciente, se temía la extensión del tumor hacia la vagina (*flecha blanca*).

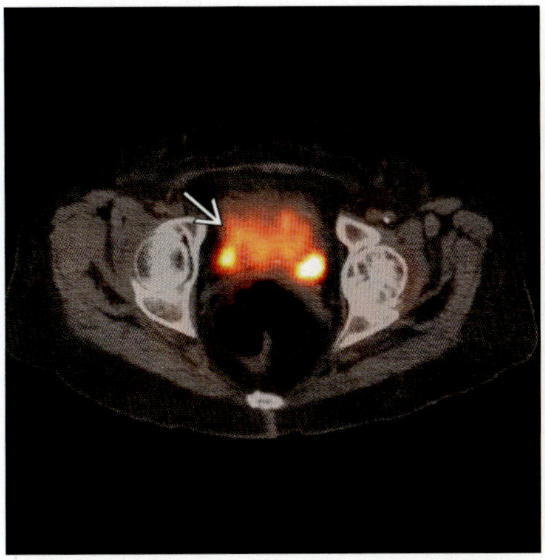

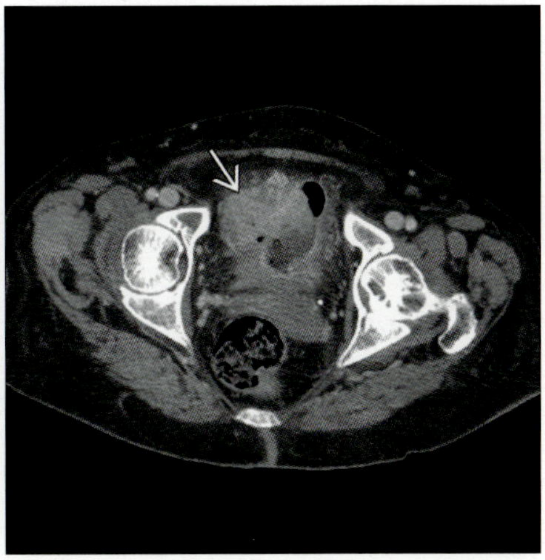

(Izquierda) PET/TC axial con ^{18}F-FDG de una mujer de 86 años de edad. Se observa un tumor vesical infiltrante que compromete la pared anterolateral (*flecha*). La ^{18}F-FDG excretada por los riñones limita la visualización. **(Derecha)** En la misma paciente, correspondiente TC axial con contraste que delimita mejor la extensión de este tumor (*flecha*).

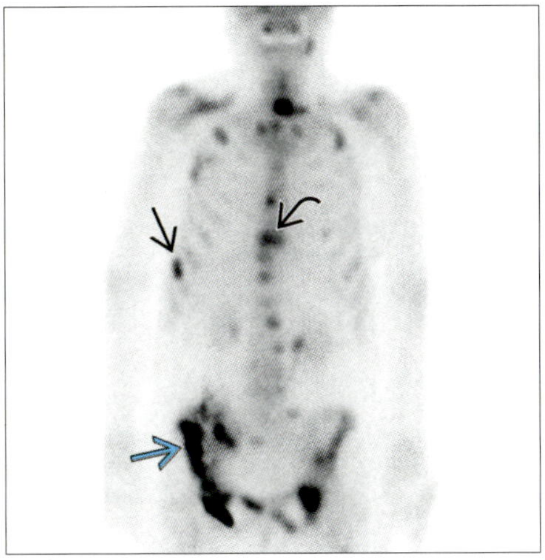

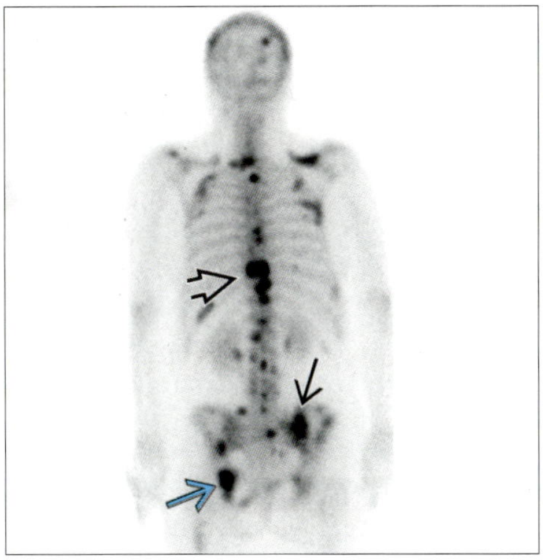

(Izquierda) Centellograma anterior con Tc-99m MDP de una mujer de 67 años de edad con CCT metastásico. Pueden observarse sitios multifocales de captación aumentada que afectan las vértebras (*flecha curva*), las costillas (*flecha negra*) y la hemipelvis derecha (*flecha azul*). **(Derecha)** En la misma paciente, centellograma óseo posterior con Tc-99m MDP que muestra sitios en riesgo de fractura patológica en la columna torácica media (*flecha abierta*), la articulación sacroilíaca derecha (*flecha negra*) y el acetábulo izquierdo (*flecha azul*).

FACTORES CLAVE

Terminología

- Carcinoma epidermoide (CE) de cabeza y cuello (CyC):
  - Se desarrolla a partir de células escamosas que revisten las membranas mucosas de CyC.
  - Nasofaringe, laringe, hipofaringe, cavidad oral, orofaringe, cavidad nasal, senos paranasales, glándulas salivales, glándula tiroides y primario de localización desconocida.

Principales diagnósticos diferenciales

- Cambios inflamatorios/ganglios linfáticos (GL) inflamatorios:
  - Los GL suelen tener morfología normal y aspecto mínimamente aumentado de tamaño, con captación de ^{18}F-FDG simétrica y de bajo nivel.
- Enfermedad metastásica derivada de la glándula tiroides y de un melanoma:
  - Puede tener un aspecto idéntico al CE.
- Absceso o ganglios supurantes:
  - Habitualmente tienen necrosis central; aspecto idéntico al de un GL necrótico.
- Linfoma:
  - Difícil de diferenciar del CE de CyC a partir de las imágenes; la presencia de lesión mucosa o ganglios necróticos asociados habla en favor de CE de CyC.
- Actividad muscular benigna:
  - Inflamación posradiación, alteración musculoesquelética benigna.
- Grasa parda:
  - Calentar al paciente antes y después de la inyección de ^{18}F-FDG para reducir la actividad de la grasa parda.

Lista de verificación diagnóstica

- Considerar la PET/TC con ^{18}F-FDG para todos los pacientes con CE de CyC, particularmente aquellos:
  - Con estadio tumoral alto.
  - Sometidos a radioterapia definitiva.
  - Con hallazgos indeterminados o sospechosos en la TC con contraste.
  - Con CE de CyC primario de localización desconocida.
- Conocer los patrones de captación fisiológica de ^{18}F-FDG en el cuello para evitar una interpretación errónea.

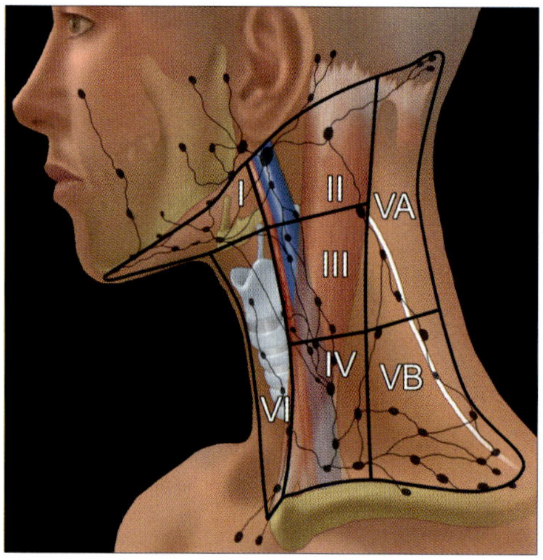

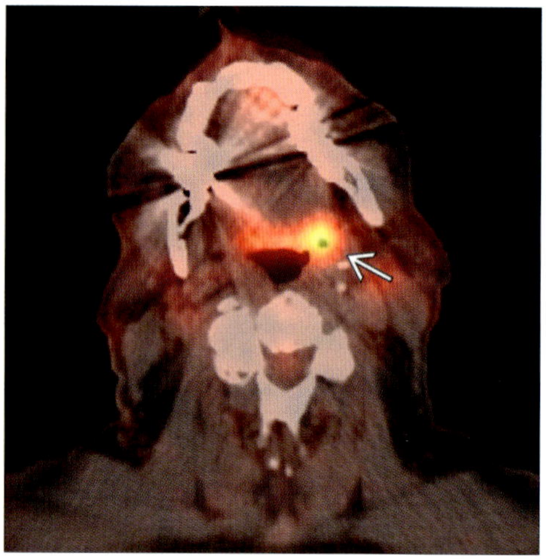

(Izquierda) Gráfico de la cara lateral del cuello que muestra los niveles ganglionares. I: submentoniano-submandibular; II: yugular alto; III: yugular medio; IV: yugular bajo; VA y VB: espinal accesorio alto y bajo; y VI: cervical anterior. **(Derecha)** PET/TC axial con ^{18}F-FDG que muestra un carcinoma epidermoide de primario cerca de la base de la lengua (*flecha*). Algunas lesiones primarias son demasiado pequeñas para detectarlas en la PET/TC con ^{18}F-FDG.

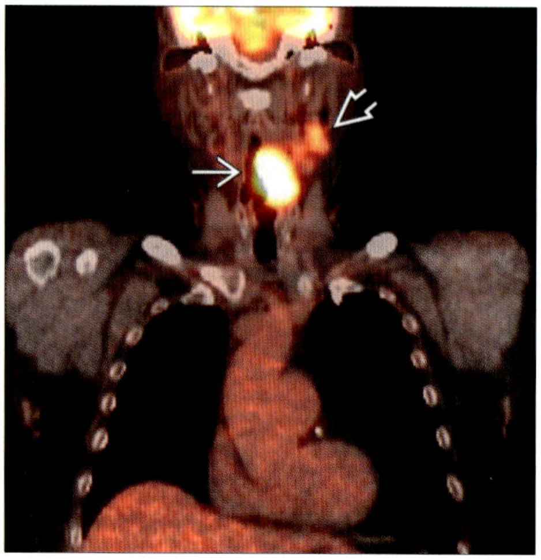
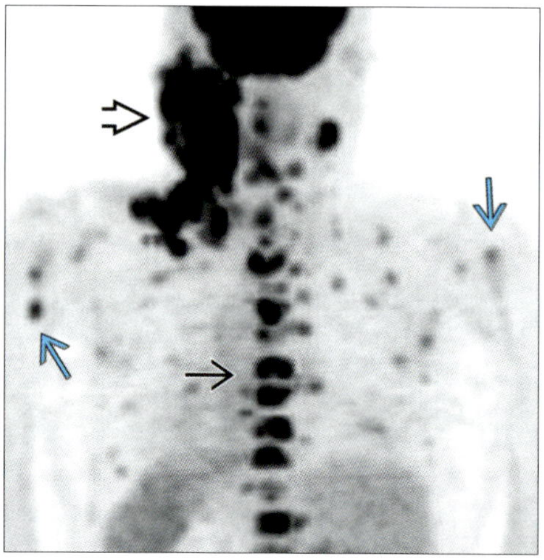

(Izquierda) PET/TC coronal con ^{18}F-FDG que muestra carcinoma epidermoide orofaríngeo (*flecha blanca*) con metástasis ganglionares (*flecha abierta*). La estadificación local ayuda a planificar la radioterapia con haz externo. **(Derecha)** MIP de PET con ^{18}F-FDG que muestra linfadenopatía cervical extensa (*flecha abierta*) y numerosas metástasis óseas en la columna (*flecha negra*), en múltiples costillas bilaterales y en ambos húmeros (*flechas azules*) en un paciente con carcinoma epidermoide.

Terminología

Definiciones

- Carcinoma epidermoide (CE; también conocido como "carcinoma de células escamosas") de cabeza y cuello (CyC):
  - Se desarrolla a partir de células escamosas que revisten las membranas mucosas de CyC.
  - Nasofaringe, laringe, hipofaringe, cavidad oral, orofaringe, cavidad nasal, senos paranasales, glándulas salivales, glándula tiroides y primario de localización desconocida.

Imágenes

PET/TC con ^{18}F-FDG

- Útil para detectar tumores primarios ocultos, el tamaño y el estadio tumoral, la diseminación hacia ganglios locorregionales y la presencia de metástasis distantes en ganglios/órganos.
- Mejor pista diagnóstica:
  - Ganglios linfáticos (GL) aumentados de tamaño o necróticos con intensa avidez por FDG en el cuello.
- Localización:
  - Buscar la lesión primaria a lo largo de superficies mucosas y evidencia de diseminación ganglionar o distante.
  - Metástasis en GL en un patrón de drenaje esperado según la localización del tumor primario.
  - Frecuentemente compromete la lengua, las amígdalas o las adenoides.
- Tamaño:
  - El tamaño de las metástasis en GL puede variar entre normal (< 1 cm) y muchos cm.
  - Diferentes criterios de tamaño para TC para definir la anormalidad; ≥ 1 cm para la mayoría de los ganglios; ≥ 5 cm para ganglios de nivel I-II.
  - La PET/TC con ^{18}F-FDG puede detectar ganglios positivos más pequeños.
  - Aproximadamente de 3% al 5% de los CE de CyC tienen enfermedad primaria subclínica (CE primario de localización desconocida).
- Morfología:
  - El CE puede reemplazar los hilios adiposos normales con hallazgos de efecto de masa, necrosis, cambios quísticos, calcificaciones o hiperrealce.
  - Habitualmente, los bordes imprecisos denotan diseminación extraganglionar de la enfermedad maligna.

Diagnóstico diferencial

Cambios inflamatorios / ganglios linfáticos inflamatorios

- Los GL suelen tener morfología normal o aspecto mínimamente aumentado de tamaño, con captación de ^{18}F-FDG simétrica y de bajo nivel.
- Pueden estar asociados a captación difusa en las amígdalas si hubo una infección reciente.

Enfermedad metastásica de la glándula tiroides o de un melanoma

- Puede tener aspecto idéntico al CE.
- Las metástasis quísticas tiroideas pueden tener señal hiperintensa en la RM en T1 debido a la proteína tiroidea o a productos hemáticos.
- Con frecuencia se encuentran GL calcificados en presencia de carcinoma de tiroides debido a las calcificaciones psamomatosas.
- Típicamente, el carcinoma de tiroides bien diferenciado no tiene avidez por ^{18}F-FDG; el indiferenciado, por lo general, tiene avidez por ^{18}F-FDG.

Absceso o ganglios supurados

- Con frecuencia, tienen necrosis central; aspecto idéntico a los GL necróticos.
- La PET/TC con ^{18}F-FDG no es útil para la diferenciación; es necesaria una biopsia.

Linfoma

- Difícil de diferenciar de un CE de CyC a partir de las imágenes; la presencia de lesión mucosa o ganglios linfáticos asociados habla en favor de CE de CyC.

Actividad muscular

- Asimétrica: captación inflamatoria posradiación, alteración musculoesquelética benigna.

Grasa parda

- Medir las unidades Hounsfield (UH) utilizando TC; es diagnóstica si se miden –50 a –150 UH.

Patología

Características generales

- Etiología:
  - Factores de riesgo: tabaquismo, abuso de alcohol, VPH.
  - Edad > 40 a 45, H > M, para la mayoría de los sitios primarios.
- Anomalías asociadas:
  - Los factores de riesgo también predisponen a cáncer esofágico y pulmonar.
- Sistema de Clasificación del Nivel Ganglionar con Bordes Clave y Sitio de Drenaje Primario del American Joint Committee on Cancer (AJCC) y la American Academy of Otolaryngology-Head and Neck Surgery (AAO-HNS):
  - Nivel IA (submentoniano) y IB (submandibular):
    - Bordes clave: hueso hioides, margen posterior de la glándula submandibular, vientre anterior del músculo digástrico.
    - Sitio de drenaje primario: cavidad oral anterior, labios, sinonasal.
  - Nivel IIA y IIB (cervical anterior o yugular superior):
    - Bordes clave: margen inferior del hueso hioides, margen posterior de la glándula submandibular y músculo esternocleidomastoideo (ECM); IIA/B margen posterior de la vena yugular interna.
    - Sitio de drenaje primario: orofaringe, cavidad oral posterior, laringe supraglótica y glándula parótida.
  - Nivel III (yugular medio):
    - Bordes clave: margen inferior del hueso hioides, margen inferior del cartílago cricoides.
    - Sitio de drenaje primario: regiones glótica, subglótica e hipofaríngea.
  - Nivel IV (yugular inferior):
    - Bordes clave: margen inferior del cartílago cricoides, clavícula.
    - Sitio de drenaje primario: subglótico, tiroides y esófago cervical.
  - Nivel V (espinal accesorio):
    - Bordes clave: borde posterior del ECM, clavícula; VA/VB margen inferior del cartílago cricoides.
    - Sitio de drenaje primario: nasofaringe, piel (cuello o cuero cabelludo occipital).
  - Nivel VI (ganglios viscerales superiores):
    - Bordes clave: márgenes mediales de las arterias carótidas, margen inferior del hueso hioides, cara superior del manubrio esternal.
    - Sitio de drenaje primario: subglótico, tiroides y esófago cervical.
  - Nivel VII (mediastinal superior):

Agrupación por estadio del carcinoma epidermoide de cabeza y cuello

Estadio	Tumor	Ganglios (N)	Metástasis
0	Tis	0	0
I	1	0	0
II	2	0	0
III	3	0	0
	1	1	0
	2	1	0
	3	1	0
IVA	4a	0	0
	4a	1	0
	1	2	0
	2	2	0
	3	2	0
	4a	2	0
IVB	Cualquiera	3	0
	4b	Cualquiera	0
IVC	Cualquiera	Cualquiera	1

    - Bordes clave: cara superior del manubrio esternal, vena innominada.
    - Sitio de drenaje primario: subglótico, tiroides y esófago cervical.
  - Ganglios supraclaviculares:
    - Bordes clave: al nivel de o caudal a la clavícula y lateral al borde medial de las arterias carótidas.
    - Sitio de drenaje primario: cualquier cáncer de CyC y cánceres de tórax, abdomen y pelvis.
  - Ganglios retrofaríngeos:
    - Bordes clave: a 2 cm de la base del cráneo, medial a las arterias carótidas.
    - Sitio de drenaje primario: nasofaringe, cavidad oral, sinonasal, tiroides y tumores faríngeos y laríngeos con compromiso de la pared posterior.
  - Parótidas:
    - Bordes clave: dentro de la glándula parótida.
    - Sitio de drenaje primario: piel del cuero cabelludo, órbita y nasofaringe.

Estadificación, grado y clasificación

- General:
  - La mayoría de los sitios de CyC utilizan el mismo sistema de estadificación TNM del AJCC (2010), incluidos los labios, la cavidad oral, la orofaringe, la hipofaringe, la laringe y las glándulas salivales.
- Tumor (algunos criterios específicos de sitio para la estadificación avanzada):
  - T1: ≤ 2 cm.
  - T2: > 2 cm y ≤ 4 cm.
  - T3: > 4 cm.
  - T4: enfermedad local moderadamente avanzada.
- Ganglios (igual para la mayoría de los sitios de CyC):
  - NX: no se pueden evaluar GL regionales.
  - N0: ausencia de metástasis en GL.
  - N1: GL homolateral único ≤ 3 cm.
  - N2:
    - N2a: GL homolateral único, 3 cm a 6 cm en el diámetro mayor.
    - N2b: múltiples GL homolaterales, ≤ 6 cm en el diámetro mayor.
    - N2c: GL bilaterales o contralaterales, ≤ 6 cm en el diámetro mayor.
  - N3: GL > 6 cm en el diámetro mayor.
- Metástasis:
  - M0: ninguna.
  - M1: presencia de enfermedad metastásica.

Aspectos clínicos

Tratamiento

- Radioterapia ± quimioterapia.
- Disección cervical radical, radical modificada o selectiva:
  - Disección cervical radical: escisión de GL de niveles I a V, ECM, vena yugular interna y par craneal XI.
  - Disección cervical radical modificada: escisión de GL de niveles I a V ± par craneal XI.
  - Disección cervical selectiva: escisión de grupos ganglionares selectivos.

Lista de verificación diagnóstica

Considerar

- Considerar la PET/TC con ^{18}F-FDG para todos los pacientes con CE de CyC, particularmente aquellos:
  - Con estadio tumoral (T) elevado.
  - Sometidos a radioterapia (RT) definitiva.
  - Con hallazgos indeterminados o sospechosos en la TC con contraste.
  - Con CE de CyC primario de localización desconocida.

Información útil para la interpretación de las imágenes

- Conocer los patrones de captación fisiológica de ^{18}F-FDG en el cuello para evitar una interpretación errónea.

Bibliografía

1. Kim SA, et al. ^{18}F-FDG PET/CT surveillance for the detection of recurrence in patients with head and neck cancer. Eur J Cancer 2017; 72: 62-70.
2. Cacicedo J, et al. Role of fluorine-18 fluorodeoxyglucose PET/CT in head and neck oncology: the point of view of the radiation oncologist. Br J Radiol 2016; 89 (1067): 20160217.
3. Lim RS, et al. Utility of SUVmax on ^{18}F-FDG PET in detecting cervical nodal metastases. Cancer Imaging 2016; 16 (1): 39.

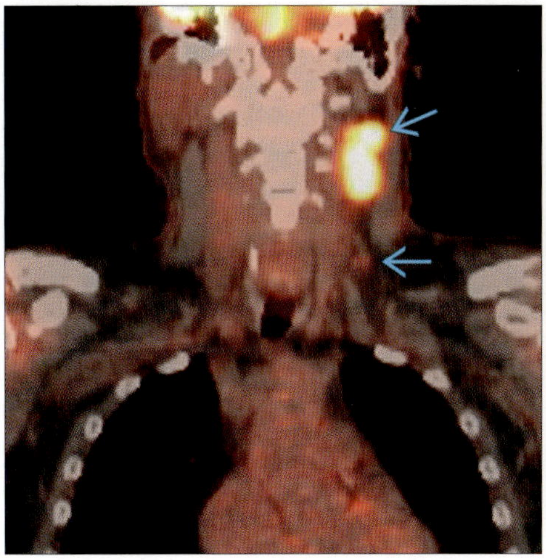

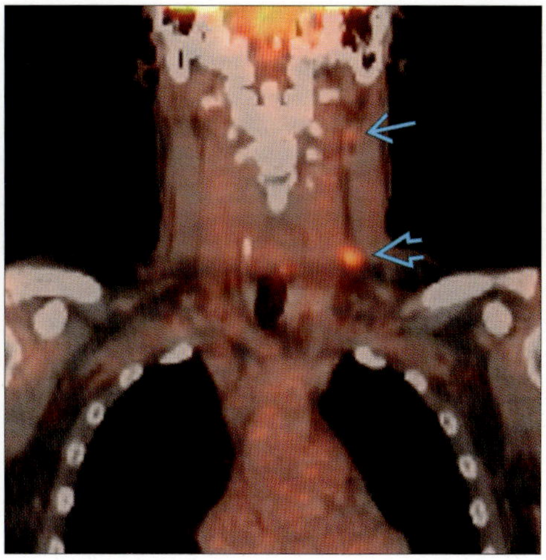

(Izquierda) En un paciente con carcinoma epidermoide, PET/TC coronal con ^{18}F-FDG que muestra linfadenopatía cervical izquierda (*flechas*) antes de la radioterapia con haz externo. **(Derecha)** PET/TC coronal con ^{18}F-FDG en el mismo paciente después del tratamiento. Se observa respuesta al tratamiento con un pequeño volumen de enfermedad residual de localización superior (*flecha azul*). Nótese la progresión de la metástasis ganglionar inferior (*flecha abierta*), que probablemente estaba fuera del puerto de radiación.

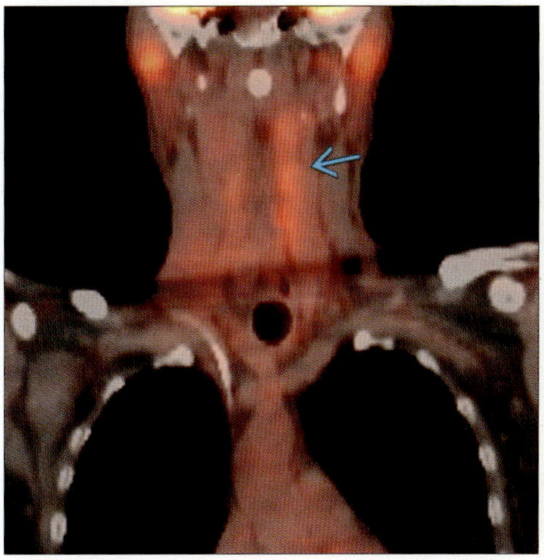

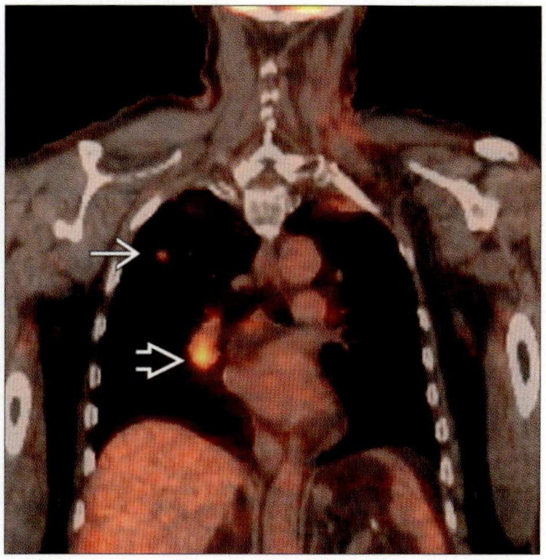

(Izquierda) PET/TC coronal con ^{18}F-FDG que muestra captación muscular difusa y de bajo nivel (*flecha*) en un paciente posradioterapia por un carcinoma epidermoide de cabeza y cuello, un hallazgo postratamiento normal. **(Derecha)** En el mismo paciente, PET/TC coronal con ^{18}F-FDG que muestra un nódulo pulmonar hipermetabólico (*flecha blanca*) y linfadenopatía hiliar (*flecha abierta*), que hace pensar en metástasis o en un carcinoma primario de pulmón.

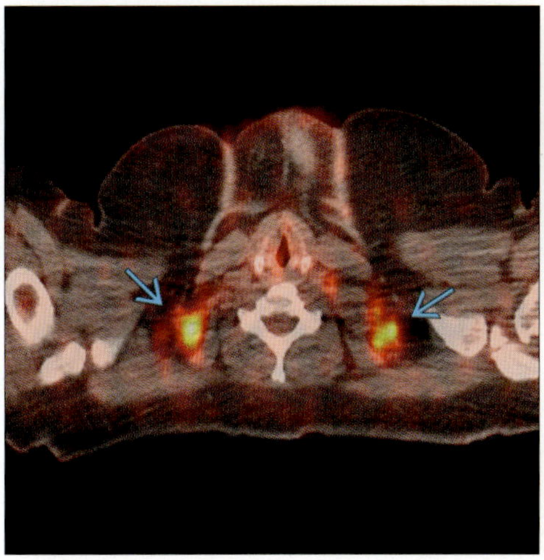

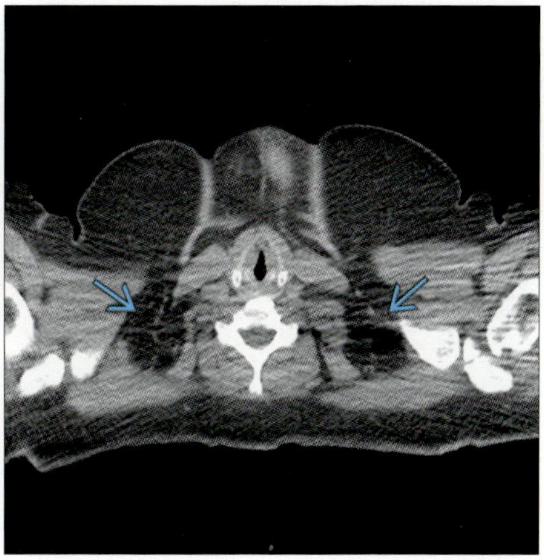

(Izquierda) PET/TC axial con ^{18}F-FDG en un paciente con carcinoma epidermoide de cabeza y cuello. Puede apreciarse captación aumentada en ambas regiones supraclaviculares (*flechas*). **(Derecha)** En el mismo paciente, TC axial sin contraste que muestra ausencia de tejido ganglionar en estas áreas (*flechas*), lo que confirma la captación de ^{18}F-FDG en la grasa parda. Este fenómeno limita la sensibilidad y especificidad de la PET/TC con ^{18}F-FDG en estos casos.

(Izquierda) PET/TC axial con ^{18}F-FDG en un paciente con carcinoma epidermoide primario de localización desconocida. Se aprecia un tumor primario de pequeño tamaño en la amígdala izquierda (*flecha*). **(Derecha)** En el mismo paciente, TC axial con contrate simultánea que muestra mínima anormalidad y realce en el contorno (*flecha*).

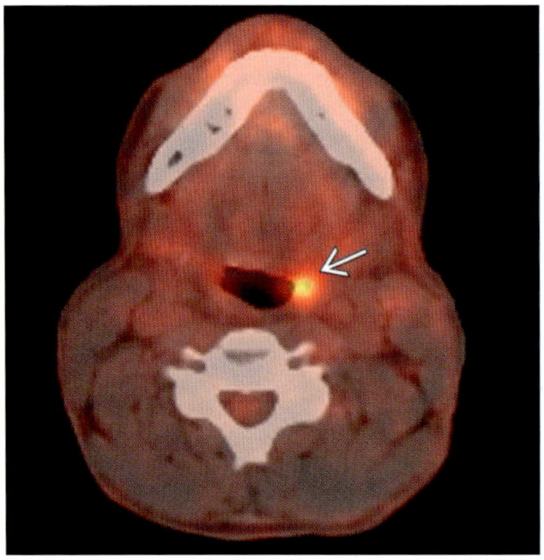

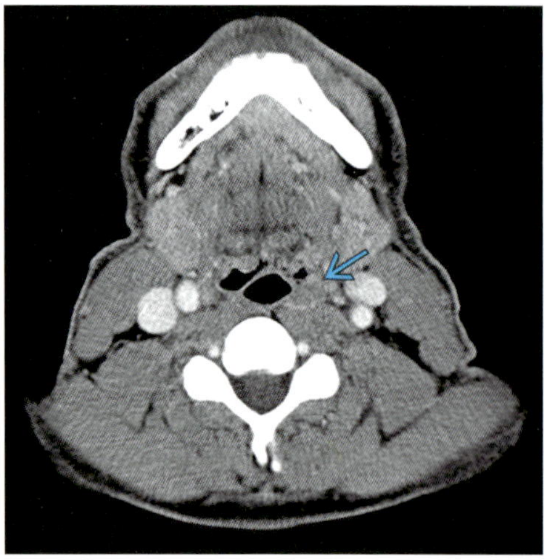

(Izquierda) PET/TC coronal con ^{18}F-FDG en un paciente con carcinoma epidermoide que muestra el tumor primario (*flecha blanca*) y linfadenopatía regional (*flecha curva*). **(Derecha)** PET/TC axial con ^{18}F-FDG en el mismo paciente. Puede observarse una pequeña metástasis pulmonar (*flecha*).

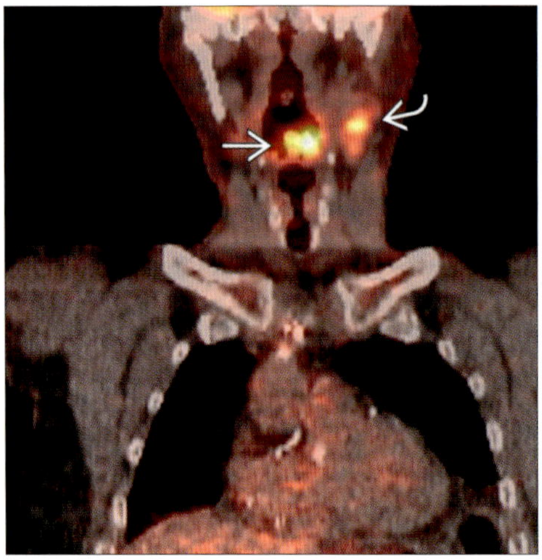

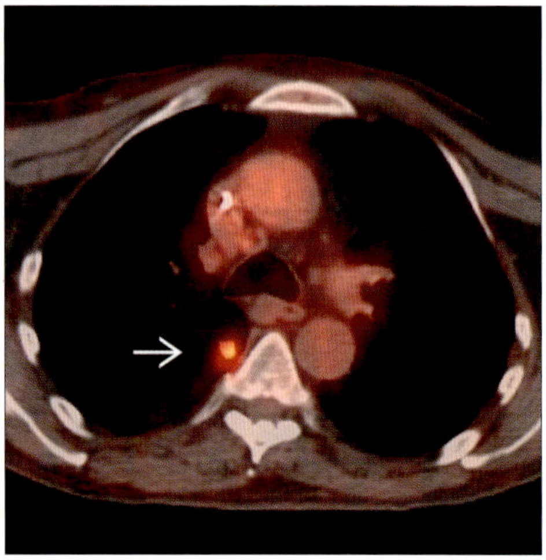

(Izquierda) PET/TC axial con ^{18}F-FDG que muestra un tumor primario (*flecha azul*), así como actividad hipermetabólica en la punta de la nariz (*flecha blanca*), que con frecuencia representa un artefacto. **(Derecha)** PET/TC axial con ^{18}F-FDG que muestra un registro erróneo (*flecha*) de los datos de PET y de TC, lo que puede ocasionar un artefacto de captación aumentada en la punta de la nariz después de la reconstrucción de la información.

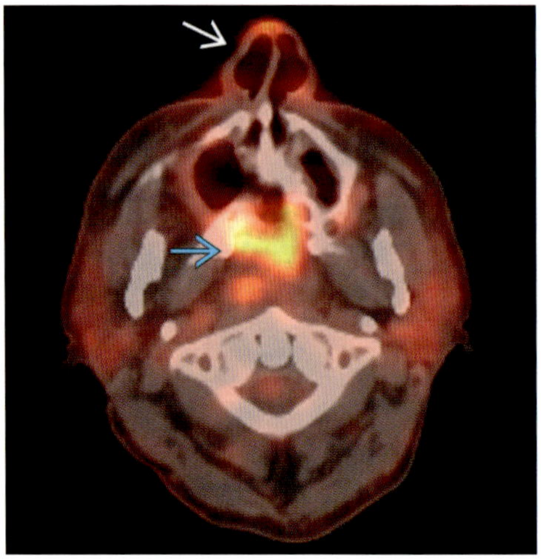

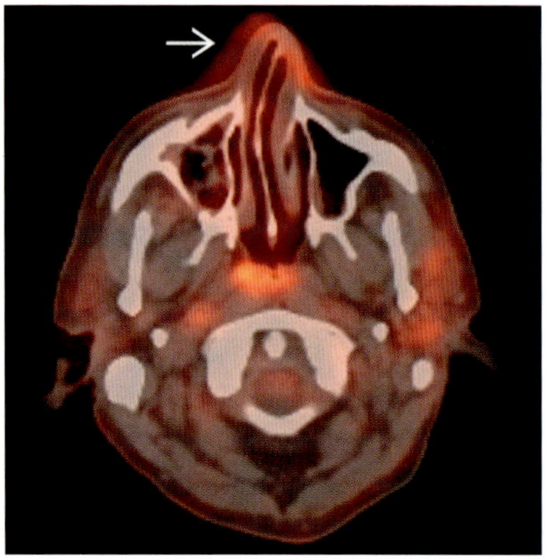

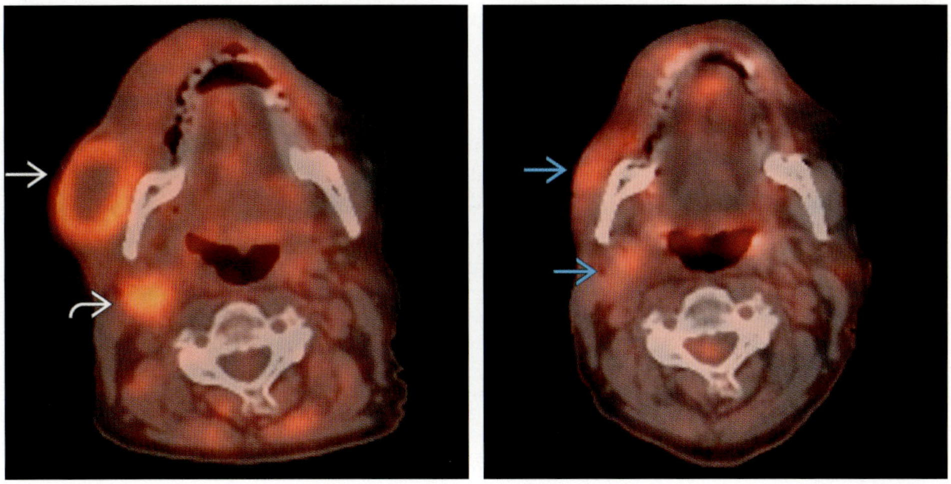

(Izquierda) PET/TC axial con ^{18}F-FDG en un paciente antes del tratamiento por un carcinoma epidermoide. Se observa un tumor necrótico (*flecha blanca*) y linfadenopatía (*flecha curva*). **(Derecha)** En el mismo paciente, después del tratamiento, PET/TC axial con ^{18}F-FDG que muestra respuesta a este con nivel de actividad igual al fondo en las mismas regiones (*flechas*).

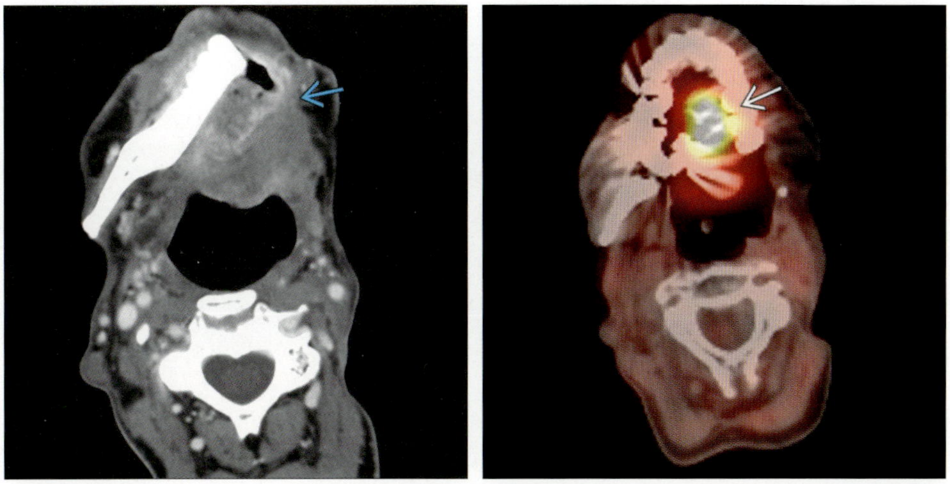

(Izquierda) TC axial con contraste de seguimiento en un paciente con carcinoma epidermoide después de la resección. Es visible el realce en el piso de la boca (*flecha*). **(Derecha)** PET/TC axial fusionado con ^{18}F-FDG en el mismo paciente. Puede observarse actividad hipermetabólica en el tumor recidivante (*flecha*).

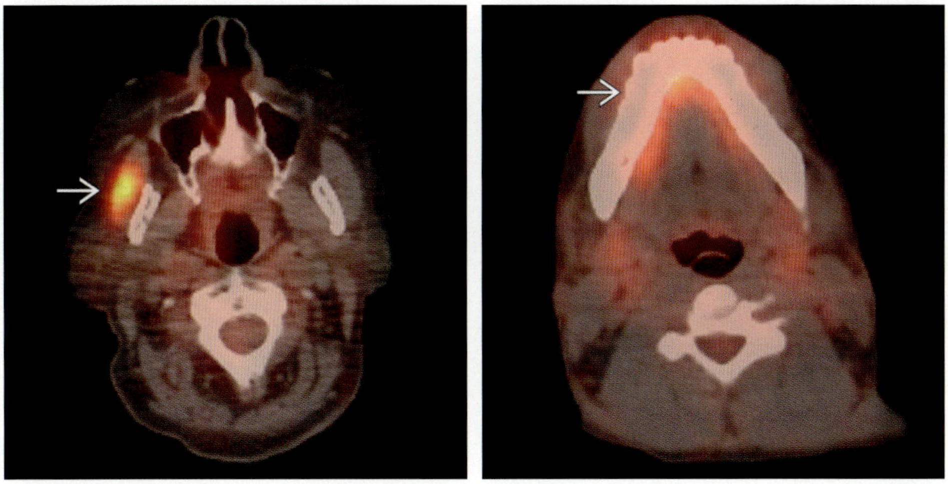

(Izquierda) PET/TC axial con ^{18}F-FDG que muestra hipermetabolismo en el músculo masetero derecho (*flecha*), compatible con captación fisiológica benigna. **(Derecha)** PET/TC axial con ^{18}F-FDG que muestra captación aumentada en la región submentoniana (*flecha*), un hallazgo fisiológico.

FACTORES CLAVE

Terminología

- Los tumores de las glándulas parótidas y submandibulares (así como del tejido salival menor) incluyen lo siguiente:
  - Carcinoma de parótidas (sitio más frecuente de cáncer de glándulas salivales).
  - Tumores mixtos benignos o adenoma pleomorfo.
  - Tumor de Warthin.
  - Linfoma primario.

Imágenes

- PET/TC con ^{18}F-FDG:
  - No puede diferenciar de manera confiable entre neoplasia de glándulas salivales benigna o maligna.
  - Las lesiones hipermetabólicas en PET/TC con ^{18}F-FDG tienen una tasa de falsos positivos de ~ 30% para enfermedad maligna (principalmente debido a la captación elevada en el tumor de Warthin).
  - Un otorrinolaringólogo debe evaluar cualquier neoplasia de glándulas salivales detectada de manera incidental, ya sea fría, tibia o caliente.
- Útil para determinar la respuesta al tratamiento o la presencia de enfermedad residual:
  - Después de la radiación con haz externo, los músculos pueden mostrar captación difusa levemente aumentada.
- La RM y la TC son mejores para la delimitación anatómica del tumor y la diseminación regional:
  - Sospechar enfermedad maligna en caso de márgenes mal definidos, crecimiento difuso, infiltración del tejido blando circundante, linfadenopatía regional.

Lista de verificación diagnóstica

- Carcinoma primario de parótida: casi siempre positivo en la PET/TC con ^{18}F-FDG.
- Tumor de Warthin: frecuentemente positivo en la PET/TC con ^{18}F-FDG.
- Tumores mixtos benignos: a veces positivos en la PET/TC con ^{18}F-FDG.
- Carcinoma epidermoide de cabeza y cuello: con frecuencia genera metástasis en las glándulas parótidas; evaluar las imágenes para detectar un sitio de tumor primario fuera de las parótidas.

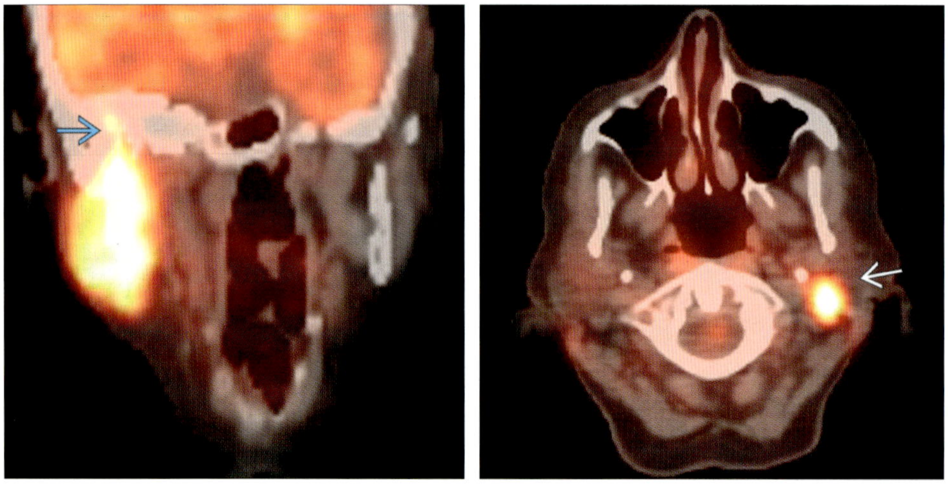

(Izquierda) PET/TC coronal con ^{18}F-FDG que muestra un tumor parotídeo con diseminación perineural (*flecha*), que se extiende hacia la base del cráneo. **(Derecha)** PET/TC axial con ^{18}F-FDG en un paciente con un nódulo pulmonar solitario que muestra captación hipermetabólica incidental (*flecha*) en la parótida izquierda, que en la biopsia resultó ser un tumor de Warthin benigno.

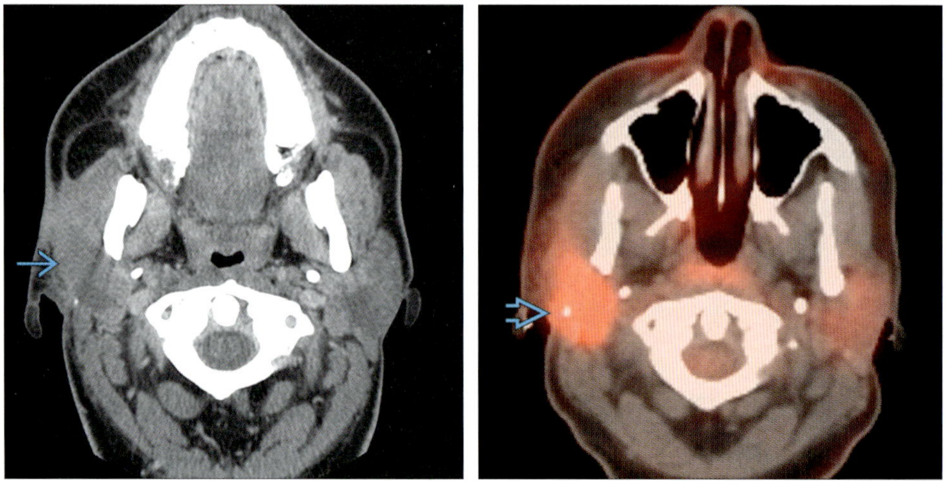

(Izquierda) TC axial en un paciente con un tumor en la mitad derecha de la cara que muestra una lesión quística adenoidea (*flecha*). **(Derecha)** En el mismo paciente, PET/TC axial con ^{18}F-FDG que muestra actividad levemente aumentada (*flecha*) en la lesión quística adenoidea. Frecuentemente, los carcinomas adenoideos quísticos se diseminan de manera perineural y generan metástasis pulmonares u óseas.

Terminología

- Los tumores de las glándulas parótidas y submandibulares (así como del tejido salival menor) incluyen lo siguiente:
  - Carcinoma de parótidas (sitio más frecuente de cáncer de glándula salival).
  - Tumores mixtos benignos o adenoma pleomorfo.
  - Tumor de Warthin.
  - Linfoma primario.

Imágenes

Hallazgos en PET/TC con ^{18}F-FDG

- Las lesiones hipermetabólicas tienen una tasa de falsos positivos de ~ 30% para enfermedad maligna (principalmente debido a la captación elevada en el tumor de Warthin).
- No puede diferenciar de manera confiable entre neoplasia de glándulas salivales benigna o maligna.
- Un otorrinolaringólogo debe evaluar cualquier neoplasia de glándulas salivales detectada de manera incidental, ya sea fría, tibia o caliente.

Hallazgos en TC

- TC con contraste:
  - Caracterización de la lesión primaria:
    - Sospechar enfermedad maligna en caso de márgenes mal definidos, crecimiento difuso, infiltración del tejido blando circundante, linfadenopatía regional.

Hallazgos en RM

- Caracterización de la lesión primaria:
  - Los márgenes tumorales irregulares, la heterogeneidad de la señal y la invasión de estructuras circundantes sugiere enfermedad maligna.
  - Los hallazgos de malignidad pueden superponerse con los de cambios inflamatorios.

Diagnóstico diferencial

Tumor mixto benigno o adenoma pleomorfo

- Suele tener menos avidez por ^{18}F-FDG que las enfermedades malignas primarias de las parótidas y el tumor de Warthin.
- Puede ser positivo o negativo en la PET/TC con ^{18}F-FDG.
- Con frecuencia muestra pequeñas calcificaciones en la TC.
- Habitualmente, los pacientes tienen > 35 años de edad al momento de la presentación.

Tumor de Warthin

- Suele ser positivo tanto en la PET/TC con ^{18}F-FDG como en el centellograma de glándulas salivales con pertecnetato de Tc-99m.
- La incidencia se correlaciona intensamente con los antecedentes de tabaquismo.
- Bilateral en el 17% de los casos.
- Incidencia elevada de multicentricidad.
- H > M.

Carcinoma primario de parótidas

- Casi siempre avidez por ^{18}F-FDG.
- Mucoepidermoide:
  - Enfermedad maligna más frecuente en las glándulas parótidas.
  - Muestra componentes sólidos y quísticos.
  - M > H.
- Carcinoma adenoideo quístico:
  - Carcinoma más frecuente en la glándula submandibular.
  - Por lo general, presenta invasión perineural.
  - Frecuentemente, genera metástasis pulmonares y óseas.
  - Se observan metástasis distantes en el 20% de los tumores primarios.
  - M > H.
- De células acinares:
  - Del 15% al 17% de todos los tumores malignos de parótida.
  - Agresivo, con metástasis locales y distantes frecuentes.
  - M > H.
- Carcinoma del conducto salival:
  - Infrecuente, muy agresivo, con invasión perineural frecuente.
- Tumor mixto maligno:
  - Por lo general, el carcinoma es un exadenoma pleomorfo (un adenoma pleomorfo benigno que se transforma en carcinoma):
    - En un período de 15 años, ~ 10% de los adenomas pleomorfos desarrollan transformación maligna.
  - Típicamente, compromete a la glándula parótida; grado alto.
- Carcinoma epidermoide primario:
  - Agresivo, por lo general, compromete a la glándula parótida.
  - Se debe descartar un origen primario alternativo.
  - Extremadamente infrecuente; con frecuencia genera metástasis hacia la parótida (única glándula salival que tiene ganglios linfáticos).

Linfoma no Hodgkin

- Los tumores de grado más alto tienen más avidez por ^{18}F-FDG.
- El trastorno de Sjögren tiene una incidencia de veinte a cuarenta veces aumentada de linfoma salival.
- Incidencia extremadamente baja de linfoma primario de parótida.

Metástasis parotídeas

- La avidez por ^{18}F-FDG depende de la lesión primaria.
- Con frecuencia, las metástasis se originan en un cáncer primario de piel, p. ej., carcinoma epidermoide.

VIH

- Puede ocasionar una linfadenopatía parotídea bastante simétrica acompañada de cambios quísticos en las glándulas salivales.
- Puede ser difícil de distinguir del linfoma.

Patología

Estadificación, grado y clasificación

- TNM para tumores de glándulas salivales:
  - Tumor primario (T):
    - Tx: no se puede evaluar el tumor primario.
    - T0: sin evidencia de tumor primario.
    - T1: tumor ≤ 2 cm en el diámetro mayor sin extensión extraparenquimatosa.
    - T2: tumor > 2 cm pero no > 4 cm en el diámetro mayor sin extensión extraparenquimatosa.
    - T3: tumor > 4 cm o tumor que tiene extensión extraparenquimatosa.
    - T4a: enfermedad moderadamente avanzada; el tumor invade la piel, la mandíbula, el conducto auditivo o el nervio facial.
    - T4b: enfermedad muy avanzada; el tumor invade la base del cráneo o las placas pterigoideas y/o encierra a la arteria carótida.
  - Ganglios linfáticos (N) regionales:
    - NX: no se pueden evaluar los ganglios linfáticos regionales.
    - N0: ausencia de metástasis en ganglios linfáticos regionales.
    - N1: metástasis en un único ganglio linfático homolateral, ≤ 3 cm en el diámetro mayor.

FACTORES CLAVE

Imágenes

- Colangiocarcinoma (CCA):
  - Los tumores intrahepáticos (10% de CCA) se originan en conductos biliares de segundo orden dentro del parénquima hepático.
  - Tumores extrahepáticos:
    - Tumores perihiliares (25% al 50%): se originan en cualquier parte desde conductos biliares de segundo orden hasta el conducto biliar común y en el sitio de origen del conducto cístico (tumor de Klatskin).
    - Tumores distales (40% al 65%): se originan entre el conducto cístico y la ampolla de Vater sin afectarla.
- Cáncer de la vesícula biliar (VB):
  - El 60% se origina en el fondo, el 30% en el cuerpo y el 10% en el cuello y el conducto cístico.
- PET/TC con ^{18}F-FDG:
  - Uso limitado para la detección de lesiones primarias debido a la captación variable de ^{18}F-FDG secundaria al tamaño y la histología tumoral.
  - Captación variable en el CCA intrahepático; la menor captación de ^{18}F-FDG puede estar relacionada con la organización del estroma fibroso y el contenido de mucina en el tumor.
  - Habitualmente, el CCA intrahepático es más grande que el CCA extrahepático, lo que hace que el diagnóstico de un tumor intrahepático sea más sensible.
  - Puede tener un papel en la detección de enfermedad metastásica distante fuera del hígado con mayor sensibilidad que la TC, lo que modifica el tratamiento en hasta el 28% al 35% de los casos.
  - Cierto papel en el seguimiento de la recidiva después del tratamiento de CCA y cáncer de la VB.
- TC con contraste:
  - Papel importante para la estadificación.
- RM multifase:
  - Útil para una mejor caracterización de un tumor intrahepático solitario.
  - Más sensible para la detección de metástasis hepáticas.
  - Colangiopancreatografía por resonancia magnética (CPRM): sensibilidad del 71% al 81% para la detección de CCA.
- Colangiopancreatografía retrógrada endoscópica (CPRE):
  - Puede ser diagnóstica y terapéutica para la obstrucción biliar en un CCA.

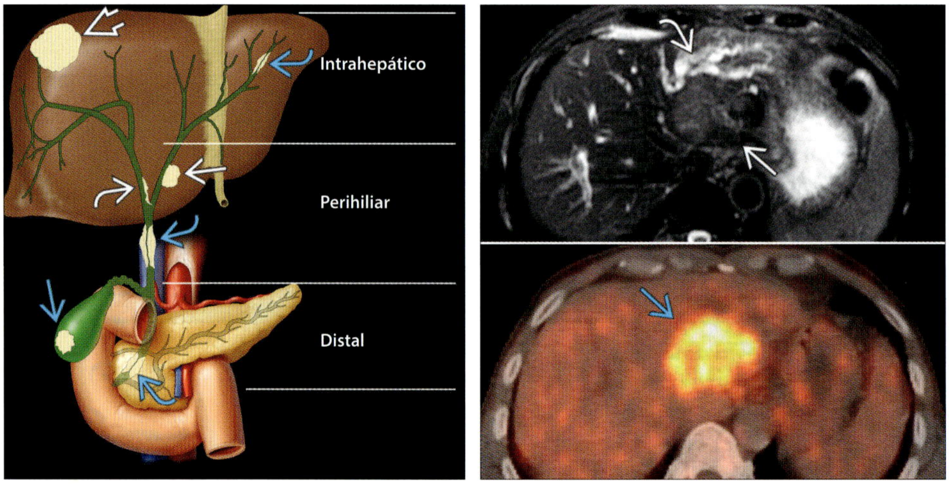

(Izquierda) Se muestran las enfermedades malignas biliares según su localización. Se detecta un carcinoma de la vesícula biliar (*flecha azul*) junto con subtipos de colangiocarcinoma: formador de masa (*flecha blanca abierta*), papilar (*flecha blanca curva*), nodular (*flecha blanca*) e infiltrante periductal (*flechas azules curvas*). **(Derecha)** RM axial en T2 FS que muestra un tumor hepático izquierdo levemente hiperintenso (*flecha blanca*) con dilatación asociada de conductos biliares intrahepáticos regionales (*fecha blanca curva*), compatible con colangiocarcinoma. PET/TC axial con ^{18}F-FDG que muestra captación aumentada en el tumor (*flecha azul*).

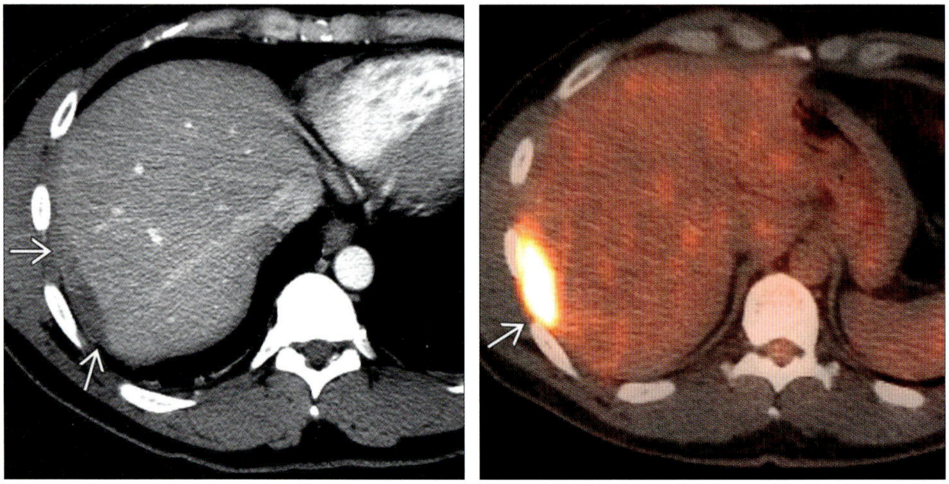

(Izquierda) TC axial con contraste en fase portal que muestra material hipodenso subdiafragmático derecho (*flechas*) que podría representar líquido posquirúrgico o enfermedad metastásica peritoneal 6 meses después de la resección de un cáncer de la vesícula biliar en este paciente. **(Derecha)** PET/TC axial con ^{18}F-FDG en el mismo paciente. Se observa captación marcadamente aumentada (*flecha*) en el tejido correspondiente debido a diseminación peritoneal.

Terminología

Definiciones

- Colangiocarcinoma (CCA):
  - Se origina en el epitelio columnar simple del árbol biliar intrahepático/extrahepático.
  - Los tumores intrahepáticos (10% de CCA) se originan en conductos biliares de segundo orden dentro del parénquima hepático.
  - Tumores extrahepáticos:
    - Tumores perihiliares (25% al 50%): se originan en cualquier parte de conductos biliares de segundo orden hasta el conducto biliar común (CBC) y en el sitio de origen del conducto cístico (tumor de Klatskin).
    - Tumores distales (40% al 65%): se originan entre el conducto cístico y la ampolla de Vater, sin afectarla.
- Carcinoma de la vesícula biliar (VB):
  - Los tumores se originan en el epitelio columnar simple de la VB o del conducto cístico.
  - Derivados del fondo (60%), el cuerpo (30%) y el cuello y el conducto cístico (10%).
  - El 98% de los tumores tienen origen epitelial; el 90% son adenocarcinomas.
- Detección de metástasis en ganglios linfáticos regionales:
  - CCA intrahepático: presenta lateralidad de drenaje:
    - Mitad derecha del hígado: hiliar (CBC, arteria hepática, vena porta y conducto cístico), periduodenal y peripancreático → cavo y periaórtico.
    - Mitad izquierda del hígado: hiliar y gastrohepático → celíaco.
    - Ganglios celíacos, periaórticos y cavos positivos se consideran M1.
    - Ganglios frénicos inferiores se consideran regionales.
  - CCA perihiliar: prevalencia de metástasis ganglionar aumentada directamente con categoría T:
    - Hiliar → cavo y periaórtico.
  - CCA del conducto biliar distal: estadificación quirúrgica:
    - El análisis incluye un mínimo de doce ganglios.
    - Hiliares, periduodenales y peripancreáticos.
  - Cáncer de la VB:
    - Ganglios regionales: hiliares.
    - Los ganglios celíacos, mesentéricos superiores, peripancreáticos y periduodenales se consideran M1.

Imágenes

Hallazgos en PET/TC con ^{18}F-FDG

- Puede tener baja sensibilidad debido a la captación variable.
- Puede detectar enfermedad metastásica distante fuera del hígado, generando una diferencia en la estadificación y el tratamiento en el 28% al 35% de los casos.
- Los tumores con captación elevada de ^{18}F-FDG se pueden controlar para evaluar la presencia de respuesta de la enfermedad y de recidivas.
- Detección de enfermedad local:
  - Las imágenes anatómicas son más sensibles y específicas.
  - Uso limitado para la detección de lesiones primarias debido a la captación variable de ^{18}F-FDG secundaria al tamaño y la histología tumoral.

Recomendaciones para el estudio

- Mejor herramienta imagenológica:
  - TC con contraste: papel importante para la estadificación.
  - RM multifase: útil para una mejor caracterización de un tumor intrahepático solitario:
    - Más sensible para la detección de metástasis hepáticas.
    - CPRM: sensibilidad del 71% al 81% para la detección de CCA.
  - CPRE: puede ser diagnóstica y terapéutica para la obstrucción biliar en el CCA.
  - PET/TC con ^{18}F-FDG: para la estadificación y el seguimiento.

Diagnóstico diferencial

Metástasis/absceso hepático solitarios

- Puede tener avidez por ^{18}F-FDG y simular un CCA intrahepático.

Adenoma hepático / hiperplasia nodular focal (HNF) / hemangioendotelioma epitelioide hepático

- Reportes de casos de captación de ^{18}F-FDG en la hiperplasia nodular focal y en el adenoma hepático.
- Hemangioendotelioma epitelioide hepático: tumor hepático infrecuente con captación variable de ^{18}F-FDG.

Colecistitis aguda / colangitis esclerosante primaria (CEP) / colangitis / drenaje o endoprótesis (*stent*) biliar

- ↑ captación de ^{18}F-FDG debido al proceso inflamatorio/infeccioso.

Carcinoma pancreático / tumores ampulares o duodenales

- El tumor de la región periampular puede simular un CCA distal, con captación variable de ^{18}F-FDG.

Patología

Características generales

- Etiología:
  - Colangiocarcinoma:
    - Segunda enfermedad hepatobiliar maligna más frecuente.
    - Mayor prevalencia en el sudeste asiático.
    - Quinta a séptima década de vida; H > M.
    - Factores de riesgo:
      - Inflamación biliar crónica, colangitis esclerosante primaria (CEP), quiste coledociano.
      - Poliposis familiar, hepatolitiasis, fibrosis hepática congénita, enfermedad hepática fibropoliquística.
      - Exposición a *Opisthorchis viverrini*, *Clonorchis sinensis* o *Thorotrast* y portadores crónicos de fiebre tifoidea.
  - Cáncer de la VB:
    - Más frecuente en América central y del sur, Europa del este, Japón y norte de India.
    - M/H = 6:1.
    - Al momento de la detección, solo el 10% de los casos están confinados a la VB.
    - Hallazgo incidental en el 1% al 3% de las colecistectomías.
    - Factores de riesgo:
      - Cálculos biliares > 3 cm, colecistitis crónica, VB en porcelana, pólipos en la VB.
      - CEP y anomalía congénita de la unión ductal pancreaticobiliar.
      - Obesidad, diabetes, tabaquismo.

Aspectos clínicos

Tratamiento

- CCA:
  - Extirpación quirúrgica: en ausencia de metástasis distantes o en ganglios regionales y de invasión vascular o de órganos adyacentes.
  - Paciente no candidato quirúrgico: quimioterapia, radioterapia, tratamiento a través de la arteria hepática para el CCA intrahepático, ensayos de inmunoterapia en desarrollo.
- Cáncer de la VB:
  - Quirúrgico: colecistectomía (Tis-T1a), colecistectomía extendida (> T1a).
  - Localmente avanzado, no quirúrgico: quimioterapia, radioterapia, cuidados de sostén.

Agrupación por estadio del colangiocarcinoma de conductos biliares intrahepáticos

Estadio	Tumor	Ganglios (N)	Metástasis
Estadio I a III	Hasta T3 (el tumor compromete el peritoneo visceral o una estructura extrahepática local)	N0	M0
Estadio IVA	T4 (tumor con invasión periductal).	N0.	M0
	Cualquier T	N1 (hiliar, peripancreático, gastrohepático, frénico inferior)	M0
Estadio IVB	Cualquier T	Cualquier N	M1

Agrupación por estadio del colangiocarcinoma de conductos perihiliares

Estadio	Tumor	Ganglios (N)	Metástasis
Estadio IIA	T2 a-b (el tumor invade el parénquima hepático adyacente)	N0	M0
Estadio 0 a IIIA	Hasta T3 (el tumor invade ramas unilaterales de la vena porta o de la arteria hepática)	N0	M0
Estadio IIIB	Hasta T3	N1 (conducto cístico, conducto biliar común, arteria hepática, vena porta + ganglios)	M0
Estadio IVA	T4 (invasión de raíces principales vasculares o biliares unilaterales de segundo orden)	N0-N1	Mo
Estadio IVB	Cualquier T	N2 (periaórtico, arteria mesentérica superior y/o arteria celíaca + ganglios)	M0
	Cualquier T	Cualquier N	M1

Agrupación por estadio del colangiocarcinoma del conducto distal

Estadio	Tumor	Ganglios (N)	Metástasis
Estadio 0-IIA	Hasta T3 (el tumor invade órganos adyacentes sin compromiso del eje celíaco ni de la arteria mesentérica superior)	N0	M0
Estadio IIB	Hasta T3	N1 (conducto cístico, conducto biliar común, arteria hepática, vena porta, pericavo, arteria mesentérica superior o arteria celíaca + ganglios)	M0
Estadio III	T4 (el tumor afecta el eje celíaco o la arteria mesentérica superior)	Cualquier N	M0
Estadio IV	Cualquier T	Cualquier N	M1

Agrupación por estadio del carcinoma de la vesícula biliar

Estadio	Tumor	Ganglios (N)	Metástasis
Estadio 0-IIIA	Hasta T3 (el tumor perfora la serosa o invade el hígado u órganos adyacentes)	N0	M0
Estadio IIIB	Hasta T3	N1 (conducto quístico, conducto biliar común, arteria hepática o vena porta + ganglios)	M0
Estadio IVA	T4 (el tumor invade la vena porta principal o la arteria hepática o invade ≥ 2 órganos o estructuras adyacentes)	N0-N1	M0
Estadio IVB	Cualquier T	N1-N2 (periaórtico, pericavo, arteria mesentérica superior o celíaca + ganglios)	M0
	Cualquier T	Cualquier N	M1

Edge, SB. AJCC Cancer Staging Handbook: Del AJCC Cancer Staging Manual. 7ma ed. Nueva York: Springer, 2010.

Lista de verificación diagnóstica

Considerar

- PET/TC con ^{18}F-FDG para la detección de enfermedad metastásica distante y recidiva; respuesta al tratamiento.

Bibliografía

1. Paspulati RM, et al. PET/MR imaging in cancers of the gastrointestinal tract. PET Clin 2016; 11 (4): 403-23.

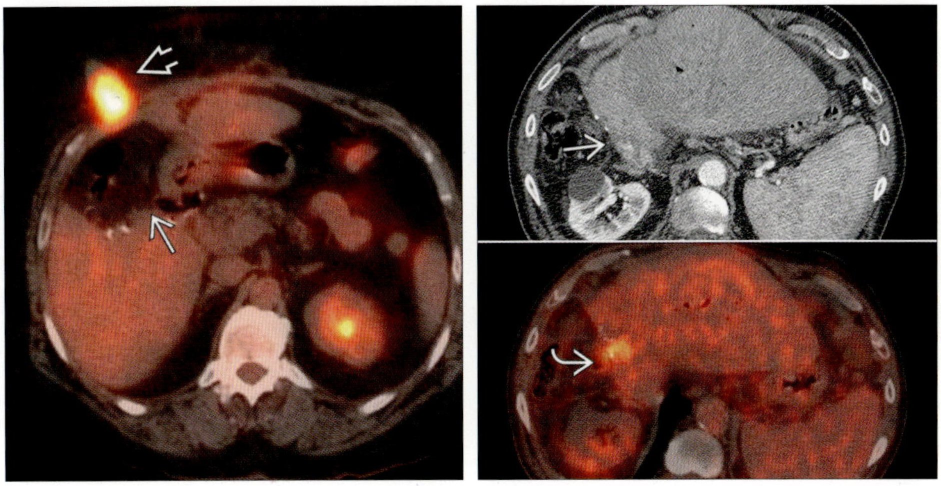

(Izquierda) PET/TC axial con ^{18}F-FDG 6 meses después de una colecistectomía extendida (*flecha blanca*) por un carcinoma de la vesícula biliar. Se observa un foco metastásico (*flecha abierta*) sembrado sobre la pared abdominal derecha. **(Derecha)** TC axial con contraste en un paciente con colangiocarcinoma intrahepático y hepatectomía derecha previa que es no concluyente para detectar recidiva en el margen quirúrgico (*flecha blanca*). La PET/TC axial con ^{18}F-FDG confirma la presencia de recidiva local (*flecha curva*) debido a la captación aumentada.

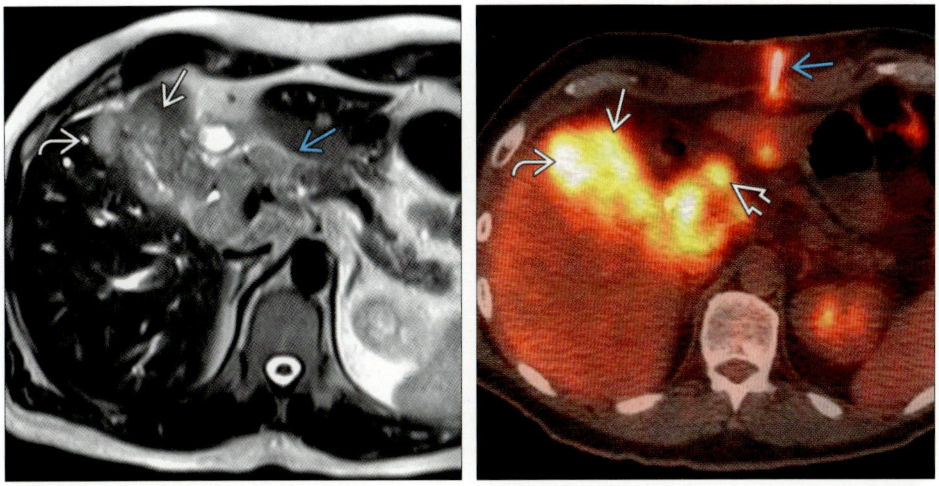

(Izquierda) RM axial en T2 HASTE que muestra un tumor mal definido que ocupa la vesícula biliar (*flecha blanca*), invasión del parénquima hepático adyacente (*flecha curva*) y ganglios periportales sospechosos (*flecha azul*). **(Derecha)** PET/TC axial con ^{18}F-FDG que muestra captación aumentada en el tumor de la vesícula biliar (*flecha blanca*), invasión del parénquima hepático (*flecha blanca curva*) y linfadenopatía periportal (*flecha blanca abierta*). Nótese la captación inflamatoria asociada al trayecto del catéter de drenaje biliar (*flecha azul*).

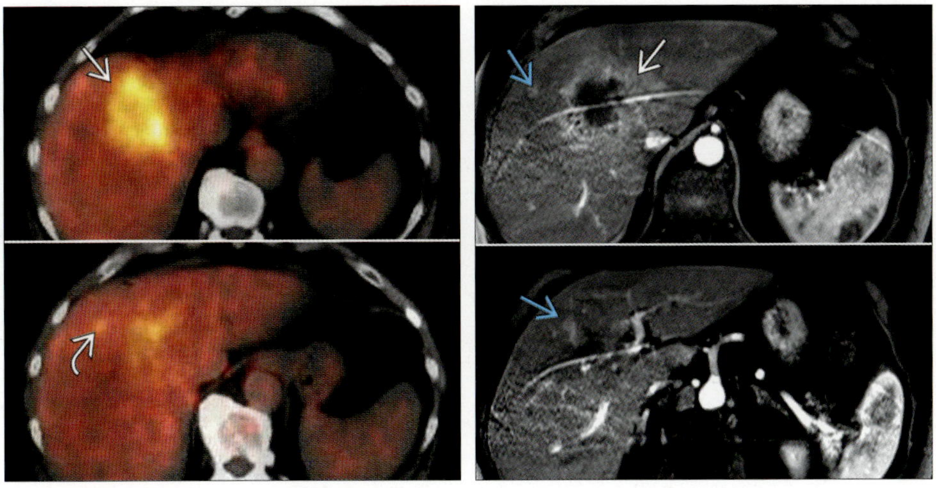

(Izquierda) PET/TC axial con ^{18}F-FDG que muestra un tumor hipermetabólico en la unión de los lóbulos hepáticos derecho e izquierdo (*flecha blanca*) y una lesión satélite focal (*flecha curva*). **(Derecha)** RM axial en T1 C+ FS en fase arterial en el mismo paciente. Se aprecia un tumor con necrosis central y realce periférico (*flecha blanca*) y múltiples metástasis satélites con realce (*flechas azules*). La RM tiene mayor sensibilidad para la detección de metástasis pequeñas.

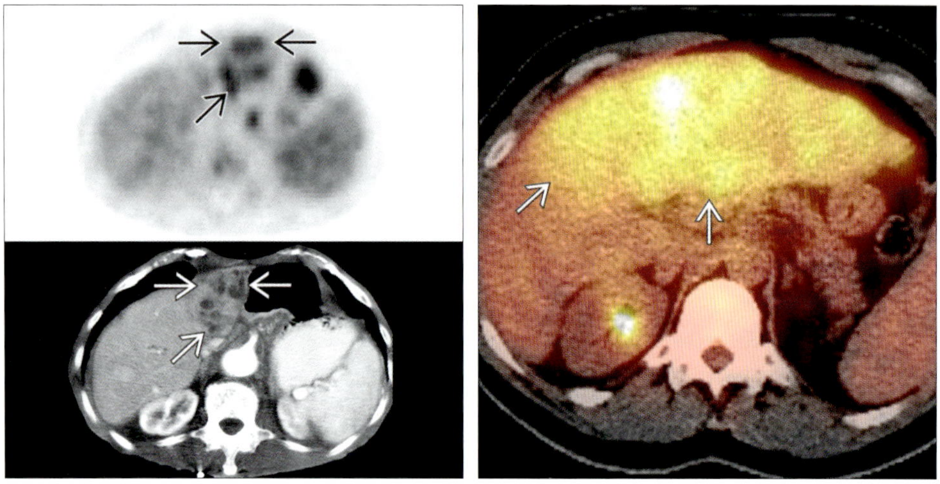

(Izquierda) PET/TC axial con ^{18}F-FDG (arriba) y TC con contraste (abajo) que muestran conductos biliares intrahepáticos izquierdos dilatados (*flechas blancas*) e hipermetabólicos (*flechas negras*) en un paciente con colangiocarcinoma, compatible con extensión tumoral u obstrucción e infección. **(Derecha)** PET/TC axial con ^{18}F-FDG que muestra actividad hipermetabólica en un colangiocarcinoma periférico de gran tamaño (*flechas*) en los lóbulos hepáticos izquierdo y derecho.

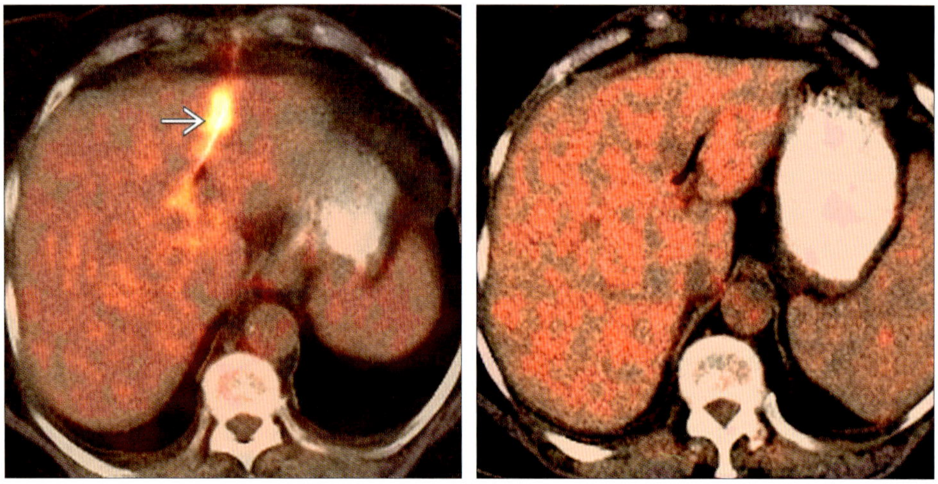

(Izquierda) PET/TC axial con ^{18}F-FDG que muestra actividad hipermetabólica alrededor de un catéter percutáneo (*flecha*), que hace temer un tumor frente a inflamación secundaria a la colocación del catéter. **(Derecha)** PET/TC axial con ^{18}F-FDG en el mismo paciente 5 semanas más tarde. Se constata la resolución completa de la actividad hipermetabólica después de la extracción del catéter.

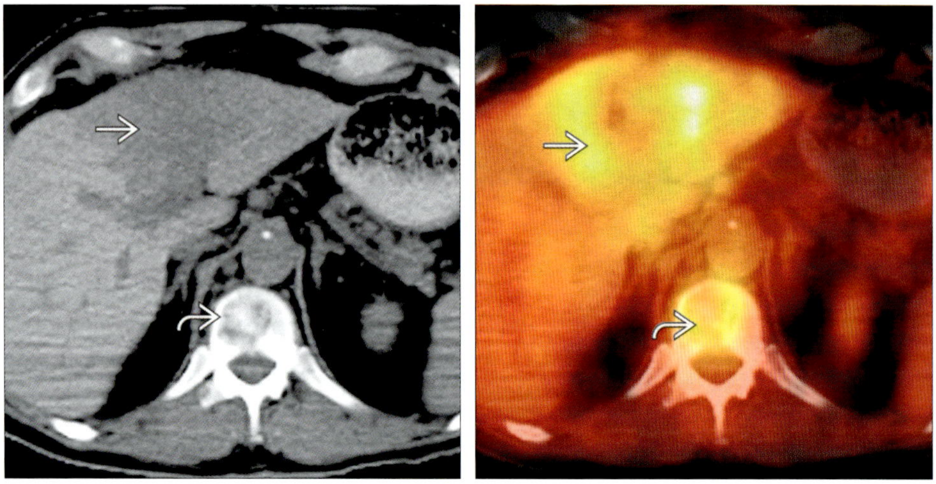

(Izquierda) TC axial sin contraste que muestra un colangiocarcinoma primario en el lóbulo hepático izquierdo (*flecha blanca*). Nótese la lesión lítica en el cuerpo vertebral (*flecha curva*), que representa enfermedad metastásica. **(Derecha)** PET/TC axial con ^{18}F-FDG en el mismo paciente que muestra actividad hipermetabólica en el colangiocarcinoma del lóbulo hepático izquierdo (*flecha blanca*) y en la lesión metastásica del cuerpo vertebral (*flecha curva*).

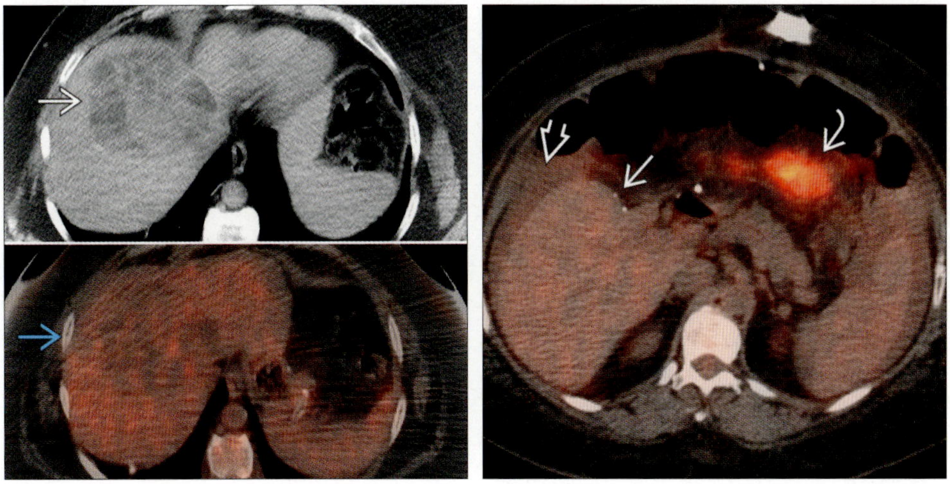

(Izquierda) TC axial en un paciente con carcinoma hepatocelular que muestra un gran tumor heterogéneo con áreas focales de tejido adiposo (*flecha blanca*). Nótese que el tumor no tiene avidez por ^{18}F-FDG (*flecha azul*), típico del carcinoma hepatocelular. **(Derecha)** PET/TC axial con ^{18}F-FDG en un paciente con colangiocarcinoma intrahepático y resección parcial del hígado. Puede observarse ausencia de evidencia de recidiva local (*flecha blanca*). Sin embargo, los implantes peritoneales hipermetabólicos (*flecha curva*) y la ascitis (*flecha abierta*) se deben a diseminación peritoneal de la enfermedad.

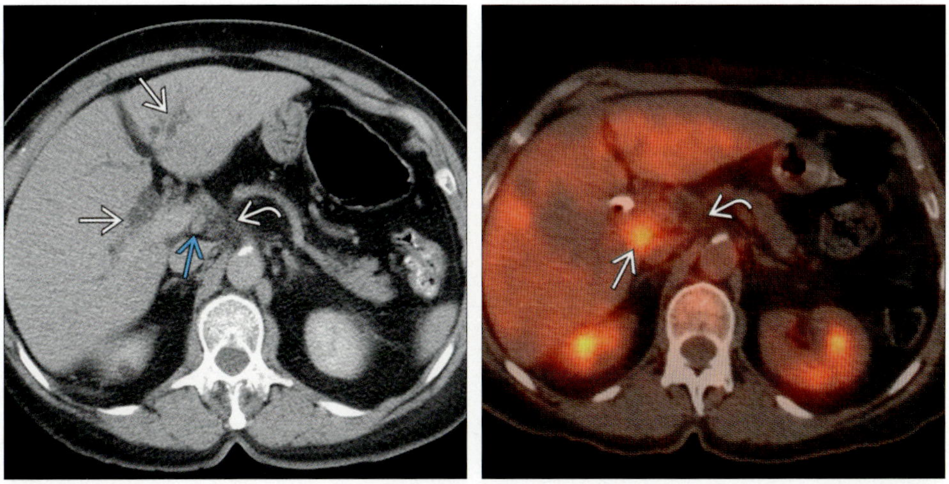

(Izquierda) TC axial con contraste que muestra dilatación de conductos biliares intrahepáticos (*flechas blancas*), tejido blando mal definido alrededor del tronco celíaco (*flecha curva*) y ganglios linfáticos periportales posteriores con aumento de tamaño en rango limítrofe (*flecha azul*). Se realizó una CPRE y se diagnosticó un colangiocarcinoma distal. **(Derecha)** PET/TC axial con ^{18}F-FDG en el mismo paciente. Se aprecia un ganglio portal posterior hipermetabólico (*flecha blanca*). Nótese que el tumor no es hipermetabólico (*flecha curva*).

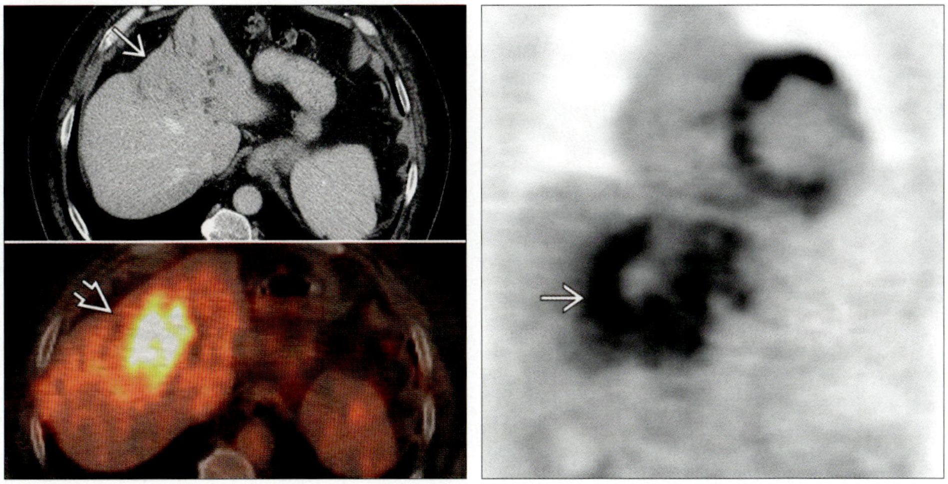

(Izquierda) TC axial con contraste que muestra un tumor (*flecha blanca*) con dilatación de conductos biliares y retracción capsular asociadas, característico de un colangiocarcinoma intrahepático. Nótese que es intensamente hipermetabólico (*flecha abierta*) en la PET/TC con ^{18}F-FDG. **(Derecha)** PET coronal con ^{18}F-FDG que muestra actividad hipermetabólica heterogénea en una gran lesión hepática principalmente del lóbulo izquierdo (*flecha*), compatible con un colangiocarcinoma periférico.

FACTORES CLAVE

Terminología

- Carcinoma hepatocelular (CHC): tumor primario de hepatocitos que se desarrolla en el contexto de una enfermedad crónica:
  - Factores de riesgo: cirrosis, infección crónica por VHB, infección crónica por VHC, hemocromatosis, alcoholismo, aflatoxina B1, diabetes tipo II, hígado graso, esteatohepatitis no alcohólica.

Imágenes

- PET/TC con ^{18}F-FDG:
  - CHC primario:
    - Baja sensibilidad para la detección de CHC primario bien diferenciado (50% al 65%).
    - Los tumores bien diferenciados (bajo grado) no tienen/tienen baja avidez por ^{18}F-FDG.
    - Los tumores indiferenciados (alto grado) tienen alta avidez por ^{18}F-FDG.
  - Útil para la estadificación:
    - Estudio más preciso y específico para detectar metástasis en ganglios linfáticos en comparación con la TC o la RM.
    - Más sensible para detectar metástasis óseas en comparación con el centellograma óseo y la TC.
  - Útil para el pronóstico:
    - Captación de ^{18}F-FDG baja = pronóstico más favorable
    - Captación de ^{18}F-FDG alta = pronóstico malo.
    - La relación de SUV (tumor hepático/parénquima hepático normal) se correlaciona con el tiempo de duplicación del volumen tumoral y con la tasa de sobrevida.

Principales diagnósticos diferenciales

- Hemangioma hepático.
- Hiperplasia nodular focal.
- Adenoma hepático.
- Infección y absceso hepático.

Aspectos clínicos

- Tratamiento: trasplante hepático, resección tumoral o técnicas ablativas (p. ej., embolización con Y-90 o quimiorradioterapia); quimiorradioterapia sistémica si hay metástasis.

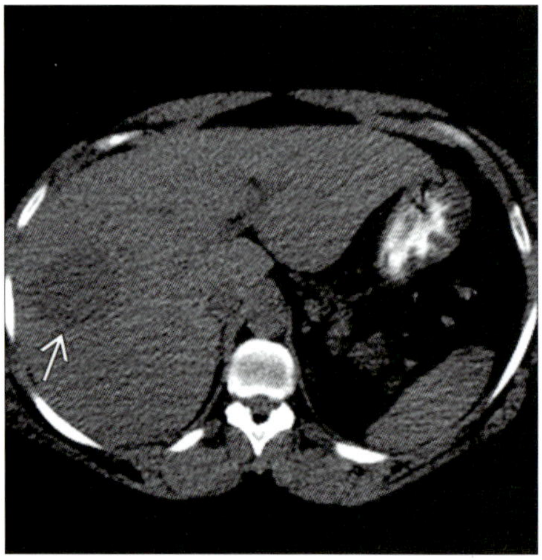
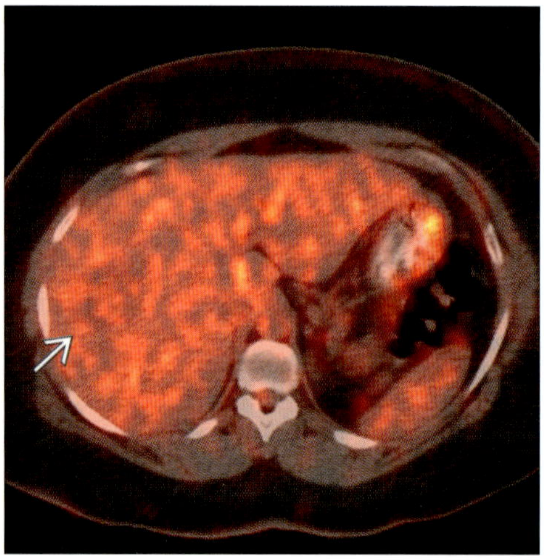

(Izquierda) TC axial que muestra una lesión hipodensa de 5 cm (*flecha*) en el lóbulo hepático derecho. El diagnóstico diferencial incluye hemangioma / hemangioma cavernoso, carcinoma hepatocelular (CHC), adenoma rico en lípidos, quiste hepático y absceso. **(Derecha)** PET/TC axial con ^{18}F-FDG en el mismo paciente que muestra captación de ^{18}F-FDG indistinguible del fondo hepático (*flecha*). En la PET con ^{18}F-FDG el CHC bien diferenciado puede ser isointenso con el hígado.

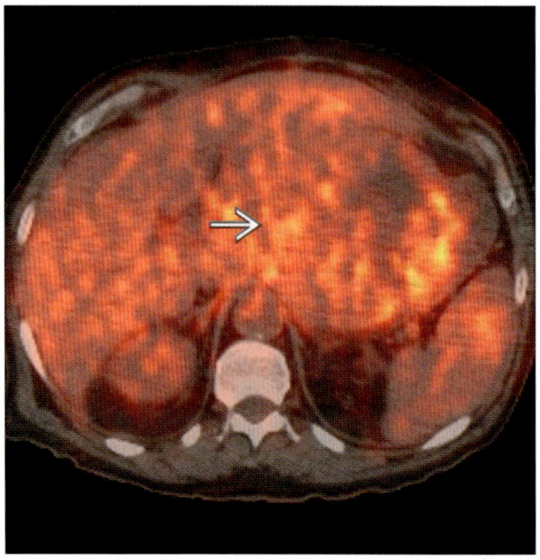
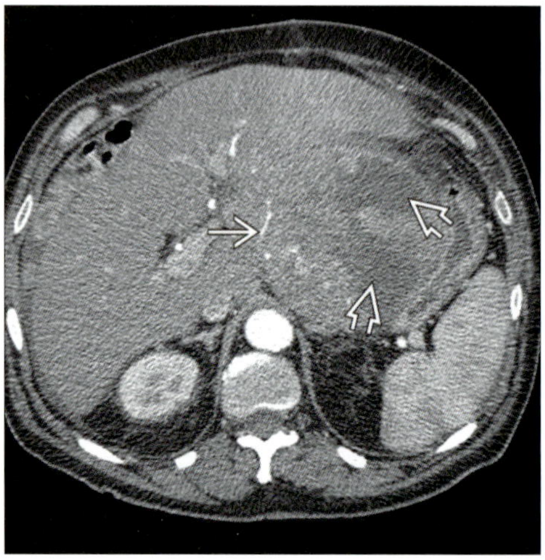

(Izquierda) PET/TC axial con ^{18}F-FDG que muestra actividad levemente hipermetabólica en un CHC del lóbulo hepático izquierdo con necrosis central (*flecha*). **(Derecha)** TC axial con contraste en el mismo paciente. Se observa un tumor hepático heterogéneo (*flecha blanca*) con un área de necrosis hipodensa (*flechas abiertas*).

Terminología

Definiciones

- Carcinoma hepatocelular (CHC):
  - Tumor primario de hepatocitos que se desarrolla en el contexto de una enfermedad crónica.
  - Factores de riesgo: cirrosis, infección crónica por VHB, infección crónica por VHC, hemocromatosis, alcoholismo, aflatoxina B1, diabetes tipo II, hígado graso, esteatohepatitis no alcohólica.

Imágenes

Hallazgos en PET con ^{18}F-FDG

- Baja sensibilidad para la detección (50 a 65%) de CHC primario bien diferenciado.
- Útil para la estadificación:
  - Estudio más preciso y específico para detectar metástasis en ganglios linfáticos en comparación con la TC o la RM.
  - Más sensible para detectar metástasis óseas en comparación con el centellograma óseo y la TC.
- Útil para el pronóstico:
  - Los tumores bien diferenciados (bajo grado) no tienen/tienen baja avidez por ^{18}F-FDG y en general tienen un pronóstico más favorable que los tumores indiferenciados.
  - Los tumores indiferenciados (alto grado) tienen alta avidez por ^{18}F-FDG y peor pronóstico.
  - La relación de SUV (tumor hepático / parénquima hepático normal) se correlaciona con el tiempo de duplicación del volumen tumoral y con la tasa de sobrevida.

Hallazgos en TC

- La TC con contraste es muy sensible (~ 90%) para la detección de CHC:
  - Realce en fase arterial seguido de seudocápsula alrededor del nódulo durante la fase tardía.
  - Patrón interno en "mosaico" con presencia de grasa e invasión vascular.
- TC sin contraste:
  - Características variables que dependen de los tejidos circundantes:
    - Aproximadamente un 70% de los casos se aprecian hipodensos/isodensos.
    - Aproximadamente un 20% de los casos son hiperdensos (dependiendo del grado de esteatosis hepática).

Hallazgos en RM

- La RM con contraste muestra realce heterogéneo y difuso en fase arterial con posterior lavado en fase venosa:
  - La presencia de tumor con realce arterial e hipodensidad tumoral tardía es relativamente sensible y específica para CHC (89% y 96%, respectivamente).
  - También se puede observar una seudocápsula con realce tardío, al igual que en la TC con contraste.
- Las imágenes en T1 y en T2 muestran intensidad de señal variable:
  - Con mayor frecuencia, el CHC se aprecia hipointenso en T1 e hiperintenso en T2.

Diagnóstico diferencial

Hemangioma hepático

- Tumor hepático benigno más frecuente.
- También denominado hemangioma cavernoso debido al espacio vascular cavernoso observado en la histología.
- Típicamente asintomático; por lo general, las lesiones sintomáticas son > 4 cm.
- Se manifiesta con mayor frecuencia en mujeres.

Hiperplasia nodular focal

- Tumor hepático benigno que es una respuesta hiperplásica a una arteria anómala.
- Más frecuente en mujeres de 30 a 40 años de edad.
- Típicamente, muestra mayor realce en la TC con contraste/RM en comparación con el CHC.

Adenoma hepático

- Tumor epitelial benigno que, por lo general, se produce en un hígado no cirrótico.
- Asociado al uso de anticoncepción oral y a enfermedad por depósito de glucógeno tipo 1.
- Más frecuente en mujeres premenopáusicas > 30 años de edad.
- Riesgo bajo de transformación neoplásica.

Nódulos de regeneración

- Tejido hepático de regeneración en respuesta a una lesión hepática.
- Por lo general, se los observa en el contexto de cirrosis.

Colangiocarcinoma

- Enfermedad maligna de los conductos biliares; afecta conductos intrahepáticos o extrahepáticos.
- En Estados Unidos y Europa, los principales factores de riesgo son la colangitis esclerosante primaria y los quistes coledocianos.

Metástasis hepáticas

- En pacientes con múltiples lesiones hepáticas características en estudios de imágenes se debe buscar la presencia de enfermedad maligna extrahepática.

Quiste simple

- En TC, lesión quística bien delimitada con atenuación acuosa que no presenta realce después de la inyección de contraste EV.

Infección y absceso hepáticos

- Virales, fúngicos, piógenos, amebiásicos, parasitarios.
- Las infecciones que se diseminan por vía hematógena pueden producir émbolos sépticos que imitan metástasis.

Cistoadenoma y cistoadenocarcinoma

- Neoplasias quísticas primarias del hígado más frecuentes.

Patología

Estadificación, grado y clasificación

- Estadificación tumoral (T):
  - TX: no se puede evaluar el tumor primario.
  - T0: sin evidencia de tumor primario.
  - T1: tumor solitario sin invasión vascular.
  - T2: tumor solitario con invasión vascular o múltiples tumores, ninguno > 5 cm.
  - T3a: múltiples tumores > 5 cm.
  - T3b: tumor único o múltiples tumores de cualquier tamaño que afectan una rama principal de la vena porta o de la vena hepática.
  - T4: tumor(es) con invasión directa de órganos adyacentes diferentes a la vesícula biliar o con perforación del peritoneo visceral.
- Estadificación de ganglios (N):
  - NX: no se pueden evaluar los ganglios linfáticos.
  - N0: ausencia de metástasis en ganglios linfáticos regionales.
  - N1: metástasis en ganglios linfáticos regionales.
- Estadificación de metástasis (M):

Agrupación por estadio TNM del carcinoma hepatocelular

Estadio pronóstico anatómico	TNM
Estadio I	T1 N0 M0
Estadio II	T2 N0 M0
Estadio IIIA	T3a N0 M0
Estadio IIIB	T3b N0 M0
Estadio IVA	Cualquier T, N1, M0
Estadio IVB	Cualquier T, Cualquier N, M1

- M0: ausencia de metástasis distantes.
- M1: metástasis distantes.

Aspectos clínicos

Presentación

- Signos/síntomas más frecuentes:
  - Habitualmente asintomático, más allá de los síntomas relacionados con la cirrosis crónica.
  - Cirrosis previamente compensada que desarrolla ascitis, encefalopatía, ictericia o sangrado variceal.
  - Síntomas que sugieren lesión avanzada:
    - Dolor en el abdomen superior, pérdida de peso, saciedad temprana, tumor palpable.
    - Dolor óseo/disnea debido a metástasis, sangrado intraperitoneal debido a ruptura tumoral, diarrea, fiebre.

Demografía

- Edad:
  - Habitualmente adultos de edad avanzada con enfermedad hepática o cirrosis crónica.
- Epidemiología:
  - El CHC es la segunda causa principal de muerte relacionada al cáncer a nivel mundial.
  - En 2010, la incidencia anual en Estados Unidos fue de 6/100.000 en adultos.

Tratamiento

- Tratamiento curativo:
  - Trasplante hepático:
    - Se lo considera el único abordaje real potencialmente curativo que proporciona tratamiento tanto para el CHC como para la cirrosis hepática subyacente.
    - Mientras están en lista de espera, los pacientes por lo general se someten a ablación por radiofrecuencia, embolización arterial transhepática o quimioembolización arterial transhepática para evitar la progresión del CHC.
    - El 70% de los pacientes trasplantados por CHC están vivos después de 5 años.
  - Resección hepática
    - La recidiva del CHC dentro de los tres años es frecuente (> 50%).
    - La resección hepática tiene algunas ventajas respecto del trasplante (preserva el órgano, menos costos, mayor experiencia):
      - Además, no impide el trasplante posterior.
    - Desafortunadamente, no trata la cirrosis subyacente.
    - Incluso las resecciones pequeñas pueden ocasionar descompensación hepática o sangrado gastrointestinal (GI).
  - Ablación hepática:
    - Prolonga la sobrevida en el CHC (comparable a la cirugía).
    - La inyección percutánea de etanol (IPE) ha sido una técnica muy exitosa para tratar nódulos de CHC de pequeño tamaño (< 3 cm):
      - Es fácil, no costosa y requiere mínimo equipamiento.
      - Se puede utilizar en pacientes con uno a tres nódulos.
      - Se la puede repetir para tratar las recidivas.
    - También de uso frecuente: administración de microesferas de Y-90 ionizante para embolizar la arteria que irriga el tumor.
- Quimioterapia:
  - Utilizada en el CHC que no se puede tratar mediante técnicas ablativas o de embolización o cuando el CHC es extrahepático.
  - Bajas tasas de respuesta (~ 4%).

Lista de verificación diagnóstica

Información útil para la interpretación de las imágenes

- Las lesiones hepáticas isointensas con el hígado pueden ser CHC; correlacionar con estudios de TC y RM:
  - Los tumores bien diferenciados (bajo grado) no tienen/tienen baja avidez por ^{18}F-FDG.
  - Los tumores indiferenciados (alto grado) tienen alta avidez por ^{18}F-FDG.

Bibliografía

1. Ferlay J, et al. Cancer incidence and mortality worldwide: sources, methods and major patterns in GLOBOCAN 2012. Int J Cancer 2015; 136 (5): E359-86.
2. Mu X, et al. Hepatocellular carcinoma originates from hepatocytes and not from the progenitor/biliary compartment. J Clin Invest 2015; 125 (10): 3891-903.
3. Reynolds AR, et al. Infiltrative hepatocellular carcinoma: what radiologists need to know. Radiographics 2015; 35 (2): 371-86. Hennedige T, et al. Imaging of hepatocellular carcinoma: diagnosis, Staging and treatment monitoring. Cancer Imaging 2013; 12: 530-47.
4. Parente DB, et al. MR imaging of hypervascular lesions in the cirrhotic liver: a diagnostic dilemma. Radiographics 2012; 32 (3): 767-87.
5. El-Serag HB. Hepatocellular carcinoma. N Engl J Med 2011; 365 (12): 1118-27.
6. Sacks A, et al, Value of PET/CT in the management of primary hepatobiliary tumors, part 2. AJR Am J Roentgenol 2011; 197 (2): W260-5.
7. Kawaoka T, et al. FDG positron emission tomography/computed tomography for the detection of extrahepatic metastases from hepatocelular carcinoma. Hepatol Res 2009; 39 (2): 134-42.
8. Iwata Y, et al. Clinical usefulness of positron emission tomography with fluorine-18-fluorodeoxyglucose in the diagnosis of liver tumors. Ann Nucl Med 2000; 14 (2): 121-6.
9. Khan MA, et al. Positron emission tomography scanning in the evaluation of hepatocellular carcinoma. J Hepatol 2000; 32 (5): 792-7.
10. Schröder H, et al. Isolation and determination of a hydroxylated metabolite of sulphapyridine from human urine. Acta Pharm Suec 1973; 10 (4): 263-8.
11. Kew MC, et al. Diagnosis of primary cancer of the liver. Br Med J 1971; 4 (5784): 408-11.
12. Jarcho S. Percussion of the heart contrasted with roentgen examination (Williams, 1899). Am J Cardiol 1969; 23 (6): 845-9.

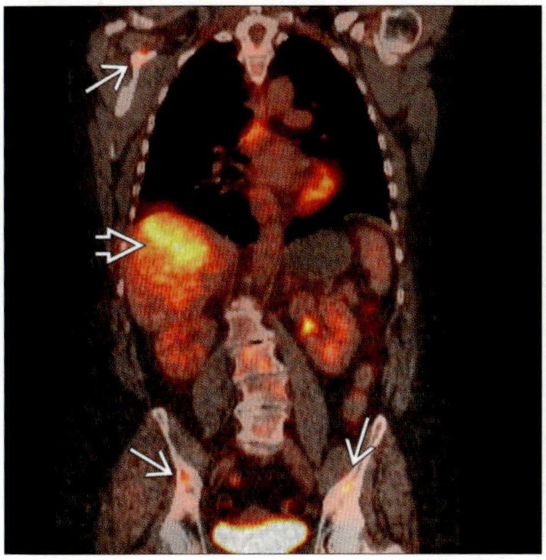
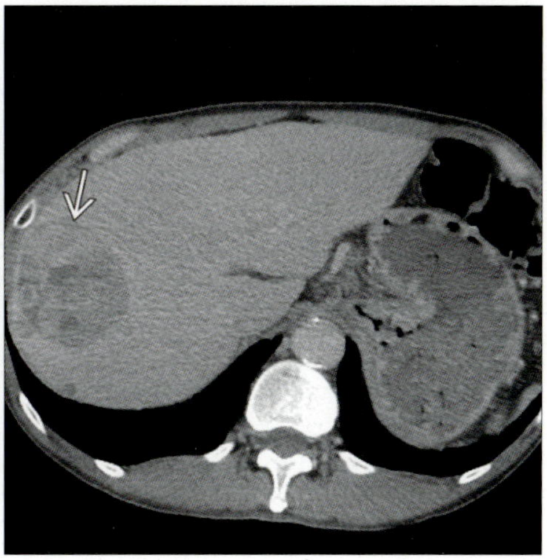

(Izquierda) PET/TC coronal con ^{18}F-FDG que muestra un CHC hipermetabólico (*flecha abierta*), que sugiere desdiferenciación con metástasis óseas hipermetabólicas en la escápula derecha y en la pelvis en forma bilateral (*flechas blancas*). **(Derecha)** TC axial con contraste que muestra una lesión heterogénea (*flecha*) en el lóbulo hepático derecho en la imagen en fase tardía.

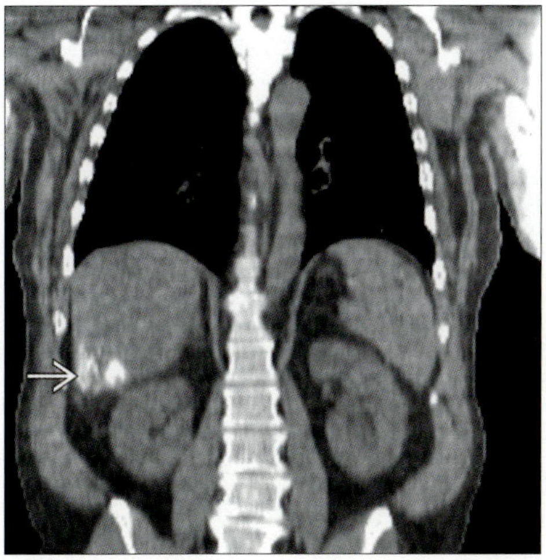
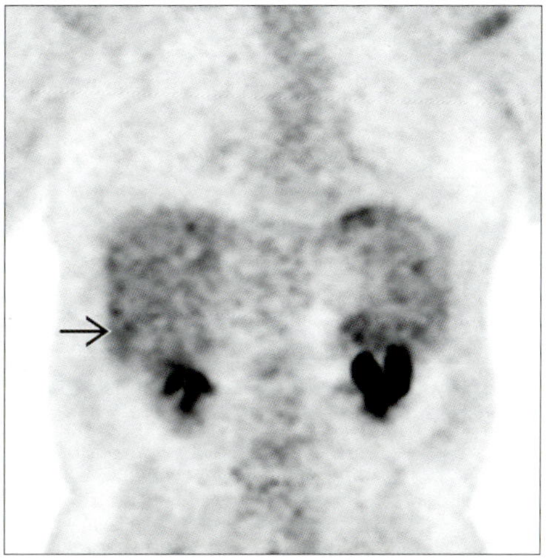

(Izquierda) TC coronal que muestra material con atenuación alta (*flecha*) en el lóbulo hepático derecho en el sitio de quimioembolización previa. Por lo general, los pacientes con CHC se someten a quimioembolización mientras esperan el trasplante hepático. **(Derecha)** PET coronal con ^{18}F-FDG en el mismo paciente. Se observa la heterogeneidad hepática normal después de la quimioembolización de un tumor del lóbulo hepático derecho (*flecha*).

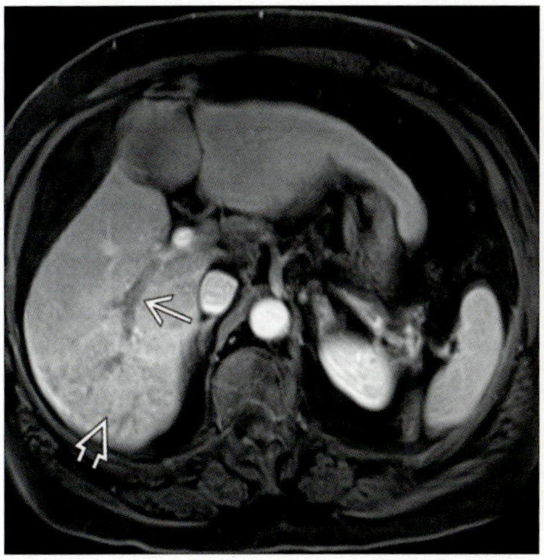
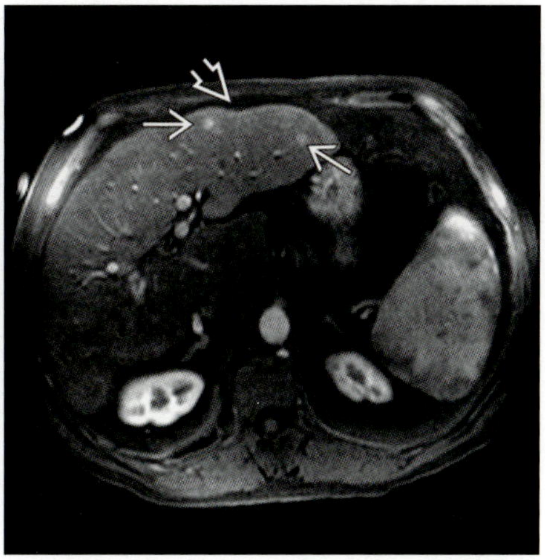

(Izquierda) RM axial en T1 C+ que muestra un CHC con realce (*flecha abierta*) y trombosis de la vena porta hepática derecha (*flecha blanca*). **(Derecha)** RM axial en T1 C+ FS que muestra heterogeneidad hepática normal. Las diminutas lesiones con realce en fase arterial (*flechas blancas*) en esta imagen son demasiado pequeñas para ser detectadas en la PET con ^{18}F-FDG. Nótese el patrón festoneado (*flecha abierta*) a lo largo de la cara anterior del hígado, que indica cirrosis.

FACTORES CLAVE

Imágenes

- Evaluación y estadificación del tumor primario:
  - La PET/TC con ^{18}F-FDG modifica el tratamiento de los pacientes en aproximadamente el 11% al 27% de los casos:
    - La captación de ^{18}F-FDG en el tumor primario de páncreas es variable según la histología y el tamaño.
    - Por lo general, el adenocarcinoma mucinoso muestra captación escasa de ^{18}F-FDG.
    - Los tumores más pequeños son más difíciles de detectar en la PET/TC con ^{18}F-FDG.
    - Puede ser útil para evaluar la respuesta a la quimioterapia y radioterapia.
  - La TC con contraste predice la resecabilidad con una precisión de aproximadamente el 70% al 80%.
  - La RM es útil para detectar lesiones pancreáticas y metástasis hepáticas pequeñas.
  - Sensibilidad de diversas modalidades para detectar enfermedad metastásica:
    - TC con contraste: 57%.
    - PET/TC con ^{18}F-FDG: 61%.
    - PET/TC con ^{18}F-FDG + TC con contraste: 87%.

Patología

- Resecabilidad del tumor:
  - Resecable: estadios 0-IA/B.
- Resecable limítrofe: estadio IIA/B:
  - El tumor sólido contacta con vasos arteriales < 180°.
  - Posible resección y reconstrucción de vasos venosos.
- No resecable: estadios III-IV.

Aspectos clínicos

- Tratamiento:
  - Estadios 0-IIB:
    - Procedimiento de Whipple (pancreatoduodenectomía).
  - Estadio III: tumor resecable limítrofe:
    - Quimioterapia y radioterapia neoadyuvante con posterior cirugía.
  - Estadios III-IV: tumor no resecable:
    - Quimioterapia, ensayos en curso, cuidados paliativos.

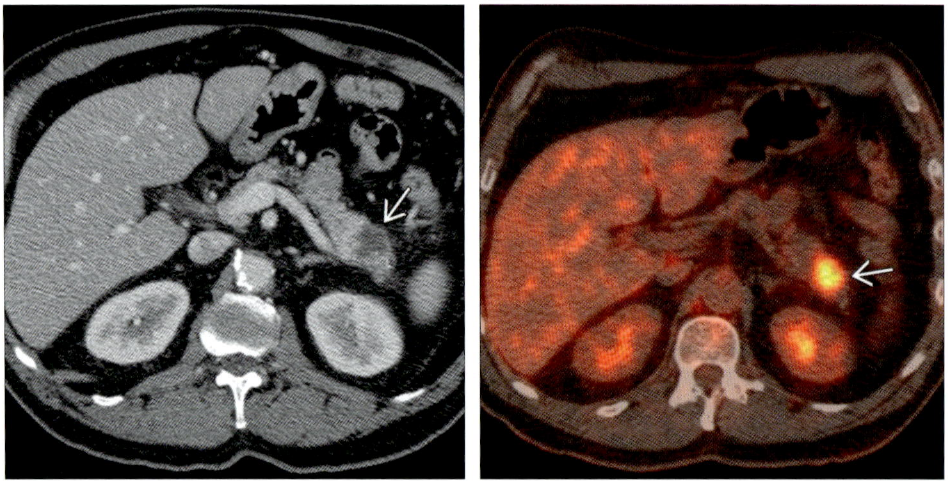

(Izquierda) TC axial con contraste en un paciente con dolor en el abdomen inferior. Se observa una lesión con escasa atenuación en la cola pancreática (*flecha*), que hace pensar en un adenocarcinoma pancreático. **(Derecha)** En el mismo paciente, PET/TC axial con ^{18}F-FDG que muestra captación focal aumentada en el tumor pancreático (*flecha*). No se detectó enfermedad metastásica.

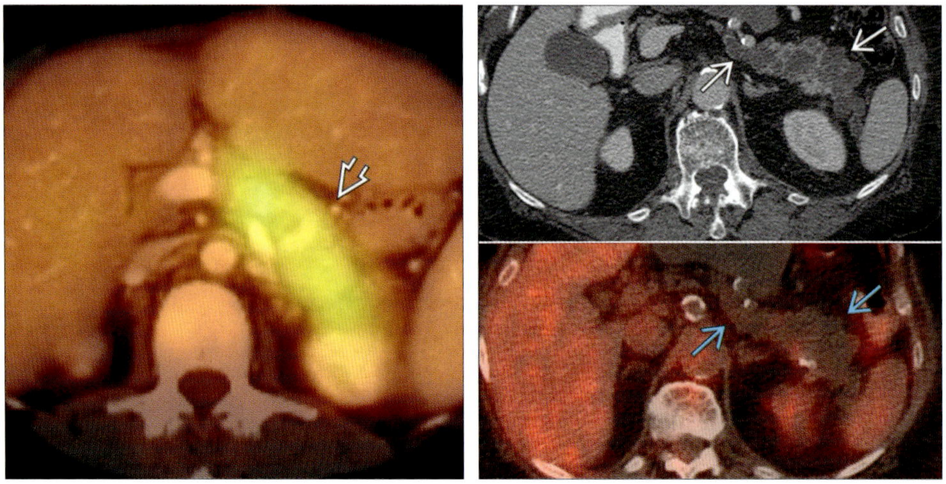

(Izquierda) PET/TC axial con ^{18}F-FDG que muestra captación difusa en todo el páncreas (*flecha*) en un paciente con pancreatitis intersticial aguda edematosa. **(Derecha)** TC axial con contraste que muestra múltiples lesiones quísticas que afectan la cola y el cuerpo del páncreas (*flechas blancas*), sugestivas de neoplasias mucinosas papilares intraductales. La PET/TC con ^{18}F-FDG no muestra captación en estas lesiones (*flechas azules*).

Terminología

Definiciones

- Tumor maligno del páncreas.
  - Tumores epiteliales.
    - Exocrinos:
      - del 95% al 99% de los tumores exocrinos se originan en el epitelio ductal.
      - El 90%, adenocarcinoma ductal.
      - El 10%, carcinoma de células acinares, cistoadenocarcinoma seroso o mucinoso, neoplasia mucinosa papilar intraductal, pancreatoblastoma o carcinomas papilares sólidos.

Imágenes

Hallazgos en PET/TC con ^{18}F-FDG

- Enfermedad local:
  - La captación de ^{18}F-FDG en el tumor primario de páncreas es variable y depende de la histología y el tamaño:
    - Por lo general, el adenocarcinoma mucinoso muestra escasa captación de ^{18}F-FDG.
    - Los tumores más pequeños son más difíciles de detectar en la PET/TC con ^{18}F-FDG.
- Enfermedad de ganglios regionales:
  - Drenaje linfático gastroduodenal:
    - Los ganglios pancreaticoduodenales anteriores y posteriores superiores drenan hacia ganglios periportales.
  - Pancreaticoduodenal inferior:
    - Los ganglios pancreaticoduodenales anteriores y posteriores drenan hacia ganglios mesentéricos superiores.
  - Drenaje linfático pancreático dorsal:
    - Drena hacia ganglios mesentéricos superiores o celíacos.
- Enfermedad metastásica distante:
  - El hígado es el primer órgano sólido en ser afectado.
  - El tumor puede mostrar invasión extrahepática perineural hacia los plexos celíaco y mesentérico o diseminación endovenosa con formación de trombo tumoral.
  - El tumor puede diseminarse a lo largo del peritoneo o de espacios subperitoneales contiguos, como el mesocolon, el mesenterio y los ligamentos peritoneales.
  - La detección de enfermedad metastásica en la PET/TC con ^{18}F-FDG modifica el tratamiento del paciente en el 4% al 27% de los casos.

Hallazgos en TC

- TC con contraste:
  - Tumor hipodenso, mal definido e infiltrante; excepcionalmente puede ser isodenso respecto del parénquima pancreático.
  - Dilatación ductal con atrofia asociada del parénquima proximal al tumor.
  - TC con contraste de fase dual; las fases arterial/portal son importantes para evaluar la resecabilidad del tumor.
  - Habitualmente están afectados los ganglios linfáticos regionales, pero la TC tiene baja sensibilidad para detectarlos.
  - Buena para la detección de metástasis distantes: hígado > pulmón > peritoneo.

Hallazgos en RM

- Ponderación en T:
  - Tumor hipointenso y mal definido en comparación con el parénquima adyacente normal.
- Difusión:
  - Puede haber restricción a la difusión; inespecífica.
- T1 C+ FS:
  - Tumor hipointenso en fase arterial y portal con realce tardío en comparación con el parénquima adyacente.
  - Sensibilidad de la RM > que la TC para tumores pequeños.
  - Mayor sensibilidad para metástasis hepáticas.
- Angiorresonancia (MRA)
  - Signo del doble conducto: dilatación de los conductos pancreático principal y biliar común.

Hallazgos ecográficos

- Ecografía en escala de grises:
  - Tumor hipoecoico mal definido; escasa vascularización en Doppler.
  - Buena para evaluar la presencia de dilatación de conductos biliares.

Recomendaciones para el estudio

- Mejor herramienta en diagnóstico por imágenes:
  - Diagnóstico inicial:
    - Ecografía endoscópica:
      - Método diagnóstico de elección para los tumores de la cabeza de páncreas.
    - TC con contraste multifase o RM multifase + colangiopancreatografía por resonancia magnética (CPRM):
      - Se utiliza para tumores de difícil acceso para la ecografía endoscópica.
  - Estadificación:
    - La TC con contraste predice la resecabilidad con una precisión aproxi9mada del 70% al 80%.
    - Sensibilidad de diversas modalidades para detectar enfermedad metastásica:
      - TC con contraste: 57%.
      - PET/TC con ^{18}F-FDG: 61%.
      - PET/TC con ^{18}F-FDG + TC con contraste: 87%.
  - Respuesta al tratamiento:
    - La PET/TC con ^{18}F-FDG puede ser útil para evaluar la respuesta a la quimioterapia y radioterapia.

Diagnóstico diferencial

Pancreatitis

- Aguda:
  - Puede generar un falso positivo en la captación de ^{18}F-FDG debido a la presencia de células inflamatorias.
- Autoinmune:
  - Puede generar un aspecto similar a un tumor con captación aumentada.
  - Mejora con el tratamiento con corticoides.
- Crónica:
  - Tumor focal, conducto pancreático principal dilatado; en las imágenes anatómicas puede no ser distinguible del cáncer.
  - Captación variable de ^{18}F-FDG.

Tumor de células insulares

- Por lo general, la captación de ^{18}F-FDG es isointensa respecto del páncreas o captación de bajo nivel aumentada.

Neoplasia pancreática quística

- Puede mostrar leve acumulación de ^{18}F-FDG, pero habitualmente no tiene avidez por este marcador.

Tumores periampulares

- Adenocarcinoma de la ampolla de Vater o del duodeno.
- Pronóstico más favorable que el del adenocarcinoma pancreático.

Agrupación por estadio del adenocarcinoma pancreático

Estadio	Tumor	Ganglios (N)	Metástasis
0-IB	T1-2 (tumor limitado al páncreas; T1: < 2 cm; T2: > 2 cm)	N0	M0
IIA	T3 (el tumor se extiende más allá del páncreas, pero sin compromiso del eje celíaco ni de la arteria mesentérica superior)	N0	M0
IIB	T1-T2	N1 (ganglios linfáticos regionales)	M0
III	T4 (el tumor compromete el eje celíaco o la arteria mesentérica superior; no resecable)	Cualquier N	M0
IV	Cualquier T	Cualquier N	M1

Edge SB. AJCC Cancer Staging Handbook: Del AJCC Cancer Staging Manual. 7ª ed. Nueva York: Springer, 2010.

Tumores no epiteliales

- Metástasis: invasión o compromiso directo de ganglios linfáticos adyacentes por parte de varios tumores, incluyendo el de mama, el melanoma, el de pulmón, el carcinoma de células renales y los tumores GI.
- El linfoma y el sarcoma primario de páncreas son infrecuentes; habitualmente hay evidencia de enfermedad en otros lugares.

Patología

Características generales

- Etiología:
  - Factores de riesgo:
    - Diabetes, tabaquismo, índice de masa corporal aumentado, consumo intenso de alcohol.
    - Antecedentes familiares de cáncer de páncreas.
    - Exposición laboral a sustancias químicas, como la beta-naftilamina (encontrada en cigarrillos) y la bencidina (precursor de tinturas y pigmentos).
    - La pancreatitis crónica presenta un riesgo siete veces mayor de cáncer pancreático.

Estadificación, grado y clasificación

- Resecabilidad del tumor:
  - Resecable:
    - Estadio 0-IA.
    - Ausencia de contacto arterial o venoso por parte del tumor.
  - Resecable limítrofe:
    - Estadio IIA/B.
    - Contacto del tumor sólido con vasos arteriales < 180°.
    - Posible resección y reconstrucción de vasos venosos.
  - No resecable:
    - Estadios III-IV.
    - Contacto del tumor sólido con vasos arteriales > 180°.
    - Imposibilidad de reconstruir la vena mesentérica superior (VMS) / vena porta debido al compromiso u oclusión por parte del tumor.
    - El tumor sólido contacta con la primera rama yeyunal de la arteria mesentérica superior o con la rama yeyunal más proximal que drena en la VMS.
    - Metástasis distantes.

Aspectos clínicos

Demografía

- Edad:
  - Edad más frecuente al momento del diagnóstico: 60 a 70 años.
- Sexo:
  - H/M = 1:1.
- Origen étnico:
  - Afroamericanos > caucásicos.
- Epidemiología:
  - Cuarta causa principal de muerte por cáncer en Estados Unidos.

Historia natural y pronóstico

- Tumor resecable:
  - Sobrevida a 5 años del 15% al 25%.
- Tumores resecables limítrofes:
  - La quimioterapia adyuvante permite clasificar al paciente con un estadio menor en aproximadamente un 30% de los casos.
  - Pacientes que consiguieron la resección completa, definida como ausencia de tumor residual macroscópico o microscópico en los bordes de resección:
    - Sobrevida a 5 años del 15% al 25%.

Tratamiento

- Estadios 0-IIB:
  - Procedimiento de Whipple (pancreatoduodenectomía).
- Estadio III: tumor resecable limítrofe:
  - Quimioterapia y radioterapia neoadyuvante con posterior cirugía.
- Estadios III-IV: tumor no resecable:
  - Quimioterapia, ensayos en curso, cuidados paliativos.

Lista de verificación diagnóstica

Considerar

- Realizar una TC con contraste para determinar la resecabilidad.
- La PET/TC con ^{18}F-FDG es útil en pacientes con tumor resecable limítrofe para descartar enfermedad metastásica distante, para evitar cirugía innecesaria y para evaluar la respuesta al tratamiento.

Bibliografía

1. Best LM, et al. Imaging modalities for characterising focal pancreatic lesions. Cochrane Database Syst Rev 2017; 4: CD010213.
2. Paspulati RM, et al. PET/MR imaging in cancers of the gastrointestinal tract. PET Clin 2016; 11 (4): 403-23.
3. Raman SP, et al. Cross-sectional imaging and the role of positron emission tomography in pancreatic cancer evaluation. Semin Oncol 2015; 42 (1): 40-58.

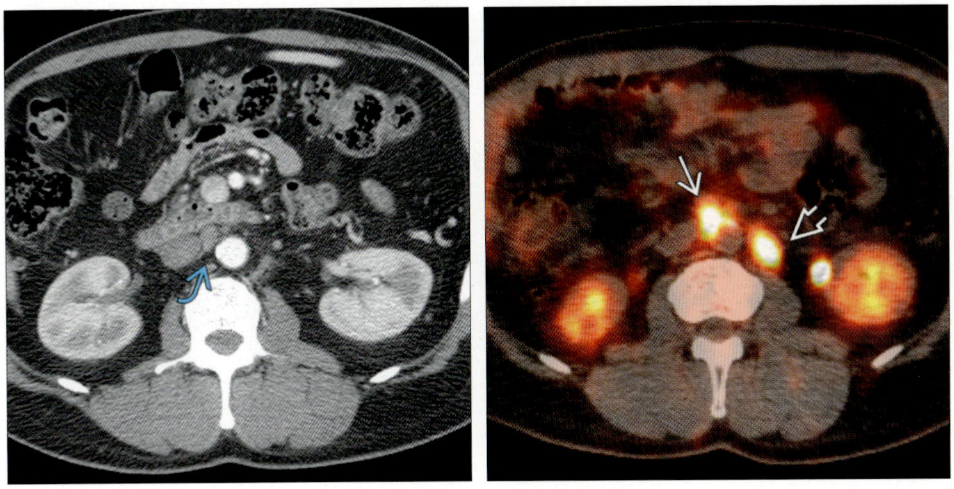

(Izquierda) TC axial con contraste realizada para la estadificación de un paciente con cáncer pancreático. Se observa un ganglio retroperitoneal aumentado de tamaño (*flecha*). **(Derecha)** PET/TC axial con ^{18}F-FDG en el mismo paciente que muestra actividad notablemente aumentada en el ganglio linfático (*flecha blanca*). Nótese la excreción normal de ^{18}F-FDG en el uréter izquierdo (*flecha abierta*).

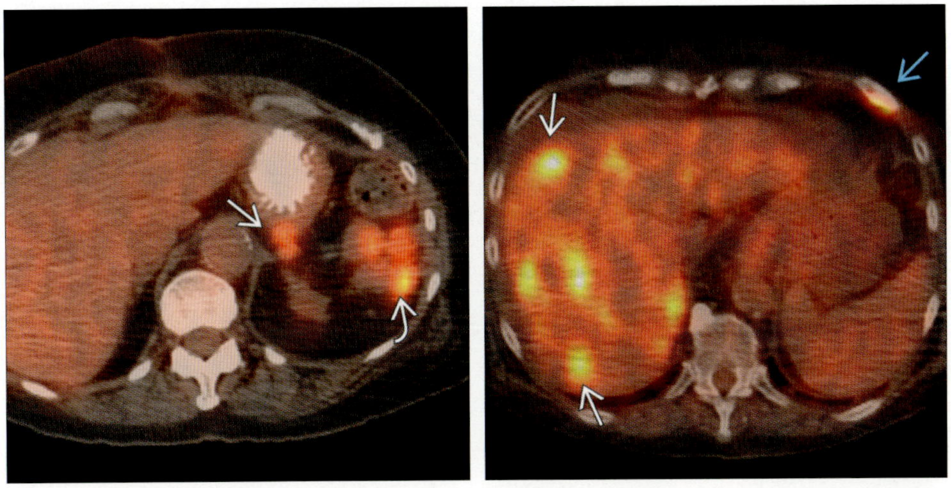

(Izquierda) PET/TC axial con ^{18}F-FDG en un paciente después de una pancreatectomía parcial debido a un adenocarcinoma de la cola del páncreas. Se aprecia tejido blando hipermetabólico, sospechoso de recidiva local (*flecha blanca*) y metástasis peritoneal (*flecha curva*). **(Derecha)** En un paciente con adenocarcinoma de la cabeza del páncreas demostrado mediante biopsia, PET/TC axial con ^{18}F-FDG que muestra metástasis hepáticas (*flechas blancas*) y óseas (*flecha azul*).

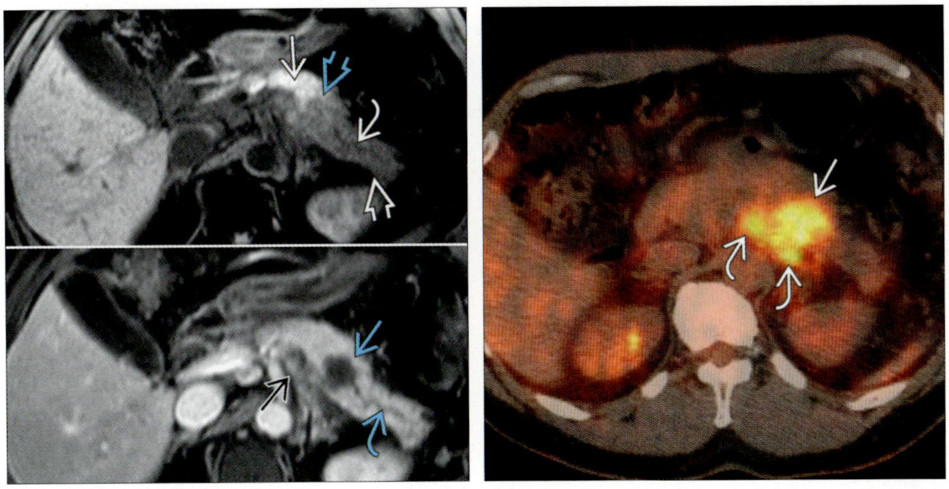

(Izquierda) RM axial en T1 FS (arriba) que muestra el parénquima pancreático normal (*flecha blanca*), un tumor hipodenso (*flecha azul abierta*), dilatación ductal proximal (*flecha blanca curva*) y atrofia del parénquima (*flecha blanca abierta*). RM axial en T1 FS C+ (abajo) que muestra un tumor bien definido sin realce (*flecha azul*) y dilatación ductal proximal (*flecha curva*). El ganglio retropancreático se observa adecuadamente a pesar del contraste (*flecha negra*). **(Derecha)** PET/TC axial con ^{18}F-FDG que muestra un tumor hipodenso previo con captación aumentada (*flecha blanca*) y que identifica mejor numerosos ganglios retropancreáticos hipermetabólicos (*flechas curvas*).

FACTORES CLAVE

Terminología

- Los carcinoides son tumores neuroendocrinos (TNE):
  - Se originan en células de la cresta neural.
  - Normalmente expresan bajos niveles de receptor de la somatostatina (SSTR) humana.
  - Los TNE expresan niveles variables de SSTR según el nivel de diferenciación.
  - Estos tipos de tumores se distribuyen ampliamente:
    - Pulmones.
    - Tracto gastrointestinal; la localización más frecuente es el intestino delgado.
  - El síndrome carcinoide se manifiesta en el 10% de los tumores carcinoides:
    - Síntomas: enrojecimiento, diarrea, telangiectasia y asma.

Imágenes

- PET/TC con Ga-68 dotatate:
  - Análogos de la somatostatina que se unen a todos los SSTR, los cuales están expresados en exceso en la superficie de los TNE bien diferenciados.
  - La captación tumoral depende exclusivamente de la densidad de receptores.
  - Muy sensible y específico para los carcinoides abdominales bien diferenciados.
- PET/TC con ^{18}F-FDG:
  - ^{18}F-FDG: análogo de la glucosa captado por células altamente metabólicas que utilizan el ciclo de la glucólisis.
  - La captación depende del consumo aumentado de glucosa para la producción de energía en la glucólisis.
  - Los tumores carcinoides bien diferenciados tienen captación escasa en la PET/TC con ^{18}F-FDG.
  - Conlleva peor pronóstico si es una lesión caliente en la PET/TC con ^{18}F-FDG.
- In-111 penteótrido:
  - Análogo de la somatostatina que se une a SSTR con afinidad variable.
  - La captación por parte de los carcinoides depende del subtipo de SSTR expresado por las células y la densidad del receptor.
  - Puede tener implicancias terapéuticas para el tratamiento de tumores receptores de somatostatina utilizando análogos.

(Izquierda) PET/TC axial con ^{18}F-FDG en un paciente con un nódulo de crecimiento lento en el lóbulo inferior del pulmón derecho. Se observa mínima actividad de ^{18}F-FDG (*flecha*). La lobectomía inferior derecha demostró que se trataba de un carcinoide típico. **(Derecha)** PET coronal con ^{18}F-FDG que muestra captación de bajo nivel en un nódulo hiliar izquierdo (*flecha*), típico de un carcinoide bien diferenciado.

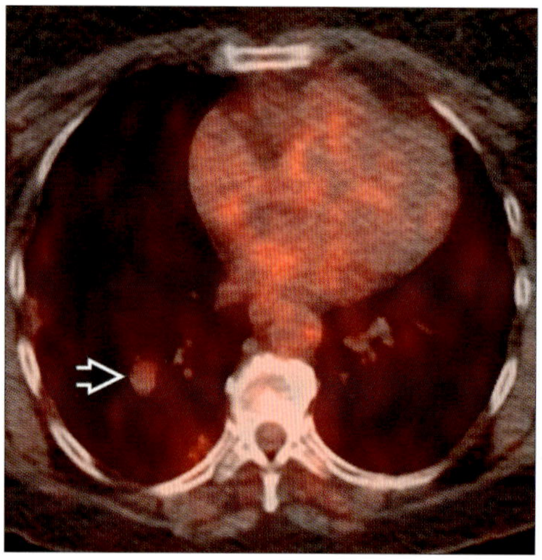

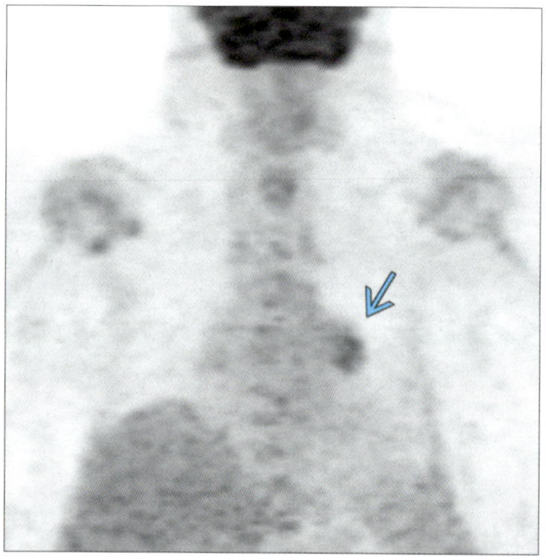

(Izquierda) TC axial con contraste que muestra un nódulo en el lóbulo medio del pulmón derecho (*flecha*), que se mantuvo estable durante 9 meses. **(Derecha)** PET/TC axial con ^{18}F-FDG en el mismo paciente. Se aprecia captación de ^{18}F-FDG levemente aumentada en el nódulo (*flecha*). La biopsia guiada por TC mostró un carcinoide típico.

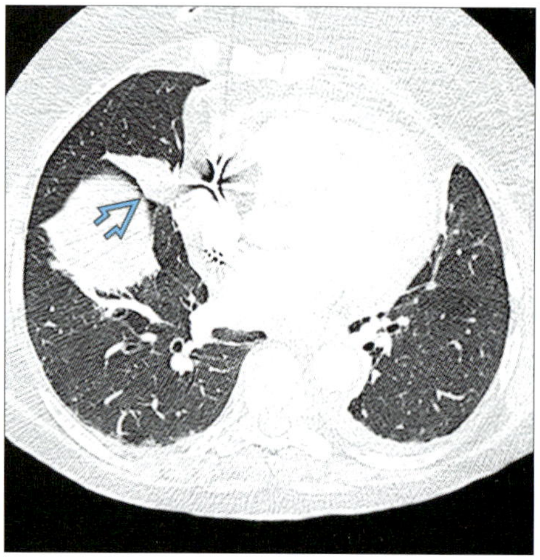

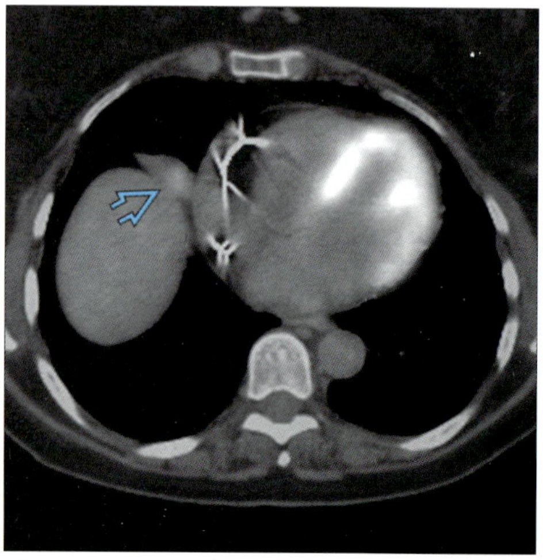

Terminología

Definiciones

- Los carcinoides son tumores neuroendocrinos (TNE):
  - Se originan en células de la cresta neural.
  - Normalmente expresan bajos niveles de receptor de la somatostatina (SSTR) humana.
  - Hay cinco subtipos de SSTR (1 a 5).
  - Los TNE expresan niveles variables de SSTR según el nivel de diferenciación.
  - Estos tipos de tumores se distribuyen ampliamente:
    - Pulmones.
    - Tracto gastrointestinal; la localización más frecuente es el intestino delgado.
- Síndrome carcinoide (SC): se manifiesta en el 10% de los tumores carcinoides:
  - Síntomas: enrojecimiento, diarrea, telangiectasia y asma.

Imágenes

Hallazgos de medicina nuclear

- PET/TC con ^{18}F-FDG:
  - Fisiología: como es bien sabido, la FDG es un análogo de la glucosa captado por células intensamente metabólicas que utilizan el ciclo de la glucólisis, como los tumores indiferenciados.
  - Indicador pronóstico contundente:
    - Fuerte asociación entre captación aumentada de FDG y mal pronóstico en pacientes con carcinoide, ya que los tumores que consumen niveles elevados de glucosa suelen ser más agresivos.
- PET/TC con Ga-68 dota-péptidos:
  - Función: exploración de los siguientes TNE:
    - Los que no son altamente hipermetabólicos (tienen poca afinidad por FDG).
    - Los que solo expresan SSTR 1, 3 o 4 (tienen poca afinidad por el octreótido).
    - Los que son TNE bien diferenciados.
  - Fisiología: los dota-péptidos son análogos de la somatostatina que se unen a todos los SSTR, los cuales están expresados en exceso en la superficie de los TNE bien diferenciados:
    - Hay disponibles tres péptidos: dotaTOC, dotaNOC y dotaTATE.
  - Interpretación:
    - La captación de dota-péptidos se correlaciona con la densidad de SSTR del tumor:
      - A mayor captación de dota, más diferenciado es el tumor; por lo general, estos tumores también tienen una tasa metabólica más modesta y, por lo tanto, no tienen avidez por FDG.
      - A menor captación de dota, menos diferenciado es el tumor; estos se pueden evaluar mejor con la PET con FDG.
    - Distribución fisiológica normal:
      - Actividad moderada a alta normal: hígado, bazo, riñones, hipófisis.
      - Actividad de bajo nivel normal: glándulas salivales, tiroides, próstata, tejido mamario, glándulas suprarrenales.
      - Captación variable: buscar un agrupamiento normal de células insulares en la cabeza del páncreas, el cual puede imitar una lesión focal; linfocitos activados, ya que se pueden observar en trastornos inflamatorios/granulomatosos.
  - Beneficios de los péptidos marcados con Dota:
    - Mayor sensibilidad en comparación con la ^{18}F-FDG.
    - Mayor resolución que el SPECT en el que se utiliza con frecuencia In-111 octreótido.
    - Buenos para la estabilidad *in vivo*.
    - Farmacocinética favorable.
    - Elevada captación mediada por receptores.

Hallazgos en TC

- TC con contraste:
  - En la TC convencional es infrecuente la identificación del tumor primario debido al pequeño tamaño
  - Típicamente, las metástasis hepáticas son hipervasculares en fase arterial.

Hallazgos en RM

- Tumor primario: la secuencia ponderada en T1 con contraste y supresión grasa es la mejor.
- Hígado: imágenes tardías con contraste de gadolinio específico para hepatocitos.

Diagnóstico diferencial

Linfoma

- Tanto la ^{18}F-FDG como los Ga-68 dota-péptidos son captados por los linfocitos activos; pueden detectar tanto enfermedad ganglionar como enfermedad extraganglionar.
- La biopsia y los estudios de laboratorio permiten la distinción.

Otros tumores neuroendocrinos

- Cualquier tumor diferenciado que se origine en células neuroendocrinas y que tenga potencial para expresar receptores de somatostatina será positivo para estudios con dota-péptidos y puede ser positivo para estudios con octreótido:
  - Células insulares: gastrinomas, glucagonomas, tumores secretores de péptido intestinal vasoactivo (VIPoma) e insulinomas (menor sensibilidad).
  - Médula suprarrenal: feocromocitoma, neuroblastoma y paragangliomas; por lo general, se utiliza octreótido para evaluar la extensión de la enfermedad extraganglionar.
  - Células parafoliculares de tiroides: carcinoma medular de tiroides; sensibilidad moderada.
  - Células pulmonares de Kulchitsky: carcinoma microcítico (también conocido como "carcinoma de células pequeñas").
  - Células epidérmicas de Merkel: carcinoma de células de Merkel.

Enfermedad inflamatoria

- Captación aumentada tanto de ^{18}F-FDG como de dota-péptidos en linfocitos activados.
- Potencial para falsos positivos en los siguientes casos:
  - Enfermedades granulomatosas: sarcoidosis, tuberculosis, enfermedad fúngica.
  - Enfermedades autoinmunes: enfermedad inflamatoria intestinal.
  - Otras: lecho posradiación, lecho quirúrgico, tratamiento con bleomicina.

Patología

Características generales

- Anomalías asociadas:
  - Enfermedad cardíaca por carcinoide:
    - Los problemas del corazón derecho son más frecuentes que los del izquierdo, debidos a disfunción grave de las válvulas tricúspide y pulmonar.

Estadificación, grado y clasificación

- La estadificación, el grado y la nomenclatura de los TNE varían según el sitio primario, pero comparten algunas características comunes:

Agrupación por estadio del tumor carcinoide pulmonar

Estadio	Tumor	Ganglios (N)	Metástasis
0	Tis	0	0
IA	1	0	0
IB	2a	0	0
IIA	1	1	0
	2a	1	0
	2b	0	0
IIB	2b	1	0
	3	0	0
IIIA	1-3	2	0
	3	1	0
	4	0	0
	4	1	0
IIIB	Cualquiera	3	0
	4	2	0
IV	Cualquiera	Cualquiera	1a
	Cualquiera	Cualquiera	1b

 - Separación de tumores bien diferenciados de los mal diferenciados según la tasa mitótica.
 - Tasa proliferativa: antígeno monoclonal que se une al antígeno Ki-67, donde la tinción aumentada se correlaciona con peor pronóstico.

Características microscópicas

- Tinción positiva para cromogranina A o sinaptofisina.

Aspectos clínicos

Presentación

- Signos/síntomas más frecuentes:
  - Hepatomegalia masiva asintomática.
  - Síndrome carcinoide: enrojecimiento en el 85% al 90%; diarrea en el 70%.
  - Síntomas cardíacos: 35% al 40% (derecho: 30%: izquierdo: 10%).
- Otros signos/síntomas:
  - Ácido 5-hidroxindolacético (5-HIAA) elevado en orina de 24 h.
  - Cromogranina A sérica elevada (sensibilidad: 80%).
  - Hallazgo incidental de tumor pulmonar o abdominal.
  - Muchos son asintomáticos y posiblemente permanecen ocultos.

Demografía

- Epidemiología:
  - Incidencia: 1 a 5 cada 100 000.
  - Revisión de 16.294 autopsias y 44 piezas quirúrgicas:
    - Incidencia: 8,4 cada 100 000.
  - Asociación débil (< 1%) con el síndrome MEN tipo 1.
  - Asociación más fuerte con un familiar de primer grado:
    - Riesgo relativo de 3,6 (intervalo de confianza del 95% de 3,3 a 4,1).

Historia natural y pronóstico

- Un índice de proliferación Ki-67 elevado implica menor sobrevida del paciente.
- Peor pronóstico en caso de síndrome carcinoide grave.
- El síndrome carcinoide completo no tratado tiene una sobrevida a 5 años baja (del 20% al 50%).

Tratamiento

- Cirugía:
  - Resección curativa de tumores más pequeños.
  - Citorreducción del tumor para ↓ síntomas y mejorar la sobrevida:
- Quimioterapia sistémica con interferón-α y agentes citotóxicos.
- Metástasis hepáticas:
  - Resección, ablación por radiofrecuencia, crioterapia y quimioembolización.
- Análogos de la somatostatina:
  - Bloqueo sintomático, pero sujeto a taquifilaxia.
  - Análogos radiomarcados para etiquetar las metástasis.

Lista de verificación diagnóstica

Considerar

- PET/TC con Ga-68 dota-péptido para la estadificación completa de tumores carcinoides pulmonares bien diferenciados.
- PET/TC con ^{18}F-FDG para los tumores carcinoides pulmonares indiferenciados.

Bibliografía

1. Bozkurt MF, et al. Guideline for PET/CT imaging of neuroendocrine neoplasms with 68Ga-DOTA-conjugated somatostatin receptor targeting peptides and 18F-DOPA. Eur J Nucl Med Mol Imaging 2017.
2. Yamaga LYI, et al. 68Ga-DOTATATE PET/CT in nonneuroendocrine tumors: A pictorial essay. Clin Nucl Med 2017; 42 (6): e313-e316.
3. Deppen SA, et al. Safety and efficacy of 68Ga-DOTATATE PET/CT for diagnosis, staging, and treatment management of neuroendocrine tumors. J Nucl Med 2016; 57 (5): 708-14.
4. Lococo F, et al. Multicenter comparison of ^{18}F-FDG and 68Ga-DOTA-peptide PET/CT for pulmonary carcinoid. Clin Nucl Med 2015; 40 (3): e183-9.

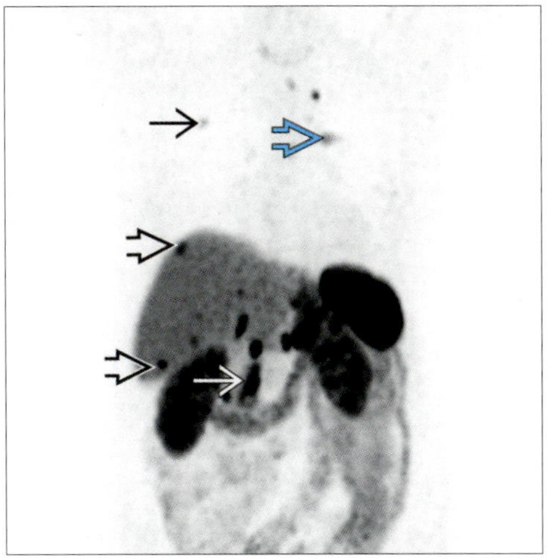
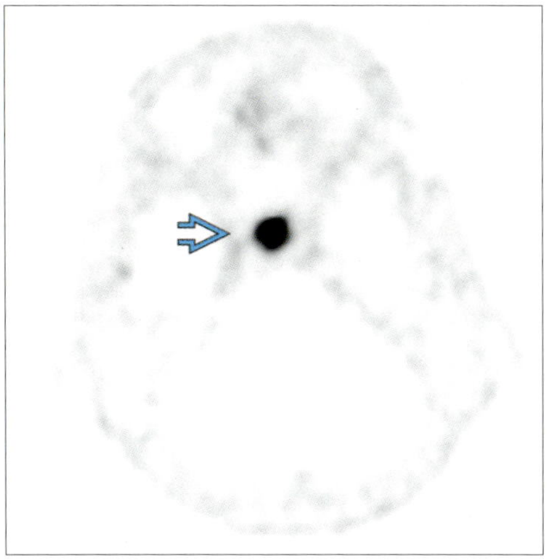

(Izquierda) MIP anterior de PET con Ga-68 dotatate en un paciente con antecedentes lejanos de carcinoide del apéndice. Se observa un carcinoide pleural (*flecha negra*), mediastinal (*flecha azul abierta*), hepático (*flechas negras abiertas*) y pancreático (*flecha blanca*). **(Derecha)** PET axial con Ga-68 dotatate que muestra la captación fisiológica de la hipófisis (*flecha*) debido a su expresión de receptor de somatostatina-2.

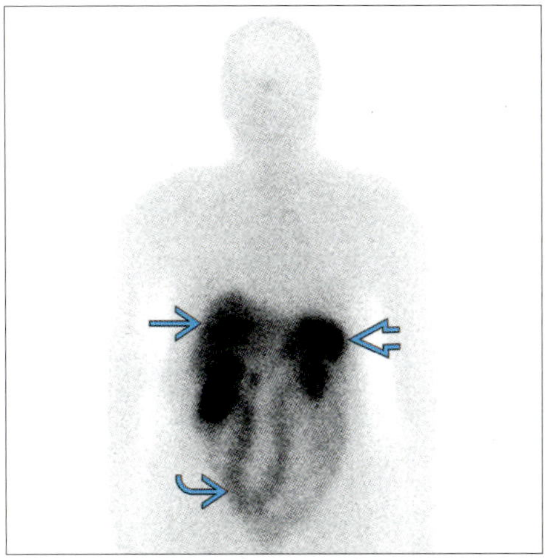
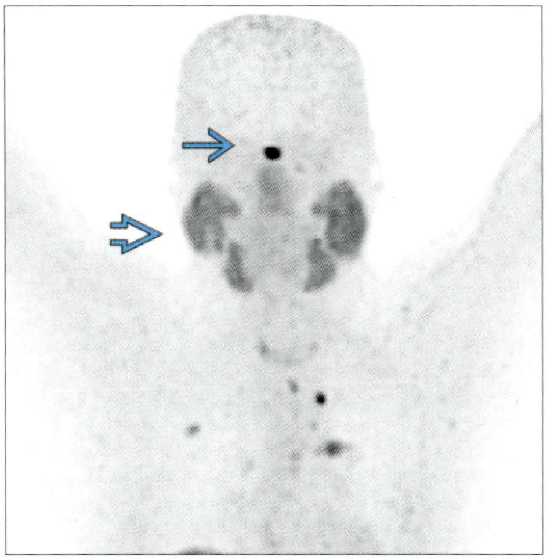

(Izquierda) Centellograma anterior con In-111 octreótido que muestra la biodistribución normal similar a la de los Ga-68 dota-péptidos. Se observa captación normal en los riñones, la vejiga, el hígado (*flecha azul*), el bazo (*flecha abierta*) y el intestino (*flecha curva*). **(Derecha)** MIP anterior de PET con Ga-68 dotatate que muestra captación fisiológica normal en la hipófisis (*flecha azul*) y en las glándulas salivales (*flecha abierta*). Nótese que esta captación es más intensa que en el centellograma con In-111 octreótido previo.

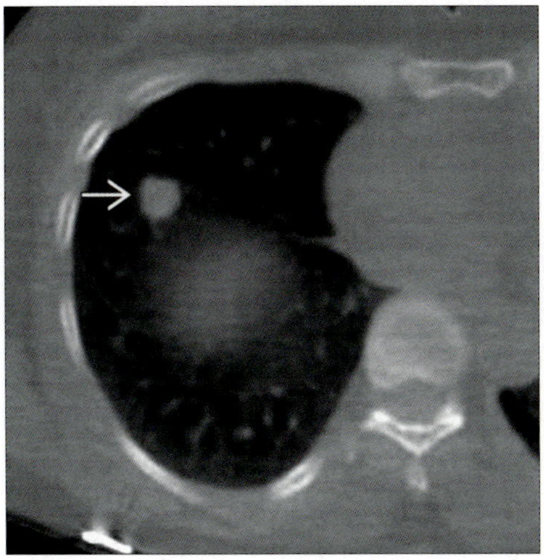
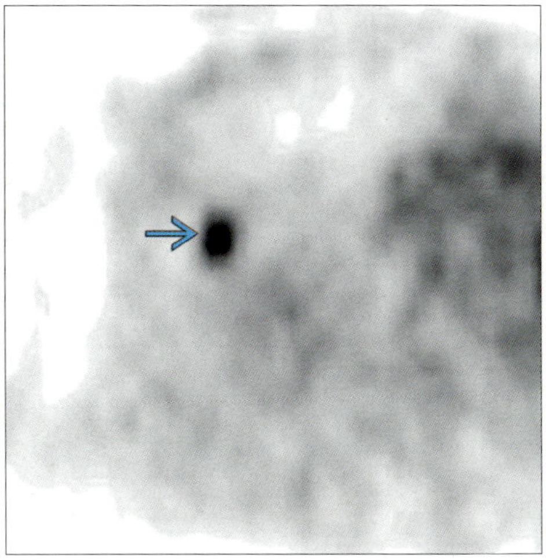

(Izquierda) TC axial que muestra un nódulo pulmonar solitario bien delimitado (*flecha*) en la base pulmonar derecha. Por lo general, en la TC los tumores carcinoides son redondos. **(Derecha)** En el mismo paciente, PET axial con ^{18}F-FDG que muestra actividad aumentada en el carcinoide (*flecha*) demostrado mediante biopsia. En la PET con ^{18}F-FDG, esta actividad es inusualmente elevada para un carcinoide y se correlaciona con un peor pronóstico.

FACTORES CLAVE

Terminología

- Carcinoma de pulmón no microcítico (CPNM):
  - Representa el 85% de todos los carcinomas pulmonares.
  - Grupo de carcinomas de pulmón originados a partir de células secretoras:
    - Carcinoma epidermoide (también conocido como carcinoma de células escamosas), carcinoma macrocítico (también conocido como carcinoma de células grandes), adenocarcinoma y adenocarcinoma *in situ*.
    - El aspecto más frecuente es el de un tumor irregular en un bronquio o en el parénquima pulmonar:
    - Los carcinomas epidermoides suelen tener una localización más central.
    - Los adenocarcinomas suelen tener una ubicación más periférica.
    - Los carcinomas macrocíticos suelen ser periféricos.

Imágenes

- La PET/TC con ^{18}F-FDG tiene un papel establecido en la estadificación:
  - Evita una toracotomía innecesaria en el 20% de los casos al detectar enfermedad distante oculta.
- La PET/TC con ^{18}F-FDG es útil para determinar la respuesta al tratamiento.

Principales diagnósticos diferenciales

- Enfermedad granulomatosa:
  - Ganglios hiliares y mediastinales simétricos y con leve avidez por ^{18}F-FDG.
- Neumonía:
  - La captación de ^{18}F-FDG puede ser elevada, pero tiene un cambio más rápido en el tiempo.
- Tumor mediastinal:
  - Considerar un cáncer microcítico (también conocido como cáncer de pulmón de células pequeñas o carcinoma de células en avena) o un linfoma.
- Hamartoma:
  - Típicamente, baja actividad de ^{18}F-FDG; calcificación en "palomita de maíz".
- Infarto pulmonar:
  - Captación de ^{18}F-FDG tan alta como en el carcinoma de pulmón.
- Carcinoide:
  - Puede no tener avidez alta por ^{18}F-FDG.
- Carcinoma microcítico:
  - Requiere una biopsia para la diferenciación.

(Izquierda) MIP de PET/ con ^{18}F-FDG que muestra un tumor hipermetabólico en el lóbulo superior derecho (*flecha*) sin evidencia de metástasis hiliares, mediastinales ni distantes. El paciente se trató quirúrgicamente. **(Derecha)** MIP de PET/ con ^{18}F-FDG que muestra un paciente que presenta un carcinoma de pulmón avanzado. Nótese el gran tumor en el lóbulo inferior izquierdo (*flecha azul*), adenopatía hiliar (*flechas blancas*) y mediastinal (*flecha azul curva*) y metástasis pleural (*flecha negra*), ósea (*flecha negra curva*) y hepática (*flecha negra abierta*).

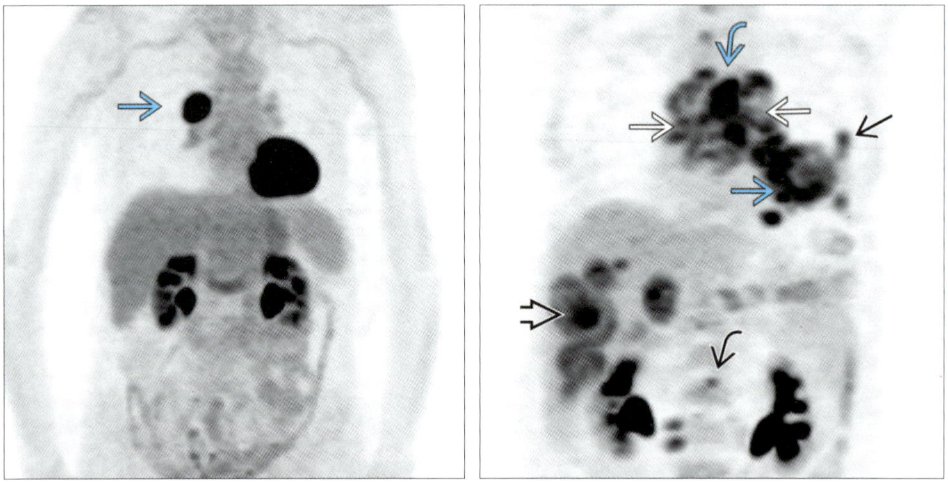

(Izquierda) PET/TC coronal con ^{18}F-FDG en un paciente con carcinoma de pulmón T2 N1 M0 que muestra un tumor suprahiliar izquierdo (*flecha azul*) con adenopatía hiliar homolateral (*flecha blanca*). **(Derecha)** En el mismo paciente, TC coronal con contraste que muestra un tumor suprahiliar (*flecha azul*) contiguo al mediastino con adenopatía hiliar adyacente (*flecha blanca*).

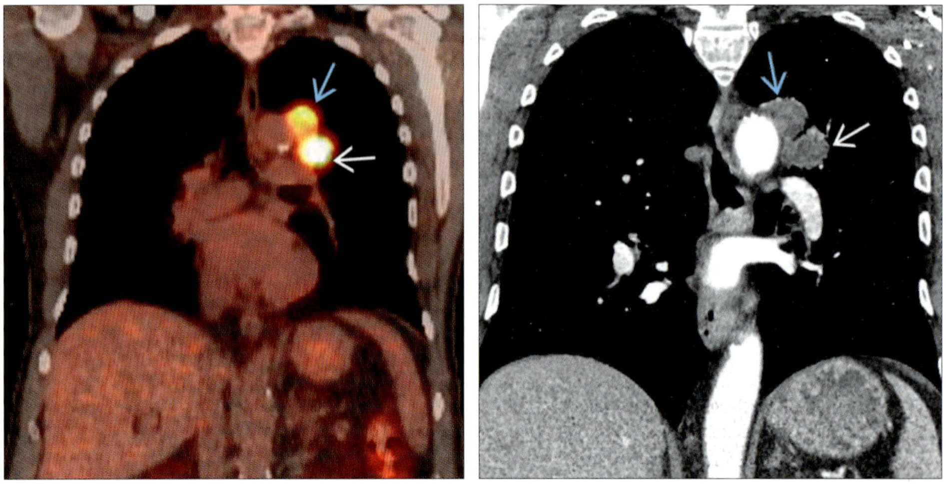

Terminología

Definiciones

- Carcinoma de pulmón no microcítico (CPNM):
  - Grupo de carcinomas de pulmón originados a partir de células secretoras.
  - Representa el 85% de todos los carcinomas pulmonares.
  - Carcinoma epidermoide, carcinoma macrocítico, adenocarcinoma y adenocarcinoma *in situ*.

Imágenes

Hallazgos en PET/TC con ^{18}F-FDG

- Evita una toracotomía innecesaria en el 20% de los casos al detectar enfermedad distante oculta.
- PET/TC con ^{18}F-FDG: no descarta enfermedad microscópica; no impide la estadificación quirúrgica mediastinal/hiliar.
- Cada vez más utilizado en simulaciones para la planificación de la radioterapia.
- La respuesta metabólica temprana de la glucosa predice la sobrevida a largo plazo.
- Información pronóstica derivada de la PET/TC con ^{18}F-FDG: ↑ SUV asociado con neoplasia agresiva y peor pronóstico.
- Útil para controlar la respuesta al tratamiento citotóxico y biológico.
- PET falso negativo: tumor con baja tasa metabólica (adenocarcinoma de bajo grado, adenocarcinoma *in situ*, carcinoide), tumor < 10 mm, tumor "atontado" postratamiento, glucosa sérica elevada (competición).
- PET falso positivo: enfermedad no maligna, trastornos metabólicamente activos (inflamación activa y enfermedad infecciosa o granulomatosa).

Diagnóstico diferencial

Enfermedad granulomatosa

- Ganglios hiliares y mediastinales simétricos y con baja avidez por ^{18}F-FDG:

Tumor mediastinal

- Considerar un cáncer microcítico o un linfoma:

Hamartoma

- Típicamente, baja actividad de ^{18}F-FDG; calcificación en "palomita de maíz":

Carcinoide

- Localización central.
- Puede no tener avidez alta por ^{18}F-FDG.

Neumonía

- La captación de ^{18}F-FDG puede ser elevada, pero tiene un cambio más rápido en el tiempo.

Infarto pulmonar

- Captación de ^{18}F-FDG tan alta como en el carcinoma de pulmón.

Carcinoma microcítico

- Requiere una biopsia para la diferenciación.

Patología

Características generales

- Etiología:
  - Tabaco: responsable del 85% de los casos de cáncer.
  - Asbesto.
  - Toxinas ambientales.

Estadificación, grado y clasificación

- Tumor:
  - T *in situ*.
  - T1a-c (hasta 3 cm).
  - T2a (3 cm a 4 cm).
  - T2b (4 cm a 5 cm).
  - T3 (5 cm a 7 cm).
  - T4 (> 7 cm).
- Ganglios (N):
  - Nx: no se pueden evaluar los ganglios linfáticos regionales.
  - N0: ausencia de compromiso de ganglios regionales.
  - N1: metástasis en ganglios pulmonares o hiliares homolaterales:
    - N1a: compromiso de una única estación N1.
    - N1b: compromiso de múltiples estaciones N1.
  - N2: metástasis en ganglios mediastinales/subcarinales homolaterales:
    - N2a1: compromiso de una única estación N2 sin N1.
    - N2a2: compromiso de una única estación N2 con N1.
    - N2b: compromiso de múltiples estaciones N2.
  - N3: metástasis en ganglios mediastinales/hiliares o supraclaviculares contralaterales.
- Metástasis:
  - M0: ausencia de metástasis distantes.
  - M1a: derrame pleural/pericárdico maligno o ganglios pleurales/pericárdicos o ganglio(s) tumoral(es) individual(es) en el lóbulo contralateral.
  - M1b: metástasis extratorácica única.
  - M1c: múltiples metástasis extratorácicas (1 o > 1 órgano).

Aspectos clínicos

Presentación

- Signos/síntomas más frecuentes:
  - Por lo general, la enfermedad temprana es asintomática.
  - La enfermedad avanzada puede presentarse con hemoptisis, disnea, neumonitis porobstructiva, tos, infecciones recurrentes.
  - Enfermedad sistémica: malestar general, pérdida de peso, fiebre, fatiga.
- Otros signos/síntomas:
  - Tumor de Pancoast:
    - Ubicado en el vértice pulmonar.
    - Síndrome de Horner: compresión del ganglio simpático:
      - Ptosis, miosis (constricción pupilar), enoftalmos y anhidrosis (pérdida de la sudoración) homolateral.
    - Dolor intenso por compromiso del plexo braquial.
  - Compromiso del nervio laríngeo recurrente: ronquera.
  - Síndrome de la vena cava superior:
    - Obstrucción por parte del tumor mediastinal del flujo sanguíneo hacia el corazón desde la región de la cabeza / del cuello y de las extremidades superiores.
    - Edema facial, distensión de venas cervicales, coloración oscura de la piel, edema de una extremidad superior.

Demografía

- Edad:
  - Con mayor frecuencia: 50 a 70 años; hay otro pico después de los 70 años de edad.
- Sexo:
  - Más frecuente en hombres:

Agrupación por estadio del adenocarcinoma de pulmón

Estadio	Tumor	Ganglios (N)	Metástasis
I	T1/T2a	0	0
II	T2b/T3	0	0
	T1/T2	1	0
IIIA	T4	0	0
	T3/4	1	0
	T1/T2	2	0
IIIB	T3/T4	2	0
	T1/T2	3	0
IIIC	T3/T4	3	0
IVA	Cualquiera	Cualquiera	M1a
	Cualquiera	Cualquiera	M1b
IVB	Cualquiera	Cualquiera	M1c

        - En países occidentales, tasas crecientes en mujeres y a edades más tempranas.

Historia natural y pronóstico

- Progresión a cáncer avanzado y metástasis:
    - Diseminación por extensión local y extensión linfática o hematógena.
- El pronóstico se relaciona con el estadio al momento de la presentación:
    - La mayoría de los casos se presentan tarde debido a la falta de síntomas en la etapa temprana.
    - Al momento del diagnóstico inicial, el 20% de los pacientes tienen enfermedad localizada, el 25% metástasis regionales y el 55% metástasis distantes.

Tratamiento

- Estadios I y II: cirugía, luego quimioterapia adyuvante en pacientes seleccionados.
- Estadio IIIA: quimiorradiación neoadyuvante, luego cirugía en pacientes seleccionados; estadio IIIB: quimiorradiación, luego cirugía en pacientes T4 N0 seleccionados.
- Estadio IV: quimioterapia, radiación paliativa en pacientes seleccionados; metástasis encefálicas solitarias: resección de las metástasis y del tumor primario, de ser posible.
- Radiación y ablación por radiofrecuencia: lesiones sintomáticas no operables.

Cirugía

- La evaluación preoperatoria de la resecabilidad incluye TC de alta resolución, PET/TC con ^{18}F-FDG así como evaluación de la reserva cardiopulmonar y del riesgo perioperatorio.
- Videotoracoscopia (VATS):
    - Mínimamente invasiva, tolerada con mayor facilidad en pacientes de edad avanzada o en aquellos con comorbilidades.
    - Ausencia de diferencia significativa en las tasas de recidiva en comparación con la toracotomía abierta.
    - Baja mortalidad perioperatoria.
- Resección en cuña/segmentectomía: resección sublobar.
- Lobectomía: ayuda a preservar la función pulmonar.
- Neumonectomía: puede ser necesaria para los tumores hiliares y más proximales:
    - Mayor morbilidad/mortalidad perioperatoria (6%).

Quimiorradiación combinada

- Combinación entre quimioterapia a base de platino y radiación.
- Se utiliza en el cáncer estadio III no resecable.

Tratamiento sistémico

- Quimioterapia:
    - El CPNM es solo moderadamente sensible a la quimioterapia.
    - No se la utiliza como tratamiento de primera línea:
        - Se puede administrar como tratamiento neoadyuvante o adyuvante.
    - Es frecuente utilizar cisplatino + otro agente quimioterápico.
- Biológicos:
    - Utiliza blancos moleculares de acuerdo con la identificación de mutaciones.
    - Los agentes actuales incluyen gefitinib, erlotinib y cetuximab.

Radioterapia

- Se la puede utilizar como tratamiento local en los estadios I y II en pacientes que no son candidatos quirúrgicos.
- Utilizar radioterapia compleja en pacientes en estadio III que no son candidatos para quimioterapia.
- La radioterapia corporal estereotáctica administra dosis elevadas de radiación al tumor, limitando la dosis y la toxicidad en los órganos circundantes.
- El papel de la radiación posoperatoria es controvertido; se la puede utilizar en pacientes con márgenes positivos.
- Opción de ablación por radiofrecuencia en pacientes con tumores periféricos con un tamaño < 3 cm.

Lista de verificación diagnóstica

Información útil para la interpretación de las imágenes

- PET/TC con ^{18}F-FDG:
    - Los movimientos respiratorios hacen que la localización sea más difícil, en particular en las bases pulmonares.
    - El SUV puede ser falsamente bajo en nódulos pequeños (< 1 cm).
    - La necrosis puede mostrar falta de actividad central.
    - El adenocarcinoma *in situ* puede no mostrar ↑ captación de ^{18}F-FDG.
    - El carcinoide puede tener captación baja de ^{18}F-FDG.
    - Los niveles elevados de glucosa o de insulina pueden ocasionar una captación disminuida de ^{18}F-FDG.

Bibliografía

1. Mena E, et al. The current and evolving role of PET in personalized management of lung lancer. PET Clin 2016; 11 (3): 243-59.
2. Grootjans W, et al. PET in the management of locally advanced and metastatic NSCLC. Nat Rev Clin Oncol 2015; 12 (7): 395-407.

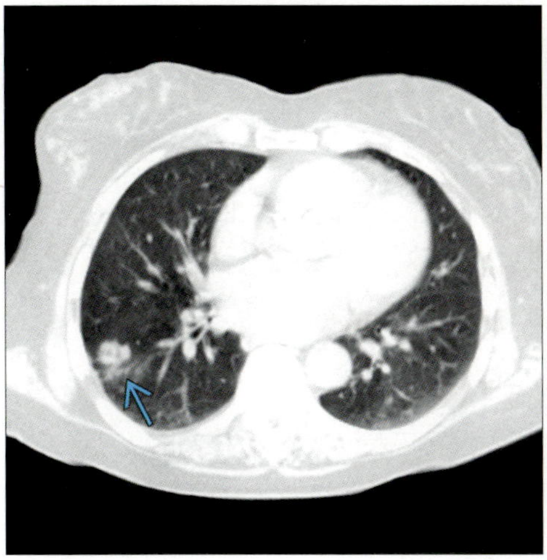
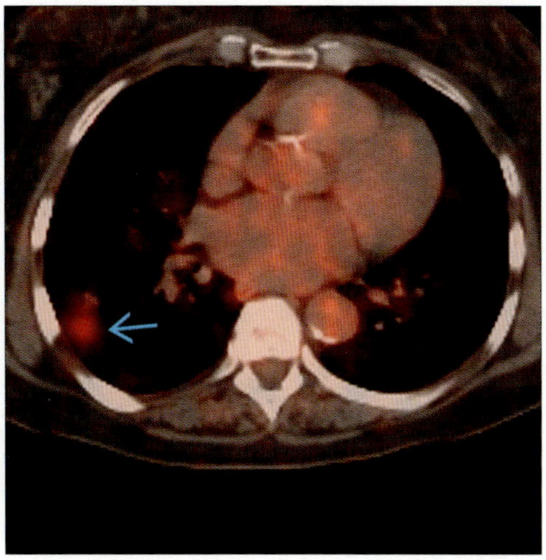

(Izquierda) TC axial que muestra un tumor pulmonar sólido con opacidad circundante en "vidrio esmerilado" (*flecha*). **(Derecha)** PET/TC axial con ^{18}F-FDG que muestra captación relativamente baja (*flecha*) en la porción sólida del tumor. Las regiones de opacidad en "vidrio esmerilado" en la TC no muestran captación. Las áreas de adenocarcinoma *in situ* pueden no exhibir actividad aumentada de ^{18}F-FDG.

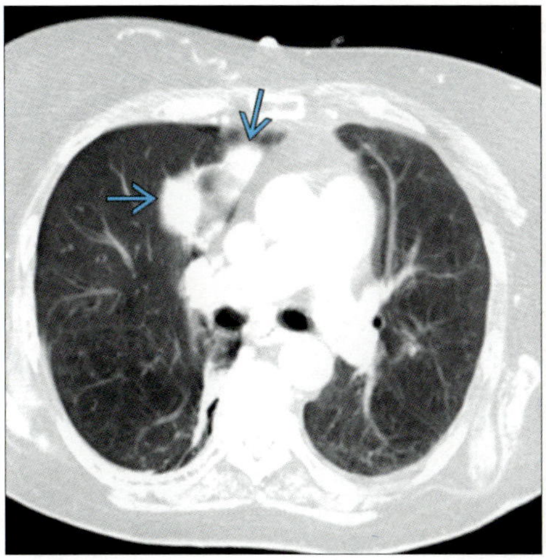
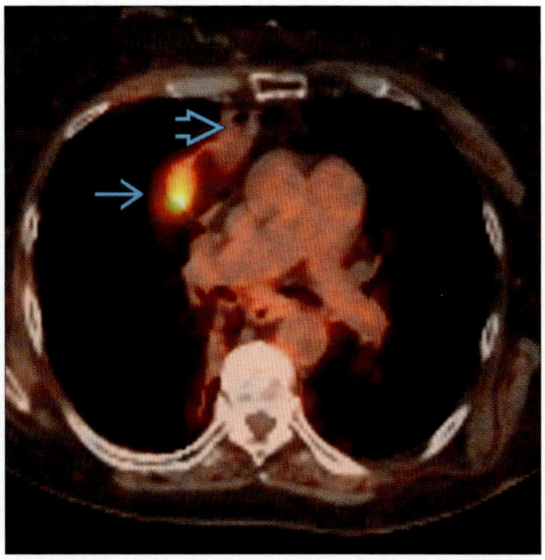

(Izquierda) TC axial que muestra dos tumores (*flechas*) en un paciente con un tumor pulmonar previamente tratado. **(Derecha)** PET/TC axial con ^{18}F-FDG que muestra captación en una enfermedad recidivante (*flecha azul*), pero ausencia de captación en el sitio del tumor tratado (*flecha abierta*).

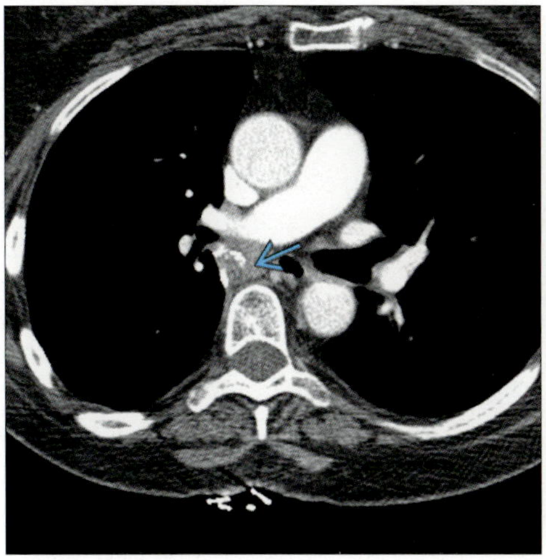
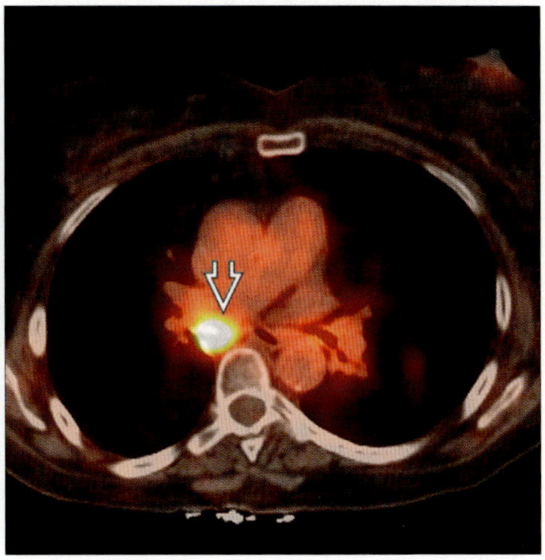

(Izquierda) TC axial en un paciente después de la cirugía por un carcinoma de pulmón. Puede observarse tejido blando adyacente a las suturas quirúrgicas (*flecha*). **(Derecha)** PET/TC axial con ^{18}F-FDG en el mismo paciente. Se aprecia captación intensa (*flecha*) en el sitio de tejido blando, lo que indica recidiva posquirúrgica del tumor.

(Izquierda) PET/TC coronal con ^{18}F-FDG que muestra una enfermedad N3 M1, que incluye linfadenopatía supraclavicular (*flecha blanca curva*) y metástasis suprarrenales bilaterales (*flechas azules*). Además, hay presencia de linfadenopatía hiliar (*flecha blanca*) y subcarinal (*flecha blanca abierta*). **(Derecha)** PET/TC axial con ^{18}F-FDG que muestra metástasis hepáticas necróticas (*flechas*) derivadas de un carcinoma epidermoide primario de pulmón.

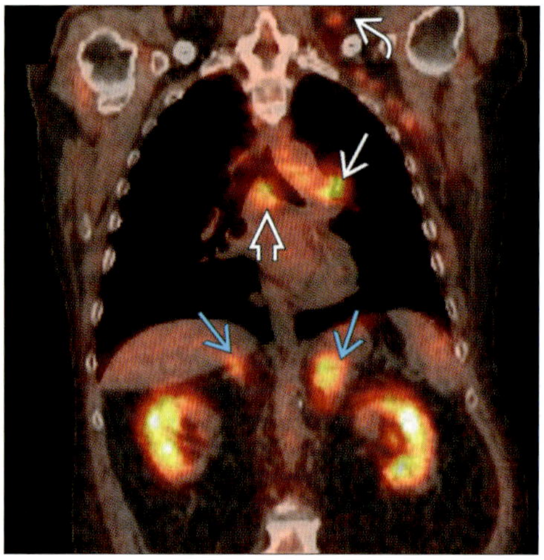

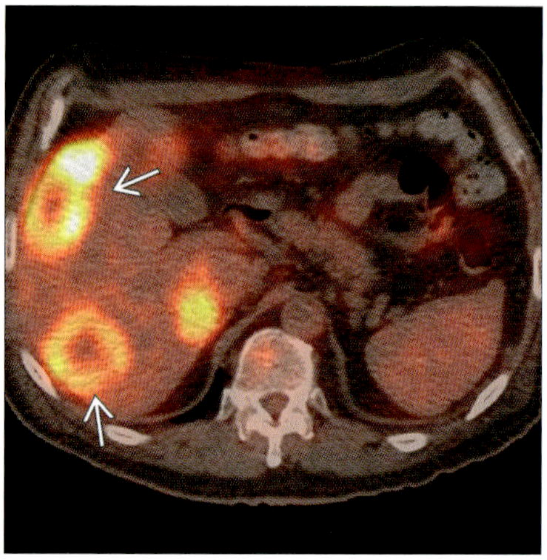

(Izquierda) TC axial en un paciente con carcinoma de pulmón que muestra ganglios subcarinales voluminosos (*flechas blancas curvas*) y un tumor hiliar izquierdo (*flechas azules*). Además, hay presencia de derrame pericárdico (*flechas blancas*). **(Derecha)** PET/TC axial con ^{18}F-FDG en el mismo paciente que muestra falta de captación en las porciones de adenopatía (*flecha blanca curva*) y del tumor primario (*flecha blanca*), correspondiente a necrosis. La histología reveló un tumor epidermoide, que, por lo general, se asocia a necrosis. Nótese la captación en ganglios pericárdicos metastásicos (*flechas azules*). La falta de captación en el derrame pericárdico no descarta un tumor.

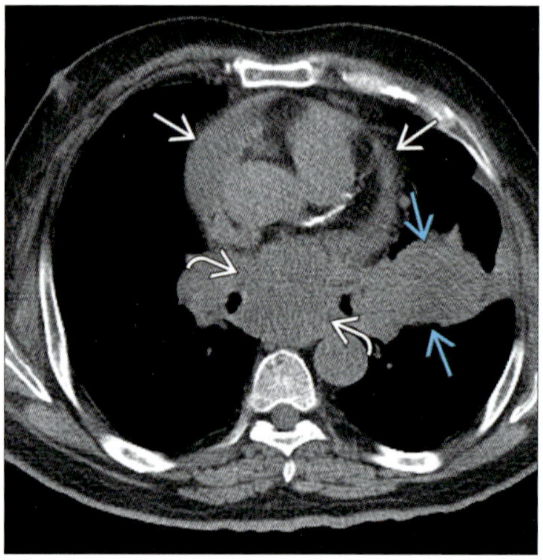

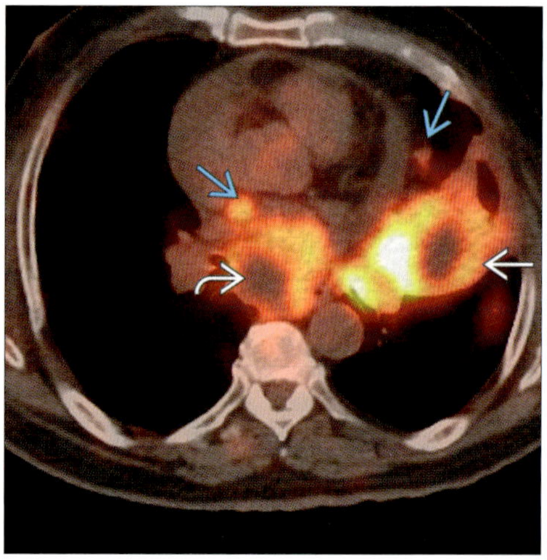

(Izquierda) PET/TC axial con ^{18}F-FDG en el mismo paciente que muestra captación unilateral en la cuerda vocal derecha (*flecha blanca*). La falta de captación en la cuerda vocal izquierda se debe a parálisis originada por el tumor hiliar izquierdo. **(Derecha)** PET/TC axial con ^{18}F-FDG que muestra un inconveniente frecuente en las imágenes fusionadas. La captación intestinal (*flecha azul*) parece estar en el bazo y la captación suprarrenal (*flecha blanca*) parece estar en el estómago. Esto es causado por una desalineación de las imágenes de TC y de PET y se puede identificar al visualizar todos los planos.

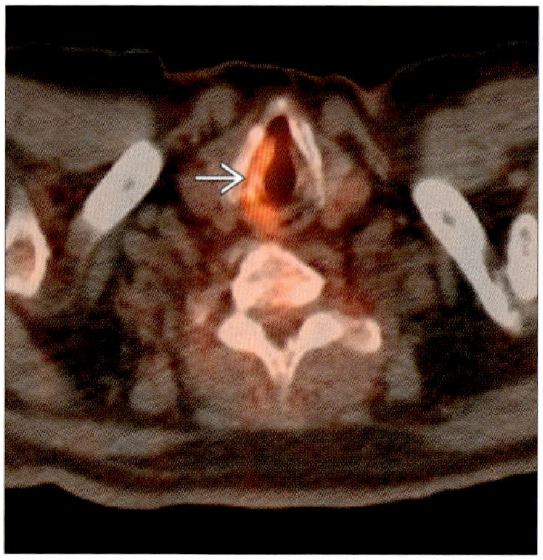

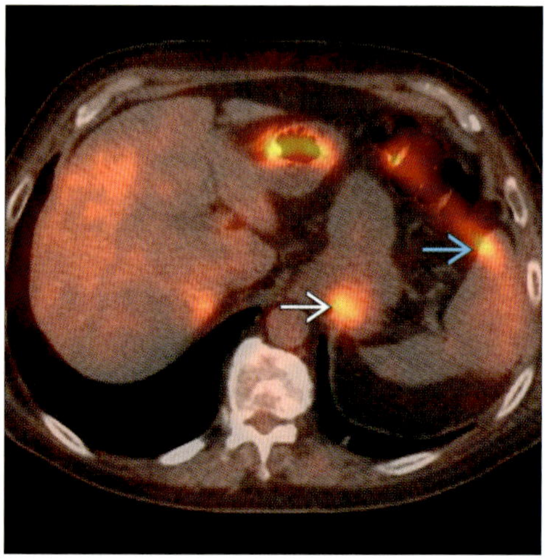

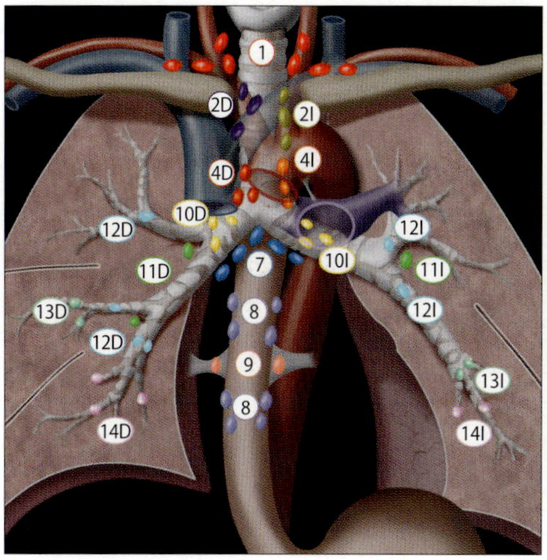

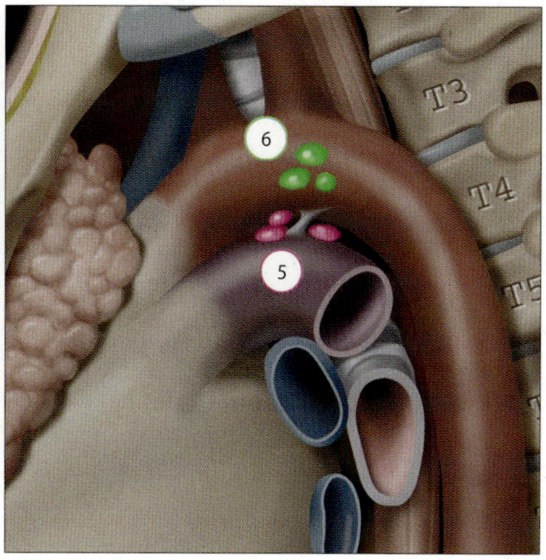

(Izquierda) El gráfico coronal representa las estaciones de ganglios linfáticos de la Asociación Internacional para el Estudio del Cáncer de Pulmón. **(Derecha)** El gráfico sagital representa los ganglios linfáticos de la ventana aorto-pulmonar (AP): (5) subaórticos y (6) paraaórtico (de la aorta ascendente o frénicos).

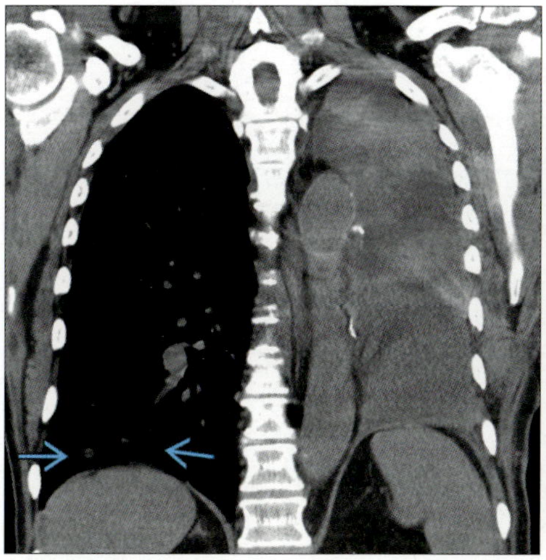

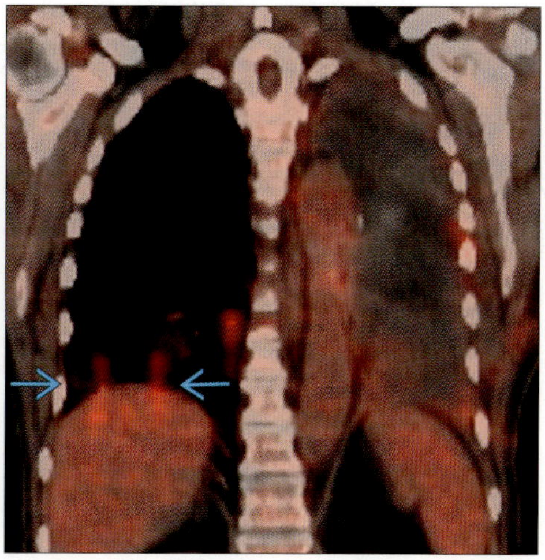

(Izquierda) TC coronal que muestra nódulos pulmonares (*flechas*) en la base del pulmón derecho en un paciente posneumonectomía. **(Derecha)** En el mismo paciente, PET/TC coronal con ^{18}F-FDG que muestra los efectos de los movimientos respiratorios en la evaluación de nódulos pulmonares. Nótese la captación lineal correspondiente a nódulos pulmonares (*flechas*). En estos nódulos se subestima el SUV.

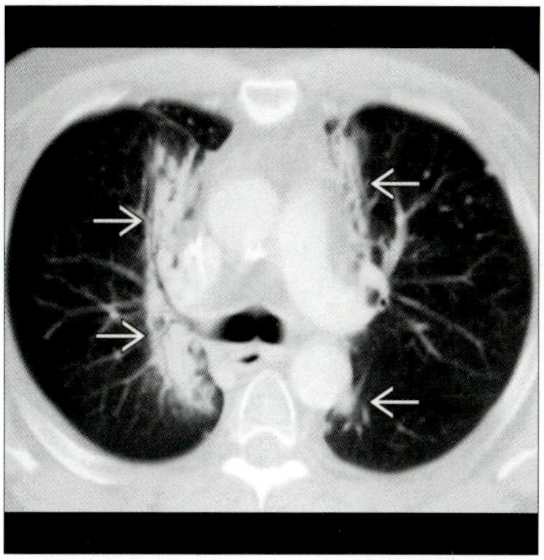

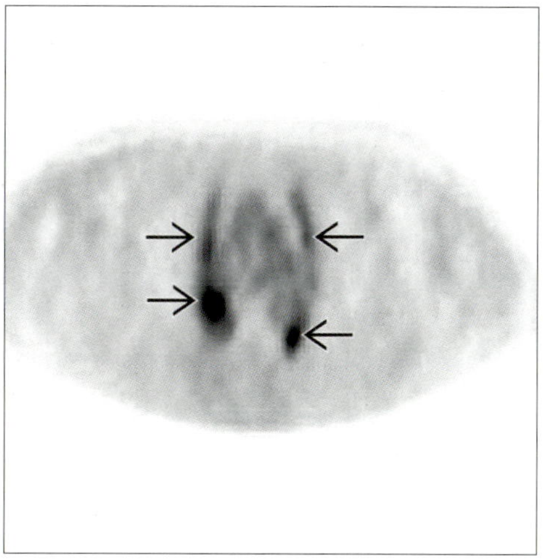

(Izquierda) TC axial después de la radiación mediastinal. Se observan cambios fibróticos dentro del campo de radiación (*flechas*). **(Derecha)** En el mismo paciente, PET axial con ^{18}F-FDG que muestra hipermetabolismo en la región de fibrosis posradiación (*flechas*), hallazgo que puede persistir, pero que con frecuencia disminuye con el tiempo.

FACTORES CLAVE

Terminología

- Mesotelioma pleural maligno: tumor maligno que se origina en la superficie mesotelial de la pleura.

Imágenes

- TC con contraste:
  - Hemitórax comprimido con derrame pleural y tumores pleurales lobulares o focos de engrosamiento pleural, por lo general difuso.
  - Signos asociados de enfermedad metastásica, como invasión de la pared torácica, del diafragma o del mediastino; linfadenopatía, ascitis, implantes peritoneales o metástasis esqueléticas.
  - Evidencia de exposición a asbesto, como calcificaciones pleurales, placas pleurales contralaterales o fibrosis pulmonar bibasal por la asbestosis.
- PET/TC CON ^{18}F-FDG:
  - Dirige la biopsia hacia placas pleurales hipermetabólicas.
  - Estadificación más completa en comparación con la TC.
  - La pleurodesis con talco provoca inflamación pleural y puede ocasionar linfadenopatía, todo lo cual puede ser hipermetabólico y disminuir la especificidad de la PET/TC con ^{18}F-FDG.
  - La mayor captación se asocia con menor tiempo de sobrevida.

Patología

- Fuerte asociación con la exposición a asbesto y erionita.
- Tres tipos celulares en la histología: epitelioide (mejor pronóstico), sarcomatoide (peor pronóstico), bifásico.

Lista de verificación diagnóstica

- PET/TC con ^{18}F-FDG:
  - Puede ayudar a identificar el mejor blanco para la biopsia en la corteza: los focos con mayor hipermetabolismo son buenos blancos para la biopsia.
  - Revisar el estado de la pleurodesis antes de interpretar el estudio: la pleurodesis puede generar placas pleurales hipermetabólicas.
  - Verificar los sitios de intervención pleural en busca de siembra.

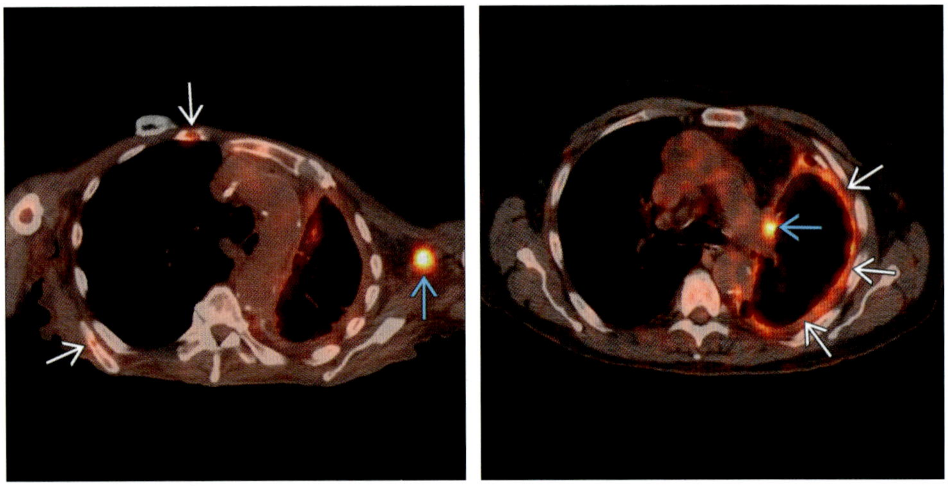

(Izquierda) PET/TC axial con ^{18}F-FDG en un hombre de 86 años de edad con mesotelioma pleural maligno izquierdo. Se aprecia captación focal intensa en una metástasis en un ganglio linfático axilar (*flecha azul*) y en una metástasis esquelética parcialmente visualizada (*flechas*). **(Derecha)** En el mismo paciente, PET/TC axial con ^{18}F-FDG que muestra actividad pleural intensa y difusa (*flechas blancas*) y un ganglio linfático hiliar izquierdo metastásico (*flecha azul*). A veces, la actividad de un ganglio linfático hiliar no se puede distinguir de la actividad pleural generalizada.

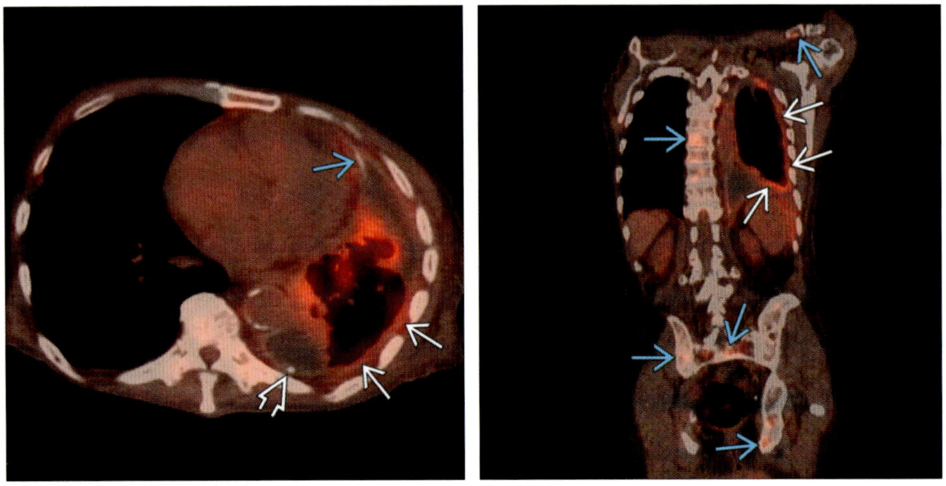

(Izquierda) PET/TC axial con ^{18}F-FDG que muestra material de alta densidad en el espacio pleural anterior (*flecha azul*) después de la pleurodesis con talco. Hay presencia de engrosamiento pleural difuso relacionado con actividad hipermetabólica leve (*flechas blancas*). De localización posterior, se observa una pequeña placa calcificada (*flecha blanca abierta*). **(Derecha)** PET/TC coronal fusionado con ^{18}F-FDG que muestra metástasis esqueléticas hipermetabólicas (*flechas azules*). El engrosamiento pleural izquierdo generalizado y la actividad aumentada (*flechas blancas*) se deben a la pleurodesis con talco.

Terminología

Definiciones

- Mesotelioma pleural maligno (MPM): tumor maligno que se origina en la superficie mesotelial de la pleura.

Imágenes

Hallazgos en PET/TC con ^{18}F-FDG

- Imágenes:
  - Tumores pleurales hipermetabólicos o corteza pleural con derrame pleural asociado:
    - Se puede asociar con evidencia hipermetabólica de invasión directa, linfadenopatía o enfermedad metastásica distante.
- Usos clínicos:
  - Puede guiar la biopsia (hacia la lesión más hipermetabólica) durante el diagnóstico inicial.
  - Estadificación más completa cuando se planifica la cirugía definitiva.
  - Sensible para el seguimiento después de la resección quirúrgica cuando se considera una enfermedad metastásica.
  - Útil para evaluar la respuesta a la quimioterapia.
  - Útil para la evaluación en profundidad cuando los otros estudios son dudosos.

Hallazgos en TC

- Hemitórax comprimido con derrame pleural y tumores pleurales lobulares o focos de engrosamiento pleural, por lo general, difuso.
- Signos asociados de enfermedad metastásica, p. ej., invasión de la pared torácica, el diafragma o el mediastino; linfadenopatía, ascitis, implantes peritoneales o metástasis esqueléticas.
- Evidencia de exposición a asbesto, como calcificaciones pleurales, placas pleurales contralaterales o fibrosis pulmonar bibasal derivada de la asbestosis.
- Reemplazo del hemidiafragma con una malla en pacientes que se han sometido a neumonectomía extrapleural.

Biopsia guiada por imágenes

- Biopsia central guiada por TC para pacientes con tumor pleural o engrosamiento demostrables en las imágenes.
- La PET/TC con ^{18}F-FDG puede apuntar hacia la lesión más hipermetabólica para la biopsia.
- Biopsia guiada por toracoscopia asistida por video: para pacientes que solo tienen derrame pleural visible.

Diagnóstico diferencial

Enfermedad inflamatoria

- Enfermedad pleural relacionada al asbesto.
- Pleurodesis con talco.
- Empiema organizado crónico.
- Compromiso pleural tuberculoso.

Otras neoplasias

- Tumor fibroso solitario de la pleura.
- Metástasis pleurales.
- Linfoma.
- Fibrosarcoma.

Patología

Características generales

- Etiología:
  - Fuerte asociación con la exposición a asbesto y erionita:
    - Asociado a exposición en el 80% de los casos.
    - Período de latencia de hasta 50 años.
    - Incidencia en personas que trabajan con asbesto: 10%.
- Genética
  - Genes supresores de tumores: neurofibromatosis tipo 2, proteína 1 asociada a BCRA1.
- Anomalías asociadas:
  - Asbestosis, placas pleurales relacionadas al asbesto (calcificadas y no calcificadas) y derrame pleural relacionado al asbesto.

Estadificación, grado y clasificación

- Tumor:
  - TX: no se puede evaluar el tumor primario.
  - T0: ausencia de evidencia del tumor primario.
  - T1: tumor limitado a la pleura parietal homolateral ± compromiso de la pleura mediastinal y ± de la pleura diafragmática:
    - T1a: ausencia de compromiso del músculo diafragmático.
    - T1b: el tumor también compromete la pleura visceral.
  - T2: el tumor compromete todas las superficies pleurales homolaterales (pleura parietal, mediastinal, diafragmática y visceral).
  - T3: tumor localmente avanzado, pero potencialmente resecable.
  - T4: tumor localmente avanzado, técnicamente no resecable.
- Ganglios (N):
  - NX: no se pueden evaluar los ganglios linfáticos regionales.
  - N0: ausencia de metástasis en ganglios linfáticos regionales.
  - N1: metástasis en ganglios linfáticos homolaterales broncopulmonares o hiliares.
  - N2: metástasis en ganglios linfáticos subcarinales o mediastinales homolaterales, incluidos ganglios homolaterales de la cadena mamaria interna y peridiafragmáticos.
  - N3: metástasis en ganglios linfáticos mediastinales contralaterales, mamarios internos contralaterales o supraclaviculares homolaterales o contralaterales.
- Metástasis:
  - M0: ausencia de metástasis distantes.
  - M1: presencia de metástasis distantes.

Características patológicas y quirúrgicas macroscópicas

- El diagnóstico puede ser difícil:
  - La citología del líquido pleural y la biopsia pleural cerrada tienen un rendimiento relativamente bajo.
  - La toracoscopia asistida por video permite obtener una muestra más grande y es más sensible.
- Inicialmente, puede presentarse con múltiples nódulos más pronunciados sobre el lado parietal de la pleura:
  - Aspecto de gelatina blanda color gris-rosáceo.
- La enfermedad más avanzada forma una corteza tumoral gruesa:
  - Las pleuras visceral y parietal pueden estar fusionadas.
- Tres tipos celulares en la histología: epitelioide (mejor pronóstico), sarcomatoide (peor pronóstico), bifásico:
  - Epitelioide:
    - Mejor pronóstico.
  - Sarcomatoide:
    - Peor pronóstico.
  - Bifásico.
- La invasión local es frecuente:
  - Pared torácica.
  - Diafragma.
  - Cisura interlobar.
  - Pericardio.

- Carcinoma primario de pulmón: adenocarcinoma *in situ*, carcinoide (típicamente endobronquial, pero el 20% presente como NPS periféricos bien delimitados).
- Enfermedad metastásica: adenocarcinoma ampliamente mucinoso, carcinoma testicular, de células renales, de próstata, hepatocelular.
- Lesión benigna:
  - Enfermedad granulomatosa inactiva, quiste broncógeno, hamartoma, placa pleural.
  - Otras: lipoma, fibroma, malformación arteriovenosa, várice pulmonar, malformación adenomatoidea quística congénita.

Patología

Características generales

- Epidemiología:
  - En Estados Unidos, 150 000 NPS detectados anualmente:
    - La incidencia de malignidad es del 10% al 70%; depende de la población en estudio (p. ej., edad, consumo de tabaco, patrón de derivación, localización del estudio).
  - Características importantes en la historia clínica del paciente:
    - El riesgo de malignidad se correlaciona con la edad:
      - El 3% a los 35-39 años.
      - El 15% a los 40-49 años.
      - El 43% a los 50-59 años.
      - Más del 50% a ≥ 60 años.
    - Antecedentes de tabaquismo, enfermedad maligna, TBC.
    - Micosis pulmonar o viaje hacia regiones de micosis endémicas.
    - Factores de riesgo laboral para malignidad:
      - Asbesto, radón, níquel, cromo, cloruro de vinilo, hidrocarburos policíclicos.

Aspectos clínicos

Presentación

- Signos/síntomas más frecuentes:
  - La mayoría de los NPS son hallazgos incidentales asintomáticos
  - El NPS en el contexto de otro cáncer primario (de mama, de cabeza y cuello, de colon, etc.), por lo general, se debe a un carcinoma primario broncógeno.
- Considerar una TC de tórax de tamizaje con dosis baja anual para buscar carcinoma de pulmón en individuos de alto riesgo definidos de la siguiente manera:
  - Fumador actual o exfumador (exfumadores que hayan dejado en los últimos 15 años).
  - Y en el grupo etario de 55 a 74 años.
  - Y antecedentes de tabaquismo de, al menos, treinta paquetes por año.
  - Y sin antecedentes de carcinoma de pulmón.

Historia natural y pronóstico

- Población de bajo riesgo: si no hay factores de riesgo, historia clínica, imágenes previas o características del diagnóstico por imágenes de preocupación, que sugieran paciente de alto riesgo:
  - Recomendaciones actuales para demostrar estabilidad en un período de 2 años (para NPS sólido) y en un período de 3 años (para NPS subsólido) con estudios de seguimiento.
- Población de alto riesgo: depende del escenario clínico:
  - El manejo puede incluir:
    - Seguimiento periódico con TC.
    - Biopsia percutánea, biopsia broncoscópica/transesofágica.
    - Lavados broncoscópicos.
    - Videotoracoscopia.

Lista de verificación diagnóstica

Información útil para la interpretación de las imágenes

- Los nódulos pulmonares hipermetabólicos pueden reflejar enfermedad neoplásica, infecciosa o inflamatoria.
- Si un nódulo tiene características imagenológicas de adenocarcinoma *in situ* o carcinoide, la PET/TC con ^{18}F-FDG negativo no descarta malignidad.
- Para nódulos pequeños (< 1,5 cm), la actividad hipermetabólica puede estar subestimada:
  - Cualquier nódulo con actividad de ^{18}F-FDG mayor a la del fondo o al *pool* sanguíneo mediastinal sigue haciendo pensar en malignidad.
- El SUV puede estar subestimado en nódulos de las bases pulmonares debido al artefacto de movimiento lineal derivado de los movimientos respiratorios.
- Reconocer los patrones de calcificación en nódulos pulmonares que se correlacionan con enfermedad benigna para disminuir las interpretaciones falsas positivas en la PET/TC con ^{18}F-FDG.

Consejos para el informe

- Continuar el seguimiento con TC de nódulos sólidos y semisólidos negativos en la PET/TC con ^{18}F-FDG.

Bibliografía

1. Ruilong Z, et al. Diagnostic value of ^{18}F-FDG-PET/CT for the evaluation of solitary pulmonary nodules: a systematic review and meta-analysis. Nucl Med Commun 2017; 38 (1): 67-75.
2. Zukotynski KA, et al. Molecular imaging and precision medicine in lung cancer. PET Clin 2017; 12 (1): 53-62.
3. Truong MT, et al. Update in the evaluation of the solitary pulmonary nodule. Radiographics 2014; 34 (6): 1658-79.
4. Naidich DP, et al. Recommendations for the management of subsolid pulmonary nodules detected at CT: a statement from the Fleischner Society. Radiology 2013; 266 (1): 304-17.
5. MacMahon H, et al. Guidelines for management of small pulmonary nodules detected on CT scans: a statement from the Fleischner Society. Radiology 2005; 237 (2): 395-400.
6. Erasmus JJ, et al. Solitary pulmonary nodules: Part I. Morphologic evaluation for differentiation of benign and malignant lesions. Radiographics 2000; 20 (1): 43-58.
7. Erasmus JJ, et al. Solitary pulmonary nodules: Part II. Evaluation of the indeterminate nodule. Radiographics 2000; 20 (1): 59-66.
8. Lowe VJ, et al. Prospective investigation of positron emission tomography in lung nodules. J Clin Oncol 1998; 16 (3): 1075-84..

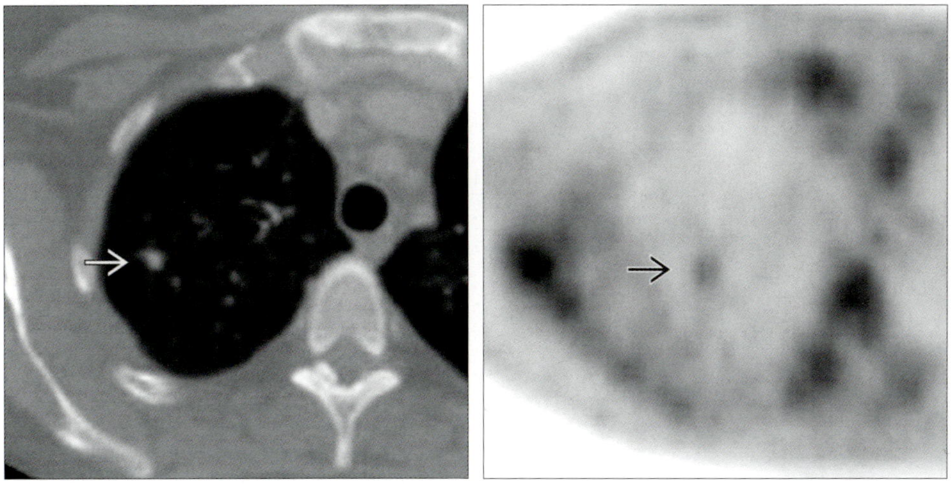

(Izquierda) TC axial que muestra un nódulo pulmonar solitario infracentimétrico (*flecha*) en el lóbulo superior derecho. **(Derecha)** PET axial con ^{18}F-FDG en el mismo paciente que muestra actividad hipermetabólica asociada al nódulo (*flecha*), un carcinoma primario de pulmón demostrado mediante biopsia.

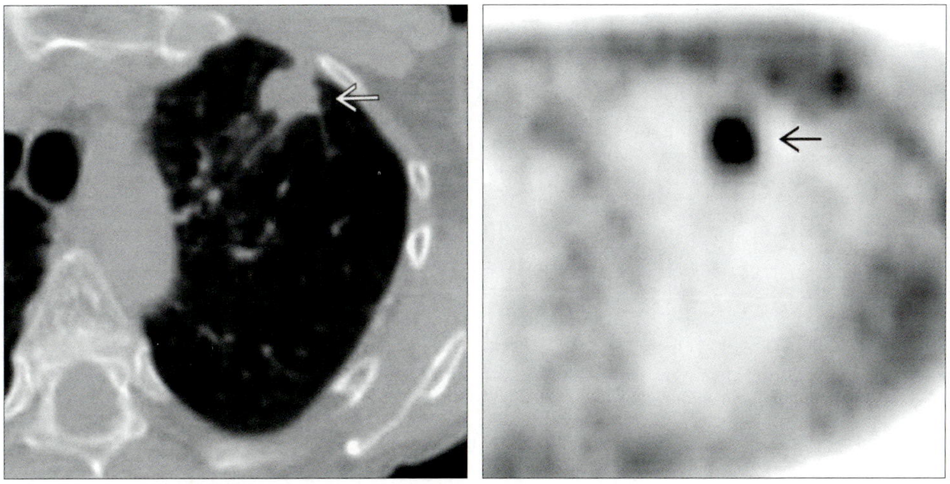

(Izquierda) TC axial que muestra un nódulo pulmonar solitario espiculado (*flecha*) en el lóbulo superior izquierdo. **(Derecha)** En el mismo paciente, PET axial con ^{18}F-FDG que muestra actividad hipermetabólica en el nódulo (*flecha*), un granuloma demostrado mediante biopsia.

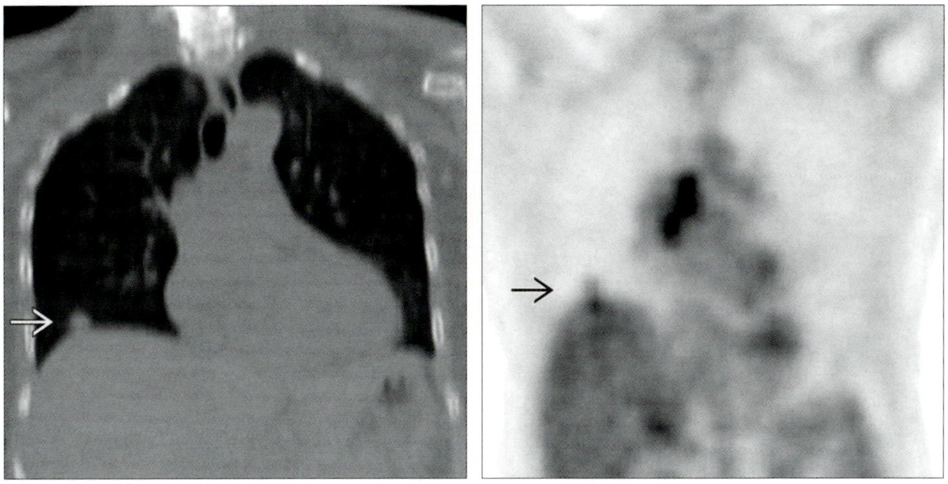

(Izquierda) TC coronal que muestra un nódulo pulmonar solitario (*flecha*) en la base pulmonar derecha en estrecha proximidad con el hemidiafragma derecho. **(Derecha)** En el mismo paciente, PET coronal con ^{18}F-FDG que muestra actividad lineal de ^{18}F-FDG (*flecha*) en el sitio del nódulo, un artefacto debido a los movimientos respiratorios. Esto resulta en una subestimación del valor de captación normalizado (SUV) en el nódulo.

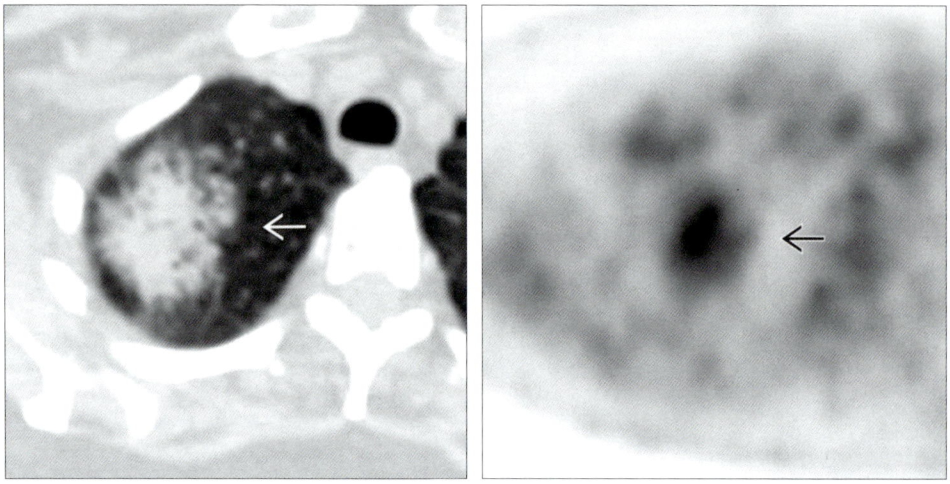

(Izquierda) TC axial que muestra un nódulo en vidrio esmerilado (*flecha*) en el lóbulo superior derecho. **(Derecha)** En el mismo paciente, PET axial con ^{18}F-FDG que muestra captación de ^{18}F-FDG de bajo nivel en el nódulo en "vidrio esmerilado" del lóbulo superior derecho (*flecha*), un adenocarcinoma demostrado mediante biopsia.

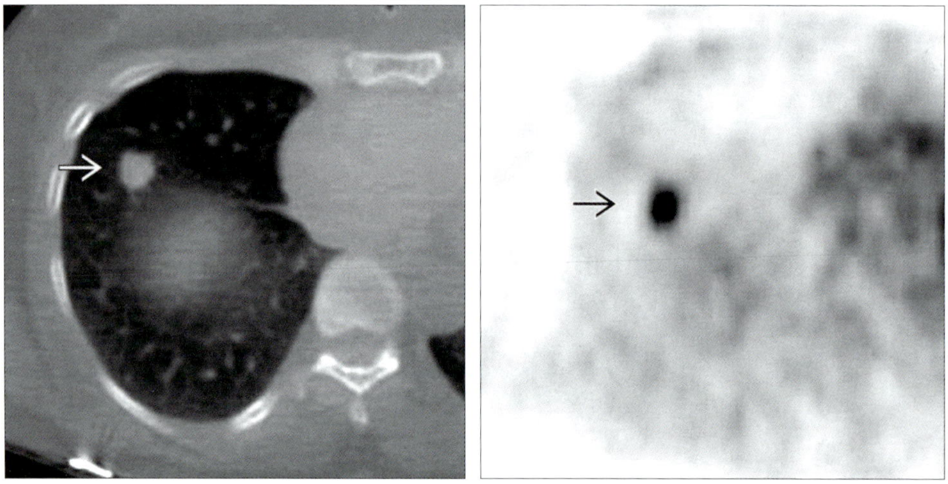

(Izquierda) TC axial que muestra un nódulo pulmonar solitario bien delimitado (*flecha*) en la base pulmonar derecha. En la TC, los carcinoides, por lo general, son redondos. **(Derecha)** En el mismo paciente, PET axial con ^{18}F-FDG que muestra actividad hipermetabólica (*flecha*) en el nódulo, un carcinoide demostrado mediante biopsia. A diferencia de este caso, con frecuencia los carcinoides muestran ausencia de o escasa captación en la PET.

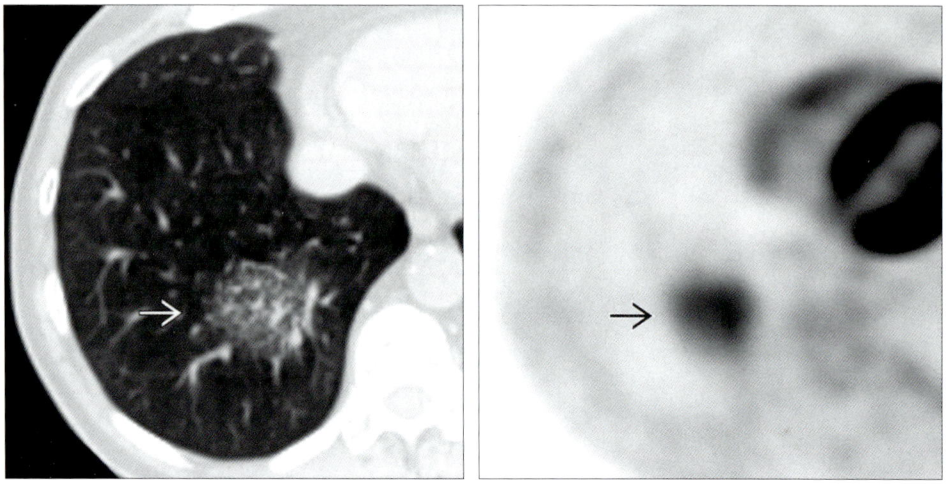

(Izquierda) TC axial que muestra una opacidad en "vidrio esmerilado" solitaria y de gran tamaño (*flecha*) en el lóbulo inferior derecho. **(Derecha)** PET axial con ^{18}F-FDG en el mismo paciente. Se reconoce actividad hipermetabólica asociada con el tumor (*flecha*), un linfoma de tejido linfático asociado con la mucosa (MALT) demostrado mediante biopsia.

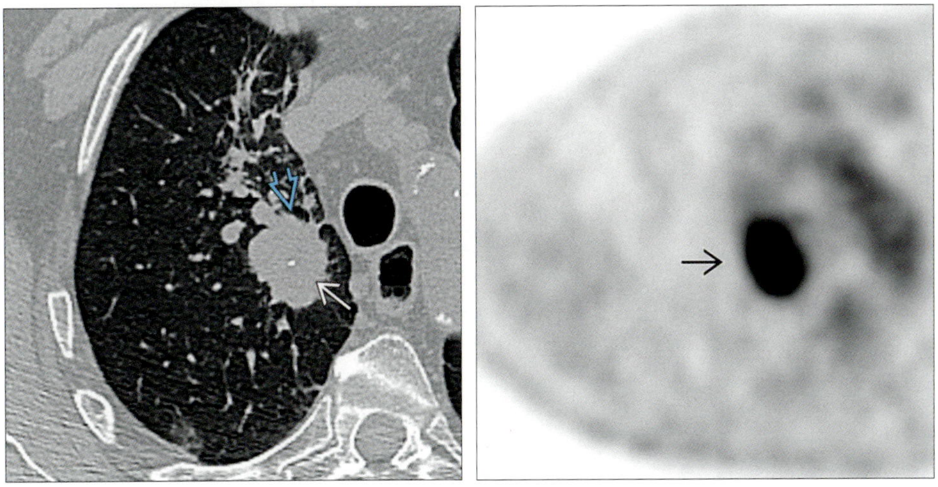

(Izquierda) TC axial sin contraste que muestra un nódulo pulmonar con calcificación central punteada (*flecha blanca*), un hallazgo que sugiere una etiología benigna; sin embargo, el componente sólido de gran tamaño y las espiculaciones (*flecha azul abierta*) hacen temer una enfermedad maligna. **(Derecha)** En el mismo paciente, PET axial con ^{18}F-FDG que muestra actividad hipermetabólica (*flecha*) asociada al nódulo, un adenocarcinoma demostrado mediante biopsia que envuelve un granuloma.

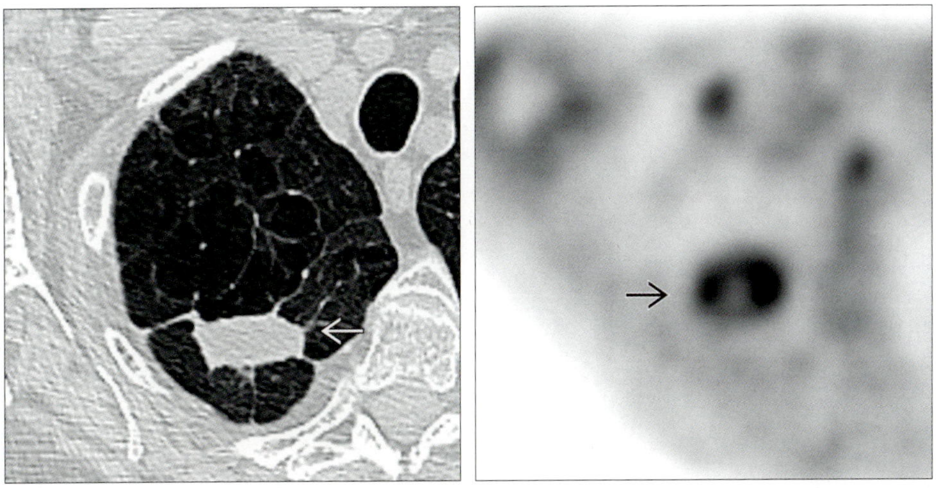

(Izquierda) TC axial en un fumador de larga data. Puede apreciarse un tumor espiculado en el lóbulo superior derecho (*flecha*). **(Derecha)** En el mismo paciente, PET axial con ^{18}F-FDG que muestra que el tumor tiene un borde hipermetabólico con fotopenia central (*flecha*), sugestiva de necrosis central, una característica típica del carcinoma epidermoide debido a su rápido crecimiento; sin embargo, la biopsia mostró una infección fúngica.

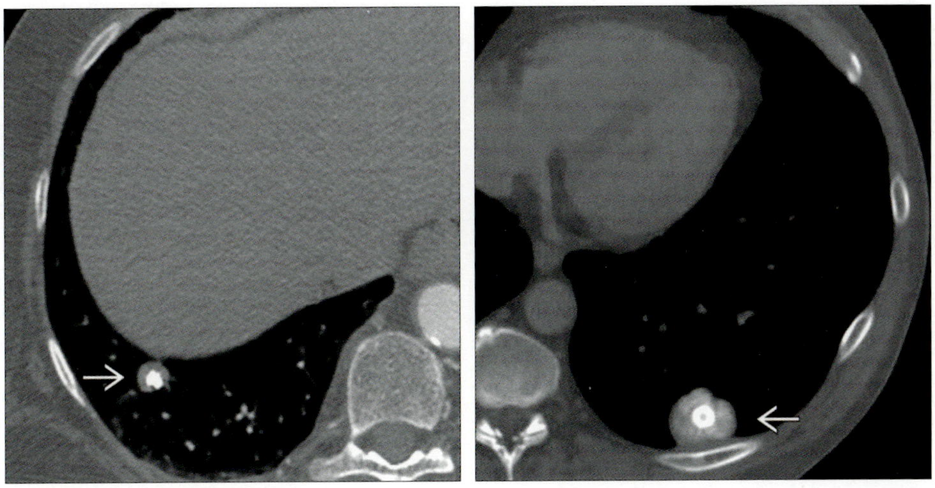

(Izquierda) TC axial sin contraste que muestra un nódulo pulmonar solitario con calcificación interna en "palomita de maíz" (*flecha*), característica de un patrón de calcificación benigna. **(Derecha)** TC axial que muestra un nódulo pulmonar solitario con una calcificación interna laminada (*flecha*), característica de un patrón de calcificación benigna.

FACTORES CLAVE

Terminología

- Neoplasias tímicas: espectro de enfermedades tímicas cancerosas de bajo grado:
  - Timoma:
    - Timoma de bajo riesgo: tipos A, AB y B1.
    - Timomas de alto riesgo: tipos B2 y B3.
  - Carcinoma tímico:
    - Timoma tipo C.

Imágenes

- PET/TC con ^{18}F-FDG:
  - Características del diagnóstico por imágenes que sugieren enfermedad agresiva:
    - Infiltración local, áreas extensas de necrosis y calcificación, metástasis.
  - Captación de ^{18}F-FDG de bajo nivel en timomas de bajo riesgo.
  - Captación de ^{18}F-FDG de mayor nivel en timomas de alto riesgo y en el carcinoma tímico.
  - La PET/TC con ^{18}F-FDG no puede distinguir entre timomas de alto riesgo y carcinoma tímico.
  - La PET/TC con ^{18}F-FDG es útil para identificar metástasis distantes y en ganglios linfáticos.
  - La TC con contraste es el estudio de primera línea para la evaluación posterior a la resección quirúrgica:
    - En casos difíciles, la PET/TC con ^{18}F-FDG puede aportar información adicional acerca de la recidiva.

Patología

- Estadio I: ausencia de invasión capsular.
- Estadio II:
  - IIA: invasión microscópica a través de la cápsula tumoral.
  - IIB: invasión macroscópica a través de la cápsula tumoral hacia el tejido adiposo adyacente.
- Estadio III: invasión tumoral hacia el pericardio, la pleura mediastinal o el pulmón; potencialmente resecable.
- Estadio IV:
  - IVA: amplia invasión de la pleura o del pericardio.
  - IVB: diseminación hacia órganos distantes (por vía linfática o hematógena).

(Izquierda) TC axial con contaste en la que se observa el borde ondulado de un timoma encapsulado (*flecha*) delineando los límites anatómicos del mediastino anterior. El tumor colinda con la pleura adyacente; sin embargo, el estudio no puede determinar la presencia de invasión. **(Derecha)** PET/TC axial con ^{18}F-FDG que muestra captación (*flecha*) similar al *pool* sanguíneo de fondo en un timoma de bajo riesgo.

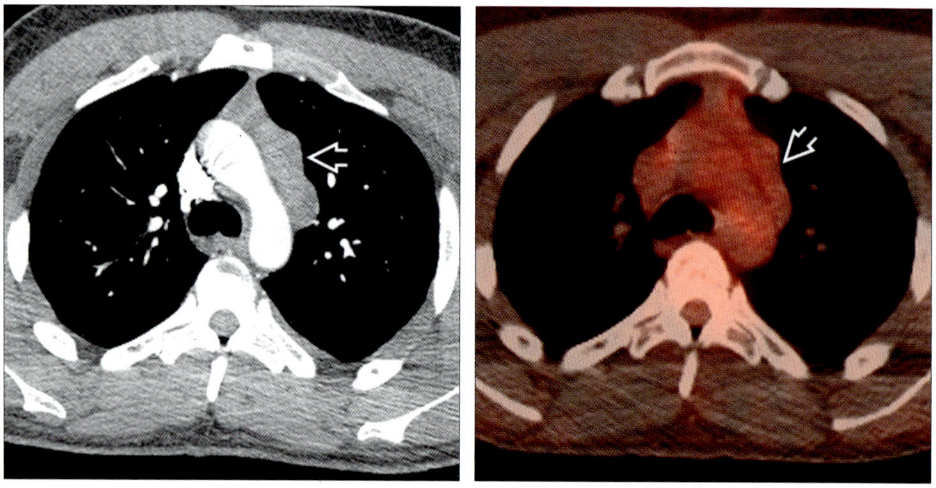

(Izquierda) TC axial con contraste que muestra áreas de calcificación (*flecha blanca*) y necrosis (*flecha negra*) en un timoma de alto riesgo. Este tumor tiene contacto extenso con la pleural, pero el plano adiposo se mantiene (*flecha blanca abierta*). **(Derecha)** PET/TC axial con ^{18}F-FDG que muestra captación heterogénea de ^{18}F-FDG que supera por lejos la actividad del *pool* sanguíneo en un paciente con un timoma de alto riesgo. El área fotopénica (*flecha*) corresponde a un área de necrosis.

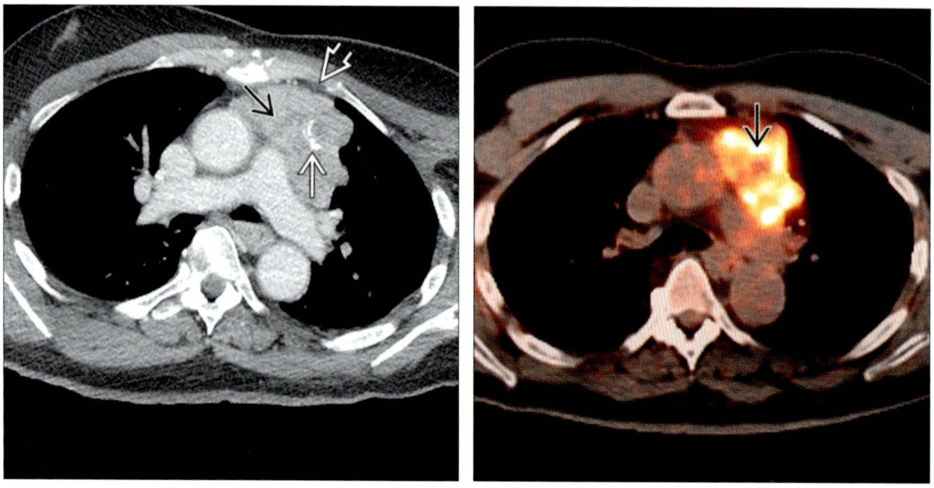

Terminología

Definiciones

- Neoplasias tímicas: espectro de enfermedades tímicas cancerosas de bajo grado:
  - Timoma:
    - Timoma de bajo riesgo: tipos A, AB y B1.
    - Timomas de alto riesgo: tipos B2 y B3.
  - Carcinoma tímico: timoma tipo C.
- En algunos tumores, espectro de diferenciación desde timoma a carcinoma.

Imágenes

Características generales

- Mejor pista diagnóstica:
  - Timoma:
    - Neoplasia encapsulada: sáculo fibroso:
      - Puede haber presencia de componentes quísticos.
    - Puede tener componentes invasivos.
    - Puede adherirse a estructuras adyacentes.
  - Carcinoma tímico:
    - Tumor infiltrante y firme de gran tamaño.
    - Es frecuente el componente quístico.
- Localización:
  - Más frecuente: tumor del mediastino anterior.
  - Localización ectópica infrecuente desde la región submandibular hacia el ángulo cardiofrénico:
    - Cuello.
    - Glándula tiroides.
    - Otras regiones del mediastino.
    - Hilio pulmonar.
    - Pulmón.
    - Pleura.
- Morfología:
  - Timo normal en el mediastino anterior:
    - En niños pequeños (< 5 años de edad): forma de cuadrilátero con bordes convexos:
      - Posteriormente se vuelve triangular con bordes rectos y cóncavos.
    - El timo involuciona en la pubertad:
      - Involución grasa.
      - Puede apreciarse timo residual como islas de densidad de tejido blando dentro de áreas de grasa.
  - Hiperplasia tímica:
    - Tejido tímico después de la pubertad, p. ej., posquimioterapia.
    - Puede estar asociada con enfermedad de Graves.
  - Timoma y carcinoma tímico:
    - Estadios I a II:
      - Tumor anguloso/liso con preservación de planos adiposos mediastinales.
      - Atenuación homogénea de tejido blando.
      - Realce leve a moderado.
    - Estadios III a IV:
      - Tamaño más grande.
      - Grasa circundante opacada.
      - Márgenes lobulares o irregulares.
      - Calcificaciones.
      - Áreas de densidad baja: hemorragia, necrosis, cambio quístico.
      - Realce heterogéneo.
      - La siembra pleural puede ser unilateral o bilateral.
      - Siembra pericárdica.
      - Puede atravesar el diafragma hacia el abdomen y el espacio retroperitoneal.

PET/TC con ^{18}F-FDG

- La captación de bajo nivel en el timo es normal en los niños y los adultos < 40 años.
- Timoma:
  - Bajo riesgo: actividad de ^{18}F-FDG de nivel de fondo.
  - Alto riesgo: actividad de ^{18}F-FDG aumentada.
- Carcinoma tímico:
  - Actividad de ^{18}F-FDG variable, pero, por lo general, mayor que en el timoma.
  - Tumor más grande.
  - Bordes irregulares o lobulares.
  - Áreas de necrosis y calcificación.
  - Cápsula no bien definida.
  - Invasión de vasos circundantes.
  - Adenopatía mediastinal.
  - Derrame pleural/pericárdico.
  - Metástasis extratorácicas.

Diagnóstico diferencial

Glándula tiroides subesternal

- Puede contener quistes o calcificaciones.

Tumores de células germinales

- Teratoma.
- Seminoma.
- Tumor del saco vitelino.
- Tumor de células embrionarias.
- Coriocarcinoma.
- Tipo celular mixto.

Linfoma

- Linfoma de Hodgkin.
- Linfoma no Hodgkin.

Quiste tímico

- Densidad baja.
- Ausencia de captación de FDG.

Aneurisma de la aorta torácica

- Captación de ^{18}F-FDG igual al *pool* sanguíneo.

Hiperplasia tímica

- La captación de ^{18}F-FDG puede ser igual al fondo o estar aumentada.
- La correlación con la clínica es esencial (p. ej., quimioterapia reciente, enfermedad de Graves).

Patología

Características patológicas y quirúrgicas macroscópicas

- Timoma:
  - Cápsula fibrosa.
  - Tumor pardo, firme y delimitado.
  - Los de mayor grado pueden ser invasivos.
- Carcinoma tímico:
  - Tumor infiltrante y firme de gran tamaño.
  - Subconjuntos de bajo y alto grado.

Agrupación por estadio del timoma y carcinoma tímico

Estadio	Descripción
I	Ausencia de invasión capsular
IIA	Invasión microscópica a través de la cápsula tumoral
IIB	Invasión macroscópica hacia el tejido adiposo circundante o ampliamente adherente a la pleura mediastinal o al pericardio, pero sin atravesarlos
III	Invasión macroscópica hacia órganos vecinos (p. ej., pericardio, grandes vasos o pulmón)
IVA	Amplia invasión de la pleura o el pericardio
IVB	Metástasis por vía linfática o hematógena hacia órganos distantes

    - Son frecuentes las áreas de cambio quístico y necrosis.
- El diagnóstico es difícil en el corte congelado.
- Se deben examinar con detenimiento todas las áreas quísticas para detectar focos tumorales.

Aspectos clínicos

Presentación

- Signos/síntomas más frecuentes:
    - Fuerte asociación con miastenia gravis:
        - Del 30% al 40% de los casos de timoma; infrecuente con el carcinoma tímico:
            - La timectomía disminuye los síntomas.
        - Trastornos autoinmunes de la unión neuromuscular:
            - Debilidad muscular.
    - Menor asociación con otros síndromes paraneoplásicos.
    - Si es invasivo, los síntomas se deben a la compresión de órganos adyacentes:
        - Dolor torácico.
        - Disnea.
        - Parálisis del nervio frénico.
- Otros signos/síntomas:
    - Inmunodeficiencia:
        - Hipogammaglobulinemia.
    - Enfermedad autoinmune multiorgánica.
- Puede ser asintomático:
    - Descubierto de manera incidental en imágenes torácicas.
- Pacientes en riesgo de segundos tumores primarios:
    - Del 17% al 28% después de una timectomía.

Historia natural y pronóstico

- El pronóstico depende del estadio de la enfermedad, la resecabilidad y el tipo histológico.
- Metástasis del carcinoma tímico:
    - Riñón.
    - Ganglios linfáticos.
    - Hígado.
    - Encéfalo.
    - Glándulas suprarrenales.
    - Glándula tiroides.
    - Huesos.
- Sobrevida a 5 años:
    - Estadio I: 94% al 100%.
    - Estadio II: 86% al 95%.
    - Estadio III: 56% al 69%.
    - Estadio IV: 11% al 50%.
- La invasión es el factor pronóstico más importante:
    - Se la determina mejor quirúrgicamente.
    - Puede ser adherente sin ser invasivo.

Tratamiento

- Estadio I: resección quirúrgica:
    - Seguir con TC/RM anualmente.
- Estadio II:
    - Márgenes negativos: considerara la radioterapia (RT) posoperatoria.
    - Enfermedad residual: RT adyuvante.
- Estadios III y IVA: potencialmente resecable:
    - El tratamiento multimodal puede incluir quimioterapia neoadyuvante y radiación adyuvante.
- Estadio IV:
    - Quimioterapia:
        - Si hay respuesta positiva, se puede realizar una resección quirúrgica.
    - Radioterapia.

Lista de verificación diagnóstica

Considerar

- Diagnóstico diferencial de un tumor del mediastino anterior:
    - Timoma, carcinoma tímico, hiperplasia tímica, linfoma, tiroides subesternal, tumor de células germinales.

Información útil para la interpretación de las imágenes

- Mayor captación de ^{18}F-FDG en carcinomas tímicos en comparación con los timomas.
- El carcinoma tímico tiene captación más heterogénea.
- El rebote tímico puede tener captación aumentada de ^{18}F-FDG.
- La PET/TC con ^{18}F-FDG puede identificar metástasis distantes y en ganglios linfáticos.
- El ^{18}F-FDG es particularmente útil para evaluar la presencia de recidiva.

Consejos para el informe

- El grado de captación de ^{18}F-FDG es importante, ya que esto puede significar características de bajo o alto riesgo.
- Mencionar la presencia de captación de ^{18}F-FDG homogénea o heterogénea.

Bibliografía

1. Kitami A, et al. The usefulness of positron-emission tomography findings in the management of anterior mediastinal tumors. Ann Thorac Cardiovasc Surg 2017; 23 (1): 26-30.
2. Segreto S, et al. Evaluation of metabolic response with ^{18}F-FDG PET/CT in patients with advanced or recurrent thymic epithelial tumors. Cancer Imaging 2017; 17 (1): 10.

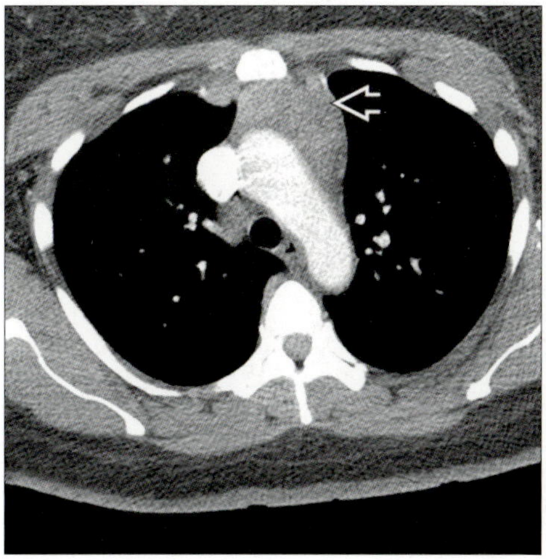
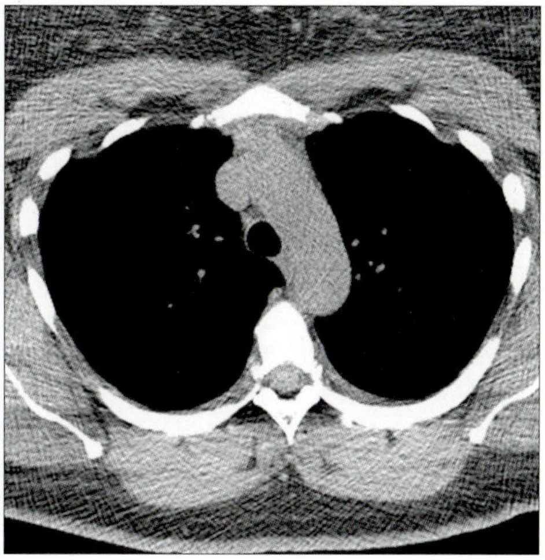

(Izquierda) TC axial con contraste que muestra un tumor del mediastino anterior bien definido (*flecha*) en un paciente que se presentó con enfermedad de Graves. Se puede observar hiperplasia tímica en asociación con la enfermedad de Graves. **(Derecha)** TC axial sin contraste en el mismo paciente después del tratamiento de la enfermedad de Graves con I-131. Se observa que el rebote tímico se ha resuelto.

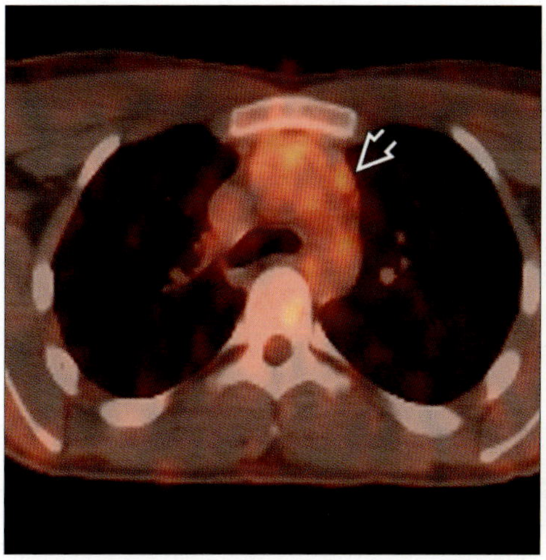
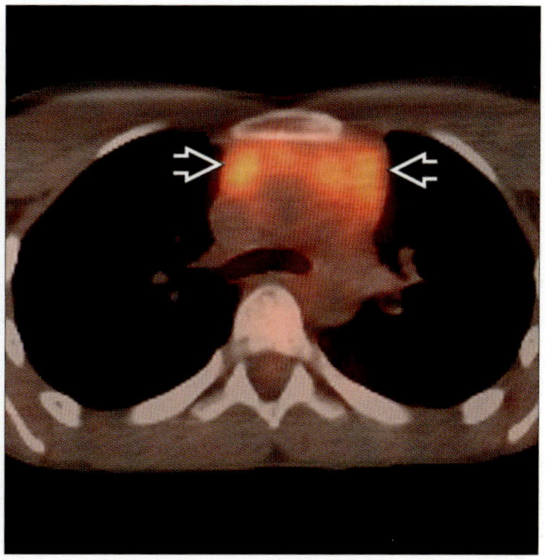

(Izquierda) PET/TC axial con ^{18}F-FDG que muestra leve rebote tímico con captación de ^{18}F-FDG de bajo nivel (*flecha*) después de la quimioterapia. **(Derecha)** PET/TC axial con ^{18}F-FDG que muestra captación de ^{18}F-FDG de alto grado en el mediastino anterior (*flechas*) en un niño de 14 años de edad después de la quimioterapia. Los hallazgos representan rebote tímico en este caso con captación difusamente aumentada respecto del *pool* sanguíneo de fondo.

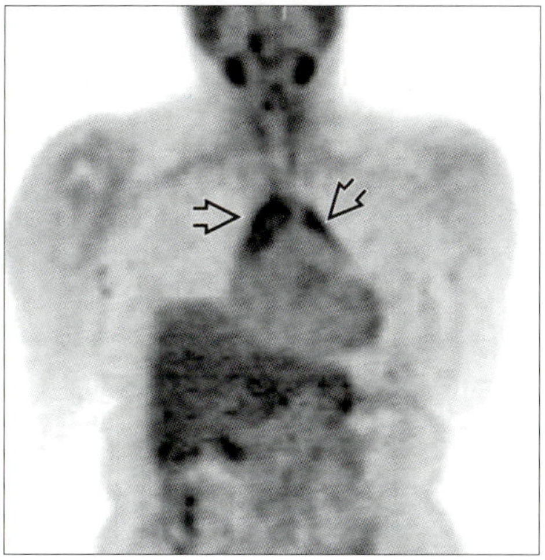
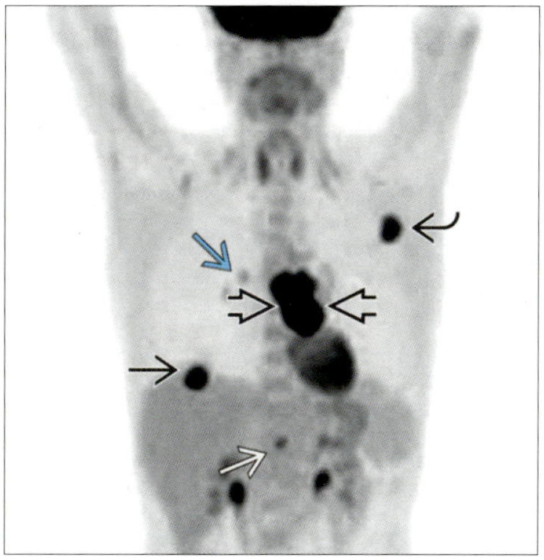

(Izquierda) PET coronal con ^{18}F-FDG en un paciente adulto que muestra rebote tímico (*flechas*) después de la quimioterapia. En los niños, el timo tiene una forma triangular, pero normalmente involuciona en la pubertad. **(Derecha)** PET coronal que muestra captación intensa de ^{18}F-FDG en el carcinoma tímico (*flechas negras abiertas*), así como metástasis axilar (*flecha negra curva*), pulmonar (*flecha negra*), hiliar (*flecha azul*) y abdominal (*flecha blanca*).

FACTORES CLAVE

Terminología

- Cáncer anaplásico de tiroides (CAT);
  - Infrecuente tumor sólido indiferenciado y muy agresivo que se origina a partir del epitelio folicular de la glándula tiroides.
  - A diferencia de muchos otros cánceres tiroideos no agresivos, el CAT tiene baja avidez por el yodo y típicamente no presenta captación en los estudios con yodo radiactivo.

Imágenes

- PET/TC con ^{18}F-FDG:
  - Modalidad de diagnóstico por imágenes de elección para la estadificación inicial y la evaluación de la respuesta al tratamiento.
  - En un estudio que incluyó dieciséis pacientes con CAT conocido, se observaron verdaderos positivos en todos los tumores primarios (sensibilidad del 100%) en los nueve pacientes con metástasis ganglionares conocidas y en cinco de ocho pacientes con metástasis pulmonares conocidas.
  - El tumor se aprecia como un foco hipermetabólico dentro y alrededor de la glándula tiroides, por lo general, con ganglios linfáticos locales y metástasis distantes hipermetabólicos.

Aspectos clínicos

- Signos/síntomas:
  - Tumor cervical de rápida expansión.
  - Dolor cervical.
  - Disfagia.
  - Disnea.
  - Ronquera.
  - Linfadenopatía cervical.
- Otros signos/síntomas:
  - Síndrome de Horner.
  - Accidente cerebrovascular (diseminación local hacia las carótidas).
- Demografía, epidemiología y pronóstico:
  - La edad promedio al momento del diagnóstico es a los 65 años.
  - Infrecuente; representa del 1% al 3% de todos los cánceres tiroideos.
  - Se observa presentación concomitante con carcinoma diferenciado de tiroides en un tercio de los pacientes.
  - Típicamente, el tiempo promedio de sobrevida es < 6 meses.

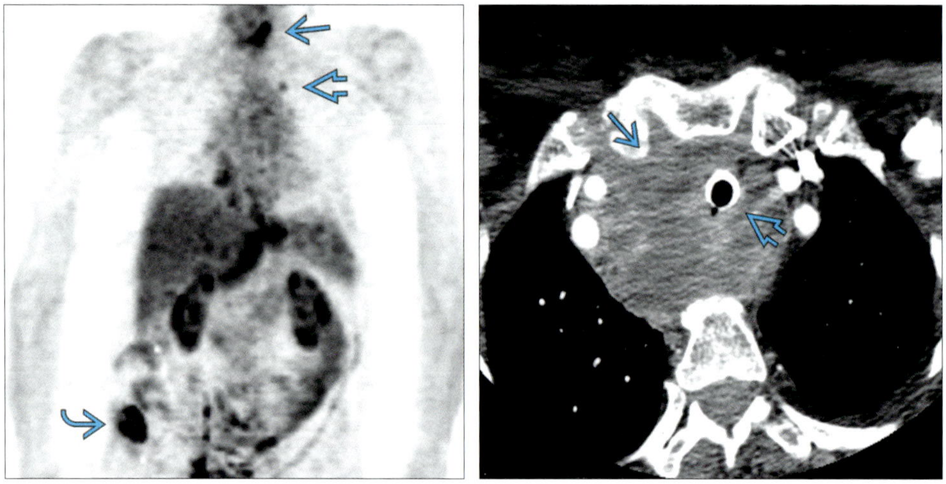

(Izquierda) MIP de PET con ^{18}F-FDG en un paciente con cáncer anaplásico de tiroides que muestra tumor residual en el lecho izquierdo de la tiroides (*flecha azul*), una metástasis pulmonar (*flecha abierta*) y una metástasis en el ala ilíaca derecha (*flecha curva*). Si bien todos los cánceres anaplásicos de tiroides son estadio IV al momento del diagnóstico, el estadio de este paciente es el más avanzado (IVc). **(Derecha)** En un paciente con cáncer anaplásico de tiroides, TC axial con contraste que muestra un tumor heterogéneo de gran tamaño (*flecha azul*). Frecuentemente, los pacientes requieren traqueostomía (*flecha abierta*) debido a la compresión de la tráquea por parte del tumor primario o debido a complicaciones de la radioterapia de haz externo.

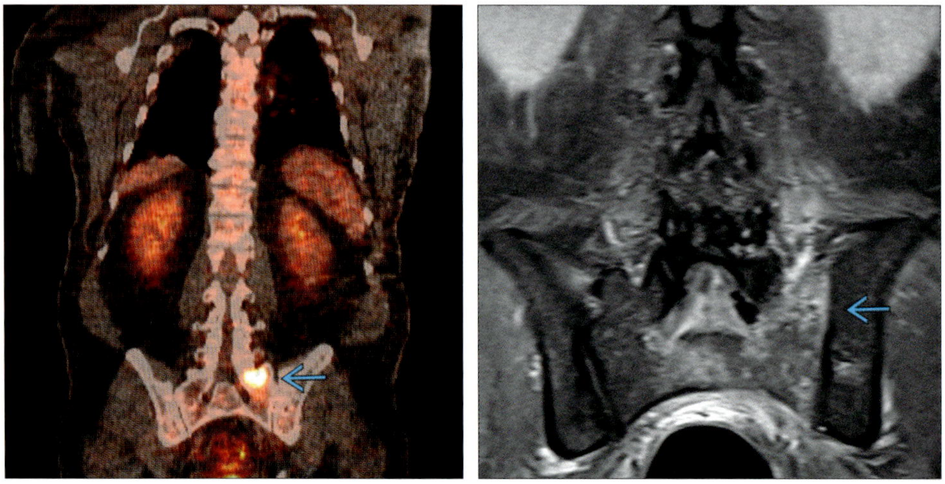

(Izquierda) PET/TC coronal con ^{18}F-FDG en un paciente con cáncer anaplásico de tiroides. Se observa una metástasis hipermetabólica en el sacro (*flecha*). **(Derecha)** En el mismo paciente, RM coronal en T1 C+ FS que muestra la metástasis geográfica heterogénea y con hiperrealce (*flecha*) en el sacro.

Terminología

Consideraciones

- Cáncer anaplásico de tiroides (CAT):
  - Infrecuente tumor sólido indiferenciado y muy agresivo que se origina a partir del epitelio folicular de la glándula tiroides.
  - A diferencia de muchos otros cánceres de tiroides no agresivos, el CAT tiene baja avidez por el yodo y típicamente no presenta captación en los estudios con yodo radiactivo.

Imágenes

PET/TC con ^{18}F-FDG

- Modalidad de diagnóstico por imágenes de elección para la estadificación inicial y la evaluación de la respuesta al tratamiento.
- En un estudio que incluyó dieciséis pacientes con CAT conocido, se observaron verdaderos positivos en todos los tumores primarios (sensibilidad del 100%) en los nueve pacientes con metástasis ganglionares conocidas y cinco de ocho pacientes con metástasis pulmonares conocidas.
- El tumor se aprecia como un foco hipermetabólico dentro y alrededor de la glándula tiroides, por lo general, con ganglios linfáticos locales y metástasis distantes hipermetabólicos.

TC

- Típicamente, se aprecia como un tumor de gran tamaño, con infiltración local y baja atenuación, con necrosis (74%), calcificaciones (58%) y ganglios linfáticos aumentados de tamaño y, a veces, necróticos.
- Útil para determinar la extensión de la enfermedad local, la presencia de metástasis en sitios distantes y la planificación quirúrgica.

RM

- Por lo general, se aprecia como un tumor heterogéneo infiltrante con áreas de necrosis y hemorragia.
- Típicamente, es isodenso respecto del tejido tiroideo en T1 e hiperintenso en T2; presenta realce irregular con el contraste; puede ser difícil distinguirlo de otros tumores tiroideos malignos.
- Útil para determinar la extensión de la enfermedad local, la presencia de metástasis distantes y la planificación quirúrgica.
- El contraste con gadolinio no afecta la captación de yodo por parte de la glándula tiroides, lo cual es una ventaja respecto del contraste yodado.

Ecografía

- Por lo general, las características del CAT no son muy diferentes de las de otros cánceres tiroideos menos agresivos.
- Típicamente, muestra hipoecogenicidad, márgenes irregulares, linfadenopatía y microcalcificaciones.
- Puede ser útil para el diagnóstico mediante punción aspiración con aguja fina (PAAF) y biopsia central guiadas por ecografía.

Diagnóstico diferencial

Carcinoma medular

- Por lo general, en la RM es mejor definido que el CAT, pero se sabe que tiene márgenes irregulares; presenta realce difuso.
- La mayoría de los casos son esporádicos, pero también se asocia a neoplasia endocrina múltiple tipo IIa y IIb.
- Los pacientes pueden tener niveles elevados de calcitonina y de antígeno carcinoembrionario (CEA) en sangre.

Linfoma tiroideo

- Con frecuencia, los pacientes tienen antecedentes de tiroiditis de Hashimoto.
- Típicamente, en la RM con contraste presenta menos realce que otras enfermedades malignas tiroideas sólidas.

Metástasis tiroideas

- Infrecuentes; la mayoría de las metástasis se presentan en los polos inferiores de la glándula.
- Por lo general, derivan de diseminación hematógena (carcinoma de células renales, carcinoma pulmonar, melanoma, carcinoma mamario, carcinoma de colon).

Carcinoma folicular

- No presenta invasión local.
- Avidez elevada por el yodo; detectado en estudios con yodo radiactivo.
- El compromiso de ganglios linfáticos es infrecuente debido principalmente a su diseminación hematógena.

Carcinoma papilar

- Demografía de pacientes más jóvenes.
- Márgenes bien definidos dentro de la glándula tiroides, que puede ser único o multifocal.
- Elevada avidez por el yodo; detectado en estudios con yodo radiactivo.

Patología

Características generales

- Se piensa que se origina a partir de un cáncer diferenciado de tiroides originado en células foliculares; hay patrones que exhiben comportamiento desdiferenciado:
  - Células gigantes.
  - Actividad mitótica extensa.
  - Necrosis con células inflamatorias circundantes.
- La histopatología y la citopatología son útiles para el diagnóstico, pero no contribuyen al pronóstico de la enfermedad.

Estadificación, grado y clasificación

- Todos los CAT se clasifican como T4 al momento del diagnóstico:
  - T4a: el tumor no se extiende fuera de la cápsula tiroidea (extirpable quirúrgicamente).
  - T4b: el tumor se extiende fuera de la cápsula tiroidea (por lo general, no son candidatos quirúrgicos).
  - T4c: el tumor se extiende o no fuera de la cápsula tiroidea; evidencia de metástasis distantes (no son candidatos quirúrgicos).

Aspectos clínicos

Tratamiento

- Multimodal, incluyendo resección quirúrgica local, quimioterapia y radioterapia.

Lista de verificación diagnóstica

Consejos para el informe

- Considerar la exploración de sitios de metástasis frecuentes mediante PET/TC con ^{18}F-FDG (pulmones 78%, ganglios linfáticos torácicos 58%, ganglios linfáticos cervicales 51%, pleura 29%, glándulas suprarrenales 24%, hígado 20%, encéfalo 18%, etc.).

Bibliografía

1. Suh HJ, et al. Anaplastic thyroid cancer: ultrasonographic findings and the role of ultrasonography-guided fine needle aspiration biopsy. Yonsei Med J 2013; 54 (6): 1400-6.
2. Mosci C, et al. PET/CT imaging of thyroid cancer. Clin Nucl Med 2011; 36 (12): e180-5.
3. Poisson T, et al. 18F-fluorodeoxyglucose positron emission tomography and computed tomography in anaplastic thyroid cancer. Eur J Nucl Med Mol Imaging 2010; 37 (12): 2277-85.

FACTORES CLAVE

Imágenes

- PET/TC con ^{18}F-FDG:
  - Útil para los cánceres tiroideos sin avidez por el yodo radiactivo:
    - Cáncer papilar y folicular de tiroides desdiferenciado.
    - Cáncer anaplásico de tiroides.
    - Cáncer medular de tiroides.
  - El paciente necesita un valor de tirotrofina (TSH) elevado para lograr la mayor sensibilidad por parte de la PET/TC con ^{18}F-FDG:
    - Suspender medicación con hormonas tiroideas durante 3 semanas: objetivo de TSH > 30 mU/L.
    - Estimulación de la glándula tiroides: TSH humana recombinante, 0,9 mg por vía IM durante 2 días consecutivos.

Patología

- Riesgo de recidiva:
  - Bajo: cáncer tiroideo diferenciado (CTD) intratiroideo menos de cinco metástasis en ganglios linfáticos (GL) (< 0,2 cm).
  - Intermedio: histología agresiva, mínima extensión extratiroidea o invasión vascular o más de cinco ganglios linfáticos comprometidos (0,2 a 3,0 cm).
  - Alto: extensión extratiroidea extensa, resección tumoral incompleta, metástasis distantes o ganglio linfático > 3 cm.

Aspectos clínicos

- Tamizaje con ecografía y niveles de tiroglobulina sérica para la recidiva del cáncer tiroideo:
  - Estudio de cuerpo entero con yodo radiactivo si hay alta sospecha clínica de recidiva.
  - Si el estudio de cuerpo entero con yodo radiactivo es negativo a pesar de valores elevados de tiroglobulina, se recomienda la PET/TC con ^{18}F-FDG.
  - Las metástasis pulmonares < 1 cm pueden no detectarse en la PET/TC con ^{18}F-FDG.
- Progresión de la enfermedad a pesar del tratamiento con yodo radiactivo:
  - Considerar la PET/TC con ^{18}F-FDG, la RM encefálica, la TC de cuello con contraste y la TC torácica de alta resolución.

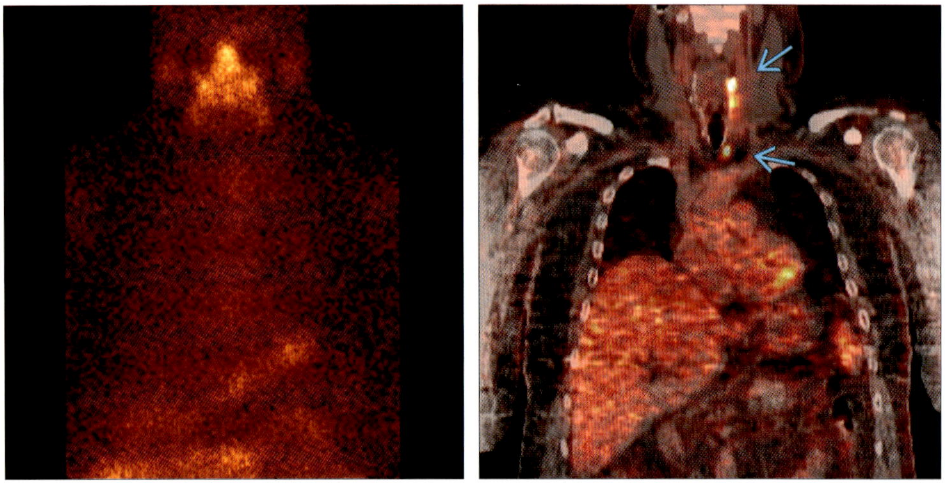

(Izquierda) Centellograma coronal de cuerpo entero con I-123 para detectar cáncer de tiroides. No se encuentran anomalías en el lecho tiroideo, el cuello o el tórax. **(Derecha)** En el mismo paciente, PET/TC coronal con ^{18}F-FDG que muestra captación en la enfermedad sin avidez por yodo radiactivo en la cara izquierda del cuello (*flechas*).

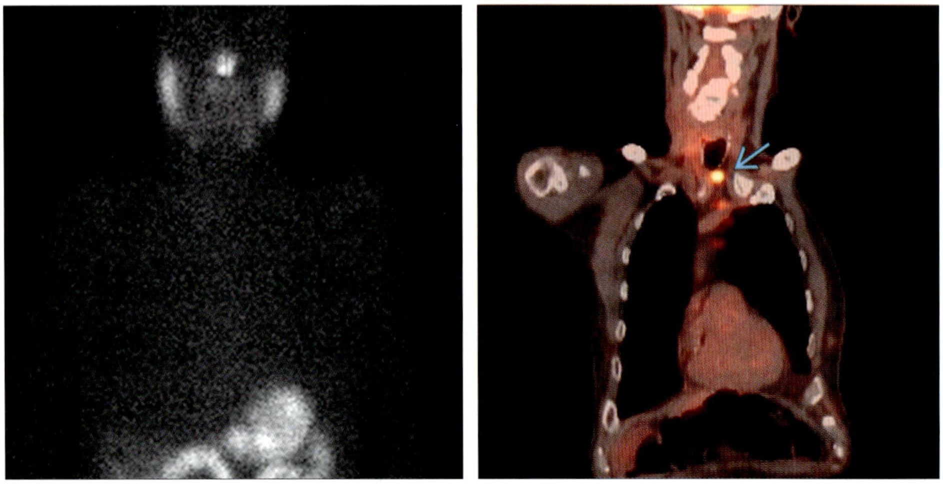

(Izquierda) Centellograma anterior de cuerpo entero con I-123 para detectar cáncer de tiroides en un paciente con niveles elevados de tiroglobulina que muestra ausencia de actividad anormal en el lecho tiroideo, los pulmones y los huesos. **(Derecha)** PET/TC coronal con ^{18}F-FDG en el mismo paciente. Se observa tejido blando hipermetabólico en el lecho tiroideo (*flecha*), compatible con metástasis derivadas de un cáncer tiroideo sin avidez por yodo radiactivo.

Terminología

Definiciones

- Cáncer papilar de tiroides:
  - Papilas con células neoplásicas alrededor del tallo fibrovascular:
    - Típicamente no encapsulado.
- Cáncer folicular de tiroides:
  - Por lo general, células foliculares unifocales con extensión fuera de la cápsula e invasión vascular:
    - Variante de células de Hurtle: se considera que tiene peor pronóstico que el folicular; escasa avidez por el yodo radiactivo.
    - Variante insular: folicular poco diferenciado; frecuentemente invasivo con metástasis regionales/distantes.

Imágenes

Hallazgos en PET/TC con ^{18}F-FDG

- Captación del análogo radiactivo de la glucosa en el tejido tiroideo a través del transportador GLUT1.
- En los carcinomas tiroideos, se ha encontrado expresión aumentada de GLUT1, por lo que la captación aumentada del trazador sugiere la presencia de carcinoma.
- Hay escasa información que sugiera que deba ser parte de los estudios diagnósticos iniciales en aquellas personas con PAAF indeterminada o no diagnóstica.
- Se lo puede utilizar para evaluar pacientes con tumores que han perdido la avidez por el yodo radiactivo y tienen niveles elevados de tiroglobulina (> 10 ng/mL).
  - Los estudios sugieren que puede detectar enfermedad metastásica en el 70% de estos pacientes.
  - La sensibilidad de la PET/TC con ^{18}F-FDG aumenta cuando hay niveles elevados de TSH (suspensión de hormonas tiroideas o estimulación previa con Thyrogen®).
  - Los tumores negativos para yodo radiactivo y positivos para ^{18}F-FDG se asocian con un pronóstico menos favorable.

Diagnóstico diferencial

Cáncer papilar de tiroides

- Los indicadores de mal pronóstico incluyen tumores mayores de 1,5 cm y diseminación extracapsular, edad superior a 45 años.
- El compromiso de ganglios linfáticos (GL) es frecuente.
- Con mayor frecuencia se disemina a través de vías linfáticas hacia los pulmones (también hacia los huesos).
- Habitualmente, tiene avidez por el yodo radiactivo:
  - La pérdida de avidez por el yodo radiactivo se produce con la desdiferenciación del tumor.

Cáncer folicular de tiroides

- El compromiso de GL es menos frecuente que en el cáncer papilar de tiroides.
- Con mayor frecuencia, se disemina por vía hematógena hacia el hueso.
- Tres veces más frecuente en mujeres.
- Habitualmente, presenta avidez por el yodo radiactivo.
  - La pérdida de avidez por el yodo radiactivo se produce con la desdiferenciación del tumor.

Cáncer medular de tiroides

- Tumor neuroendocrino originado en células parafoliculares/C.
- Frecuentemente, se lo encuentra con tumores concomitantes cervicales, encefálicos o abdominales.
- Cirugía para el tumor primario, radioterapia de haz externo.
  - No presenta avidez por el yodo radiactivo:
- Se puede estudiar mediante PET/TC con ^{18}F-FDG o Ga-68 dotapéptido.

Cáncer anaplásico de tiroides

- Tumor indiferenciado del epitelio folicular tiroideo.
- Típicamente, al momento de la presentación es avanzado con invasión de tejidos blandos.
- Cirugía paliativa, radioterapia de haz externo:
  - No presenta avidez por el yodo radiactivo (tumor desdiferenciado).
- Evolución clínica rápida con mortalidad específica de enfermedad de ~ 100%.

Patología

Características generales

- Factores de riesgo:
  - Exposición a radiación.
  - Antecedentes familiares de trastornos tiroideos.
  - Edad mayor de 20 o menor de 50 años.
  - Sexo masculino.
- Los estudios de autopsias indican que el 60% de los estadounidenses tienen nódulos tiroideos.
- Tasa de malignidad del 5% al 15% para cada nódulo tiroideo.
- Tasa de metástasis distantes < 10%.
- El 25% de las recidivas/metástasis no presentan avidez por el yodo no radiactivo:
  - Se requieren otras modalidades de diagnóstico por imágenes, tales como PET/TC con ^{18}F-FDG, RM de encéfalo, TC de cuello con contraste, TC de tórax.

Estadificación, grado y clasificación

- Clasificación tumor-ganglios (N)-metástasis:
  - Tumor primario (T):
    - T1: tamaño tumoral ≤ 2 cm.
    - T2: tamaño tumoral de 2 a 4 cm.
    - T3: tamaño tumoral > 4 cm, sin diseminación fuera de la glándula tiroides.
    - T4a: tumor de cualquier tamaño que se extiende más allá de la cápsula tiroidea hasta invadir estructuras adyacentes.
    - T4b: el tumor invade la fascia prevertebral o encierra la arteria carótida o vasos mediastinales.
  - GL regionales (N):
    - N0: ausencia de diseminación linfática.
    - N1a: metástasis en el nivel VI (GL pretraqueales, paratraqueales y prelaríngeos/delfianos).
    - N1b: metástasis en GL unilaterales, bilaterales o contralaterales cervicales (niveles I a V), retrofaríngeos o mediastinales superiores (nivel VII).
  - Metástasis distantes (M):
    - M0: ausencia de metástasis distantes.
    - M1: metástasis distantes.
- Riesgo de recidiva:
  - Bajo:
    - CTD intratiroideo menos de cinco micrometástasis en GL (< 0,2 cm).
  - Intermedio:
    - Histología agresiva, mínima extensión extratiroidea o invasión vascular o más de cinco GL comprometidos (0,2 cm a 3,0 cm).
  - Alto:
    - Extensión extratiroidea extensa, resección tumoral incompleta, metástasis distantes o GL > 3 cm.

Agrupaciones por estadio del cáncer papilar y folicular de tiroides

Estadio	TNM
< 45 años de edad al momento del diagnóstico	
Estadio 1	Cualquier T, cualquier N, M0
Estadio 2	Cualquier T, cualquier N, M1
> 45 años de edad al momento del diagnóstico	
Estadio 1	T1 N0 M0
Estadio 2	T2 N0 M0
Estadio 3	T3 N0 M0 o T1-T3 N1a M0
Estadio 4a	T4a, cualquier N, M0 o T1-T3, N1b M0
Estadio 4b	T4b, cualquier N, M0
Estadio 4c	Cualquier T, cualquier N, M1

Aspectos clínicos

Presentación

- Signos/síntomas más frecuentes:
  - Nódulo tiroideo solitario indoloro de lento crecimiento (50% de los casos se presentan con ronquera debido a invasión local).
  - En presencia de enfermedad avanzada, el estudio puede mostrar un tumor duro y fijo; dolor; linfadenopatía; paresia de cuerdas vocales.

Demografía

- Epidemiología:
  - En Estados Unidos, ~ 62 980 casos nuevos de cáncer de tiroides y ~ 1890 muertes por cáncer de tiroides cada año.

Historia natural y pronóstico

- Sobrevida a 5 años:
  - Cáncer papilar de tiroides: 95%.
  - Cáncer folicular de tiroides: 70% al 85%.
  - Carcinoma de células de Hurtle: 50%.

Tratamiento

- La American Thyroid Association (ATA) recomienda realizar una ecografía en el lóbulo y en los GL cervicales contralaterales para todos los pacientes sometidos a tiroidectomía secundaria a hallazgos citológicos de malignidad en la biopsia:
  - Macrometástasis en GL cervicales en el 20% al 50% de los casos, con micrometástasis cercanas el 90%.
  - La ecografía puede identificar adenopatía cervical sospechosa en el 20% al 31% de los casos; sin embargo, identifica solo la mitad de los GL encontrados en la cirugía debido a la tiroides suprayacente.
- Tiroidectomía total ± linfadenectomía para la enfermedad ganglionar clínica.
- Yodo radiactivo posoperatorio, según las características del tumor primario/estudio de cuerpo entero con yodo radiactivo, habitualmente según las guías de la ATA.
- Supresión prolongada con hormonas tiroideas; objetivos iniciales de TSH:
  - Riesgo bajo: TSH de 0,5 mU/L a 2,0 mU/L.
  - Riesgo intermedio: TSH de 0,1 mU/L a 0,5 mU/L.
  - Riesgo alto: TSH < 0,1 mU/L.
- Tamizaje con ecografía más niveles de tiroglobulina sérica para detectar recidiva:
  - Estudio de cuerpo entero con yodo radiactivo si la sospecha clínica de recidiva es alta.
  - Si el estudio de cuerpo entero con yodo radiactivo es negativo a pesar de valores elevados de tiroglobulina, se recomienda la PET/TC con ^{18}F-FDG.
- Progresión de la enfermedad a pesar del yodo radiactivo:
  - PET/TC con ^{18}F-FDG, RM de encéfalo, TC de cuello con contraste, TC torácica de alta resolución.
  - Las opciones incluyen ablación de GL con etanol, cirugía, radiación con haz externo, tratamiento sistémico con inhibidores de la tirosina quinasa, quimioterapia citotóxica.

Lista de verificación diagnóstica

Considerar

- La PET/TC con ^{18}F-FDG es útil para los cánceres tiroideos sin avidez por yodo radiactivo:
  - Cánceres papilares y foliculares de tiroides desdiferenciados.
  - Cáncer anaplásico de tiroides.
  - Cáncer medular de tiroides.

Información útil para la interpretación de las imágenes

- Se puede apreciar el timo normal en los estudios previos y posteriores al tratamiento.
- Se debe distinguir entre linfadenopatía y captación asimétrica de las glándulas salivales (p. ej., cirugía/radiación de haz externo previas de las glándulas salivales, daño por yodo radiactivo).
- Las metástasis pulmonares menores de 1 cm pueden no detectarse en la PET/TC con ^{18}F-FDG:
  - Puede ser necesaria una TC pulmonar de alta resolución.

Bibliografía

1. Basu S, et al. Designing and developing PET/based precision model in thyroid carcinoma: The potential avenues for a personalized clinical care. PET Clin 2017; 12 (1): 27-37.
2. Kwon SY, et al. Prognostic value of preoperative ^{18}F-FDG PET/CT in papillary thyroid cancer patients with a high metastatic lymph node ratio: a multicenter retrospective cohort study. Nucl Med Commun 2017; 38 (5): 402-6.
3. Haugen BR, et al. 2015 American Thyroid Association Management Guidelines for Adult Patients with Thyroid Nodules and Differentiated Thyroid Cancer: The American Thyroid Association Guidelines Task Force on Thyroid Nodules and Differentiated Thyroid Cancer. Thyroid 2016; 26 (1): 1-133.
4. Hempel JM, et al. Impact of combined FDG-PET/CT and MRI on the detection of local recurrence and nodal metastases in thyroid cancer. Cancer Imaging 2016; 16 (1): 37.

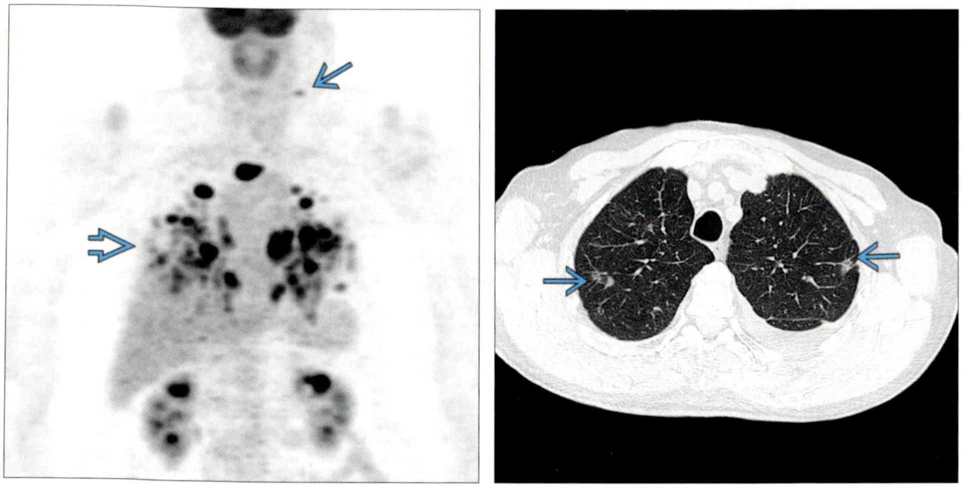

(Izquierda) MIP anterior de PET con ^{18}F-FDG que muestra linfadenopatía cervical izquierda (*flecha azul*) e incontables metástasis pulmonares bilaterales (*flecha abierta*). **(Derecha)** TC axial que revela múltiples focos de metástasis de un cáncer papilar de tiroides (*flechas*) que no eran evidentes en el estudio con yodo radiactivo. La TC y la PET con ^{18}F-FDG son más sensibles para detectar metástasis pulmonares menores de 1 cm debido a la mayor resolución en comparación con el estudio con yodo radiactivo.

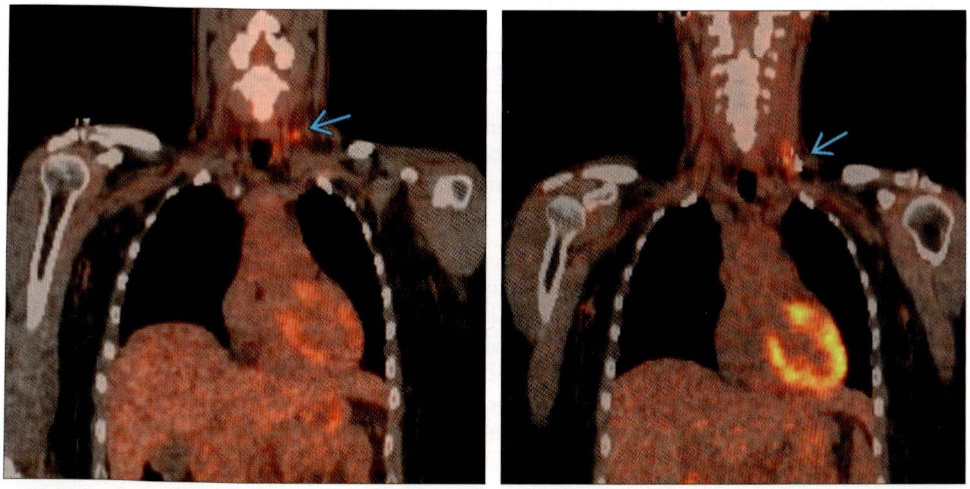

(Izquierda) PET/TC coronal con ^{18}F-FDG que muestra linfadenopatía metastásica (*flecha*) en un paciente con cáncer papilar de tiroides sin avidez por el yodo radiactivo. **(Derecha)** En el mismo paciente, PET/TC coronal con ^{18}F-FDG que muestra cambios posquirúrgicos después de la linfadenectomía (*flecha*). Se utiliza resección quirúrgica, radioterapia de haz externo e inhibidores de la tirosina quinasa para tratar el cáncer tiroideo sin avidez por el yodo no radiactivo.

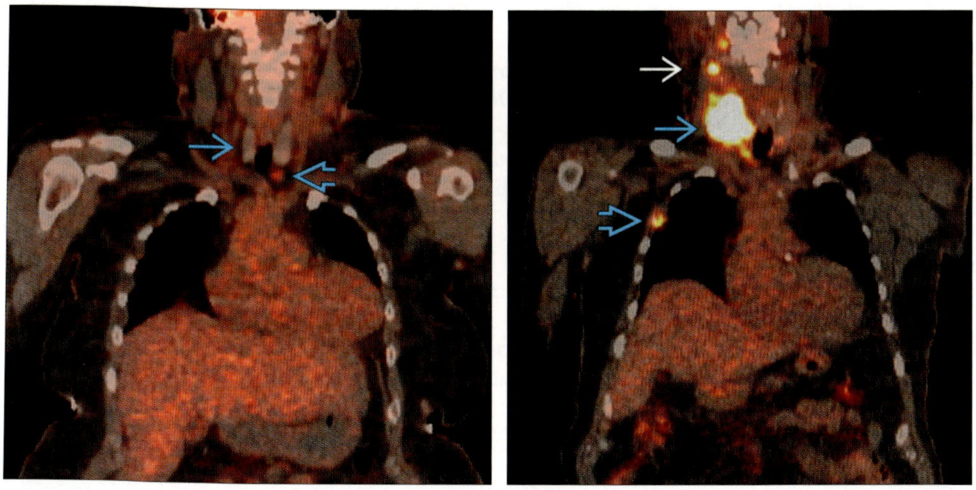

(Izquierda) PET/TC coronal con ^{18}F-FDG en un paciente con una glándula tiroides intacta (*flecha azul*). Se observa linfadenopatía hipermetabólica (*flecha abierta*), que, en la biopsia, mostró ser una metástasis de un cáncer papilar de tiroides. **(Derecha)** PET/TC coronal con ^{18}F-FDG que muestra captación en un cáncer anaplásico de tiroides (*flecha azul*) con linfadenopatía (*flecha blanca*) y una metástasis costal (*flecha azul abierta*). El cáncer anaplásico de tiroides no tiene avidez por el yodo radiactivo y muestra captación elevada en la PET/TC con ^{18}F-FDG.

FACTORES CLAVE

Imágenes

- PET/TC con ^{18}F-FDG para la estadificación inicial:
  - Captación focal de ^{18}F-FDG en ganglios linfáticos (GL) ± aumento de tamaño y compromiso de tejidos/órganos extraganglionares:
    - La diseminación hematógena del linfoma no Hodgkin (LNH) es impredecible en comparación con la diseminación contigua del LH.
  - Se deben informar los hallazgos pertinentes para los criterios modificados de la estadificación de Ann Arbor (p. ej., enfermedad por encima o por debajo del diafragma).
    - Hacer hincapié en la diferenciación entre enfermedad en estadio limitado frente a avanzado para la orientación del tratamiento.
- PET/TC con ^{18}F-FDG intermedio o al final del tratamiento:
  - Se deben informar los hallazgos de acuerdo con los criterios de Deauville (escala de 5 puntos):
    - Puntuaciones de 1 y 2: respuesta metabólica completa (RMC).
    - Puntuación de 3: probable RMC.
    - Puntuaciones de 4 y 5: enfermedad residual.
    - Puntuación de 5 sin disminución de la captación o nueva enfermedad con avidez por FDG = fracaso del tratamiento.

Lista de verificación diagnóstica

- Es crucial conocer el sistema de estadificación inicial y los criterios de Deauville para lograr un informe de calidad de las imágenes.
- La PET/TC con ^{18}F-FDG detecta de manera fidedigna la enfermedad agresiva de alto grado, pero es menos sensible para el linfoma asintomático.
  - Si se teme una transformación agresiva de una enfermedad asintomática, la PET/TC con ^{18}F-FDG puede ser útil.
- La PET/TC con ^{18}F-FDG para la estadificación se debe realizar antes del inicio del tratamiento:
  - Incluso una dosis de quimiorradioterapia puede disminuir la sensibilidad.
- Es importante respetar el período postratamiento recomendado para el estudio para evitar la interpretación errónea de una captación no neoplásica de ^{18}F-FDG relacionada al tratamiento:
  - De 6 a 8 semanas después de la quimioterapia o la cirugía.
  - De 8 a 12 semanas después de la radioterapia.
  - De 2 a 4 semanas después de la administración de G-CSF o eritropoyetina.

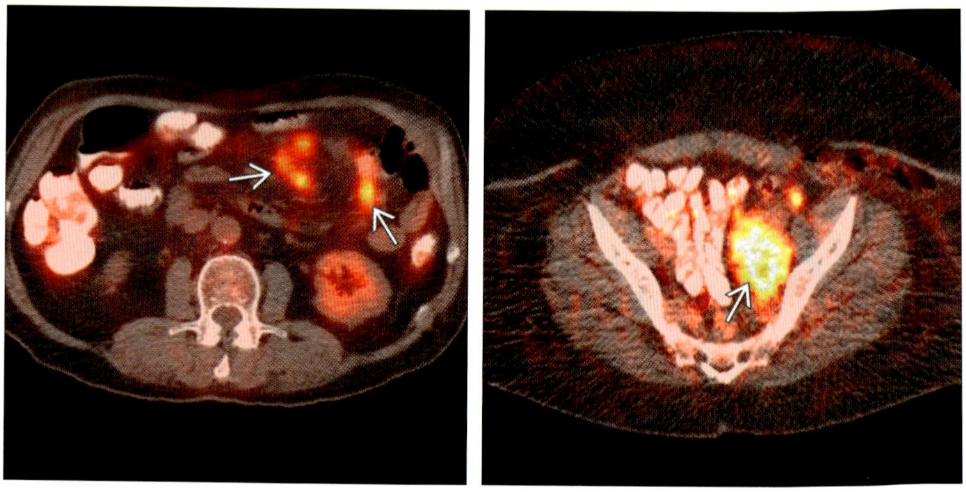

(Izquierda) PET/TC axial con ^{18}F-FDG que muestra linfadenopatía hipermetabólica en el mesenterio yeyunal (*flechas*), con áreas de adherencias mal definidas o "mesenterio empañado" en un linfoma no Hodgkin (LNH). **(Derecha)** PET/TC axial con ^{18}F-FDG en un paciente con linfoma difuso de células B grandes (DLBCL) que muestra un conglomerado ganglionar hipermetabólico de gran tamaño en la hemipelvis izquierda (*flecha*). Nótese que en el LNH existe compromiso ovárico y testicular, aunque es infrecuente.

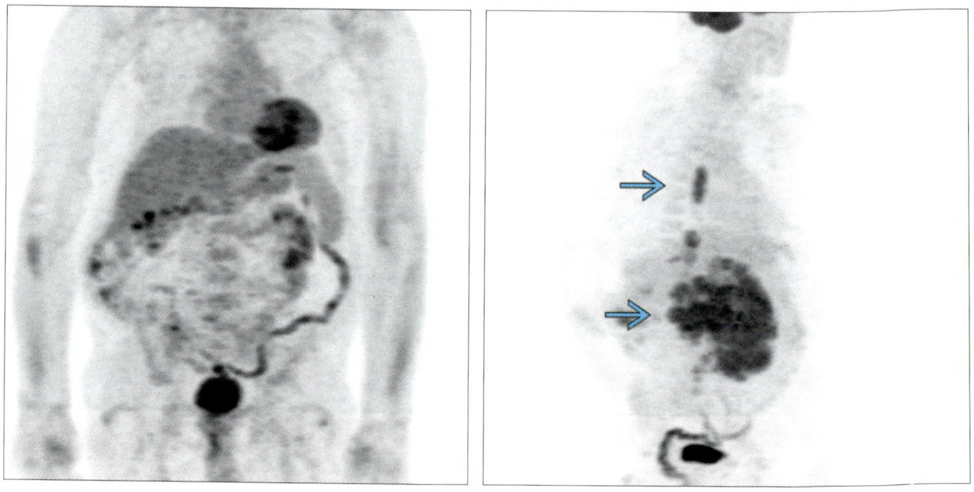

(Izquierda) MIP de PET/TC con ^{18}F-FDG que muestra una captación anormal en un paciente después de la quimioterapia por un LNH. Este es un ejemplo de puntaje 1 en el índice de Deauville. **(Derecha)** En el mismo paciente, MIP de PET/TC con ^{18}F-FDG de seguimiento que muestra desarrollo de linfadenopatía hipermetabólica (*flechas*), compatible con puntaje 5 del índice de Deauville.

Terminología

Definiciones

- Linfoma no Hodgkin (LNH):
  - Categoría amplia de enfermedades malignas de células T y B con rango de enfermedad variable.
  - La diseminación hematógena del LNH es impredecible en comparación con la diseminación contigua del LH.
  - Aproximadamente la mitad se presenta con enfermedad ganglionar y extraganglionar mixta y aproximadamente un cuarto se presenta con enfermedad extraganglionar aislada.
  - Cuando la enfermedad es principalmente ganglionar o mixta, por lo general, el compromiso extraganglionar se observa en determinados sitios: bazo, hígado, riñones, pulmones, huesos y médula ósea.
  - La enfermedad extraganglionar aislada tiene un rango diferente de sitios extraganglionares: tracto GI, sistema genitourinario (GU) (incluidos los ovarios y los testículos), glándula tiroides, huesos, encéfalo, hígado, mamas, piel, timo, senos nasales, anillo de Waldeyer y SNC.

Imágenes

Hallazgos en PET/TC con ^{18}F-FDG

- Se prefiere la TC sin contraste de dosis baja para la estadificación del LNH con avidez por ^{18}F-FDG:
  - Mejor pista diagnóstica: ganglios linfáticos (GL) con avidez por ^{18}F-FDG ± aumento de tamaño y compromiso de tejidos/órganos extraganglionares.
  - El LNH agresivo tiene avidez por ^{18}F-FDG y se detecta de manera fidedigna en la PET/TC.
  - Menos sensible para el linfoma asintomático, el cual se debe estadificar mediante TC con contraste.
  - Sensibilidad aumentada para la transformación agresiva de un linfoma asintomático:
    - Transformación de Richter: transformación de un linfoma linfocítico crónico de crecimiento lento en un linfoma difuso y agresivo de células B grandes.
- PET/TC con ^{18}F-FDG para la estadificación inicial: se deben informar los hallazgos pertinentes para la estadificación de enfermedad local o avanzada (criterios modificados de la estadificación de Ann Arbor):
  - ↑ captación en tejido ganglionar o extraganglionar respecto del fondo.
  - El *pool* sanguíneo mediastinal es la referencia de la actividad de fondo en las imágenes con corrección por atenuación.
  - "Mesenterio empañado": adherencias mesentéricas frecuentemente asociadas a LNH ± GL mesentéricos aumentados de tamaño:
    - Observado después de la quimiorradioterapia y limitado al mesenterio que contiene los GL comprometidos (frente a causas sistémicas de adherencias mesentéricas)
- Estudio intermedio o postratamiento: informar los criterios de Deauville:
  - Clasifica, según el SUV, la captación más intensa en el sitio inicial de enfermedad en la PET/TC con ^{18}F-FDG intermedio o al final del tratamiento:
    - 1: ausencia de captación.
    - 2: captación ≤ *pool* sanguíneo mediastinal.
    - 3: captación > *pool* sanguíneo mediastinal, pero ≤ hígado.
    - 4: captación moderadamente mayor que el hígado.
    - 5: captación marcadamente mayor que el hígado.
    - X: nuevas áreas de captación probablemente no relacionadas al linfoma.
  - Puntuación de 1 y 2: respuesta metabólica completa (RMC).
  - Puntuación de 3: probable RMC:
    - En algunos ensayos clínicos se la considera respuesta inadecuada para evitar el tratamiento insuficiente.
  - Puntuación de 4 o 5: enfermedad hipermetabólica residual.
  - Todavía no está bien definido cómo diferenciar "moderado" de "marcado", pero las sugerencias incluyen lo siguiente:
    - Moderado: captación > SUVmáx del hígado normal.
    - Marcada: captación dos a tres veces > SUVmáx del hígado normal.
  - Puntuación de 5 sin disminución de la captación o nueva enfermedad con avidez por FDG = fracaso del tratamiento.
  - En el informe incluir el SUV máximo del *pool* sanguíneo mediastinal y del hígado y la puntuación de Deauville.
- Recomendaciones para el protocolo:
  - PET/TC con ^{18}F-FDG para la estadificación inicial antes de administrar cualquier tratamiento: 1 dosis de quimioterapia puede ↓ captación de ^{18}F-FDG.
  - Es importante respetar el período postratamiento recomendado para el estudio para evitar la interpretación errónea de una captación no neoplásica de ^{18}F-FDG relacionada al tratamiento:
    - De 6 a 8 semanas después de la quimioterapia o la cirugía.
    - De 8 a 12 semanas después de la radioterapia.
    - De 2 a 4 semanas después de la administración de G-CSF o eritropoyetina.
  - Minimizar la captación muscular de la grasa parda:
    - Se puede realizar un pretratamiento con dosis bajas de propranolol o diazepam.
    - Mantener al paciente en un ambiente cálido y en reposo antes y durante el intervalo de captación del estudio.
- Las dificultades para interpretar la PET/TC con ^{18}F-FDG, por lo general, se deben a hallazgos falsos positivos (captación no neoplásica de ^{18}F-FDG), habitualmente en las imágenes postratamiento:
  - Captación de ^{18}F-FDG de bajo nivel en el timo aumentado de tamaño con rebote tímico postratamiento.
  - Captación difusa en la médula ósea relacionada a la administración de factor de crecimiento estimulante de colonias (G-CSF) o eritropoyetina.
  - Fenómeno de llamarada: captación de ^{18}F-FDG debida a células inflamatorias que eliminan células tumorales muertas.
  - Aturdimiento del tumor viable (falso negativo: menor captación en las células tumorales viables debido al metabolismo de la glucosa alterado después del tratamiento.
  - Captación benigna (habitualmente) simétrica en la grasa parda cervical, paraespinal, supraclavicular y mediastinal.

Hallazgos en la PET/RM con ^{18}F-FDG

- Equivalente al PET/TC con ^{18}F-FDG para la estadificación inicial del LNH respecto al compromiso ganglionar.
- La eficacia de la PET/RM con ^{18}F-FDG para evaluar la respuesta al tratamiento aún no se ha comparado de forma directa la con la de la PET/TC con ^{18}F-FDG, pero se espera que sea equivalente.
- La RM con atenuación consiste en un estudio ponderado en T1 con gradiente de ecos y optimización para una adquisición rápida:
  - La preparación del paciente es idéntica a la de la PET/TC con ^{18}F-FDG.
  - La adición de secuencia de difusión puede ser útil para evaluar la celularidad.
  - La adición de ponderación en T2 o de RM con contraste puede ser útil para la delimitación del tejido blando en el compromiso extraganglionar.

Hallazgos en TC y RM

- TC con contraste para la planificación de la radiación y la delimitación anatómica de la enfermedad cervical o mesentérica.

Agrupación por estadios del linfoma no Hodgkin

Estadio	Descripción
I	Compromiso de una única región de ganglios linfáticos o un único sitio u órgano extraganglionar (IE).
II	Compromiso de ≥ 2 regiones de ganglios linfáticos del mismo lado del diafragma o compromiso localizado de un sitio u órgano extraganglionar (IIE) y ≥ 1 región de ganglios linfáticos del mismo lado del diafragma.
III	Compromiso de regiones de ganglios linfáticos a ambos lados del diafragma, que también puede estar acompañado de compromiso localizado de un órgano o sitio extraganglionar (IIIE) o bazo (IIIS) o ambos (IIISE).
IV	Compromiso difuso o diseminado de uno o más sitios extraganglionares distantes.

Sistema de estadificación de Ann Arbor con modificación de Lugano: enfermedad limitada (estadios I y II) y enfermedad avanzad (estadios III y IV).

- RM con contraste para el linfoma del SNC.

Diagnóstico diferencial

Estructuras normales

- El timo, las glándulas salivales, el músculo, las amígdalas y los testículos pueden tener captación normal levemente asimétrica.

Ganglios linfáticos reactivos

- Habitualmente, más pequeños que los ganglios linfáticos afectados por el LNH.

Otras enfermedades malignas

- Carcinoma pulmonar con adenopatía mediastinal, carcinoma epidermoide de cabeza y cuello.

Infección

- Viral, fúngica, piógena, parasitaria, VIH-sida.

Proceso granulomatoso

- Infeccioso: fúngico (histoplasmosis, aspergilosis, etc.).
- *Mycobacterium tuberculosis* (TB), micobacterias no TB.
- No infeccioso: sarcoidosis, neumoconiosis de los trabajadores del carbón.

Enfermedad de Castleman

- Trastorno linfoproliferativo infrecuente.
- Tipos de enfermedad multicéntrica y localizada.
- Con frecuencia, los pacientes con la enfermedad de tipo multicéntrica desarrollan linfoma.

Patología

Clasificación

- A efectos imagenológicos, se lo puede clasificar según la avidez por ^{18}F-FDG:
  - Habitualmente, la enfermedad agresiva de alto grado tiene elevada avidez por ^{18}F-FDG:
    - Linfoma difuso de células B grandes, de Burkitt, anaplásico de células grandes, de células NK/T, folicular de alto grado, de células T del adulto, de células T periféricas.
  - Con frecuencia, la enfermedad asintomática de bajo grado tiene avidez escasa o variable por ^{18}F-FDG:
    - Leucemia linfocítica crónica/linfoma linfocítico pequeño, macroglobulinemia de Waldenström, linfoma cutáneo de células T (micosis fungoide), de la zona marginal (LZM), de células del manto, folicular de bajo grado.
    - Rango amplio de avidez en el LZM en tres subtipos diferentes: tejido linfático asociado a las mucosas (MALT) extraganglionar, LZM ganglionar y LZM esplénico:
      - Tipo MALT: se observa inadecuadamente en la PET/TC cuando se origina en el tracto GI, debido a la captación GI normal; sin embargo, se lo puede detectar cuando ocurre en las glándulas salivales, los pulmones, la glándula tiroides, la piel, etc.

Aspectos clínicos

Demografía

- Epidemiología:
  - H > M; con mayor frecuencia en caucásicos.
  - Habitualmente, edad entre 64 y 75 años.

Tratamiento

- Espera atenta: los linfomas asintomáticos se pueden seguir sin tratamiento hasta la aparición de síntomas B.
- El LNH temprano asintomático se puede tratar con radioterapia.
- La combinación agresiva de quimiorradioterapia puede ser curativa en el linfoma agresivo.

Lista de verificación diagnóstica

Considerar

- La captación localizada en un sitio inusual puede representar un LNH, pero se debe descartar una infección/inflamación.

Información útil para la interpretación de las imágenes

- Es crucial conocer el sistema de estadificación inicial y los criterios de Deauville para un informe de imágenes de calidad:
  - Incluir el SUVmáx del *pool* sanguíneo mediastinal y del hígado y la puntuación de Deauville.
- La PET/TC con ^{18}F-FDG detecta de manera fidedigna la enfermedad agresiva de alto grado, pero es menos sensible para el linfoma asintomático:
  - Si se teme la transformación agresiva de una enfermedad asintomática, la PET/TC con ^{18}F-FDG puede ser útil.
- La PET/TC con ^{18}F-FDG para la estadificación se debe realizar antes del inicio del tratamiento: incluso una dosis de quimiorradioterapia puede disminuir la sensibilidad.

Bibliografía

1. Giraudo C, et al. 18F-fluorodeoxyglucose positron emission tomography/magnetic resonance in lymphoma: comparison with 18Ffluorodeoxyglucose positron emission tomography/computed tomography and with the addition of magnetic resonance diffusion-weighted imaging. Invest Radiol 2016; 51 (3): 163-9.
2. Platzek I. (18)F-Fluorodeoxyglucose PET/MR Imaging in Lymphoma. PET Clin 2016; 11 (4): 363-73.
3. Barrington SF, et al. Role of imaging in the staging and response assessment of lymphoma: consensus of the International Conference on Malignant Lymphomas Imaging Working Group. J Clin Oncol 2014; 32 (27): 3048-58.

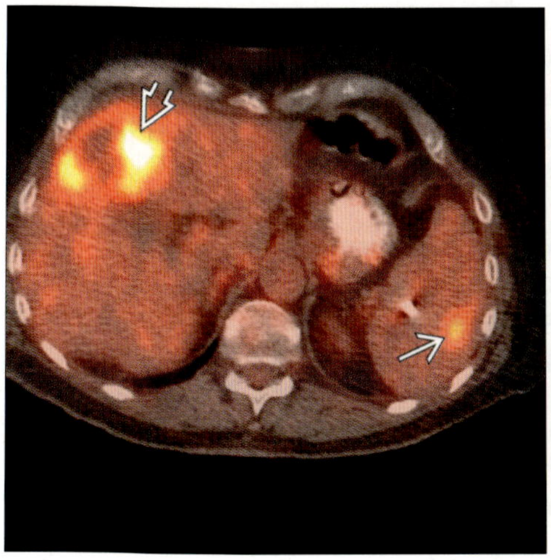

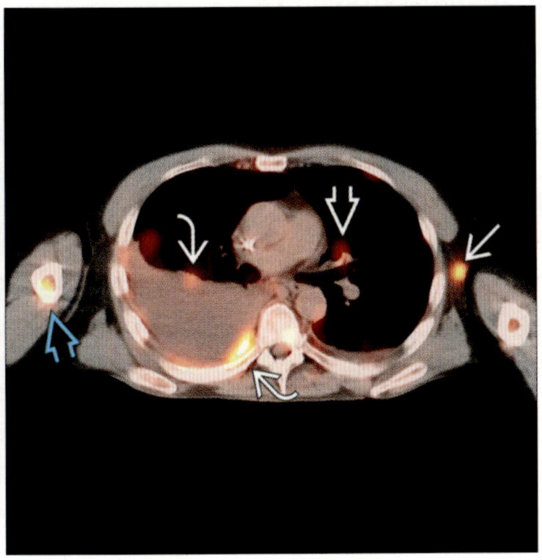

(Izquierda) PET/TC axial con ^{18}F-FDG en un paciente con transformación agresiva de una leucemia linfocítica crónica en un linfoma difuso de células B grandes (DLBCL). Se observa una lesión hipermetabólica (*flecha abierta*) en el hígado y una lesión más pequeña (*flecha blanca*) en el bazo. **(Derecha)** PET/TC axial con ^{18}F-FDG que muestra un LNH con compromiso óseo (*flecha azul abierta*), pleural (*flechas blancas curvas*), de ganglios linfáticos axilares (*flecha blanca*) y de ganglios linfáticos hiliares izquierdos (*flecha blanca abierta*), compatible con enfermedad diseminada.

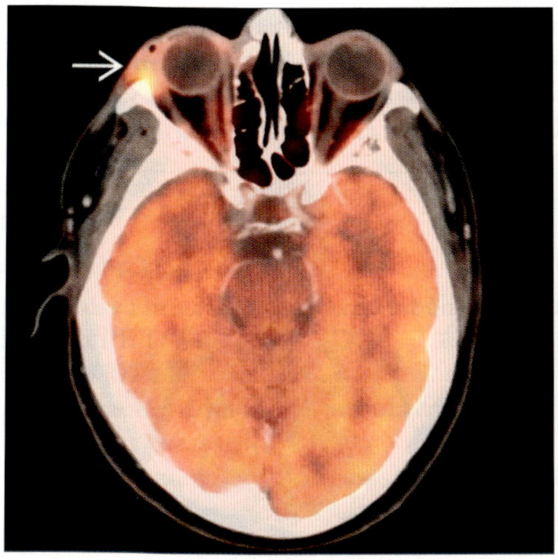

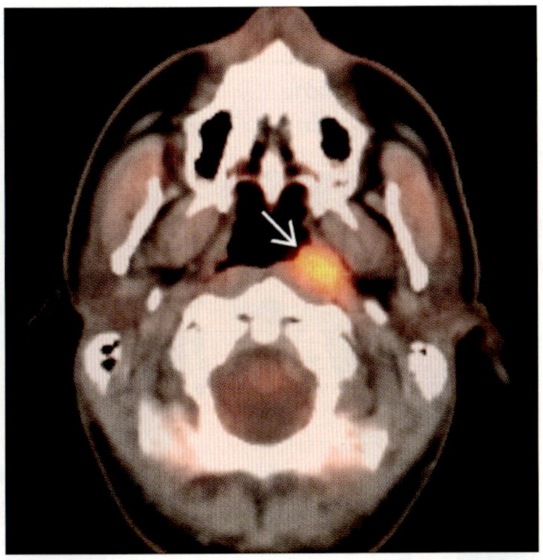

(Izquierda) PET/TC axial con ^{18}F-FDG que muestra capación focal y aumento de tamaño de la glándula lagrimal izquierda (*flecha*) en un paciente con LNH. **(Derecha)** PET/TC axial con ^{18}F-FDG que muestra tejido hipermetabólico asimétrico que compromete el anillo de Waldeyer (*flecha*) en un linfoma MALT.

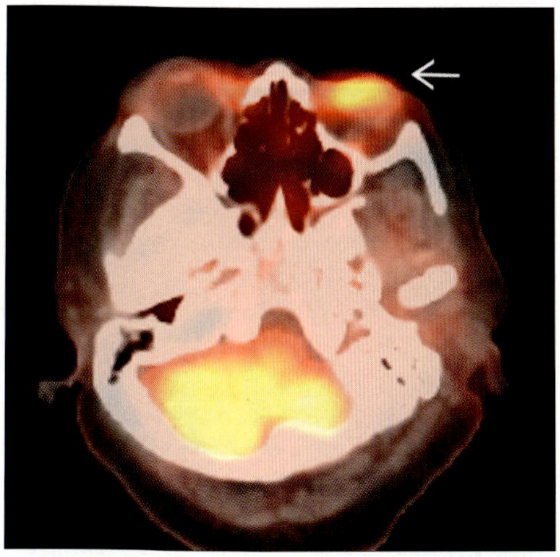

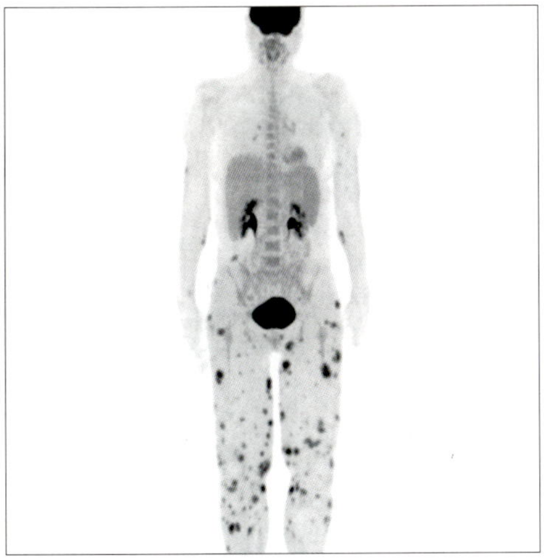

(Izquierda) PET/TC axial con ^{18}F-FDG que muestra captación conjuntival unilateral (*flecha*), que se puede observar en el linfoma MALT. **(Derecha)** MIP frontal de PET con ^{18}F-FDG que muestra focos tumorales subcutáneos generalizados en un paciente con linfoma de células T periféricas, que tenía avidez por ^{18}F-FDG.

FACTORES CLAVE

Terminología

- Cáncer primario de localización desconocida: lesión neoplásica demostrada mediante biopsia, o alta sospecha clínica de malignidad, para la cual no se ha identificado el sitio primario:
  - Las presentaciones frecuentes incluyen tumor palpable, dolor, dificultad para respirar o anomalía detectada de manera incidental en un estudio radiológico o de laboratorio.
- El carcinoma primario de localización desconocida incluye los subtipos adenocarcinoma, carcinoma epidermoide (también conocido como"carcinoma de células escamosas") y carcinoma neuroendocrino.

Imágenes

- La PET/TC con ^{18}F-FDG influye el tratamiento el 18% al 60% de las veces:
  - Sensibilidad elevada para identificar la localización del tumor primario:
    - Los sitios primarios más frecuentemente identificados incluyen cánceres pulmonares, de mama y de páncreas.
  - Mayor probabilidad de modificar el tratamiento en comparación con las imágenes anatómicas, incluso si no se identifica el tumor primario:
    - Caracteriza la extensión locorregional o eleva el estadio de la enfermedad.
- La PET/RM con ^{18}F-FDG mejora la precisión diagnóstica en enfermedades malignas de cabeza y cuello.
- PET/TC con Galio-68 dotatate:
  - Análogo de la somatostatina que permite estudiar todo el cuerpo para detectar carcinomas neuroendocrinos primarios de localización desconocida.
  - Complementario al PET/TC con ^{18}F-FDG para evaluar la diferenciación de un tumor neuroendocrino.

Lista de verificación diagnóstica

- La PET/TC con ^{18}F-FDG es útil para identificar tumores primarios; la localización/histología de la linfadenopatía o las metástasis clínicamente evidentes aportan pistas sobre el origen.
- Si no se encuentra el tumor primario en la PET/TC con ^{18}F-FDG, debe considerarse lo siguiente:
  - Tumor primario oculto por la actividad de fondo o de menor tamaño que los límites de resolución del estudio (~ < 1 cm).
  - Respuesta inmunológica que ocasiona regresión del tumor primario.

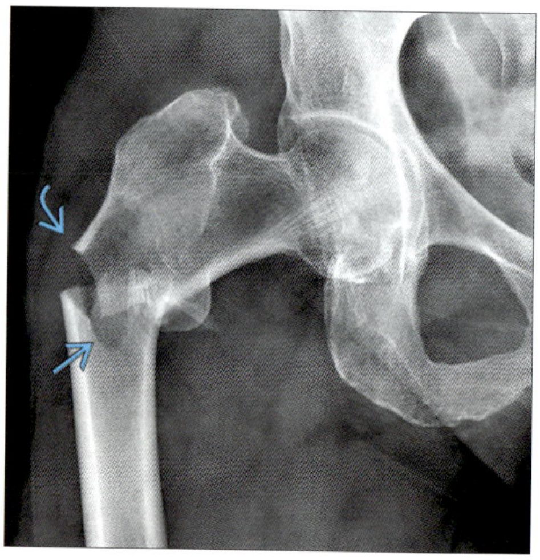
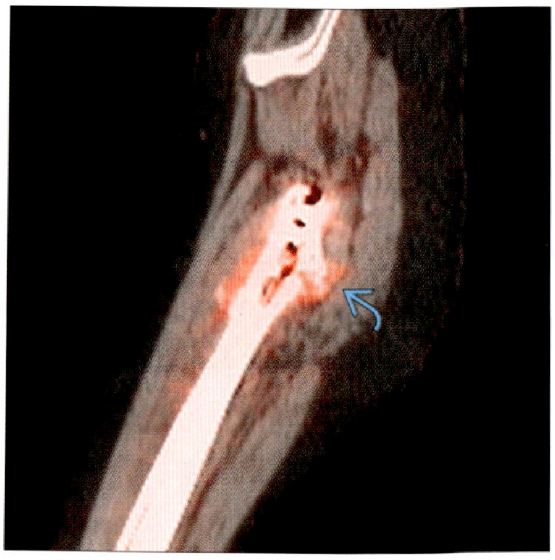

(Izquierda) Radiografía simple anterior en una mujer que se presentó en el servicio de emergencias con dolor de cadera después de una caída, que muestra una fractura patológica subtrocantérica en la cadera derecha (*flecha curva*) en el sitio de la lesión radiolúcida (*flecha azul*). **(Derecha)** PET/TC sagital con ^{18}F-FDG realizado en la misma paciente en busca de un adenocarcinoma primario de localización desconocida. Se observa una lesión ósea hipermetabólica (*flecha*) que se correlaciona con la lesión radiolúcida en la radiografía de cadera.

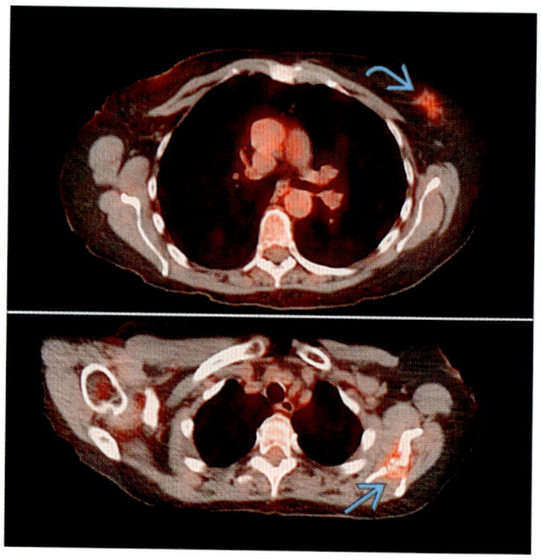
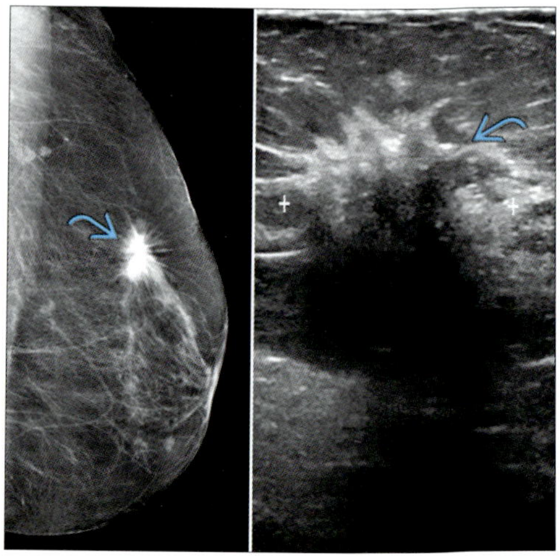

(Izquierda) PET/TC axial con ^{18}F-FDG en la misma paciente que muestra lesiones hipermetabólicas en la mama (*flecha curva*) y la escápula (*flecha azul*) izquierdas. **(Derecha)** La mamografía y la ecografía mamaria en la misma paciente confirman la presencia de un tumor espiculado en la mama derecha (*flechas curvas*), un carcinoma ductal invasivo demostrado mediante biopsia.

Terminología

Definiciones

- Lesión neoplásica demostrada mediante biopsia, o alta sospecha clínica de enfermedad maligna, para la cual no se ha identificado el sitio primario:
  - Cáncer primario de localización desconocida o tumor primario oculto son términos genéricos para designar a todos los tipos de neoplasias, utilizados frecuentemente de manera intercambiable.
  - Carcinoma primario de localización desconocida es un término específico para las neoplasias de origen epitelial:
    - Adenocarcinoma primario de localización desconocida es específico para el tejido de origen epitelial glandular, como los cánceres mamario, prostático y del tracto gastrointestinal inferior.
    - Carcinoma epidermoide primario de localización desconocida es específico para el tejido de origen epidermoide, como el de piel, de cabeza y cuello, de esófago y de pulmón.
    - Carcinoma neuroendocrino primario de localización desconocida es específico para el tejido ubicuo que típicamente cumple una función endocrina, como el carcinoide, el cáncer medular de tiroides, el carcinoma microcítico de pulmón y los tumores de células insulares del páncreas.

Exámenes diagnósticos iniciales

Antecedentes y patología

- Antecedentes y patología:
  - Se identifica el 20% de los sitios primarios.
  - El 70% de los casos permanecen sin diagnóstico en la autopsia.

Evaluación mediante TC/RM

- Se identifica el 20% al 27% de los sitios primarios:
  - En cabeza y cuello: se identifica el 9% al 23% de los sitios primarios.

PET/TC con ^{18}F-FDG

- Modalidad diagnóstica más sensible.
- Se identifica el 25% al 43% de los sitios primarios:
  - Lesiones de cabeza y cuello: se identifica el 50% de los sitios primarios:
    - Se identifica el 60% cuando se correlacionan con biopsias endoscópicas.
- Influye en el tratamiento el 18% al 60% de las veces:
  - Caracteriza la extensión locorregional o eleva el estadio de la enfermedad.

Imágenes

Hallazgos en PET/TC con ^{18}F-FDG

- Consideraciones técnicas:
  - La enfermedad maligna primaria puede ser pequeña:
    - Colimación < 2,5 mm:
      - Ayuda en la detección de tumores pulmonares pequeños.
  - La avidez por ^{18}F-FDG del tumor primario puede no superar el umbral para considerar una enfermedad maligna:
    - Considerar un estudio diferido entre 3 y 4 h:
      - Mejora el contraste entre la lesión y el fondo.
  - Utilizar PET/TC con ^{18}F-FDG:
    - Mejora la correlación anatómica:
      - Disminuye los falsos positivos (interpretación de la fisiología normal o de otros procesos como enfermedad maligna).
    - Corrección por atenuación:
      - Factores de atenuación de ruido bajo.
      - Elimina el sesgo de contaminación por emisión derivado de estudios posinyección.
      - Evitar la TC con contraste con corrección por atenuación, debido a que las áreas de alta densidad producidas por el contraste (como los riñones) pueden generar una atenuación artificialmente excesiva.

Hallazgos en PET/RM con ^{18}F-FDG

- Tasa de detección similar en comparación con la PET/TC con ^{18}F-FDG:
  - Certeza diagnóstica superior en la cabeza y cuello.
  - Capacidad inferior para detectar lesiones pequeñas en el tórax.
- Beneficios:
  - Superior contraste de tejidos blandos, particularmente en áreas con elevada captación fisiológica de ^{18}F-FDG de fondo:
    - Encéfalo, mamas, hígado, riñones.
  - Menor exposición a radiación ionizante.
  - La exploración simultánea mediante PET con ^{18}F-FDG e imágenes anatómicas minimiza errores de registro.
  - Evaluación funcional a través de imágenes ponderadas en difusión.
- Dificultades:
  - Interferencia electromagnética entre sistemas PET y RM.
  - RM con corrección por atenuación.
  - Costos relativos más elevados.

PET/TC con Galio-68 dotatate

- Análogo de la somatostatina que permite realizar un estudio PET de cuerpo entero específico para tumores neuroendocrinos, entre los que se incluyen los siguientes:
  - Tumores neuroendocrinos gastrointestinales o carcinoides.
  - Tumores neuroendocrinos bronquiales o de células insulares.
  - Cáncer neuroendocrino bronquial o microcítico de pulmón.
  - Paraganglioma.
  - Feocromocitoma.
  - Meningioma.
  - Neuroblastoma.
  - Osteomalacia oncogénica.
- Complementario al estudio PET/TC con ^{18}F-FDG:
  - La captación del radiotrazador y la diferenciación tumoral son inversamente proporcionales:
    - Los tumores neuroendocrinos bien diferenciados de bajo grado tienen captación elevada de Ga-68 dotatate y captación baja de ^{18}F-FDG.
    - Los tumores neuroendocrinos poco diferenciados de alto grado tienen captación baja de Ga-68 dotatate y captación elevada de ^{18}F-FDG:
      - Debido a una disminución en la producción de receptores de somatostatina en tumores neuroendocrinos poco diferenciados.
- Dificultades:
  - Compite con tratamientos dirigidos al receptor de somatostatina de corto y largo plazo:
    - Tratamientos de acción corta: interrumpir de 12 h a 24 h antes del estudio.
    - Tratamientos de acción prolongada: estudiar durante la semana previa a la siguiente dosis programada, que típicamente es mensual.
  - Biodistribución:
    - Actividad normal del proceso uncinado.
    - Captación esplénica normal en el contexto de esplenosis, que simula nódulos peritoneales de pequeño tamaño o enfermedad recidivante después de una esplenectomía.
    - Captación por parte de procesos inflamatorios:
      - Infección.
      - Ganglios linfáticos reactivos.

    - Cambios posradiación.
  - Captación por parte de osteoblastos, que incluye lo siguiente:
    - Captación fisiológica por parte de las epífisis.
    - Fracturas.
    - Osteoartritis.
    - Hemangioma/malformación venosa vertebral.
  - Captación por parte de meningiomas benignos.

Diagnóstico diferencial

Sitios de enfermedad maligna primaria detectados mediante PET/TC con ^{18}F-FDG

- Más frecuentes:
  - Pulmón.
  - Páncreas.
  - Mama.
- Menos frecuentes:
  - Colon.
  - Hepatobiliar.
  - Glándula tiroides.
- Los menos frecuentes:
  - Ovarios.
  - Estómago.
  - Útero.
  - Riñón.
  - Piel.
  - Testículos.
  - Próstata.
- Con mayor frecuencia, las enfermedades orofaríngeas se identifican en el contexto de una linfadenopatía de la cadena cervical.

Interpretaciones falsas positivas

- Más frecuentes:
  - Pulmón:
    - Actividad de ^{18}F-FDG asociada a embolia pulmonar de pequeño tamaño interpretada como un nódulo pulmonar:
      - Aproximadamente un 4% de la población con cáncer tendrá una embolia pulmonar.
    - Avidez por ^{18}F-FDG asociada a etiologías infecciosas o inflamatorias.
  - Orofaringe:
    - Actividad fisiológica normal o infecciosa/inflamatoria.
- Menos frecuentes:
  - Mama.
  - Tracto gastrointestinal.
  - Útero.

Interpretaciones falsas negativas

- Más frecuentes:
  - Mama:
    - Las lesiones de bajo grado sin avidez por ^{18}F-FDG incluyen el carcinoma ductal o el carcinoma lobular *in situ* y el carcinoma tubular.
- Menos frecuentes:
  - Orofaringe.
  - Esófago.
  - Estómago.
  - Glándula tiroides.
- Los menos frecuentes:
  - Glándula suprarrenal.
  - Hepatobiliar.
  - Riñón.
  - Pulmón.
  - Ovario.
  - Páncreas.
  - Timo.
- Dificultades:
  - Las lesiones primarias subcentimétricas pueden no tener suficiente captación de ^{18}F-FDG para ser detectadas.
  - Interpretación de captación subumbral por parte de la enfermedad maligna como captación fisiológica de ^{18}F-FDG.
  - La lesión primaria no tiene avidez por ^{18}F-FDG.

Patología

Características generales

- Neoplasias primarias de localización desconocida frecuentes:
  - Carcinoma:
    - Con mayor frecuencia se lo evalúa mediante PET/TC con ^{18}F-FDG para la identificación del sitio primario, debido a que otros tipos son identificados fácilmente o tienen tratamientos específicos.
    - Subtipos histológicos:
      - Adenocarcinoma.
      - Carcinoma epidermoide.
      - Tumor neuroendocrino.
  - Sarcoma.
  - Linfoma.
  - Melanoma.
  - Cánceres tiroideos.
  - Tumor de células germinales.

Aspectos clínicos

Presentación

- Tumor palpable por parte del paciente o en un examen médico de rutina:
  - Tumor axilar o cervical.
  - Lesión cutánea.
- Dolor.
- Dificultad para respirar.
- Hallazgo incidental en un estudio radiográfico o de laboratorio:
  - Nódulo pulmonar en la TC de tórax.
  - Fractura patológica.
  - Lesión hepática en la ecografía del cuadrante superior derecho.
  - Valores alterados en un estudio de función hepática.

Demografía

- Séptima a octava enfermedad maligna más frecuente en el mundo:
  - Del 2% al 4% de todos los diagnósticos de cáncer.
- Distribución equitativa en ambos sexos.
- El 3% de tipo familiar.
- Se espera que su prevalencia disminuya a medida que los estudios diagnósticos mejoren.

Historia natural y pronóstico

- Cuarta causa más frecuente de muerte relacionada a cáncer.

Lista de verificación diagnóstica

Considerar

- Si no se detecta la localización primaria en la PET/TC con ^{18}F-FDG, con el tumor primario puede suceder lo siguiente:
  - Estar ausente debido a una respuesta inmunológica al tumor.
  - Ser inferior a la resolución de las imágenes diagnósticas:
    - Genera metástasis en lugar de aumentar de tamaño.

- Tener captación de ^{18}F-FDG de bajo nivel o captación similar a la del fondo (p. ej, carcinoma de células renales, carcinoma hepatocelular, cánceres pancreáticos):
  - La PET/TC con Galio-68 dotatate puede identificar carcinomas neuroendocrinos de bajo grado con captación escasa de ^{18}F-FDG (captación inversamente proporcional).

Evaluación diagnóstica inicial

- Biopsia: aspiración con aguja fina o biopsia con aguja gruesa.
- Análisis detallado de la patología.
- Historia clínica y examen físico:
  - Hombres y mujeres:
    - Examen genitourinario.
    - Examen rectal con muestra de sangre oculta en materia fecal.
  - Específico para mujeres:
    - Examen mamario:
      - Hombres con presencia de factores de riesgo (p. ej., antecedentes familiares o tratamiento de privación de andrógenos por enfermedad prostática).
    - Examen pélvico.
- Análisis de laboratorio de rutina:
  - Hemograma completo.
  - Panel metabólico básico.
  - Pruebas de función hepática.
- TC de tórax, abdomen y pelvis con contraste.

Evaluaciones diagnósticas suplementarias, además de la evaluación clínica

- PET/TC con ^{18}F-FDG.
- PET/TC con Galio-68 dotatate para tumores de origen neuroendocrino.
- Endoscopia:
  - Laringoscopia directa con biopsias.
  - Esofagogastroduodenoscopia (EGD).
  - Colonoscopia.
- Estudios mamarios:
  - Mamografía:
    - Si es negativa, evaluación posterior con otras modalidades si se demuestra un adenocarcinoma mediante histología de una lesión axilar.
  - Ecografía mamaria.
  - RM mamaria.
- Marcadores tumorales séricos:
  - CA 19-9.
  - CA 125.
- Análisis inmunohistoquímico del tejido biopsiado.

Enfermedades malignas específicas que evaluar según la patología y el sitio de la lesión

- Adenocarcinoma o carcinoma, por lo demás no especificado:
  - Ganglios linfáticos cervicales:
    - Enfermedad maligna de cabeza y cuello:
      - La PET/RM mejora la evaluación.
      - Correlacionar con biopsias endoscópicas para un mejor rendimiento.
  - Ganglios supraclaviculares y axilares:
    - Diagnóstico diferencial:
      - Enfermedad maligna pulmonar.
      - Enfermedad maligna mamaria.
      - Tracto gastrointestinal, si la localización es supraclavicular izquierda (ganglio de Virchow).
      - Enfermedad maligna prostática.
  - Ganglios linfáticos mediastinales:
    - Diagnóstico diferencial:
      - Enfermedad maligna pulmonar.
      - Enfermedad maligna mamaria.
      - Enfermedad maligna prostática.
      - Enfermedad maligna gonadal.
  - Nódulos pulmonares o derrame pleural:
    - Diagnóstico diferencial:
      - Enfermedad maligna primaria de pulmón.
      - Enfermedad maligna mamaria.
      - Enfermedades malignas ginecológicas, como cáncer de útero o de ovario.
      - Enfermedad maligna prostática.
  - Ascitis peritoneal:
    - Diagnóstico diferencial:
      - Enfermedad maligna urotelial.
      - Enfermedad maligna pancreática y hepatobiliar.
      - Enfermedades malignas ginecológicas, como cáncer de útero o de ovario.
      - Enfermedad maligna mamaria.
      - Enfermedad maligna prostática.
  - Tumor retroperitoneal:
    - Diagnóstico diferencial:
      - Enfermedad maligna urotelial.
      - Enfermedad maligna pancreática y hepatobiliar.
      - Enfermedades malignas ginecológicas, como cáncer de útero o de ovario.
      - Enfermedad maligna prostática.
      - Enfermedad maligna mamaria.
  - Ganglios linfáticos inguinales:
    - Diagnóstico diferencial:
      - Enfermedad maligna rectal.
      - Enfermedades malignas ginecológicas, como cáncer de útero o de ovario.
      - Enfermedad maligna prostática.
  - Lesión hepática:
    - Diagnóstico diferencial:
      - Enfermedad maligna pancreática y hepatobiliar.
      - Enfermedad maligna del tracto gastrointestinal.
      - Enfermedades malignas ginecológicas, como cáncer de útero o de ovario.
      - Enfermedad maligna mamaria.
  - Lesión encefálica:
    - Diagnóstico diferencial:
      - Enfermedad maligna pulmonar.
      - Enfermedad maligna mamaria.
      - Enfermedades malignas ginecológicas, como cáncer testicular, uterino u ovárico.
      - Enfermedad maligna urotelial.
      - Enfermedad maligna gastrointestinal.
      - Enfermedad maligna pancreática.
      - Enfermedad maligna prostática.
  - Múltiples sitios, incluida la piel:
    - Diagnóstico diferencial:
      - Enfermedad maligna mamaria.
      - Enfermedad maligna prostática.
      - Enfermedad maligna pulmonar.
- Carcinoma epidermoide:
  - Ganglios linfáticos de cabeza y cuello:
    - Diagnóstico diferencial:

- Enfermedad maligna orofaríngea.
- Enfermedad maligna cutánea.
- Ganglios linfáticos supraclaviculares:
  - Diagnóstico diferencial:
    - Enfermedad maligna orofaríngea.
    - Enfermedad maligna cutánea.
    - Enfermedad maligna pulmonar.
- Ganglios linfáticos axilares:
  - Diagnóstico diferencial:
    - Enfermedad maligna cutánea, particularmente en los brazos.
    - Enfermedad maligna pulmonar.
    - Enfermedad maligna mamaria, infrecuente.
- Ganglios linfáticos inguinales:
  - Diagnóstico diferencial:
    - Enfermedad maligna cutánea, particularmente en las piernas y el periné.
    - Mujeres: enfermedad maligna vulvar y vaginal.
    - Hombres: enfermedad maligna peneana.
    - Enfermedad maligna anal.
- Ganglios linfáticos de la cadena ilíaca, incluso las cadenas ilíacas interna, externa y común:
  - Diagnóstico diferencial:
    - Enfermedad maligna anal.
    - Enfermedad maligna vesical.
    - Mujeres: enfermedad maligna vulvar y vaginal.
    - Hombres: enfermedad maligna peneana.
- Huesos:
  - El diagnóstico diferencial incluye todos los tipos de enfermedades malignas epidermoides enunciadas arriba.

- Tumor neuroendocrino:
  - Sitios frecuentes de metástasis por evaluar:
    - Encéfalo.
    - Cabeza y cuello.
    - Piel.
    - Ganglios linfáticos supraclaviculares.
    - Pulmón.
    - Hígado.
    - Ganglios linfáticos inguinales.
    - Huesos.
  - Sarcoma, linfoma/enfermedad maligna hematológica, carcinoma tiroideo, melanoma, enfermedad maligna de células germinales.
  - Patología no maligna, como infecciones y procesos inflamatorios:
    - Evaluación clínica y vigilancia según sea necesario, como antibióticos.

Recomendaciones específicas para ayudar a la interpretación

- Enfermedad maligna mamaria, especialmente para lesiones supraclaviculares y axilares:
  - Estudios de imágenes mamarios específicos, con ecografía o RM si la mamografía es negativa.
  - Inmunohistoquímica para las mutaciones del receptor de estrógeno y progesterona, mutaciones de HER2.
- Enfermedad maligna de cabeza y cuello:
  - Laringoscopia directa.
- Enfermedad maligna de pulmón:
  - TC torácica con contraste.
- Enfermedad maligna del tracto gastrointestinal y rectal:
  - EGD.
  - Colonoscopia.
  - Proctoscopia.
- Enfermedad maligna pancreática y del tracto hepatobiliar:
  - Ecografía o RM.
  - CA 19-9.
  - Alfa-fetoproteína.
- Enfermedad maligna prostática:
  - Antígeno prostático específico.
- Enfermedad maligna gonadal/ginecológica:
  - Ecografía pélvica para mujeres.
  - Ecografía testicular para hombres.
  - Subunidad β de la GCh.
  - Alfa-fetoproteína.
  - CA 125.
- Enfermedad maligna urotelial:
  - Citología en orina.
  - Cistouretroscopia.
- Lesiones óseas:
  - Centellograma óseo.
  - Radiografías, que incluyan:
    - Áreas dolorosas.
    - Áreas que soportan peso.
    - Áreas positivas en el centellograma óseo.

Bibliografía

1. Gődény M, et al. Impact of 3T multiparametric MRI and FDG-PET/CT in the evaluation of occult primary cancer with cervical node metastasis. Cancer Imaging 2016; 16 (1): 38.
2. Riaz S, et al. Diagnostic Accuracy of 18F-Fluorodeoxyglucose Positron Emission Tomography-Computed Tomography in the Evaluation of Carcinoma of Unknown Primary. Mol Imaging Radionucl Ther 2016; 25 (1): 11-8.
3. Ruhlmann V, et al. Hybrid imaging for detection of carcinoma of unknown primary: A preliminary comparison trial of whole-body PET/MRI versus PET/CT. Eur J Radiol 2016; 85 (11): 1941-7.
4. Yu X et al: Advantages and disadvantages of F-18 fluorodeoxyglucose positron emission tomography/computed tomography in carcinoma of unknown primary. Oncol Lett. 12(5):3785-3792, 2016
5. Hofman MS, et al. Somatostatin receptor imaging with 68Ga DOTATATE PET/CT: clinical utility, normal patterns, pearls, and pitfalls in interpretation. Radiographics 2015; 35 (2): 500-16.
6. Kim KW, et al. Cancer of unknown primary sites: what radiologists need to know and what oncologists want to know. AJR Am J Roentgenol 2013; 200 (3): 484-92.
7. Ettinger DS, et al. NCCN Clinical Practice Guidelines Occult primary. J Natl Compr Canc Netw 2011; 9 (12): 1358-95.
8. Fizazi K, et al. Cancers of unknown primary site: ESMO Clinical Practice Guidelines for diagnosis, treatment and follow-up. Ann Oncol 2011; 22 Suppl 6: vi64-8.
9. Kwee TC, et al. FDG PET/CT in carcinoma of unknown primary. Eur J Nucl Med Mol Imaging 2010; 37 (3): 635-44.
10. McMahon CJ, et al. Lymphatic metastases from pelvic tumors: anatomic classification, characterization, and staging. Radiology 2010; 254 (1): 31-46.
11. Kwee TC, et al, Combined FDG-PET/CT for the detection of unknown primary tumors: systematic review and meta-analysis. Eur Radiol 2009; 19 (3): 731-44.
12. Pavlidis N, et al. Carcinoma of unknown primary (CUP). Crit Rev Oncol Hematol 2009; 69 (3): 271-8.

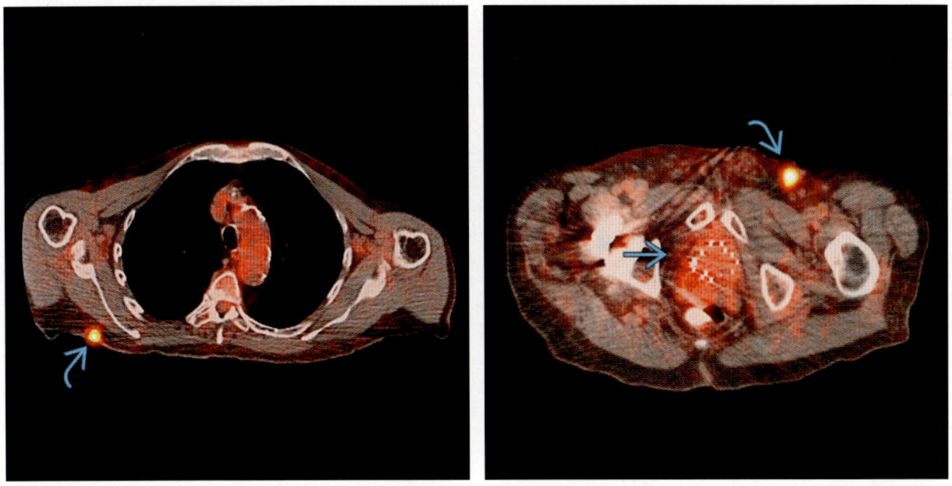

(Izquierda) PET/TC axial con ^{18}F-FDG que muestra una lesión hipermetabólica (*flecha*) identificada en la biopsia como un adenocarcinoma primario de localización desconocida. **(Derecha)** PET/TC axial con ^{18}F-FDG en el mismo paciente que muestra linfadenopatía adicional con avidez por ^{18}F-FDG (*flecha curva*). Nótese la braquiterapia (*flecha azul*) por un cáncer prostático previo.

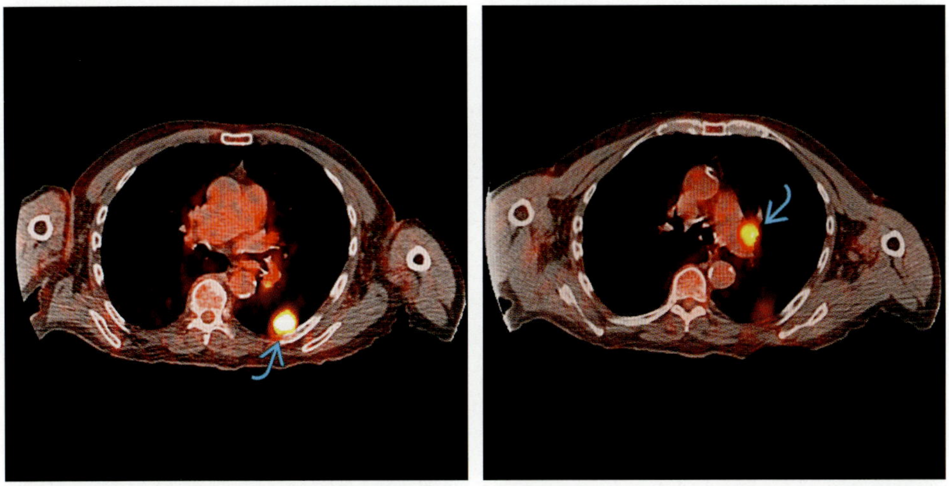

(Izquierda) PET/TC axial con ^{18}F-FDG en el mismo paciente que muestra una lesión con avidez por ^{18}F-FDG (*flecha*) en el segmento superior del lóbulo inferior izquierdo. **(Derecha)** PET/TC axial con ^{18}F-FDG en el mismo paciente en el que también se identifica adenopatía hiliar izquierda (*flecha*). El diagnóstico final fue carcinoma no microcítico de pulmón metastásico.

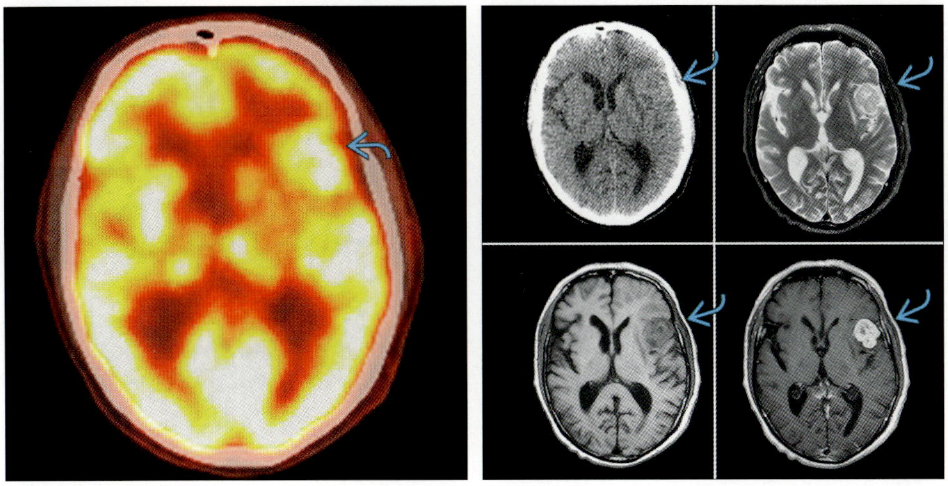

(Izquierda) PET/TC axial con ^{18}F-FDG en el mismo paciente que muestra actividad aumentada asimétrica en el lóbulo frontotemporal izquierdo (*flecha*). **(Derecha)** TC axial (*arriba a la izquierda*), RM en T2 (*arriba a la derecha*), RM en T1 (*abajo a la izquierda*) y RM en T1 C+ (*abajo a la derecha*) en el mismo paciente que muestran una lesión metastásica correspondiente en el lóbulo frontotemporal izquierdo (*flechas*). Nótese la mejor delimitación de tejidos blandos en la RM.

(Izquierda) PET/TC coronal con ^{18}F-FDG realizado después de una biopsia de un tumor en el lado izquierdo del cuello (*flecha azul*) que muestra un carcinoma poco diferenciado. Nótense la lesión hepática hipermetabólica (*flecha azul abierta*) y el nódulo prostático hipermetabólico (*flecha blanca*). **(Derecha)** PET/TC sagital con ^{18}F-FDG que muestra el tumor en el lado izquierdo del cuello y la adenopatía cervical hipermetabólica asociada (*flecha*). Debido a la linfadenopatía cervical, la lesión primaria probablemente tenga origen en la cabeza y cuello.

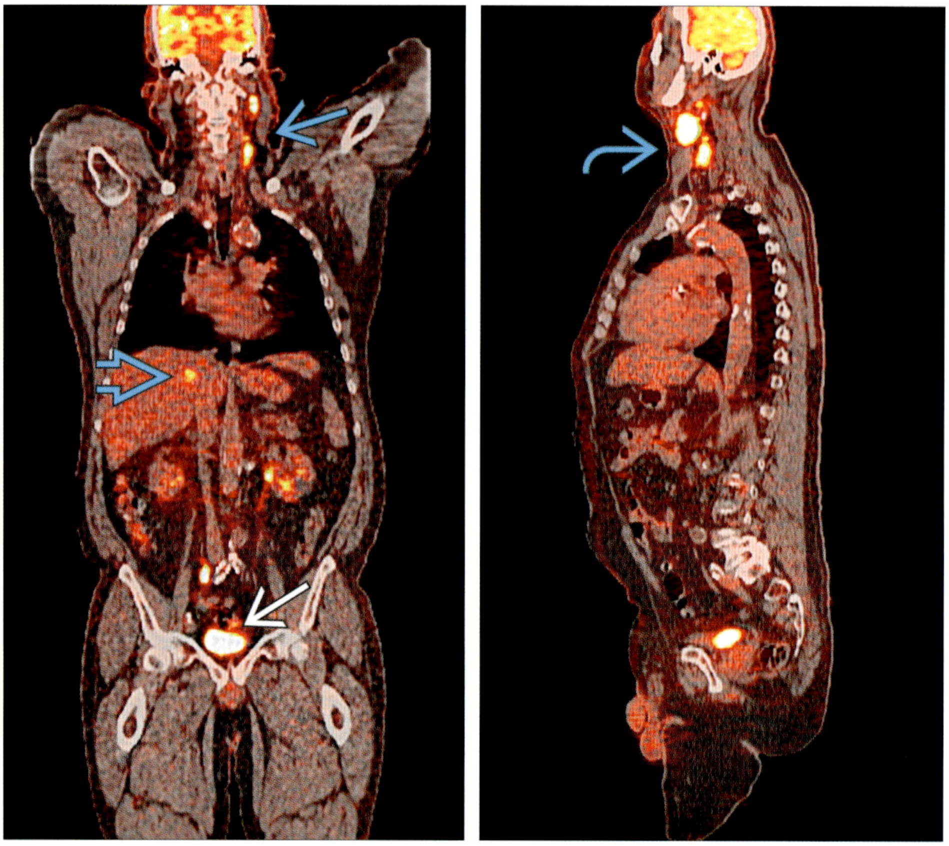

(Izquierda) PET/TC axial con ^{18}F-FDG (arriba) en el mismo paciente que muestra actividad hipermetabólica en la fosa de Rosenmüller izquierda. TC axial de cuello con contraste (abajo) que muestra la ocupación correspondiente (*flechas*). El diagnóstico final fue el de un carcinoma nasofaríngeo primario. **(Derecha)** La RM muestra que la lesión hepática (*flechas*) tiene intensidad intermedia a hiperintensa (*arriba a la izquierda*), presenta realce anular periférico en la RM en T1 C+ FS (*arriba a la derecha*) y es hiperintensa en T2 (abajo), compatible con una metástasis hepática. La mejor definición de tejidos blandos por parte de la RM mejora la interpretación.

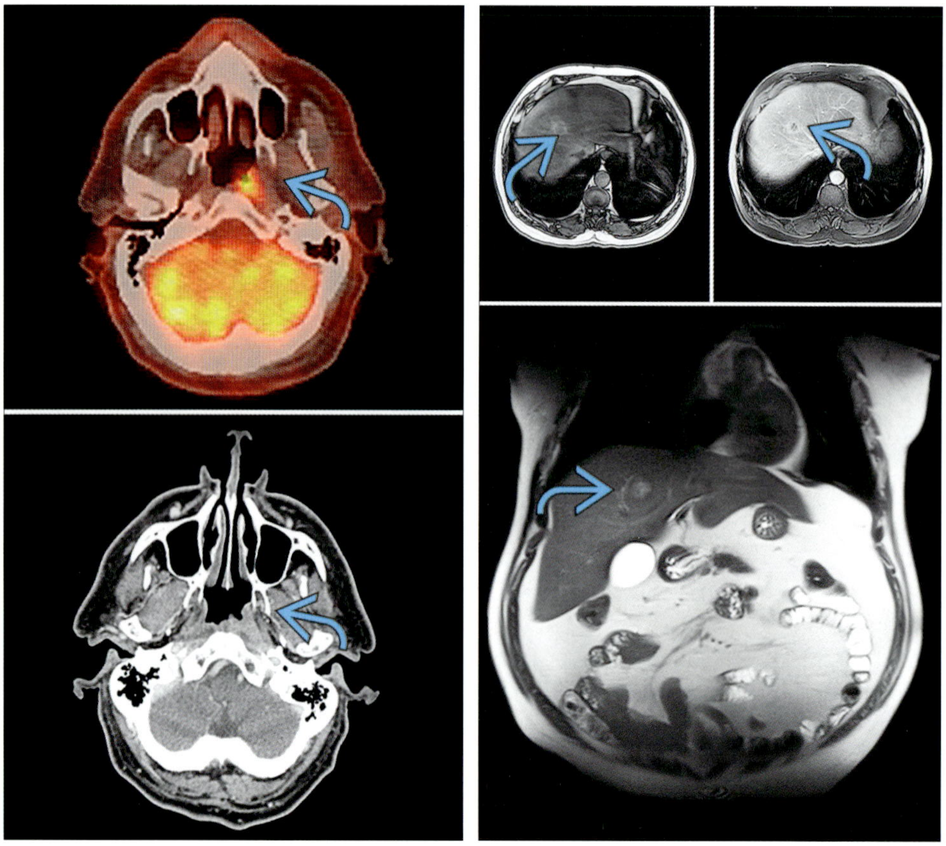

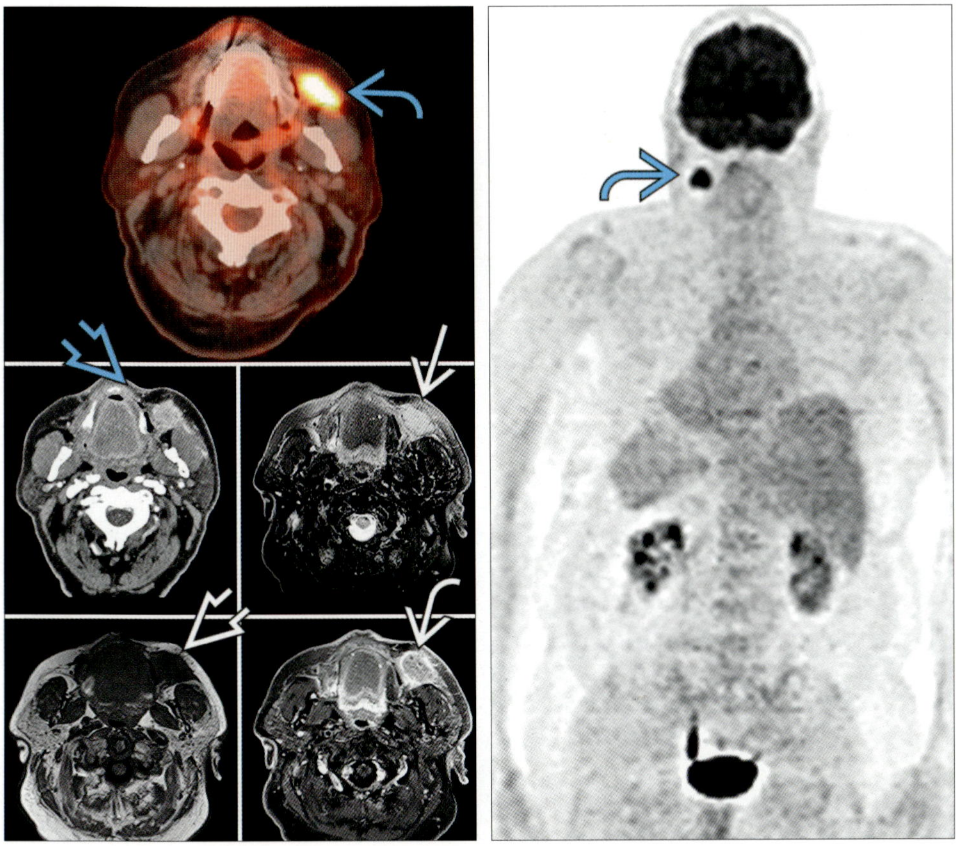

(Izquierda) Un hombre de mediana edad se presentó con un tumor del lado izquierdo de la cavidad oral (*flecha azul curva*), que en la biopsia mostró ser un carcinoma epidermoide. La PET/TC axial con ^{18}F-FDG (*arriba*) muestra la lesión hipermetabólica. Nótese la definición de la lesión anatómica con realce en la TC con contraste (*flecha azul abierta*) y en la RM en T2 (*flecha blanca*), en la RM en T1 (*flecha blanca abierta*) y en la RM en T1 C+ FS (*flecha blanca curva*). **(Derecha)** MIP coronal de PET con ^{18}F-FDG que muestra un tumor cervical con avidez por ^{18}F-FDG (*flecha*) sin identificación de un tumor primario. Se trató de forma empírica al paciente por un carcinoma epidermoide cutáneo.

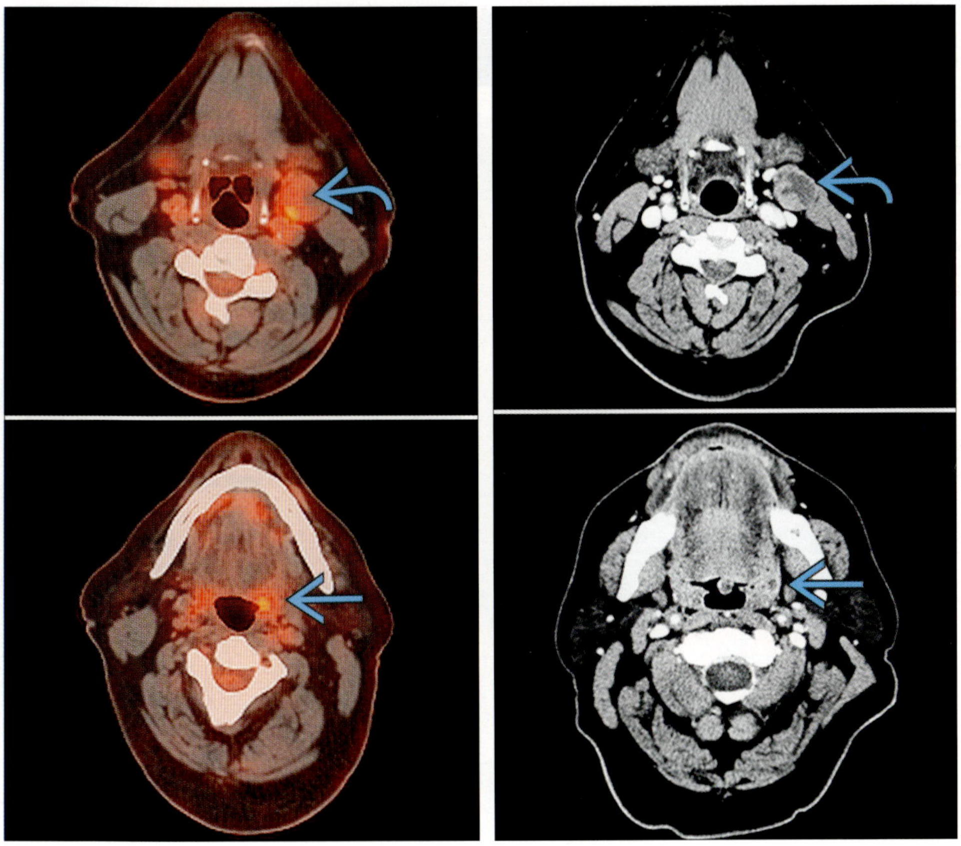

(Izquierda) PET/TC axial con ^{18}F-FDG que muestra un tumor (*flecha azul curva*) debajo de la mandíbula izquierda. El estudio patológico después de la biopsia mostró un carcinoma epidermoide. El tumor primario se identificó en la base de la lengua del lado izquierdo (*flecha azul*). **(Derecha)** TC axial con contraste en el mismo paciente que muestra un ganglio linfático necrótico de nivel 2 (*flecha azul curva*), que era el tumor palpable. La lesión primaria en la base de la lengua del lado izquierdo (*flecha azul*) está asimétricamente aumentada de tamaño, con realce heterogéneo en comparación con el lado contralateral.

FACTORES CLAVE

Imágenes

- Radiotrazadores:
  - PET óseo con F-18 fluoruro de sodio (NaF).
  - PET/TC con ^{18}F-FDG.
  - C-11 colina o F-18 fluorocolina (FC) para el cáncer de próstata.
  - F-18 fluciclovina para el cáncer de próstata.
  - Ga-68 dotatate para el cáncer neuroendocrino.
- Patrones metastásicos en las imágenes:
  - Captación multifocal en el esqueleto axial y apendicular proximal; predilección por la médula roja.
  - Lesiones costales largas y lineales, con frecuencia expansivas.
  - Lesión asimétrica en cuerpos vertebrales, particularmente si comprometen el pedículo.
- Patrones no metastásicos:
  - Lesión ósea solitaria.
  - Periarticular, en particular en articulaciones que soportan peso o de uso frecuente.
  - Fracturas costales consecutivas.
- Consideraciones para el diagnóstico diferencial:
  - Lesión metastásica.
  - Tumor óseo primario.
  - Radioterapia/osteonecrosis, lesión/fractura traumática.
  - Necrosis avascular, infarto óseo.
  - Enfermedad degenerativa, enfermedad metabólica, proceso infeccioso o inflamatorio.
  - Captación fisiológica.
- Tumor que genera metástasis en huesos:
  - Osteoblásticas: cáncer de próstata, carcinoma microcítico de pulmón y enfermedades malignas ginecológicas.
  - Osteolíticas: carcinoma de células renales, carcinoma no microcítico de pulmón, cáncer de tiroides (particularmente el tipo anaplásico), cáncer gastrointestinal, melanoma.
  - Patrón mixto (osteolítico y osteoblástico): cáncer de mama.
  - Patrón variable (osteolítico u osteoblástico): cáncer vesical.

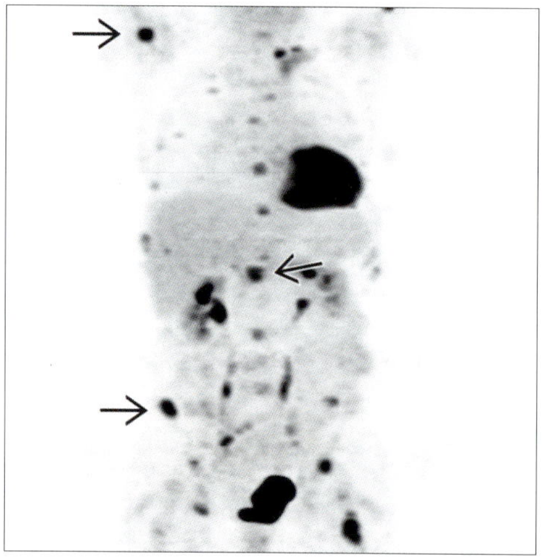
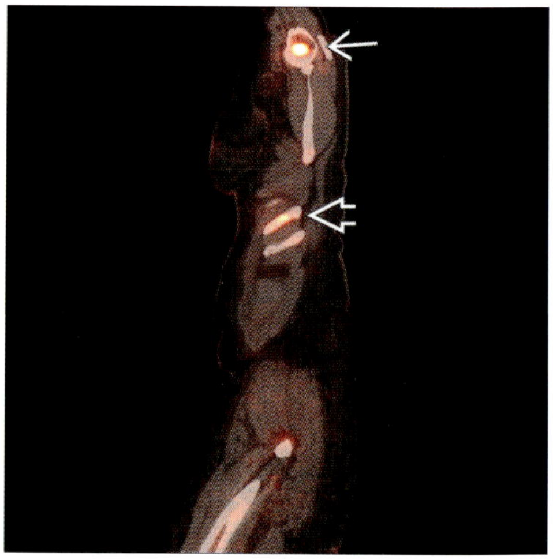

(Izquierda) MIP anterior de PET con ^{18}F-FDG que muestra metástasis óseas multifocales (*flechas*) de un cáncer de mama. **(Derecha)** PET/TC sagital con ^{18}F-FDG en la misma paciente que muestra captación focal en la cabeza humeral derecha (*flecha blanca*) y en una costilla torácica inferior (*flecha abierta*). Este es un patrón aleatorio de captación multifocal característico de metástasis óseas.

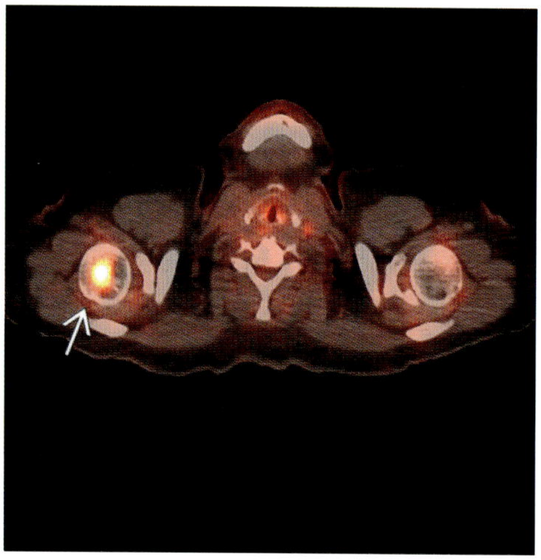
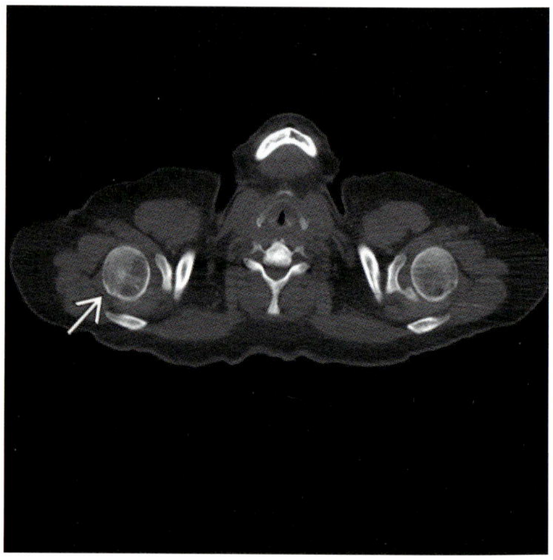

(Izquierda) PET/TC axial con ^{18}F-FDG en la misma paciente que muestra una metástasis hipermetabólica en la cabeza humeral derecha (*flecha*). **(Derecha)** TC axial en la misma paciente que muestra una metástasis esclerótica (*flecha*) que corresponde a la captación de ^{18}F-FDG observada previamente, la cual es muy evidente en comparación con esta pequeña lesión esclerótica.

Terminología

Definiciones

- Metástasis óseas: cáncer primario que se disemina hacia los huesos:
  - Sitios distantes frecuentes (p. ej., hígado, glándulas suprarrenales, encéfalo, huesos).
  - Tipos radiográficos:
    - Blástico/esclerótico: caracterizado por formación excesiva de hueso.
    - Lítico: caracterizado por destrucción ósea.
    - Mixto: caracterizado por componentes tanto lítico como blástico.
    - Variable: caracterizado por cánceres que pueden mostrar tipos puramente lítico o puramente blástico.
  - Los cánceres primarios que frecuentemente generan metástasis en los huesos incluyen los siguientes:
    - De mama.
    - De pulmón.
    - De tiroides.
    - Renal.
    - De próstata.

Imágenes

Características generales

- Sensibilidad y especificidad para detectar metástasis óseas:
  - PET/TC con ^{18}F-FDG: 90% y 97%, respectivamente.
  - RM: el 91% y 95%, respectivamente.
  - Centellograma: El 86% y 81%, respectivamente.
  - TC: el 73% y 95%, respectivamente.

Papel de la PET/TC

- Evaluar lesiones óseas solitarias o fracturas patológicas observadas en otras modalidades de imágenes.
- Detectar metástasis óseas de enfermedades malignas conocidas al momento de la estadificación.
- Evaluar la respuesta al tratamiento:
  - Progresión de la enfermedad frente a fenómeno de llamarada.
- Detectar enfermedad maligna recidivante.

Patrones de imágenes

- Enfermedad metastásica:
  - Esqueleto axial y apendicular proximal:
    - Predilección por la médula roja.
  - Lesiones costales largas y lineales:
    - Por lo general, expansivas.
  - Lesión esternal, especialmente en el cáncer de mama.
  - Captación focal asimétrica no confinada a la placa terminal, en especial si compromete al pedículo.
- Patrones benignos o de fractura:
  - Lesión costal focal solitaria (~ 10% metastásicas).
  - Múltiples lesiones costales consecutivas.
  - Lesión ósea solitaria (~ 15% metastásicas).
  - Lesiones craneales solitarias (normales en el 10% de la población).
- Patrón artrítico o degenerativo:
  - Captación periarticular, en especial alrededor de articulaciones que soportan peso o usadas con frecuencia.
  - Simétrico o confinado a la placa terminal en la columna.

Radiotrazadores

- Mecanismos:
  - Osteotrópicos:
    - Específicos del hueso.
    - Se acumulan en áreas de producción ósea.
    - Elevada afinidad por el calcio.
  - Oncotrópicos:
    - Tienen como objetivo los mecanismos de captación por parte de las células malignas:
      - Blancos no específicos, como la FDG.
      - Blanco específico de un tipo celular particular.
- Tipos:
  - Estudio de PET óseo con F-18 fluoruro de sodio (NaF):
    - Mayor sensibilidad que la PET/TC con ^{18}F-FDG y que el centellograma óseo con Tc-99m MDP (planar y SPECT):
      - PET/TC fusionado con F-18 NaF: sensibilidad y especificidad > 95%.
    - Se intercambia por grupos hidroxilo de la hidroxiapatita para formar fluoroapatita, que se deposita sobre la superficie del hueso en remodelación:
      - Se acumula en áreas de actividad osteoblástica.
    - La extracción por parte de lesiones malignas es tres veces mayor que en el hueso adyacente:
      - Selectividad muy alta para metástasis óseas.
    - Dosis en adultos:
      - Peso normal: 5 mCi a 10 mCi (185 MBq a 370 MBq).
      - Obesidad considerable: 10 mCi (370 MBq).
    - Dosis pediátricas:
      - 0,6 mCi/kg (2,22 MBq/kg).
      - Rango: 0,5 mCi a 5 mCi (18,5 MBq a 185 MBq).
  - PET/TC con ^{18}F-FDG:
    - Caballo de batalla de las imágenes oncológicas.
    - La ^{18}F-FDG es captada por células metabólicamente activas:
      - Imágenes funcionales más que anatómicas.
      - La acumulación refleja la cantidad de células tumorales viables.
    - Beneficios:
      - Se observa captación en lesiones de la médula ósea antes del compromiso cortical.
      - Comparar el SUV máximo entre estudios para evaluar la respuesta al tratamiento.
    - Dificultades:
      - Fenómeno de llamarada que resulta en un falso positivo.
      - La captación varía entre diferentes histologías tumorales.
      - Sensibilidad reducida para tumores osteoblásticos primarios.
      - Variación en la señal de la médula ósea, en especial después de la administración de factores estimulantes de granulocitos.
  - C-11 colina o F-18 fluorocolina (FC):
    - La C-11 colina tiene autorización por parte de la FDA para su uso en el cáncer de próstata.
    - Tiene como blanco la renovación acelerada de fosfatidilcolina en las membranas celulares.
    - Sensibilidad del 79%, especificidad del 97%.
    - Localiza metástasis óseas antes que el estudio con F-18 NaF o antes que los cambios en la morfología ósea.
    - La avidez por el cáncer prostático disminuye después de la terapia hormonal, lo que permite supervisar el tratamiento.
    - Precisión similar al estudio con F-18 NaF.
  - F-18 fluciclovina:
    - Tiene autorización por parte de la FDA para su uso en el cáncer de próstata.
    - Análogo sintético del aminoácido L-leucina que tiene como blanco los transportadores de aminoácidos.
    - La distribución normal incluye áreas de elevada renovación de proteínas, particularmente músculos, hígado y páncreas.
    - Sin excreción urinaria:

  - Ausencia de actividad vesical, que de no ser así ocultaría la próstata.
- Ga-68 dotatate:
  - Tiene autorización por parte de la FDA para su uso en cánceres neuroendocrinos:
    - Tiene acción quelante con derivados del octreótido y luego se une a los receptores de somatostatina.
  - Mayor sensibilidad que el In-111 octreótido:

Fenómeno de llamarada

- Signo favorable que indica respuesta al tratamiento:
  - Incremento en la captación del radiotrazador en el estudio postratamiento.
  - Esclerosis ósea asociada en las imágenes anatómicas.

Diagnóstico diferencial

Enfermedad metastásica

- Enfermedades malignas osteoblásticas:
  - Cáncer de próstata, carcinoma microcítico de pulmón, cáncer ginecológico (de útero / de cérvix/de ovario).
- Enfermedades malignas osteolíticas:
  - Carcinoma de células renales, carcinoma no microcítico de pulmón, cáncer de tiroides (especialmente el tipo anaplásico), cáncer GI, melanoma.
- Mixtas (osteolíticas y osteoblásticas):
  - Cáncer de mama.
- Variables (osteolíticas u osteoblásticas):
  - Cáncer vesical.

Tumores óseos primarios

- Linfoma.
- Mieloma.
- Encondroma.
- Osteoma.
- Displasia fibrosa.

Radioterapia

- Cambios óseos reactivos y osteonecrosis después de la radioterapia de haz externo.

Lesión traumática y fractura

- Se debe descartar una fractura patológica.

Necrosis avascular

- Cabezas femorales y humerales, rodillas.

Infarto óseo

- Enfermedad de células falciformes.

Enfermedad degenerativa

- Acromioclavicular, esternoclavicular, espacios discales intervertebrales, articulaciones interfacetarias (especialmente articulaciones cervicotorácicas y lumbosacras), rodillas, primeras carpometacarpianas y articulaciones pequeñas de los pies.

Captación fisiológica

- Nasofaringe, bóveda craneal, articulaciones sacroilíacas.
- Placas de crecimiento en pacientes esqueléticamente inmaduros:
  - Evaluar la simetría, ya que podría ocultar una enfermedad, como un neuroblastoma.
- Respuesta de la médula ósea al tratamiento con factores estimulantes de granulocitos.
- Radiotrazador en el sistema urinario.

Enfermedad metabólica, infección, inflamación

- Tumor pardo del hiperparatiroidismo.
- Complicación por elementos ortopédicos.
- Enfermedad periodontal.
- Enfermedad de Paget.

Aspectos clínicos

Presentación

- Signos/síntomas más frecuentes:
  - Dolor:
    - El 15% de los casos sin tumor primario conocido.
- Otros signos/síntomas:
  - Antecedentes de enfermedad maligna.
  - Fractura patológica.
  - Lesión detectada de forma incidental en un estudio radiográfico por otra causa.
  - Fosfatasa alcalina elevada (presente en el 50% de los pacientes).

Lista de verificación diagnóstica

Información útil para la interpretación de las imágenes

- Debido a la elevada sensibilidad de los radiotrazadores de PET para lesiones óseas tanto benignas como malignas, es importante reconocer los patrones de captación y realizar la correlación mediante TC para trauma, cambios degenerativos, etc.

Bibliografía

1. Etchebehere E, et al. Therapy assessment of bone metastatic disease in the era of 223radium. Eur J Nucl Med Mol Imaging 2017.
2. Evangelista L, et al. New clinical indications for (18)F/(11)C-choline, new tracers for positron emission tomography and a promising hybrid device for prostate cancer staging: A systematic review of the literature. Eur Urol 2016; 70 (1): 161-75.
3. Minamimoto R, et al. Prospective comparison of 99mTc-MDP scintigraphy, combined 18F-NaF and ^{18}F-FDG PET/CT, and whole-body MR in patients with breast and prostate cancer. J Nucl Med 2015; 56 (12): 1862-8.
4. Vali R, et al. Imaging of prostate cancer with PET/CT using (18) FFluorocholine. Am J Nucl Med Mol Imaging 2015; 5 (2): 96-108.
5. Mick CG, et al. Molecular imaging in oncology: (18)F-sodium fluoride PET imaging of osseous metastatic disease. AJR Am J Roentgenol 2014; 203 (2): 263-71.
6. Schiavina R, et al. The new promise of FACBC position emission tomography/computed tomography in the localization of disease relapse after radical treatment for prostate cancer: are we turning to the right radiotracer? Eur Urol 2014; 65 (1): 255-6.
7. Schuster DM, et al. Anti-1-amino-3-18F-fluorocyclobutane-1-carboxylic acid: physiologic uptake patterns, incidental findings, and variants that may simulate disease. J Nucl Med 2014; 55 (12): 1986-92.
8. Glendenning J, et al. Imaging breast cancer bone metastases: current status and future directions. Semin Nucl Med 2013; 43 (4): 317-23.
9. Hofman MS, et al. High management impact of Ga-68 DOTATATE (GaTate) PET/CT for imaging neuroendocrine and other somatostatin expressing tumours. J Med Imaging Radiat Oncol 2012; 56 (1): 40-7.
10. Yang HL, et al. Diagnosis of bone metastases: a meta-analysis comparing ^{18}FDG PET, CT, MRI and bone scintigraphy. Eur Radiol 2011; 21 (12): 2604-17.
11. Tateishi U, et al. A meta-analysis of (18)F-Fluoride positron emission tomography for assessment of metastatic bone tumor. Ann Nucl Med 2010; 24 (7): 523-31.
12. Gabriel M, et al. 68Ga-DOTA-Tyr3-octreotide PET for assessing response to somatostatin-receptor-mediated radionuclide therapy. J Nucl Med 2009; 50 (9): 1427-34.
13. Beheshti M, et al. Detection of bone metastases in patients with prostate cancer by (18)F fluorocholine and (18)F fluoride PET/CT: a comparative study. Eur J Nucl Med Mol Imaging. J Nucl Med 2008; 35 (10): 1766-74.

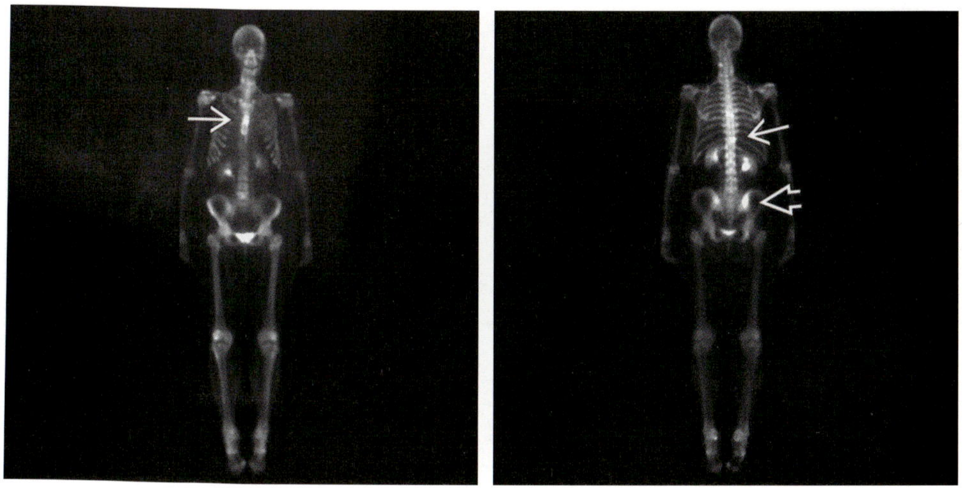

(Izquierda) Centellograma anterior con Tc-99m MDP en una paciente con cáncer de mama. Se observa que muestra captación en el esternón (*flecha*), que era dudosa para enfermedad metastásica. **(Derecha)** Centellograma posterior con Tc-99m MDP en la misma paciente que muestra captación débil del radiotrazador en la columna (*flecha blanca*) y en el ala ilíaca derecha (*flecha abierta*), que hacen pensar en enfermedad metastásica o en cambios degenerativos.

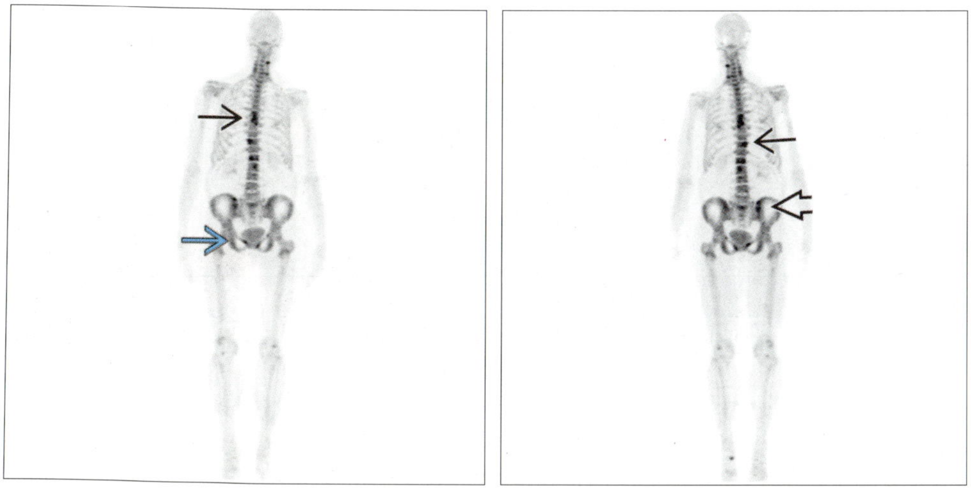

(Izquierda) Estudio de PET óseo anterior con F-18 NaF en la misma paciente. Se observa mayor visibilidad del cáncer de mama metastásico en el esternón (*flecha negra*) en comparación con el centellograma óseo con Tc-99m MDP. Nótese una lesión adicional en el hueso púbico derecho (*flecha azul*), que apoya el diagnóstico de metástasis óseas. **(Derecha)** En la misma paciente, Estudio de PET óseo posterior con F-18 NaF que muestra mayor visibilidad del cáncer de mama metastásico en la columna (*flecha negra*) y la pelvis (*flecha abierta*) en comparación con el centellograma óseo con Tc-99m MDP.

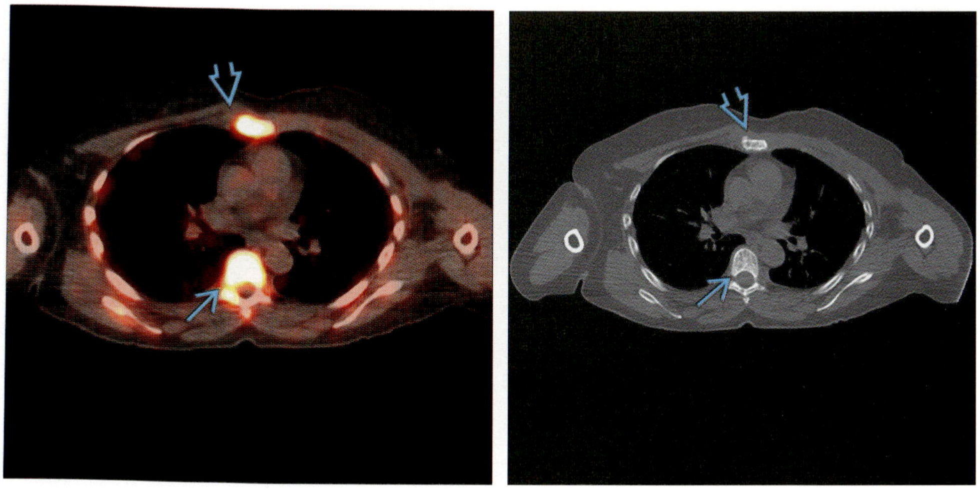

(Izquierda) PET/TC axial con F-18 NaF a través del tórax que muestra captación de un cáncer de mama metastásico en un cuerpo vertebral (*flecha azul*) y en el esternón (*flecha abierta*). **(Derecha)** TC axial en la misma paciente que muestra un aspecto moteado en los huesos afectados por el cáncer de mama metastásico en un cuerpo vertebral (*flecha azul*) y en el esternón (*flecha abierta*). El cáncer de mama puede mostrar un patrón mixto de metástasis osteolíticas y osteoblásticas.

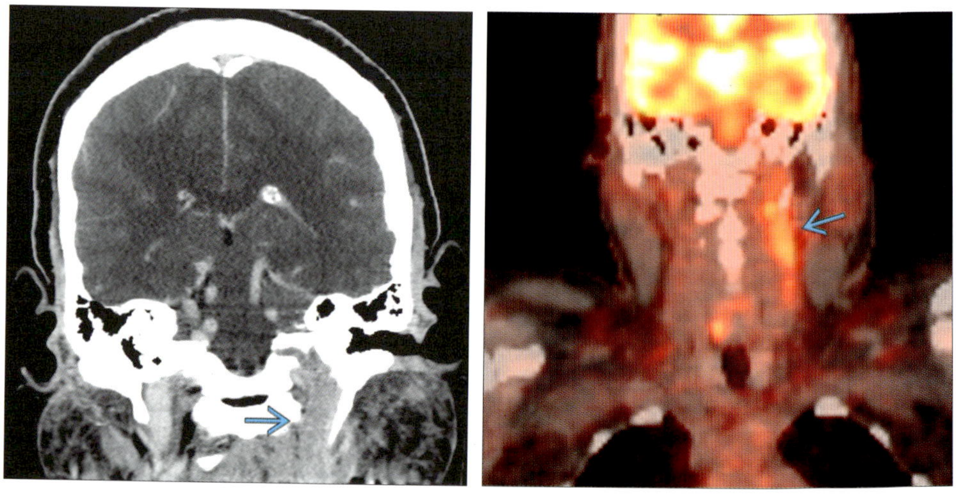

(Izquierda) TC axial con contrate que muestra un paraganglioma del glomus yugular en la fosa yugular izquierda (*flecha*) en un paciente que se presentó con cefaleas intensas de reciente inicio. **(Derecha)** PET/TC coronal con ^{18}F-FDG en el mismo paciente que muestra actividad hipermetabólica correspondiente al tumor (*flecha*). El PET/TC con Ga-68 dotatate no estaba disponible; por lo tanto, se utilizó ^{18}F-FDG para detectar otros sitios de enfermedad.

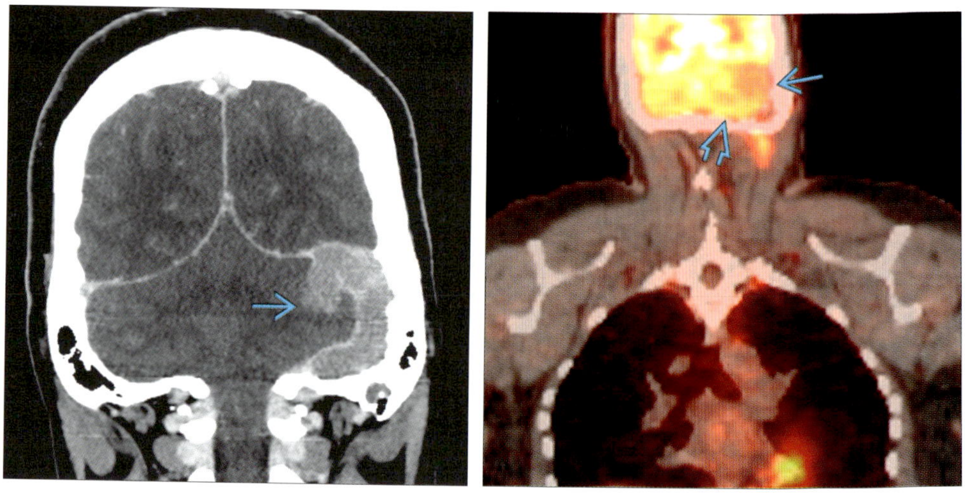

(Izquierda) TC axial con contraste en el mismo paciente que muestra la extensión del glomus yugular hacia la fosa craneal (*flecha*). **(Derecha)** PET/TC coronal con ^{18}F-FDG en el mismo paciente que muestra desplazamiento del parénquima encefálico normal (*flecha abierta*) debido al tumor infiltrante (*flecha azul*). La extirpación quirúrgica fue incompleta debido a la naturaleza hipervascular del tumor; posteriormente, se sometió al paciente a radioterapia con haz externo.

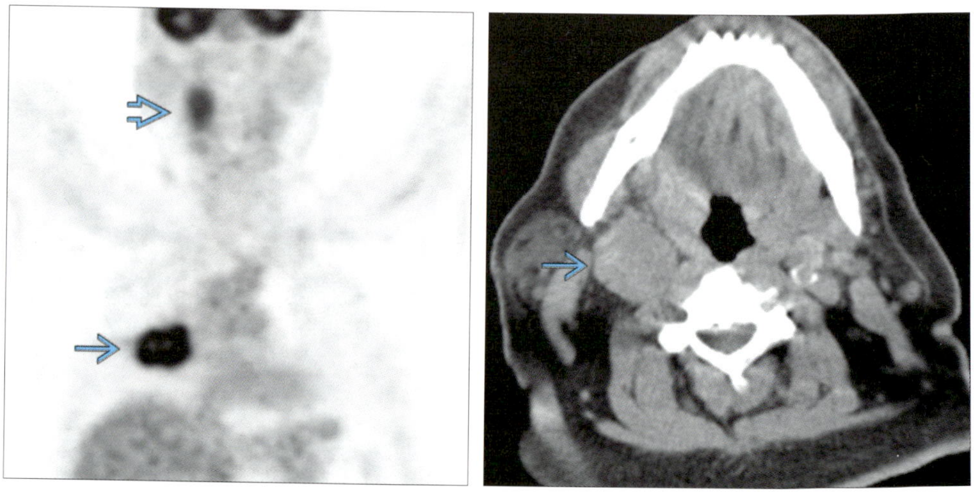

(Izquierda) PET/TC coronal con ^{18}F-FDG en un paciente con carcinoma pulmonar (*flecha azul*). Se observa un foco de actividad levemente aumentada en el lado derecho del cuello (*flecha abierta*). **(Derecha)** En el mismo paciente, TC axial con corrección por atenuación que muestra una lesión tumoral (*flecha*) y la localización esperada de la arteria carótida. Esto resultó ser un tumor del cuerpo carotídeo.

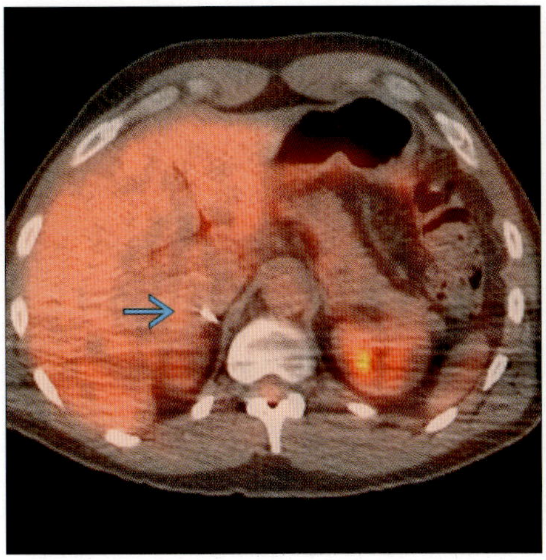

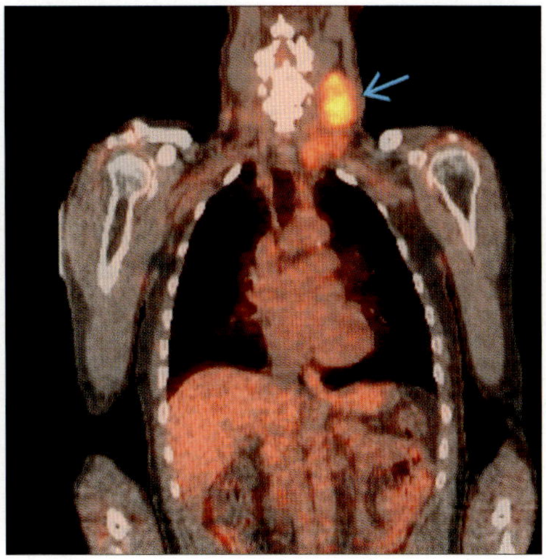

(Izquierda) PET/TC axial con ^{18}F-FDG en un paciente con síndrome de neoplasias endocrinas múltiples tipo II (MEN2) después de la extirpación de un feocromocitoma derecho, que muestra los clips quirúrgicos en la fosa suprarrenal derecha (*flecha*) sin actividad metabólica que sugiera recidiva. **(Derecha)** PET/TC coronal con ^{18}F-FDG en el mismo paciente que muestra linfadenopatía hipermetabólica en el lado izquierdo del cuello (*flecha*), que resultó ser un cáncer medular de tiroides. Los pacientes con MEN2 también tienen riesgo de desarrollar tumores paratiroideos.

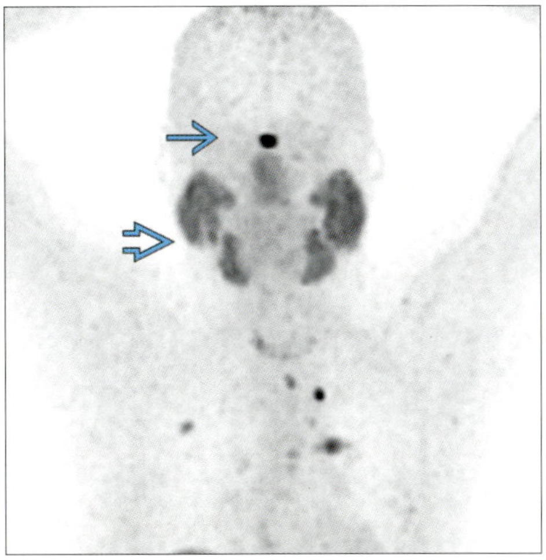

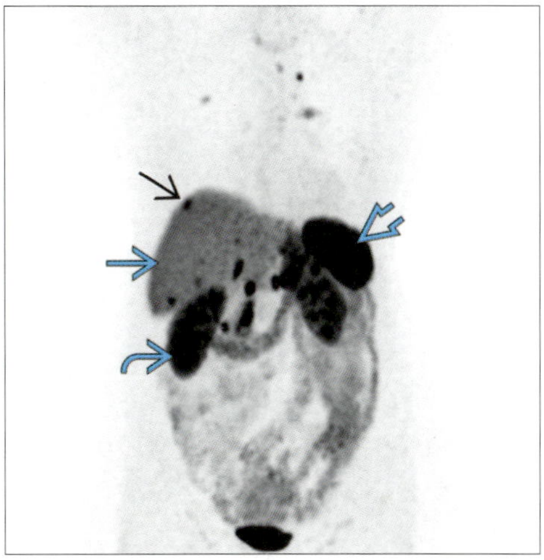

(Izquierda) MIP anterior de PET con Ga-68 dotatate en un paciente con tumor neuroendocrino metastásico. Se aprecia la biodistribución normal en la hipófisis (*flecha azul*) y en las glándulas salivales (*flecha abierta*). **(Derecha)** MIP anterior de PET con Ga-68 dotatate en el mismo paciente con tumor neuroendocrino metastásico que muestra captación fisiológica en el hígado (*flecha azul*), en el bazo (*flecha azul abierta*) y en los riñones (*flecha azul curva*). Nótense, además, las metástasis del tumor neuroendocrino (*flecha negra*) en el hígado. El Ga-68 dotatate es el radiotrazador más sensible para detectar paragangliomas y feocromocitomas en estudios PET.

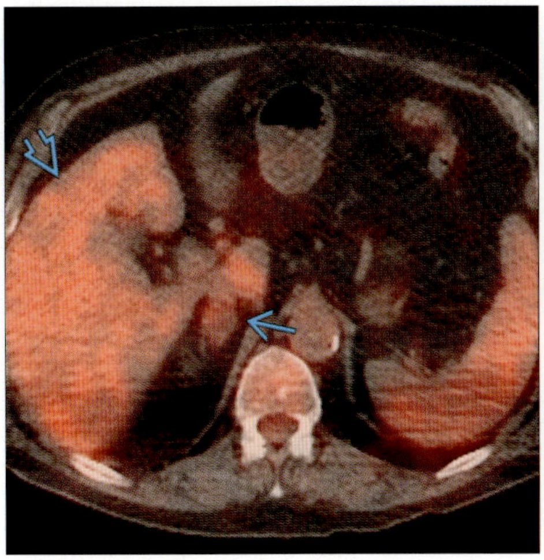

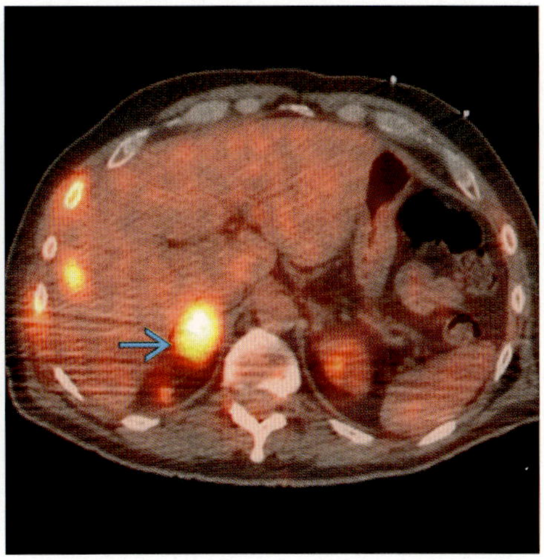

(Izquierda) PET/TC axial con ^{18}F-FDG que muestra una glándula suprarrenal derecha nodular con captación de bajo nivel (*flecha azul*), menor que la del hígado (*flecha abierta*). Esto es compatible con un adenoma suprarrenal. **(Derecha)** PET/TC axial con ^{18}F-FDG en un paciente con carcinoma pulmonar que muestra una glándula suprarrenal derecha hipermetabólica (*flecha*), mayor que la del hígado. En este caso, esto hace pensar en metástasis. Un feocromocitoma también podría tener este aspecto.

Sección 3
Pediatría

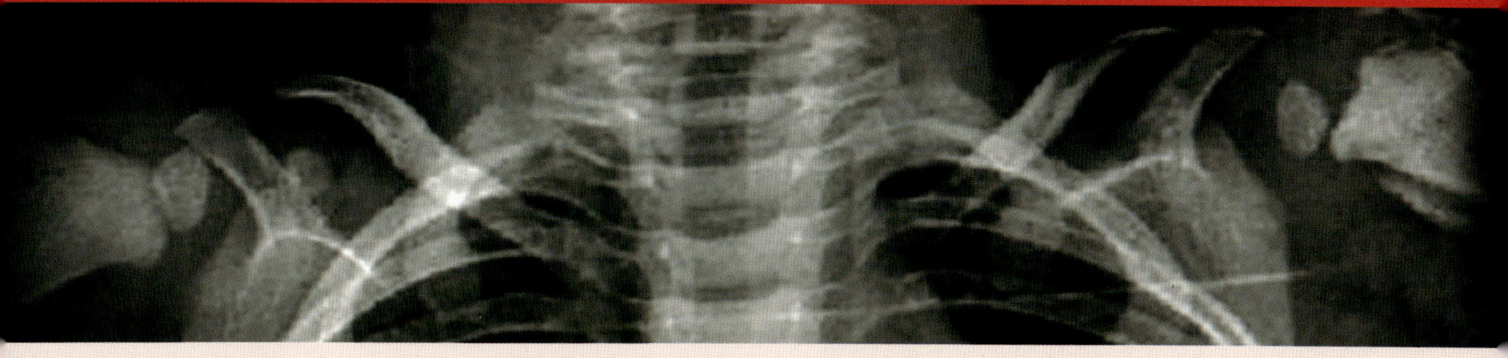

FACTORES CLAVE

Terminología

- Lesiones esqueléticas no accidentales sospechadas en niños que aún no caminan; incompatibilidad entre la lesión y la posible causa, demora en la búsqueda de atención médica, fracturas múltiples y caída como etiología explicada de la fractura.

Imágenes

- Característica del diagnóstico por imágenes sugestivas de abuso: fracturas múltiples de antigüedad variada con historia clínica incompatible o fracturas de alta especificidad.
- Fracturas con alta especificidad para abuso: fracturas costales (especialmente posteriores), lesiones metafisarias clásicas (LMC), fractura de apófisis espinosas, fractura escapular, fractura esternal.
- La exploración radiográfica del esqueleto es el estudio imagenológico inicial de elección:
  - Repetir la exploración esquelética ~ 2 semanas aumenta la sensibilidad y especificidad.
- La PET óseo con F-18 NaF tiene una mayor sensibilidad general que la radiografía esquelética para detectar fracturas relacionadas a abuso:
  - Sin embargo, es menos sensible para detectar LMC.

Principales diagnósticos diferenciales

- Traumatismo accidental.
- Raquitismo nutricional.
- Lesiones de nacimiento.

Aspectos clínicos

- Las fracturas son el segundo hallazgo más frecuente en casos de abuso.
- Maltrato sostenido (de cualquier forma) en uno de cada ocho niños hacia los 18 años de edad:
  - Aproximadamente el 30% de los niños tienen una lesión centinela antes del diagnóstico de abuso.
- El 37% de los hermanos de niños abusados también sufren abuso.

Lista de verificación diagnóstica

- En la mayoría de los estados hay un deber ético de informar la sospecha de abuso.
- Es fundamental la documentación cuidadosa de las lesiones identificadas y la realización de un informe adecuado.

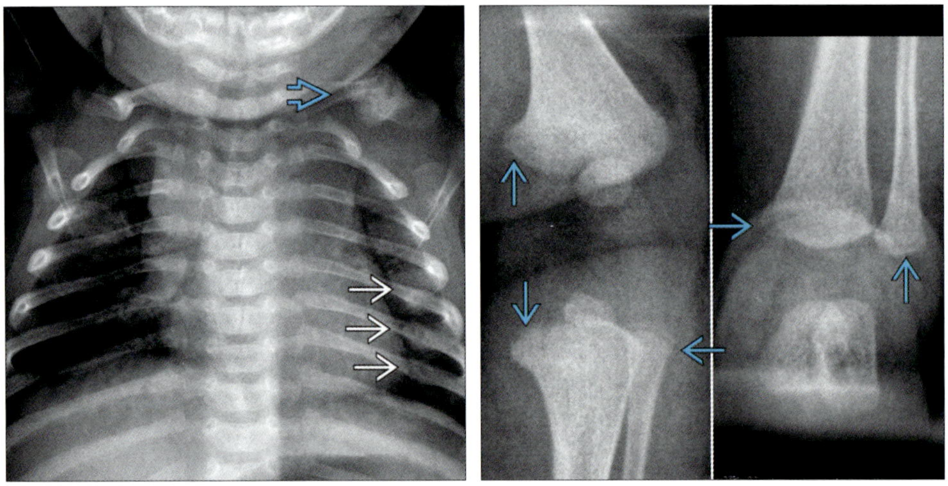

(Izquierda) Radiografía frontal de tórax que muestra una fractura en la clavícula izquierda en proceso de curación (*flecha azul abierta*) y múltiples fracturas costales posteriores izquierdas (*flechas blancas*) en proceso de curación, sospechosas de traumatismo no accidental. **(Derecha)** Radiografías anteroposteriores (AP) de la rodilla (izquierda) y el tobillo (derecha) izquierdos en un niño de 6 semanas de edad con sospecha de abuso que muestran lesiones metafisarias clásicas (*flechas*), que en esta proyección se manifiestan como fracturas en "asa de balde".

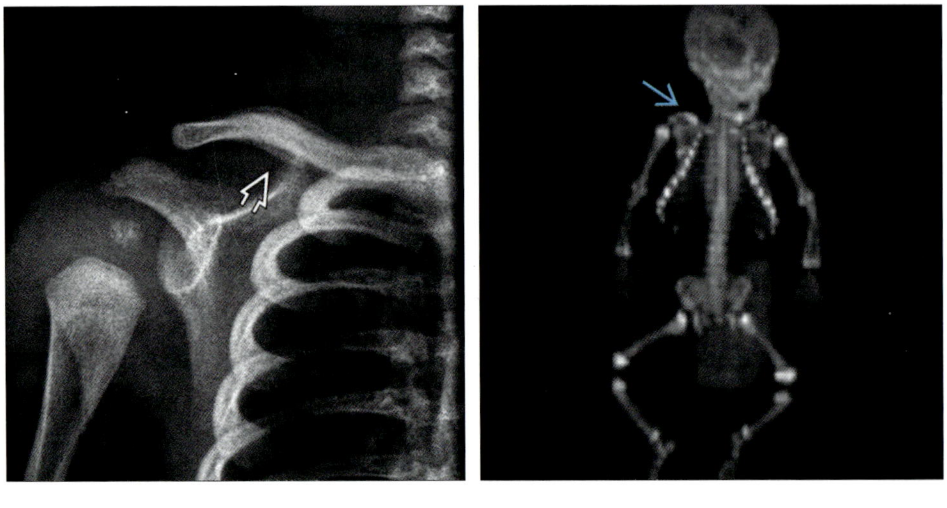

(Izquierda) Radiografía frontal de tórax que muestra una fractura en la clavícula derecha en proceso de curación (*flecha*). **(Derecha)** La PET de cuerpo entero con F-18 NaF para detectar fracturas adicionales en el contexto de sospecha de traumatismo no accidental confirma la presencia de captación en la fractura de la clavícula derecha en proceso de curación (*flecha*), sin evidencia de fracturas adicionales.

Terminología

Definiciones

- Traumatismo pediátrico no accidental:
  - Lesiones esqueléticas no accidentales sospechadas en niños que aún no caminan:
    - Incompatibilidad entre la lesión y la posible causa, demora en la búsqueda de atención médica, fracturas múltiples y caída como etiología explicada de la fractura.
  - Maltrato infantil es un término amplio que abarca abuso (físico, emocional, sexual) y negligencia (física, emocional, médica, educativa, de supervisión).
  - El abuso físico es una lesión infligida sobre el niño.
  - El diagnóstico de abuso infantil nunca se puede basar solamente en las imágenes y requiere una combinación de hallazgos clínicos, de investigación y sociales.

Imágenes

Características generales

- Mejor pista diagnóstica:
  - Característica del diagnóstico por imágenes sugestivas de abuso: fracturas múltiples de antigüedad variada con historia clínica incompatible o fracturas de alta especificidad.
  - No existe una fractura individual que sea patognomónica de abuso.
  - Fracturas con alta especificidad para abuso:
    - Fracturas costales (especialmente posteriores).
    - Lesiones metafisarias clásicas (LMC): fracturas en esquina, fracturas en asa de balde.
    - Fractura de apófisis espinosas.
    - Fractura escapular.
    - Fractura esternal.

Hallazgos en PET óseo con F-18 NaF

- Captación focal o multifocal del radiotrazador en sitios de fractura.
- Las LMC se aprecian como borramiento o expansión de la captación fisaria o captación metafisaria aumentada en forma excéntrica.
- Mayor sensibilidad que el centellograma óseo con Tc-99m MDP:
  - El F-18 NaF tiene una concentración ~ 1,5 veces mayor en los huesos en comparación con el Tc-99m MDP.
  - Mayor contraste entre el blanco y el fondo.
  - La resolución espacial de la PET es de 4 mm a 5 mm en comparación con 10 mm a 15 mm del centellograma.
  - Menos tiempo de estudio (exploración de 30 min a 45 min frente a 3 a 4 horas para el centellograma óseo con Tc-99m MDP).
- Mayor sensibilidad que la exploración radiográfica del esqueleto para la detección de fracturas relacionadas a abuso (85% frente a 72%):
  - Sensibilidad del 92% para detectar fracturas torácicas (frente al 68% para la radiografía esquelética).
  - Sensibilidad del 93% para detectar fracturas costales posteriores (frente al 73% para la radiografía esquelética).
- Menor sensibilidad que la exploración radiográfica del esqueleto para la detección de LMC (el 67% frente al 80%).
  - Refleja la intensa actividad fisaria, que dificulta la detección de actividad anormal.

Recomendaciones para el estudio

- Mejor herramienta del diagnóstico por imágenes:
  - La exploración radiográfica del esqueleto es el estudio inicial de elección.
  - La PET óseo con F-18 NaF puede complementar la exploración esquelética:
    - No puede reemplazar a la exploración radiográfica del esqueleto debido a su menor sensibilidad para detectar LMC.
  - Centellograma óseo con Tc-99m MDP:
    - Menos sensible que la PET óseo con F-18 NaF.
    - El centellograma óseo puede complementar la exploración esquelética, pero tiene las mismas limitaciones con respecto a las LMC.
  - Por lo general, la TC, la ecografía y la RM solo se utilizan en estudios dirigidos con un interrogante clínico específico.
- Recomendaciones para el protocolo:
  - PET óseo con F-18 NaF:
    - Preparación del paciente: debe vaciar la vejiga inmediatamente antes del estudio.
    - Obtención de las imágenes 30 min a 45 min después de la administración del radiofármaco:
      - Se puede explorar antes que con MDP debido a la menor unión a proteínas por parte del NaF y por lo tanto menor captación en tejidos blandos.
    - La TC de dosis baja para corrección por atenuación y localización se adquiere con los mismos parámetros utilizados para la PET/TC con ^{18}F-FDG pediátrico.
    - Radiofármaco:
      - ^{18}F-FDG.
      - 60 µCi (2,2 MBq)/kg, dosis máxima 4 mCi (148 MBq), dosis mínima 0,5 mCi (18,5 MBq).
    - Dosimetría:
      - De 2,5 mSv a 3,7 mSv según el peso del paciente si se utiliza la Guía de Consenso de Norteamérica (*North American Consensus Guideline*) para la determinación de la dosis.

Hallazgos radiográficos

- Hallazgos clásicos: múltiples fracturas en diversos estadios de curación.
- Se realiza como una exploración esquelética con series prescriptas de radiografías centradas en cada segmento esquelético:
  - Las radiografías oblicuas de las costillas aumentan la sensibilidad y la especificidad.
  - La radiografía de cuerpo entero del bebé o las exploraciones esqueléticas limitadas no son sustitutos adecuados.
- Repetir la exploración esquelética ~ 2 semanas aumenta la sensibilidad y especificidad:
  - Se pueden descartar las imágenes del cráneo debido a la limitada formación de callos en las fracturas de la bóveda craneal.

Hallazgos en TC

- Estudio de elección para lesiones cefálicas:
  - Las imágenes 3D con representación de superficie aumentan la sensibilidad para detectar fracturas craneanas.
- En el tórax, el abdomen y la pelvis, la TC, por lo general, se reserva para el trauma grave y la evaluación de lesión de órgano sólido.

Diagnóstico diferencial

Traumatismo

- Fracturas frecuentes en niños:
  - El 42% de los niños tendrán una fractura antes de los 16 años de edad.
  - El 27% de las niñas tendrán una fractura antes de los 16 años de edad.
- Por lo general, el patrón de lesión es diferente en el abuso que en el traumatismo.

Osteogénesis imperfecta

- Densidad mineral ósea difusamente disminuida.
- Fracturas patológicas, con frecuencia múltiples y en diversos estadios de curación.

Síndrome de Menkes

- Síndrome recesivo ligado al cromosoma X con alteración del metabolismo del cobre.
- Constelación de trastornos conformados por pérdida de volumen del parénquima encefálico, hemorragia y lesiones metafisarias.

Deficiencia de cobre

- Nutricional, observada ocasionalmente en casos de uso prolongado de nutrición parenteral total cuando se omite la suplementación con cobre.

Raquitismo nutricional

- Osteopenia, metáfisis ahuecadas y desgastadas.
- Puede haber fracturas patológicas debido a la escasa mineralización.

Osteoporosis

- Huesos de aspecto difusamente denso/esclerótico.
- Fracturas patológicas debidas a la presencia de hueso anormal.

Lesiones de nacimiento

- Es importante el lapso transcurrido desde el nacimiento.
- Fracturas frecuentes: clavícula, húmero.
- Puede haber una pequeña cantidad de sangrado subdural.

Aspectos clínicos

Presentación

- Signos/síntomas más frecuentes:
  - En casos de abuso, los hallazgos cutáneos (equimosis, contusiones) son los más frecuentes:
    - La presencia de equimosis en un niño menor de 9 meses que aún no deambula debe generar sospecha.
  - Las fracturas son el segundo hallazgo más frecuente:
    - Por lo general, son múltiples y en diversos estadios de curación.
- Otros signos/síntomas:
  - Grados variables de traumatismo: leve a grave, incluso el fallecimiento.
  - Retraso de crecimiento.
  - Convulsiones.

Demografía

- Epidemiología:
  - Maltrato sostenido (en cualquier forma) en uno cada ocho niños hacia los 18 años de edad:
    - La negligencia es la causa más frecuente (70% al 80%).
  - Del 5% al 8% de las visitas al servicio de emergencias se relacionan con abuso o negligencia infantil.
  - El 37% de los hermanos de niños abusados también sufren abuso.
  - Factores de riesgo (del niño):
    - Edad < 4 años.
    - Niño con necesidades especiales.
  - Factores de riesgo (del cuidador):
    - Depresión materna.
    - Antecedentes parentales de abuso.
    - Padre no biológico en el hogar.
    - Abuso de sustancias por parte de los padres.
    - Desigualdad en el ingreso económico.
  - Factores de riesgo (sociales):
    - Violencia en la comunidad.

Historia natural y pronóstico

- Muchos pacientes con diagnóstico final de abuso, se han presentado previamente con lesiones:
  - Aproximadamente el 30% de los niños tienen lesión centinela antes del diagnóstico de abuso:
    - El 80% de las lesiones centinela son equimosis.
  - En un estudio del año 2002 de niños que fallecieron a causa de abuso, se encontró que un 55% de ellos había sido evaluado por lesión traumática el mes anterior.

Tratamiento

- Con frecuencia, las instituciones más grandes tienen equipos para tratar casos de abuso infantil que coordinan un proceso multidisciplinario de diagnóstico, trabajan para proteger a los niños e interactúan con los sistemas de seguridad social y de justicia penal.

Lista de verificación diagnóstica

Considerar

- La presencia de múltiples fracturas en diversos estadios de curación, particularmente en niños con movilidad limitada o no compatibles con la historia clínica, debe hacer pensar en abuso.

Información útil para la interpretación de las imágenes

- Prestar atención a la captación fisaria y metafisaria en la PET (la presencia de anomalías sutiles puede anunciar la presencia de LMC).
- La multiplicidad de lesiones y la presencia de fracturas específicas de abuso deben generar sospecha:
  - Fracturas con alta especificidad: fracturas costales posteriores, LMC, fractura escapular, fractura de apófisis espinosas, fractura esternal.
- No existe una fractura patognomónica de abuso.

Consejos para la realización del informe

- En la mayoría de los estados hay un deber ético de informar la sospecha de abuso.
- Es fundamental la documentación cuidadosa de las lesiones identificadas y la realización de un informe adecuado.

Bibliografía

1. Expert Panel on Pediatric Imaging, et al. ACR Appropriateness Criteria® Suspected Physical Abuse-Child. J Am Coll Radiol 2017; 14 (5S): 338-49.
2. Jackson AM, et al. Aspects of abuse: recognizing and responding to child maltreatment. Curr Probl Pediatr Adolesc Health Care 2015; 45 (3): 58-70.
3. Grant FD. ^{18}F-fluoride PET and PET/CT in children and young adults. PET Clin 2014; 9 (3): 287-97.
4. Sheybani EF, et al. Pediatric nonaccidental abdominal trauma: what the radiologist should know. Radiographics 2014; 34 (1): 139-53.
5. Kleinman PK, et al. Yield of radiographic skeletal surveys for detection of hand, foot, and spine fractures in suspected child abuse. AJR Am J Roentgenol 2013; 200 (3): 641-4.
6. van Rijn RR, et al. Educational paper: imaging child abuse: the bare bones. Eur J Pediatr 2012; 171 (2): 215-24.
7. Meyer JS, et al. ACR Appropriateness Criteria on suspected physical abusechild. J Am Coll Radiol 2011; 8 (2): 87-94.
8. Drubach LA, et al. Skeletal trauma in child abuse: detection with ^{18}F-NaF PET. Radiology 2010; 255 (1): 173-81.
9. Offiah A, et al. Skeletal imaging of child abuse (non-accidental injury). Pediatr Radiol 2009; 39 (5): 461-70.
10. Section on Radiology, American Academy of Pediatrics: Diagnostic imaging of child abuse. Pediatrics 2009; 123 (5): 1430-5.

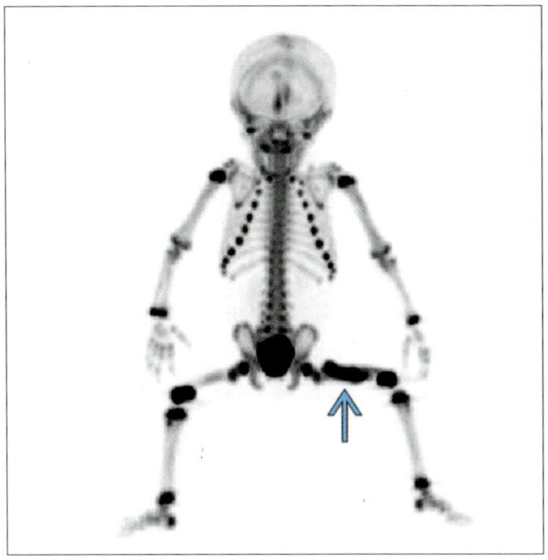

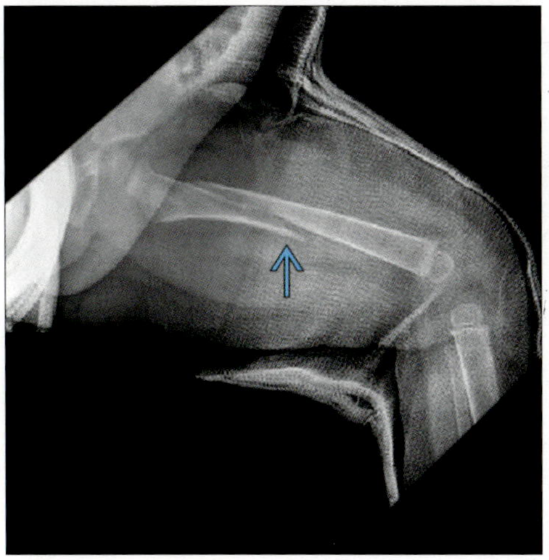

(Izquierda) MIP coronal de PET con F-18 NaF de cuerpo entero que muestra captación longitudinal anormal en el fémur izquierdo (*flecha*) debida a un traumatismo no accidental sospechado. (Cortesía de R. Lim, MD). **(Derecha)** Radiografía lateral del fémur izquierdo en el mismo niño que muestra una fractura oblicua, desplazada y acortada de la diáfisis femoral (*flecha*). (Cortesía de R. Lim, MD).

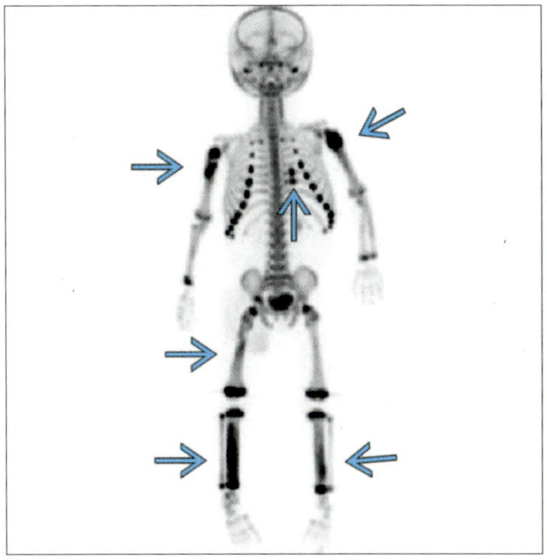

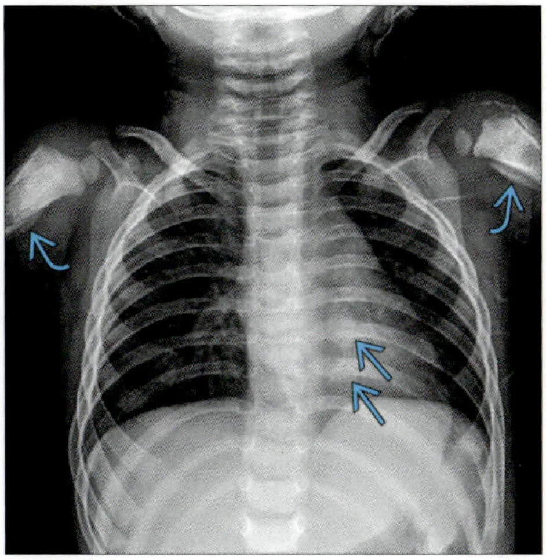

(Izquierda) MIP coronal de PET con F-18 NaF de cuerpo entero. Se observan múltiples facturas con niveles variables de captación de NaF (*flechas*) en un niño abusado. (Cortesía de R. Lim, MD). **(Derecha)** En el mismo niño, Radiografía frontal de tórax que muestra fracturas costales posteriores en proceso de curación (*flechas azules*) y fracturas humerales proximales bilaterales en proceso de curación (*flechas curvas*). (Cortesía de R. Lim, MD).

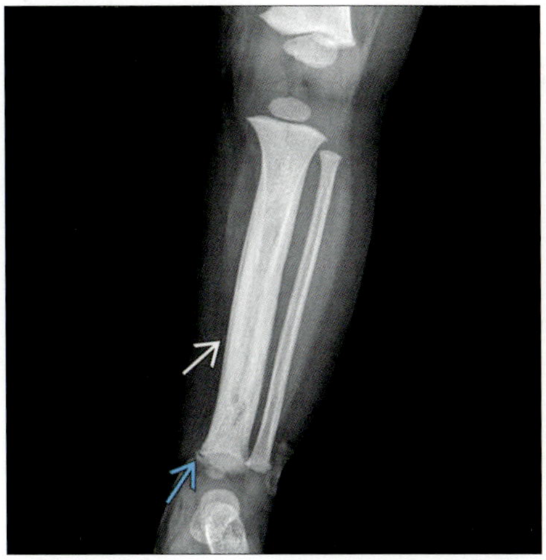

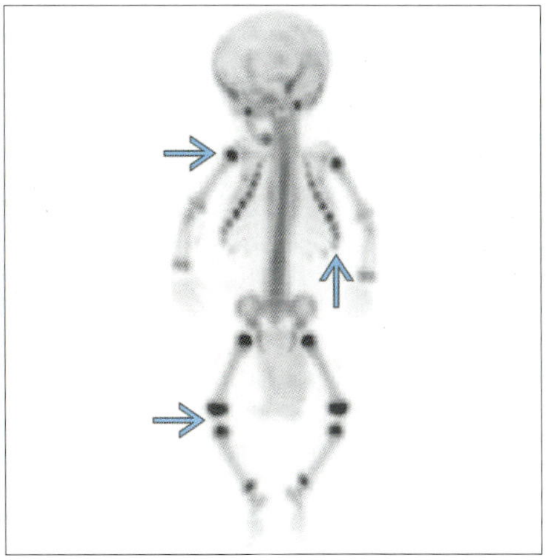

(Izquierda) Radiografía frontal de la tibia y el peroné izquierdos en el mismo niño. Puede observarse una fractura de la diáfisis tibial en proceso de curación (*flecha blanca*) y una fractura en esquina más aguda de la metáfisis distal de la tibia (*flecha azul*). (Cortesía de R. Lim, MD). **(Derecha)** MIP coronal de PET con F-18 NaF de cuerpo entero en otro niño. Se visibilizas la distribución normal de NaF con mayor actividad en las fisis (*flechas*). (Cortesía de R. Lim, MD).

FACTORES CLAVE

Terminología

- Tumor embrionario originado a partir de células primitivas de la cresta neural a lo largo de la cadena simpática periférica.

Imágenes

- La avidez por MIBG es el hallazgo del diagnóstico por imágenes clave (especificidad ≥ 90% para detectar enfermedad).
- Actualmente, la PET/TC con ^{18}F-FDG cumple un papel complementario al MIBG:
  - En la mayoría de los neuroblastomas, se observa captación de ^{18}F-FDG.
- Es necesaria una TC o una RM para la evaluación de factores de riesgo definidos por las imágenes (FRDI).
- La PET/TC con F-18 F-DOPA tiene alta sensibilidad y especificidad para detectar tumores neuroblásticos:
  - Todavía se está definiendo su papel en el neuroblastoma.

Patología

- Estadificación según el INRGSS (International Neuroblastoma Risk Group Staging System): sistema de estadificación prequirúrgica basado en la extensión de la enfermedad y los FRDI:
  - Pronóstico basado en la estratificación del riesgo, que incluye INRGSS y otros elementos.
- Histología favorable o desfavorable según el grado de diferenciación neuroblástica, la morfología nuclear (índice mitosis-cariorrexis), la edad.
- Los tumores con amplificación de MYCN son más agresivos y tienen peor pronóstico.

Aspectos clínicos

- Aproximadamente el 50% de los casos tienen metástasis distantes al momento del diagnóstico.
- El tratamiento depende de la clasificación de riesgo del INRG: varía desde observación a cirugía solamente, quimioterapia más cirugía y tratamientos multimodales intensos.

Lista de verificación diagnóstica

- I-123 MIBG como modalidad primaria de imágenes funcionales.
- PET/TC con ^{18}F-FDG cuando el estudio con MIBG es negativo o para resolver dudas.
- Imágenes transversales (TC/RM) necesarias para la evaluación de factores de riesgo definidos por las imágenes.

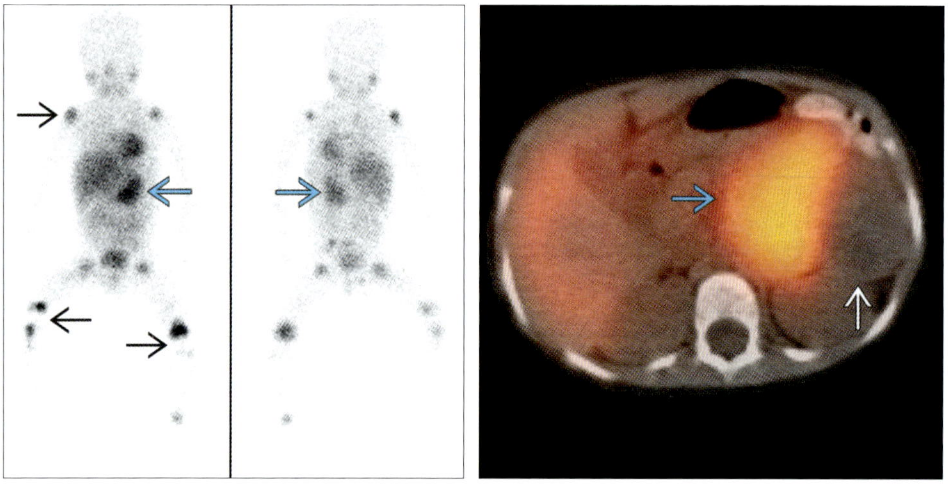

(Izquierda) Imágenes de proyección anterior y posterior de un centellograma con I-123 MIBG de cuerpo entero en un niño de 3 años de edad con neuroblastoma metastásico que muestra un tumor con avidez por MIBG en el cuadrante superior izquierdo del abdomen (*flechas azules*) y múltiples sitios de enfermedad ósea metastásica, predominantemente en las metáfisis de huesos largos (*flechas negras*). **(Derecha)** SPECT/TC axial con I-123 MIBG en el mismo paciente que muestra captación en parte del tumor del cuadrante superior izquierdo del abdomen (*flecha azul*). Una porción necrótica de tumor no tiene avidez por MIBG (*flecha blanca*).

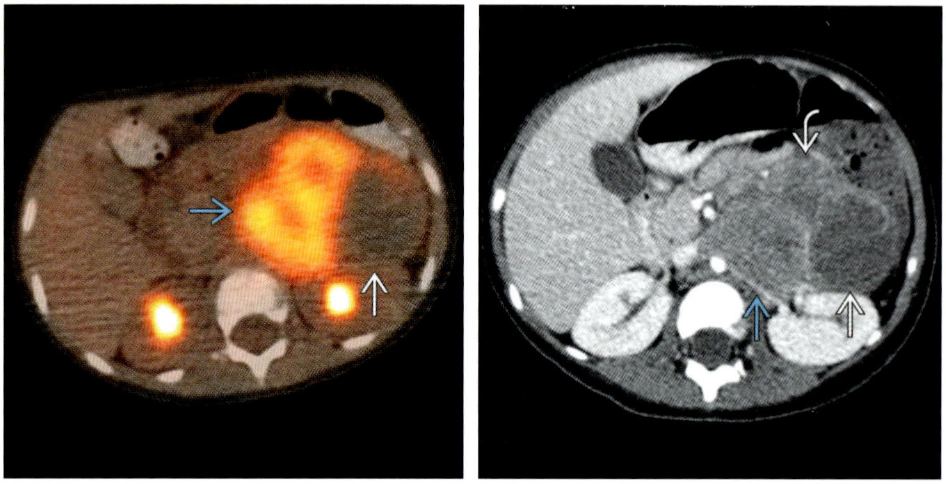

(Izquierda) PET/TC axial con ^{18}F-FDG en el mismo paciente que muestra un patrón similar de captación en el tumor del cuadrante superior izquierdo del abdomen respecto del observado en el estudio con MIBG. La captación de ^{18}F-FDG está presente en la porción sólida medial del tumor (*flecha azul*), sin captación sustancial en la porción necrótica lateral (*flecha blanca*). **(Derecha)** TC axial con contraste en el mismo paciente que muestra el tumor retroperitoneal infiltrante (*flecha blanca curva*) que encierra las arterias renales (*flecha azul*). La porción necrótica del tumor es hipodensa (*flecha blanca*).

Terminología

Definiciones

- Tumor embrionario originado a partir de células primitivas de la cresta neural a lo largo de la cadena simpática periférica:
  - Tumor primario:
    - A lo largo de la cadena simpática:
      - Aproximadamente el 30% en la médula suprarrenal.
      - Aproximadamente el 60% en ganglios paraespinales abdominales.
    - Suele infiltrar y rodear tejidos circundantes; se extiende hacia forámenes neurales, encierra vasos sanguíneos.
    - Calcificación variable; suele calcificarse aún más después del tratamiento.
  - Metástasis:
    - Huesos, ganglios linfáticos, hígado, pulmones, encéfalo, tejidos blandos.

Imágenes

Hallazgos en PET/TC con ^{18}F-FDG

- Actualmente cumple un papel complementario al centellograma con MIBG.
- En la mayoría de los neuroblastomas se observa captación de ^{18}F-FDG.
- El nivel y la distribución de la captación puede no igualar el nivel de captación de MIBG:
  - Es de particular utilidad en el neuroblastoma negativo para MIBG.
  - Falta definir la importancia de la discordancia en la captación entre MIBG y ^{18}F-FDG.
- Información mixta sobre la sensibilidad y la especificidad en comparación con el MIBG.
- Los primeros estudios sugieren:
  - El nivel de captación de ^{18}F-FDG puede reflejar un genotipo desfavorable.
  - El nivel de captación de ^{18}F-FDG puede predecir la sobrevida general:
    - Los tumores con más captación de ^{18}F-FDG que de MIBG pueden tener peor pronóstico.
  - La modificación de la captación puede predecir la respuesta tumoral.

Hallazgos en PET/TC con F-18 F-DOPA

- Elevada sensibilidad y especificidad para tumores neuroblásticos en general.
- Para el neuroblastoma, los primeros estudios muestran buena sensibilidad y especificidad, comparable a/posiblemente mejor que el MIBG.
- El nivel de captación de F-18 F-DOPA puede reflejar un genotipo desfavorable.
- La distribución de la enfermedad con avidez por F-18 F-DOPA puede predecir el riesgo de progresión.

Hallazgos en PET/TC con I-123 MIBG

- Información muy limitada, relacionada principalmente con la planificación del tratamiento pre-MIBG.
- Proporciona imágenes de mayor resolución que el centellograma con MIBG (PET frente a SPECT).

Hallazgos en medicina nuclear

- Centellograma con I-123 MIBG:
  - Primera modalidad de imágenes centellográficas para el neuroblastoma.
  - Especificidad ≥ 90% para detectar la enfermedad.
  - Tumor suprarrenal o retroperitoneal infiltrante con avidez por I-123 MIBG.
  - Distribución normal del MIBG: glándulas salivales, glándula tiroides, miocardio, hígado, sistemas colectores renales y vejiga (excreción), intestino (excreción).
  - Se han definido sistemas de clasificación por imágenes (Curie, etc.); aún se está investigando su valor predictivo.

Hallazgos en otras modalidades

- Es necesaria una RM o una TC para definir los factores de riesgo definidos por las imágenes (FRDI):
  - Los FRDI varían según el segmento corporal comprometido por el tumor y son definidos por el sistema de estadificación del International Neuroblastoma Risk Group (INRG).

Diagnóstico diferencial

Otras lesiones neuroblásticas

- Ganglioneuroblastoma: en el espectro de los tumores derivados de la cresta neural, malignidad intermedia.
- Ganglioneuroma: en el espectro de los tumores derivados de la cresta neural, es el más benigno.
- Feocromocitoma.
- Paraganglioma.

Tumor de Wilms

- Se origina en los riñones.
- Suele generar efecto de masa en lugar de infiltrar o rodear estructuras anatómicas normales.

Lesiones óseas locales/difusas

- Rabdomiosarcoma metastásico.
- Histiocitosis de células de Langerhans (HCL).
- Leucemia.

Linfoma

- Generalmente se da en una población de edad más avanzada.

Patología

Características generales

- Etiología:
  - Se origina a partir de células de la cresta neural a lo largo de la cadena simpática periférica.
- Genética:
  - Amplia heterogeneidad molecular sin mutación única causal:
    - Antecedentes familiares en el 1% al 2% de los casos.
  - Factores genéticos importantes:
    - MYCN: factor de transcripción:
      - Amplificado en ~ 20% de los casos.
      - Los tumores con amplificación de MYCN son más agresivos y tienen peor pronóstico.
    - Activación de la quinasa de linfoma anaplásico (ALK): receptor de tipo tirosina quinasa.
    - PHOX2B: factor de transcripción.
  - Anomalías cromosómicas:
    - Ploidía: aproximadamente el 55% de los neuroblastomas son triploides/casi triploides.
      - Los tumores triploides tienen mejor pronóstico que los diploides o con otros grados de ploidía.
    - Deleciones 1q: aproximadamente el 30% de los neuroblastomas.
    - Deleciones 11q: aproximadamente el 40% de los neuroblastomas.

Estadificación según el International Neuroblastoma Risk Group

Estadio	Criterios
L1	Tumor confinado a un compartimento corporal (p. ej., tórax o abdomen o pelvis) sin FRDI.
L2	Tumor con ≥ 1 FRDI.
M	Enfermedad con metástasis distantes.
MS	Niño < 18 meses de edad con metástasis únicamente en la piel, el hígado o la médula ósea.

Estadificación, grado y clasificación

- Previamente se clasificaba utilizando el International Neuroblastoma Staging System (INSS): sistema de clasificación quirúrgica que refleja la extensión de la enfermedad.
- En la actualidad se utiliza el sistema de estadificación (SS) del International Neuroblastoma Risk Group (INRG): sistema de estadificación prequirúrgica que se basa en la extensión de la enfermedad y en factores de riesgo definidos por las imágenes (FRDI):
  - Los FRDI varían según el segmento corporal afectado por el tumor (Monclair y cols.).
- El sistema de clasificación pretratamiento del INRG se expande para conformar el INRGSS a fin de pronosticar el riesgo:
  - Basado en el estadio INRG, la edad, la histología, la diferenciación tumoral, el estado de MYCN, la pérdida de heterocigosidad de 11q y la ploidía.

Características microscópicas

- Neuroblastos con grados variables de estroma de Schwann.
- Histología favorable o desfavorable según el grado de diferenciación neuroblástica, la morfología nuclear (índice mitosis-cariorrexis), la edad.

Aspectos clínicos

Presentación

- Signos/síntomas más frecuentes:
  - Tumor/distensión abdominal.
  - Síntomas constitucionales: fiebre, pérdida de peso, fatiga.

Demografía

- Edad:
  - Mediana al momento del diagnóstico: aproximadamente 20 meses:
    - El 90% < 5 años de edad, 30% dentro de primer año de vida.
- Sexo:
  - Leve predominancia masculina.
- Origen étnico:
  - Ligera predominancia en caucásicos.
- Epidemiología:
  - Tumor sólido extracraneal más frecuente en niños.
  - Del 8% al 10% de los cánceres de la niñez.
  - Aproximadamente diez casos por millón de niños (0 a 14) por año en Estados Unidos.
    - Quinientos a setecientos nuevos casos por año.
  - Aproximadamente el 50% de los casos son de alto riesgo al momento de la presentación.
  - Aproximadamente el 50% de los casos tienen metástasis distantes al momento del diagnóstico.

Historia natural y pronóstico

- Amplio espectro de comportamiento que varía desde regresión espontánea, maduración a ganglioneuroma benigno o enfermedad metastásica agresiva fatal.
- Los niveles de riesgo del INRG reflejan el pronóstico:
  - Sobrevida libre de eventos (SLE) > 90% en pacientes de riesgo no alto.
  - SLE a 5 años del 78% frente al 90% en enfermedad en estadio L2 frente a L1.
- El grado de diferenciación tumoral es un factor pronóstico importante.
- El 15% de las muertes relacionadas al cáncer en niños.

Tratamiento

- Depende del nivel de riesgo del INRG: varía desde observación a cirugía solamente, quimioterapia más cirugía, tratamientos multimodales intensivos, incluidas quimioterapia, cirugía, radiación, trasplante de células madre, tratamiento con I-131 MIBG e inmunoterapia.

Lista de verificación diagnóstica

Considerar

- I-123 MIBG como modalidad primaria de imágenes funcionales.
- PET/TC con ^{18}F-FDG cuando el estudio con MIBG es negativo o para resolver dudas.
- Son necesarias las imágenes transversales (TC/RM) para evaluar los factores de riesgo definidos por las imágenes.

Bibliografía

1. Liu YL, et al. Diagnostic FDG and FDOPA positron emission tomography scans distinguish the genomic type and treatment outcome of neuroblastoma. Oncotarget 2016; 7 (14): 18774-86.
2. Bleeker G, et al. 123I-MIBG scintigraphy and ^{18}F-FDG-PET imaging for diagnosing neuroblastoma. Cochrane Database Syst Rev 2015; CD009263.
3. Lee JW, et al. Prognostic value of pretreatment FDG PET in pediatric neuroblastoma. Eur J Radiol 2015; 84 (12): 2633-9.
4. Gil TY, et al. Clinical experience with (18)F-fluorodeoxyglucose positrón emission tomography and (123)I-metaiodobenzylguanine scintigraphy in pediatric neuroblastoma: complementary roles in follow-up of patients. Korean J Pediatr 2014; 57 (6): 278-86.
5. Lu MY, et al. Characterization of neuroblastic tumors using ^{18}F-FDOPA PET. J Nucl Med 2013; 54 (1): 42-9.
6. Mueller WP, et al. Nuclear medicine and multimodality imaging of pediatric neuroblastoma. Pediatr Radiol 2013; 43 (4): 418-27.
7. Davidoff AM. Neuroblastoma. Semin Pediatr Surg 2012; 21 (1): 2-14.
8. Piccardo A, et al. Comparison of ^{18}F-dopa PET/CT and 123I-MIBG scintigraphy in stage 3 and 4 neuroblastoma: a pilot study. Eur J Nucl Med Mol Imaging 2012; 39 (1): 57-71.
9. Cohn SL, et al. The International Neuroblastoma Risk Group (INRG) classification system: an INRG Task Force report. J Clin Oncol 2009; 27 (2): 289-97.
10. Monclair T, et al. The International Neuroblastoma Risk Group (INRG) Staging system: an INRG Task Force report. J Clin Oncol 2009; 27 (2): 298-303.
11. Sharp SE, et al. 123I-MIBG scintigraphy and ^{18}F-FDG PET in neuroblastoma. J Nucl Med 2009; 50 (8): 1237-43.
12. Lonergan GJ, et al. Neuroblastoma, ganglioneuroblastoma, and ganglioneuroma: radiologic-pathologic correlation. Radiographics 2002; 22 (4): 911-34.
13. Shulkin BL, et al. Current concepts on the diagnostic use of MIBG in children. J Nucl Med 1998; 39 (4): 679-88.

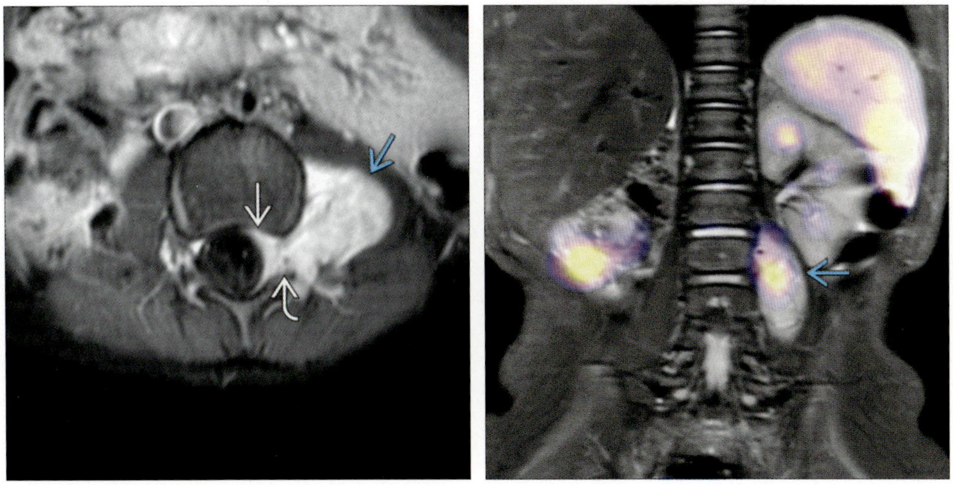

(Izquierda) RM axial en T1 C+ FS en un niño de 11 meses de edad con neuroblastoma que muestra un tumor paraespinal izquierdo con realce heterogéneo (*flecha azul*) que se extiende hacia el foramen neural (*flecha blanca curva*) y el canal espinal (*flecha blanca*). **(Derecha)** PET coronal con ^{18}F-FDG y RM en T2 FS en el mismo paciente que muestra avidez uniforme por FDG (*flecha*) en el tumor paraespinal hiperintenso en T2.

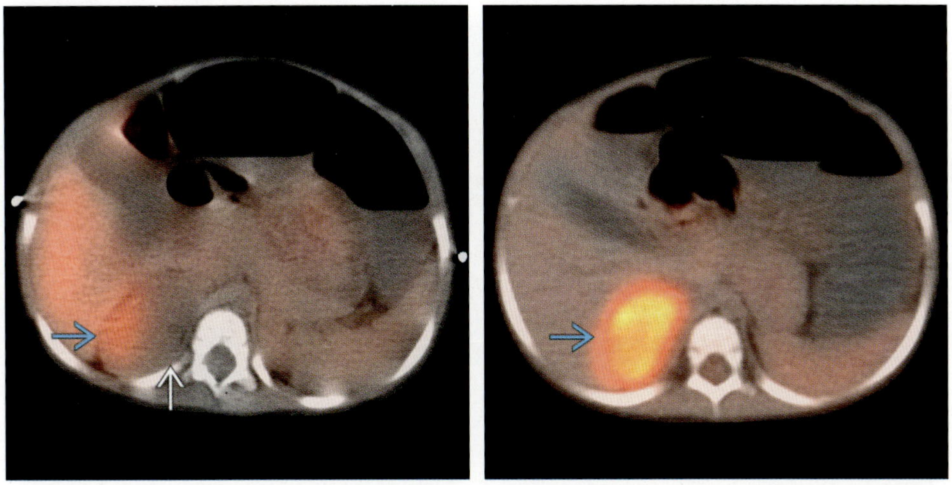

(Izquierda) SPECT/TC axial con I-123 MIBG en una niña de 2 años de edad con un neuroblastoma suprarrenal derecho. Se observa captación de MIBG de bajo nivel solo en parte del tumor (*flecha azul*). La porción más medial del tumor no muestra captación sustancial de MIBG (*flecha blanca*). **(Derecha)** PET/TC axial con ^{18}F-FDG en la misma paciente 5 días después. Se aprecia captación intensa de ^{18}F-FDG en todo el tumor suprarrenal derecho (*flecha*), incluso captación en su porción medial que no presentaba captación sustancial de MIBG.

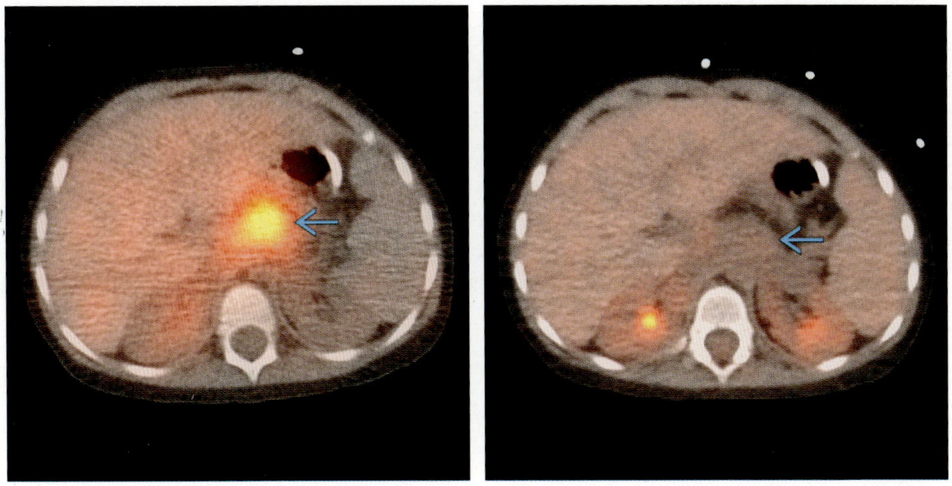

(Derecha) SPECT/TC axial con I-123 MIBG en un niño de 5 años de edad con neuroblastoma. Puede observarse un tumor retroperitoneal con avidez por MIBG (*flecha*). **(Derecha)** PET/TC axial con ^{18}F-FDG en el mismo paciente 3 días después. No se observa captación de ^{18}F-FDG en el tumor retroperitoneal (*flecha*). En el neuroblastoma, los patrones de captación de MIBG y de ^{18}F-FDG no siempre son concordantes.

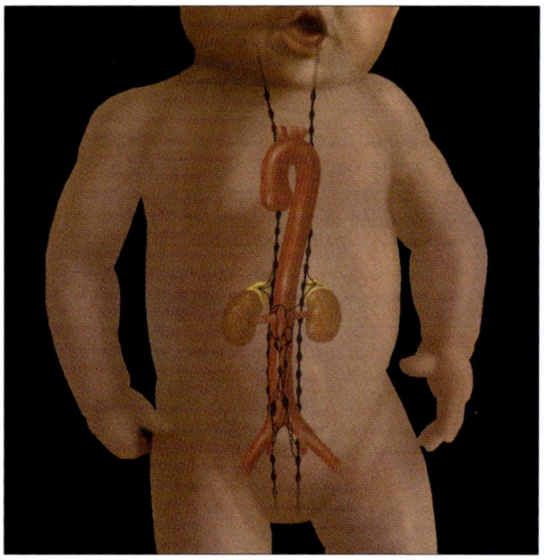

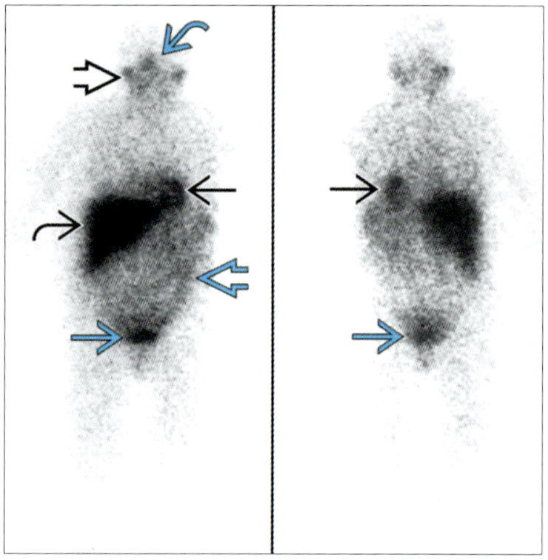

(Izquierda) Esquema que muestra la localización del tejido nervioso simpático en el cuerpo. El neuroblastoma primario puede originarse en cualquier parte de esta distribución. **(Derecha)** Imágenes planares anterior (I) y posterior (D) con I-131 MIBG que muestran la biodistribución normal del trazador, que incluye la mucosa nasal (*flecha azul curva*), las glándulas salivales (*flecha negra abierta*), el corazón (*flechas negras*), el hígado (*flecha negra curva*), la vejiga (*flechas azules*) y el intestino (*flecha azul abierta*). Nótese la ausencia de actividad ósea. No se prefiere el I-131 MIBG para los estudios diagnósticos de neuroblastoma. Se debe utilizar el I-123 MIBG, en caso de estar disponible.

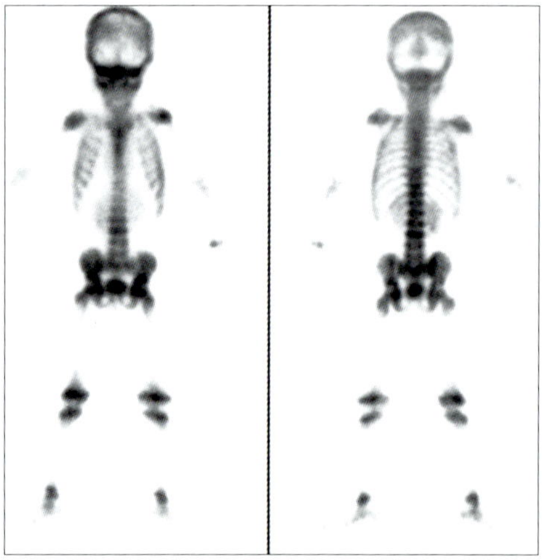

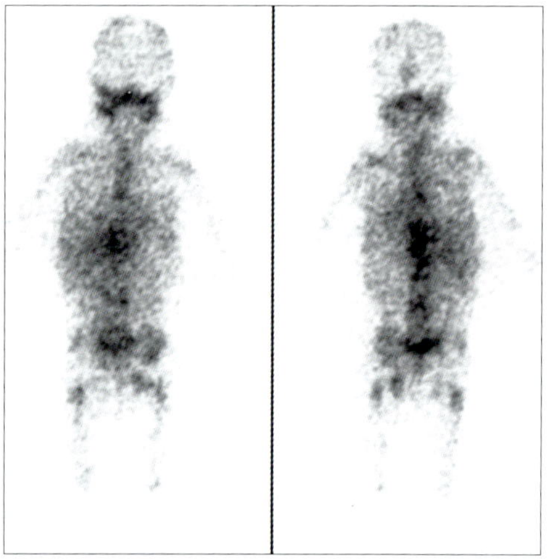

(Izquierda) Centellograma óseo anterior y posterior con Tc-99m MDP que muestra un niño con neuroblastoma esquelético difuso. La intensa captación homogénea debida a una enfermedad ampliamente metastásica se puede confundir con un estudio normal con configuración de intensidad aumentada. **(Derecha)** Centellograma con I-131 MIBG en el mismo paciente que muestra captación esquelética generalizada que refleja enfermedad metastásica difusa. Nótese la baja resolución y el sustancial ruido de fondo debido a los fotones de alta energía del I-131. Estos inconvenientes y las consideraciones dosimétricas son las principales razones por las cuales se debe utilizar el I-123 MIBG para el diagnóstico.

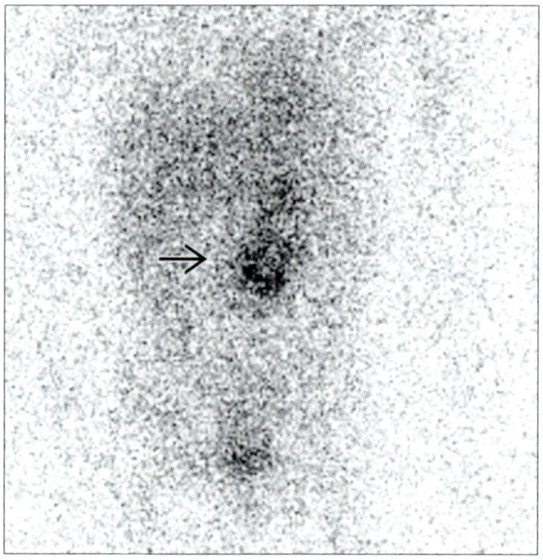

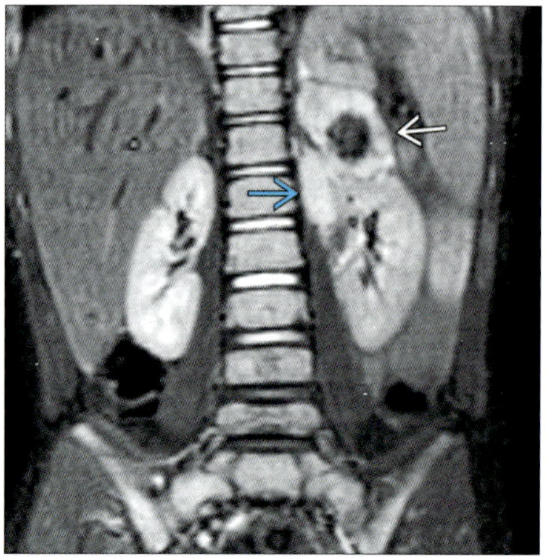

(Izquierda) Centellograma anterior con I-131 MIBG del abdomen y la pelvis. Se observa acumulación del radiotrazador en un neuroblastoma primario en la porción media del abdomen (*flecha*). Nótese la baja resolución de esta imagen. **(Derecha)** En el mismo paciente, RM coronal en T1 C+ FS que muestra un neuroblastoma suprarrenal izquierdo (*flecha blanca*) con diseminación ganglionar de localización medial respecto del riñón (*flecha azul*).

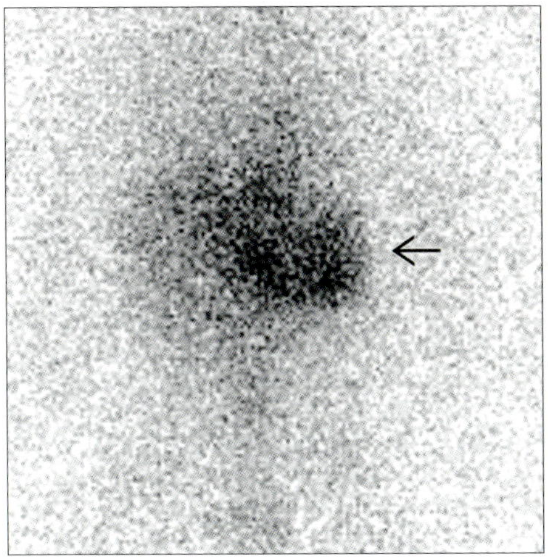

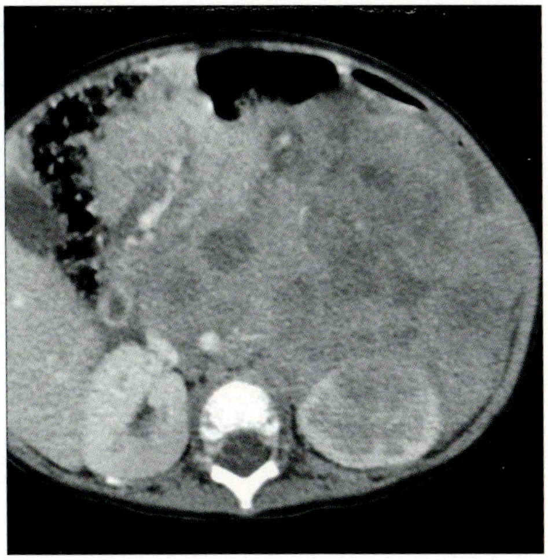

(Izquierda) Imagen anterior con I-131 MIBG del tronco que muestra acumulación del radiotrazador en un neuroblastoma de gran tamaño (*flecha*). Nótese la mala resolución y definición anatómica de esta imagen. **(Derecha)** TC axial con contraste en el mismo paciente que muestra un neuroblastoma infiltrante de gran tamaño en el abdomen superior, correspondiente al tumor observado en el centellograma con MIBG.

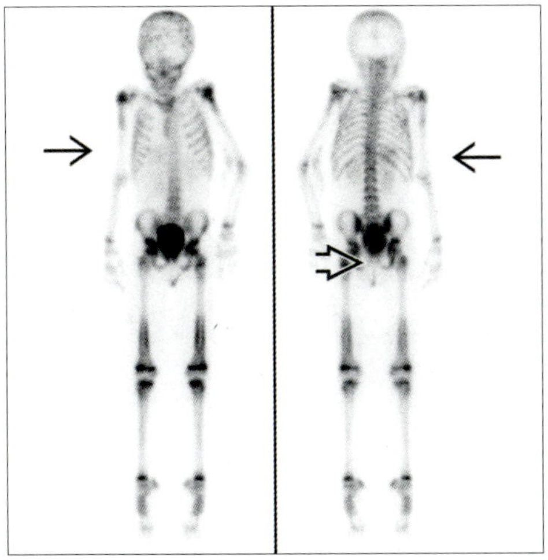

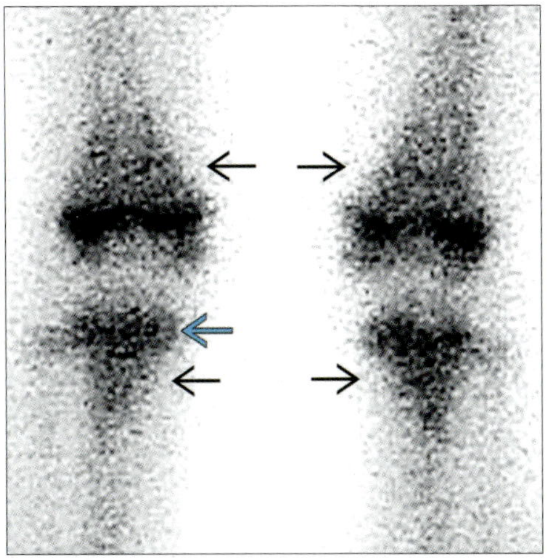

(Izquierda) Centellograma óseo anterior y posterior con Tc-99m MDP que muestra captación sutil en un tumor suprarrenal derecho (*flechas negras*) y extensa captación esquelética anormal compatible con metástasis óseas generalizadas (*flecha negra abierta*). **(Derecha)** Centellograma óseo anterior con Tc-99m MDP que muestra captación aumentada del radiotrazador en forma simétrica en las metáfisis de las rodillas (*flechas negras*), con poca definición de las placas fisarias (*flecha azul*) debido a un neuroblastoma metastásico.

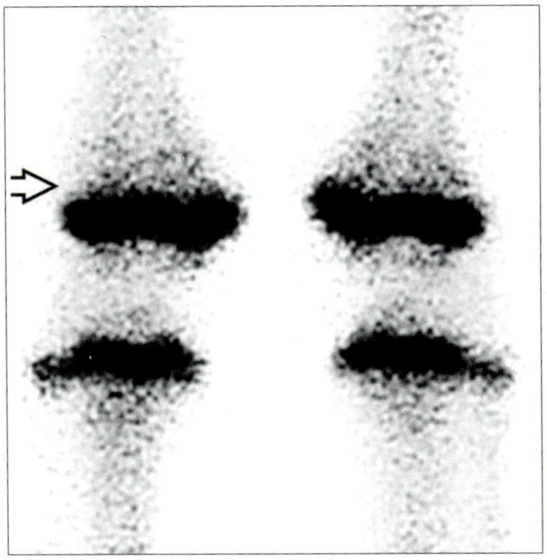

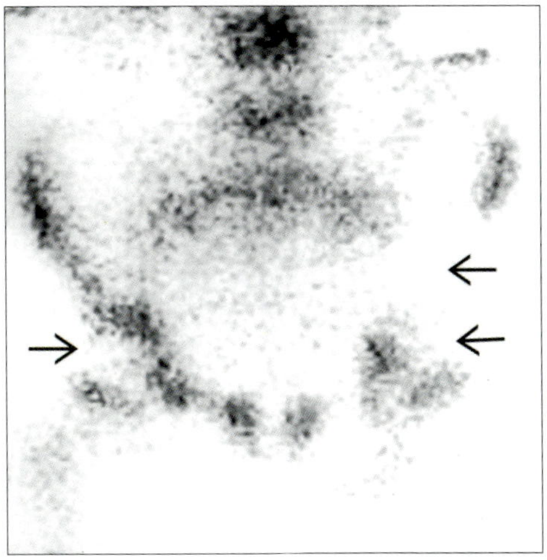

(Izquierda) Centellograma óseo anterior con Tc-99m MDP en el mismo paciente después del tratamiento que muestra una mejor distribución del radiotrazador. Hay mayor definición de las placas fisarias, con leve borrosidad residual (*flecha*). **(Derecha)** Imagen anterior con Tc-99m MDP-sulfuro coloidal que muestra áreas de actividad disminuida (fotopenia) en múltiples sitios de la pelvis (*flechas negras*) que reflejan reemplazo medular por parte de las metástasis de neuroblastoma.

FACTORES CLAVE

Terminología

- La mayoría de los sarcomas de Ewing tienen una translocación entre el gen EWSR1 (cromosoma 22) y el factor de transcripción ETS.

Imágenes

- Lesión ósea destructiva con tumor de tejidos blandos asociado.
- Por lo general, está menos mineralizado que el osteosarcoma.
- El fémur es el sitio individual más frecuente (~ 20%).
- Más del 85% de los casos se producen en la pelvis, las extremidades y las costillas.
- Tumor de Askin: tumor agresivo de la pared torácica/pleura con derrame asociado.
- PET/TC con ^{18}F-FDG:
  - Delimita el tumor primario y detecta enfermedad metastásica mejor que el centellograma óseo con MDP.
  - Útil para evaluar la respuesta a la quimioterapia neoadyuvante.
  - Precisión del 90% para detectar recidivas.
  - El valor agregado que aporta la PET a la RM es una mejor evaluación de la respuesta tumoral (especialmente en casos de respuesta anatómica paradójica).

Principales diagnósticos diferenciales

- Osteosarcoma.

Aspectos clínicos

- Segundo tumor óseo maligno más frecuente en niños y adultos jóvenes.
- Presencia de metástasis al momento del diagnóstico = indicador pronóstico clave.

Lista de verificación diagnóstica

- Radiografía como estudio de primera línea de cualquier lesión ósea.
- RM para la caracterización del tumor primario, la determinación de la extensión local de la enfermedad y la evaluación de metástasis descontinuas (skip metastasis).
- PET con FDG para la caracterización del tumor primario, la evaluación de enfermedad metastásica local y distante y la evaluación de la respuesta al tratamiento.
- TC de tórax para la estadificación/identificación de metástasis pulmonares.

(Izquierda) Radiografía frontal de la rodilla en un paciente de 17 años de edad con sarcoma de Ewing (SE) en el extremo proximal del peroné que muestra una lesión destructiva de aspecto agresivo en dicha región anatómica (*flechas azules*), con un triángulo de Codman a lo largo del borde caudal (*flecha blanca*). **(Derecha)** TC con reconstrucción coronal en el mismo paciente que muestra una lesión destructiva y expansiva en el extremo proximal del peroné (*flecha azul*).

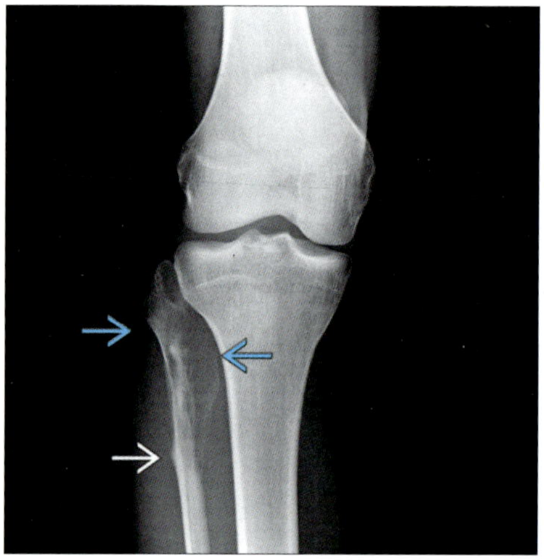

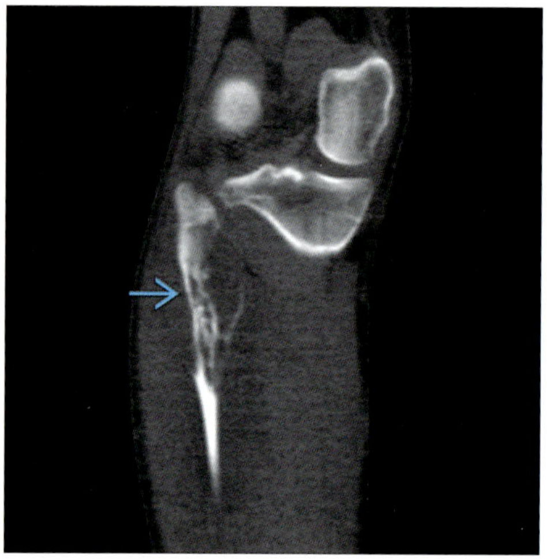

(Izquierda) PET/TC coronal con ^{18}F-FDG en el mismo paciente. Se aprecia captación en los componentes intraóseo (*flecha azul*) y de tejidos blandos (*flechas blancas*) del tumor. **(Derecha)** PET/TC coronal con ^{18}F-FDG con RM en T1 C+ que muestra captación variable (*flechas azules*) por toda la lesión localizada en el extremo proximal del peroné, la cual presenta realce heterogéneo (*flechas blancas curvas*). Nótese que no todos los componentes del tumor que presentan realce tienen el mismo grado de captación.

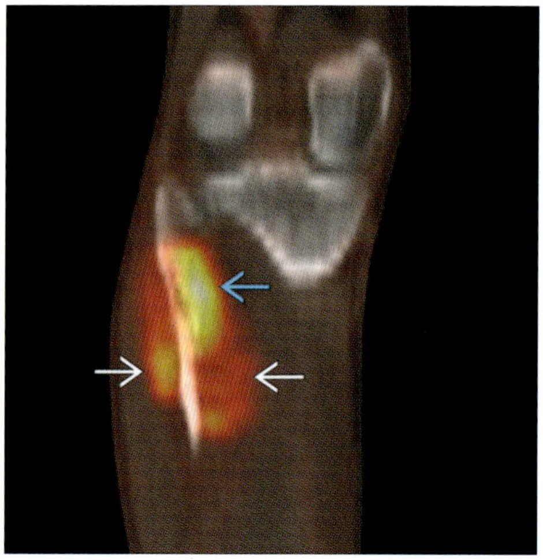

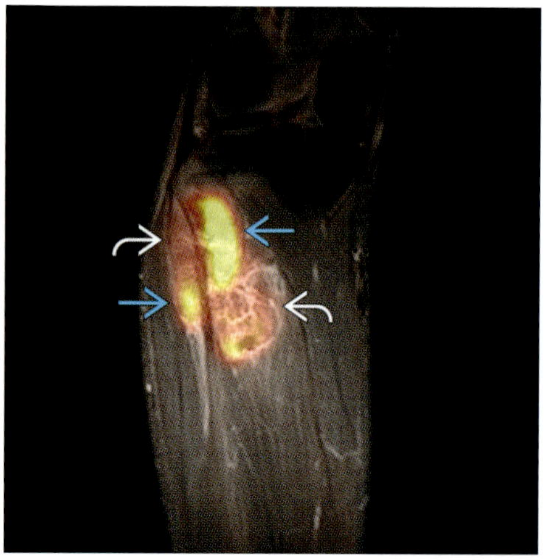

Terminología

Definiciones

- El sarcoma de Ewing (SE) es una familia de tumores:
  - SE óseo.
  - SE extraóseo.
  - Tumor de Askin.
  - Tumor neuroectodérmico primitivo.
- La mayoría de los sarcomas de Ewing tienen una translocación entre el gen EWSR1 (cromosoma 22) y el factor de transcripción ETS.

Imágenes

Características generales

- Mejor pista diagnóstica:
  - SE óseo:
    - Lesión destructiva con tumor de tejidos blandos asociado:
      - Por lo general, está menos mineralizado que el osteosarcoma.
    - Los componentes óseo y de tejidos blandos tienen avidez por FDG.
  - Tumor de Askin:
    - Tumor agresivo de la pared torácica/pleura con derrame asociado.
    - En la mayoría de los casos hay destrucción de costillas.
- Localización:
  - SE óseo:
    - El fémur es el sitio individual más frecuente (~ 20%).
    - Más del 85% de los casos ocurren en la pelvis, las extremidades y las costillas.
    - Se origina en el canal medular y se disemina centrífugamente.
  - SE extraóseo.
    - La localización paravertebral y en las extremidades inferiores son las más frecuentes (~ 30% cada una).
  - Tumor de Askin:
    - Pared torácica/pleura.
  - Metástasis (del 15% al 30% al momento del diagnóstico):
    - Pulmones.
    - Huesos.
    - Hígado.

Hallazgos en RM

- Reemplazo de la médula ósea y destrucción cortical por parte del tumor.
- Tumor de tejidos blandos asociado.
- Típicamente, señal intermedia en T1, señal baja en T2.
- Realce difuso o periférico nodular.
- Evaluación de la respuesta:
  - La reducción del tumor de tejidos blandos sugiere respuesta al tratamiento.
  - Puede presentar un incremento paradójico del tamaño.

Hallazgos en PET/TC con ^{18}F-FDG

- Lesión primaria:
  - Captación en los componentes intraóseo y de tejidos blandos del tumor.
  - Define la extensión local mejor que el centellograma óseo con MDP.
  - La mineralización/formación de hueso y el tumor de tejidos blandos son visibles en la TC.
  - Útil para evaluar la respuesta a la quimioterapia neoadyuvante:
    - Diversas medidas descriptas en la bibliografía: cambio porcentual en el SUV, umbrales de SUV máximo al momento del diagnóstico y después del tratamiento, reducción del volumen metabólico tumoral (VMT), recategorización mediante PERCIST.
    - Puede tener mejor rendimiento que las imágenes anatómicas (incluida la RM) para evaluar la respuesta.
  - Precisión del 90% para detectar recidivas.
- Metástasis:
  - Sensibilidad elevada para detectar enfermedad metastásica.
  - Superior al centellograma óseo para la identificación de enfermedad ósea metastásica.
  - Puede pasar por alto metástasis escleróticas.

Hallazgos en PET/RM

- Hasta la fecha, no hay estudios sobre la utilización simultánea de PET/RM.
- El valor agregado que aporta la PET a la RM es una mejor evaluación de la respuesta tumoral (especialmente en casos de respuesta anatómica paradójica).

Recomendaciones para el estudio

- Mejor herramienta imagenológica:
  - Enfermedad local/tumor primario:
    - Radiografía: primer paso en el conjunto de estudios diagnósticos de una lesión ósea sospechosa.
    - RM: caracteriza mejor la extensión local (intraósea y en tejidos blandos), identifica lesiones medulares no contiguas del mismo hueso como primarias (lesiones discontinuas [skip lesions]).
    - PET/TC con FDG: define el tumor primario mejor que el centellograma óseo con MDP; se lo puede utilizar para evaluar la respuesta al tratamiento.
  - Metástasis:
    - TC para detectar metástasis pulmonares.
    - PET/TC con FDG para enfermedad metastásica fuera de los pulmones.
  - Vigilancia:
    - Radiografía o TC de tórax para detectar recidivas pulmonares.
    - PET/TC con FDG para detectar recidiva local y distante: no presenta artefactos causados por dispositivos médicos.
    - Se puede utilizar la RM para detectar recidivas, pero puede estar limitada por los artefactos causados por dispositivos médicos.

Diagnóstico diferencial

Tumores óseos malignos

- Osteosarcoma:
  - Por lo general, está más mineralizado excepto cuando es agresivo.
- Linfoma óseo primario:
  - En general, se presenta en pacientes de mayor edad.
  - Aspecto permeativo similar en el hueso.
  - Mucho menor contenido de tejidos blandos.

Osteomielitis

- La presencia de colecciones líquidas subperiósticas, secuestros y respuesta inflamatoria sustancial habla en favor de osteomielitis.

Fractura

- A veces, una fractura en proceso de curación puede tener un aspecto extraño (la radiografía o la RM de seguimiento pueden ayudar en la diferenciación).
- Tener cuidado de no pasar por alto una lesión subyacente que pueda resultar en una fractura patológica.

Patología

Características generales

- Genética:
  - El 90% de los casos tienen translocación entre el cromosoma ESWR1 (22q12) y uno de los factores de transcripción ETS:
    - La translocación ESWR1-FLI1 (11q24) es la más frecuente (85%).

Estadificación del sarcoma de Ewing del American Joint Committee on Cancer (AJCC)

Estadio	Tumor primario	Metástasis en ganglios linfáticos	Metástasis distantes	Grado
Estadio IA	T1 (≤ 8 cm)	N0	M0	Bajo grado
Estadio IB	T2 (> 8 cm)	N0	M0	Bajo grado
Estadio IIA	T1	N0	M0	Alto grado
Estadio IIB	T2	N0	M0	Alto grado
Estadio III	T3 (primario discontinuo)	N0	M0	Cualquiera
Estadio IVA	Cualquiera	N0	M1a (pulmonares)	Cualquiera
Estadio IVB	Cualquiera	N1 (metástasis en ganglios regionales)	Cualquiera	Cualquiera
Estadio IVB	Cualquiera	Cualquiera	M1b (otro sitio distante)	Cualquiera

Sablin LH y cols. UICC-TNM Classification of Malignant Tumors. Nueva York: Wiley, 2001.

    - La translocación ESWR1-ERG (21q22) es la segunda más frecuente.

Características patológicas y quirúrgicas macroscópicas

- SE óseo:
  - Tumor blando color gris-blanco-pardo con componentes óseos y de tejidos blandos.

Características microscópicas

- Tres subtipos:
  - SE clásico (mayoría de los casos):
    - Pequeñas células redondas color azul.
  - Tumor neuroectodérmico primitivo (TNEP):
    - Rosetas de Homer Wright.
  - SE atípico.
- Inmunohistoquímica:
  - Tinción de membranas con CD99: sensible pero no específica.
  - Tinción nuclear con FLI-1: sensible pero no específica.
  - Marcadores de diferenciación neural: indicativos de TNEP.

Aspectos clínicos

Presentación

- Signos/síntomas más frecuentes:
  - Dolor, tumefacción en el sitio del tumor.

Demografía

- Edad:
  - SE óseo:
    - Mayor incidencia en la segunda década de vida.
    - Excepcional en menores de 5 años o en mayores 30 años de edad.
  - SE extraóseo:
    - La mayoría de los casos se presentan entre los 20 meses y los 30 años de edad.
  - Tumor de Askin:
    - Entre los 4 meses y los 20 años de edad.
- Origen étnico:
  - La mayoría de los casos (95%) se manifiestan en personas caucásicas.
- Epidemiología:
  - SE óseo:
    - Segundo tumor maligno primario de hueso más frecuente en niños y adultos jóvenes.

Historia natural y pronóstico

- Metástasis en el 15 al 30% de los casos al momento del diagnóstico.
- Presencia de metástasis al momento del diagnóstico = indicador pronóstico clave:
  - Sobrevida general del 63% al 82% para la enfermedad localizada.
  - Sobrevida general del 25% al 39% para la enfermedad metastásica.
- El pronóstico para el tumor de Askin es peor que para el resto de la familia del SE.
- Factores de mal pronóstico:
  - Menos del 90% de necrosis con quimioterapia neoadyuvante.
  - Tumor > 8 cm.
  - Tumor pélvico.
  - Presentación a mayor edad.
  - Niveles elevados de lactato deshidrogenasa (LDH) sérica.
- Recidivas:
  - La mayoría se produce dentro de los 5 años.
    - El pronóstico después de una recidiva local es malo (sobrevida del 10%).

Tratamiento

- Quimioterapia neoadyuvante, seguida por control local, seguido por quimioterapia adyuvante:
  - Necrosis > 90% se considera una buena respuesta.
  - Se prefiere la cirugía respecto de la radioterapia para el control local.

Lista de verificación diagnóstica

Considerar

- Radiografía como estudio de primera línea de cualquier lesión ósea.
- RM para la caracterización del tumor primario, la determinación de la extensión local de la enfermedad y la evaluación de metástasis discontinuas (skip metastasis).
- PET con FDG para la caracterización del tumor primario, la evaluación de enfermedad metastásica local y distante y la evaluación de la respuesta al tratamiento.

Bibliografía

1. Koshkin VS, et al. Assessment of imaging modalities and response metrics in ewing sarcoma: correlation with survival. J Clin Oncol; ePub 2016.
2. Choi EY, et al. Ewing sarcoma. Semin Diagn Pathol. 31(1):39-47, 2014
3. Cote GM, et al. Update in treatment and targets in Ewing sarcoma. Hematol Oncol Clin North Am 2013; 27 (5): 1007-19.
4. Murphey MD, et al. From the radiologic pathology archives: ewing sarcoma family of tumors: radiologic-pathologic correlation. Radiographics 2013; 33 (3): 803-31.
5. Treglia G, et al. Diagnostic accuracy of ^{18}F-FDG-PET and PET/CT in patients with Ewing sarcoma family tumours: a systematic review and a metaanalysis. Skeletal Radiol 2012; 41 (3): 249-56.

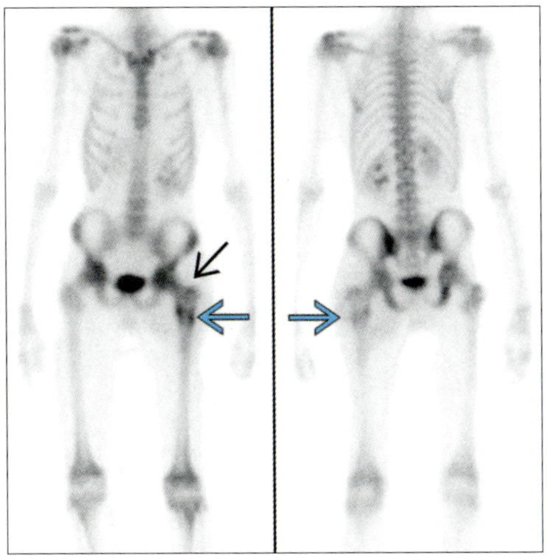

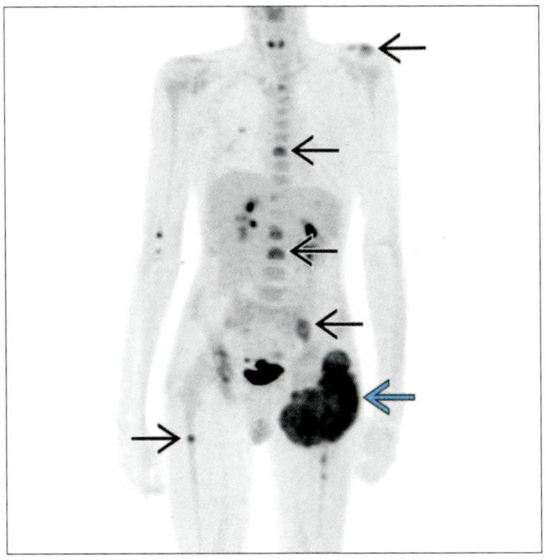

(Izquierda) Centellograma óseo de cuerpo entero con Tc-99m MDP en un hombre de 20 años de edad con SE en el extremo proximal del fémur izquierdo. Se observa captación difusamente aumentada en dicha región anatómica (*flecha negra*), con más captación focal en el hueso reactivo al nivel de la metadiáfisis proximal (*flechas azules*). No hay hallazgos de enfermedad ósea metastásica. **(Derecha)** En el mismo paciente, MIP de PET con FDG que muestra captación en un tumor de gran tamaño en el muslo izquierdo (*flecha azul*) con múltiples focos de enfermedad ósea metastásica (*flechas negras*) que no eran visibles en el centellograma óseo.

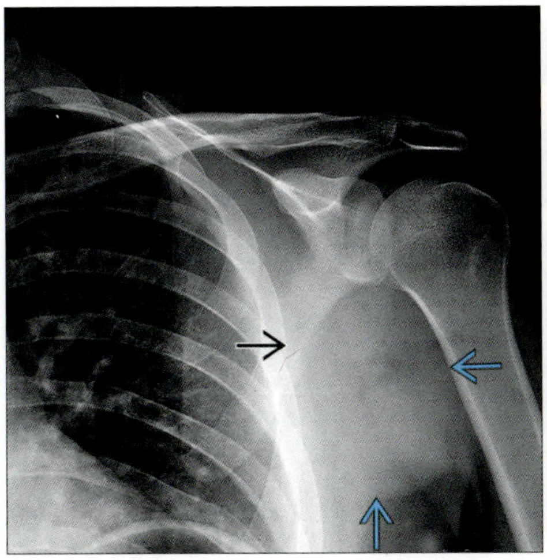

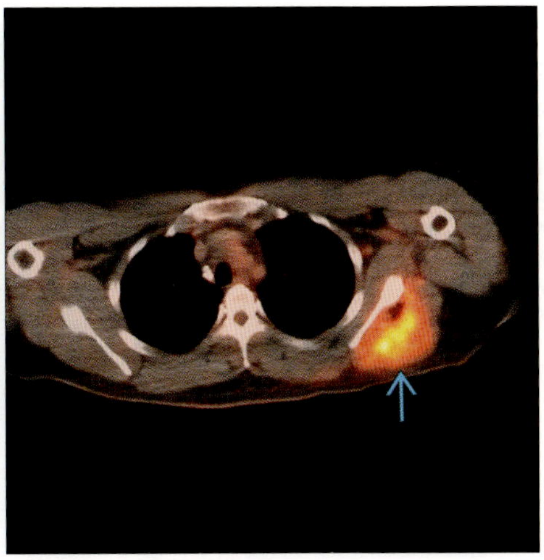

(Izquierda) Radiografía frontal del hombro en un paciente de 32 años de edad con SE en la escápula izquierda. Se visualiza un tumor periescapular de tejidos blandos (*flechas azules*) con destrucción sutil del borde escapular y formación de hueso reactivo (*flecha negra*). **(Derecha)** En el mismo paciente, PET/TC axial con ^{18}F-FDG que muestra avidez por FDG de parte del tumor escapular (*flecha*).

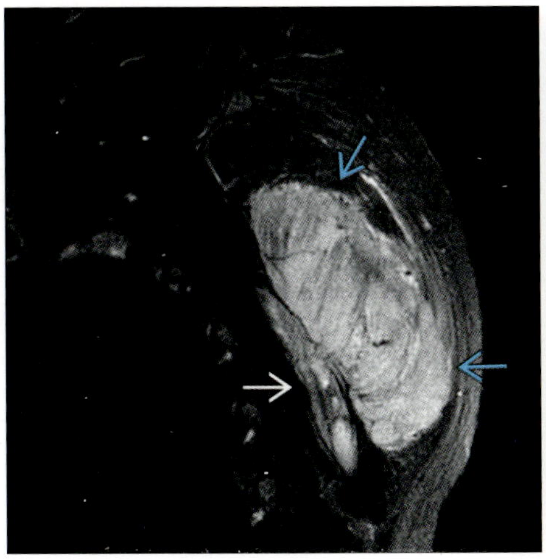

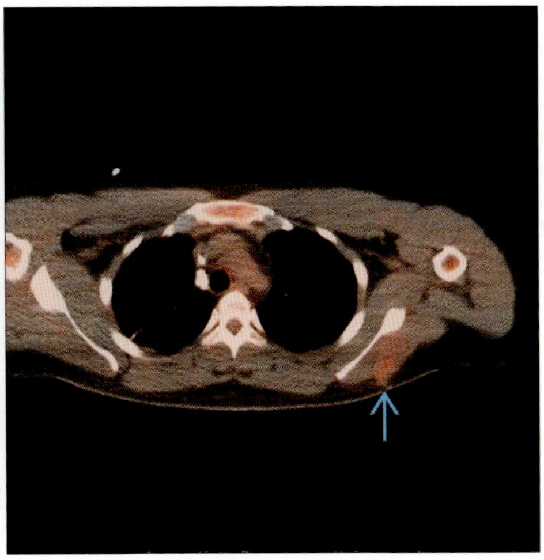

(Izquierda) RM sagital en T2 FS del hombro en el mismo paciente. Se aprecia un tumor originado en la escápula (*flecha blanca*) con componente de tejidos blandos de gran tamaño (*flechas azules*). **(Derecha)** En el mismo paciente, PET/TC axial con ^{18}F-FDG después del tratamiento que muestra una notable reducción del tamaño y de la avidez por FDG de parte del tumor escapular (*flecha*) ($SUV_{máx}$ = 3,1).

FACTORES CLAVE

Terminología

- Osteosarcoma (OS): tumor maligno primario del hueso (origen mesenquimático) con células que producen osteoide.

Imágenes

- ~ 90% de los casos de OS convencional son metafisarios.
- La mayoría de los OS (independientemente del subtipo) se localizan en el fémur (40% a 70%).
- El PET/TC con ^{18}F-FDG delimita mejor (en comparación con el centellograma con MDP) las áreas del tumor que no tienen una producción sustancial de osteoide, pero puede pasar por alto metástasis escleróticas.
- El PET/TC con ^{18}F-FDG es útil para evaluar la respuesta al tratamiento.
- La RM caracteriza óptimamente la estructura tumoral (p. ej., identificando espacios quísticos del OS telangiectásico) y es mejor para valorar la extensión local de la enfermedad y las metástasis descontinuas (skip metastases).
- TC para el tamizaje de metástasis pulmonares.
- El PET/TC con ^{18}F-FDG tiene valor pronóstico al momento del diagnóstico.

Principales diagnósticos diferenciales

- Sarcoma de Ewing.

Patología

- El osteoide es el hallazgo histológico más importante para realizar el diagnóstico de OS.

Aspectos clínicos

- Se asocia a períodos de crecimiento rápido.
- De forma infrecuente ocurre en un contexto de enfermedad ósea benigna y puede ocurrir en un campo previamente irradiado.
- El tratamiento es la quimioterapia neoadyuvante, seguida de control local y resección de las metástasis pulmonares, seguido de quimioterapia adyuvante.
  - La respuesta a la quimioterapia (>90% se la considera buena) es el factor pronóstico más importante.
  - Se prefieren los procedimientos con preservación de miembros para el control local.
- El OS es resistente a la radiación.

(Izquierda) Gráfico de un osteosarcoma (OS) convencional que muestra un tumor de gran tamaño localizado en la metáfisis femoral distal (localización más frecuente del OS convencional) y que se extiende a través de la corteza hacia los tejidos blandos (*flecha azul*). Hay presencia de formación intensa de periostio nuevo (*flecha blanca*). **(Derecha)** Radiografía lateral del fémur distal en un niño de 13 años de edad con OS convencional en la porción distal del fémur izquierdo que muestra un tumor esclerótico localizado en la metadiáfisis (*flecha azul*).

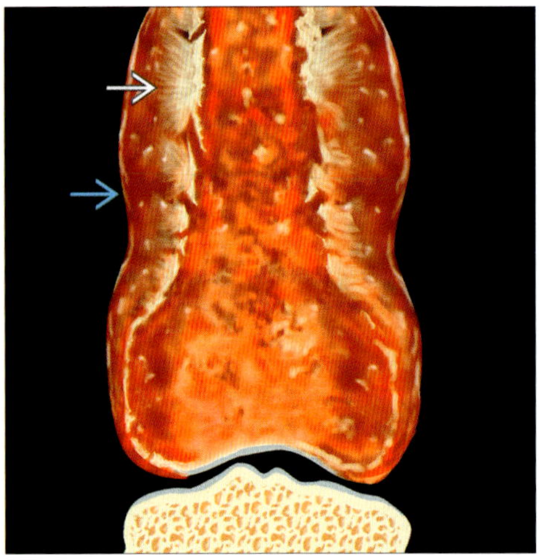

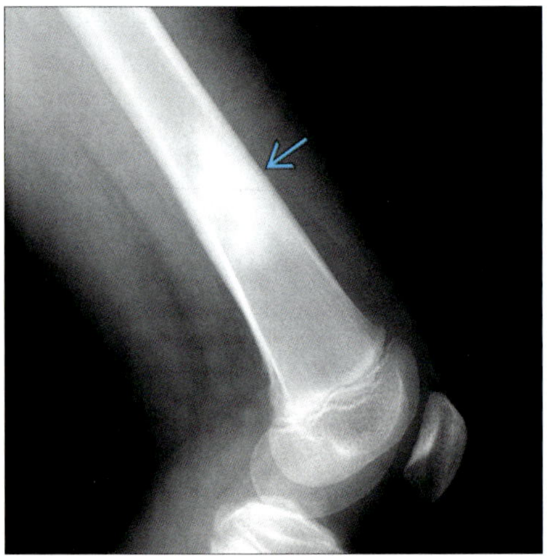

(Izquierda) RM coronal en STIR en el mismo paciente que muestra un tumor intramedular (*flecha azul*) con extensión a través de la corteza medial (*flecha blanca*). La señal de baja intensidad dentro del tumor refleja la matriz osteoide observada en la radiografía. **(Derecha)** PET/TC con ^{18}F-FDG en el mismo paciente que muestra la matriz osteoide del tumor (*flecha azul*) con captación de ^{18}F-FDG asociada a los componentes tanto intraóseo (*flecha blanca*) como de tejido blando del tumor.

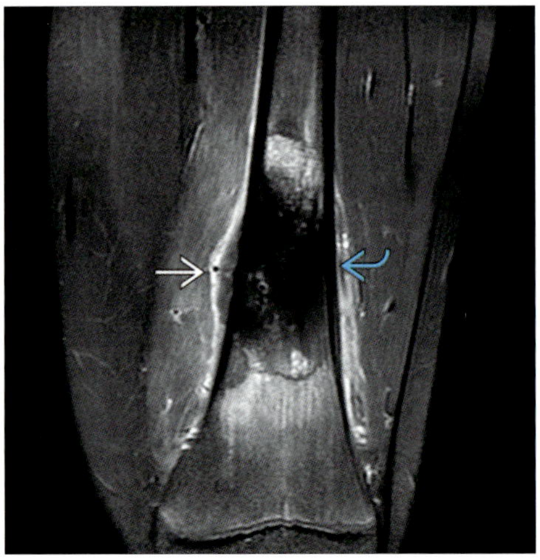

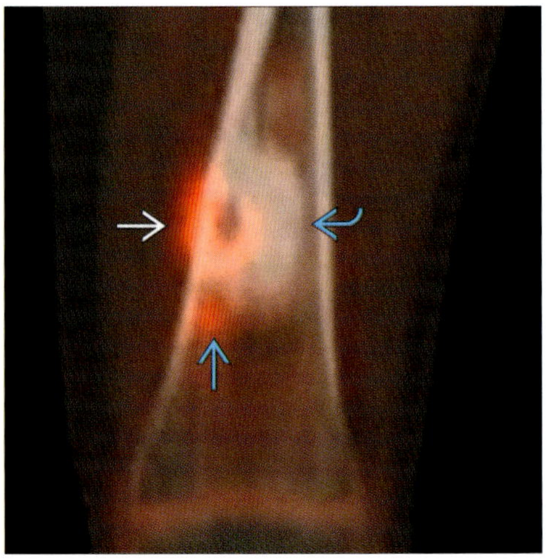

Terminología

Abreviaturas

- Osteosarcoma (OS).

Definiciones

- Tumor maligno primario del hueso (origen mesenquimático) con células que producen osteoide.
- Subtipos según la Organización Mundial de la Salud (OMS):
  - OS convencional (~ 75%).
  - OS telangiectásico (5% al 7%).
  - OS de células pequeñas (1% al 2%).
  - OS central de bajo grado (1% al 2%).
  - OS secundario.
  - OS superficial:
    - OS yuxtacortical (5%).
    - OS perióstico (1% al 2%).
    - Tipo superficial de alto grado (1%).
- Localización:
  - Mucho más frecuente en el esqueleto apendicular que en el esqueleto axial donde solo se presenta en un 10% de los casos.
  - Aproximadamente el 90% de los OS convencionales son metafisarios.
  - Aproximadamente el 75% de los OS periósticos son diafisarios.
  - La mayoría de los OS se producen en el fémur (40% al 70%):
    - El extremo proximal de la tibia (16% al 25%) y el extremo proximal del húmero (5% al 15%) son los siguientes sitios más frecuentes para el OS convencional.
  - Excepcionalmente, la lesión primaria se encuentra en tejidos blandos.
- Morfología:
  - Tumor óseo agresivo con variable cantidad de componentes líticos y osteoblásticos y variable tumor de tejidos blandos asociado:
    - Depende del subtipo y la variación histológica.

Síndromes asociados

- Predisposición a desarrollar OS en los siguientes casos:
  - Mutación del gen del retinoblastoma.
  - Síndrome de Li-Fraumeni.
  - Síndrome de Rothmund-Thompson.
  - Mutaciones de los genes TP53 y MDM2 (oncogén doble minuto murino, murine double minute).
  - Heterocigosidad cromosómica de 3q, 13q y 18q.

Imágenes

PET/TC con ^{18}F-FDG

- Diagnóstico y estadificación:
  - Lesión metafisaria con avidez por ^{18}F-FDG y formación de osteoide.
  - Captación en el tumor primario (componentes de tejido blando y mineralizado) y en las metástasis:
    - Delimita mejor (en comparación con el centellograma óseo con Tc-99m MDP) áreas de tumor sin producción sustancial de osteoide.
  - Enfermedad metastásica:
    - Mayor sensibilidad que el centellograma óseo con Tc-99m MDP para detectar enfermedad ósea metastásica.
    - Tiene mejor resultado que la TC y la RM para detectar enfermedad ósea metastásica.
  - Tiene valor pronóstico al momento del diagnóstico:
    - Un valor de SUVmáx elevado predice una menor sobrevida general.
    - Algunos estudios han mostrado su valor predictivo (de diversas medidas de referencia) para la respuesta al tratamiento.
- Evaluación de la respuesta al tratamiento:
  - En la bibliografía se han descrito múltiples medidas: un metaanálisis del año 2012 apoyó un SUVmáx < 2,5 después del tratamiento y una disminución > 50% en el SUVmáx después del tratamiento como las medidas pronósticas más significativas.
- Vigilancia:
  - Sensibilidad del 92% y especificidad del 93% para detectar recidiva.

PET/RM

- Hasta la fecha, no hay estudios simultáneos de PET/RM.
- En estudios de uso secuencial de PET/TC con ^{18}F-FDG y RM:
  - Tanto el cambio en el SUV como el cambio en ADC fueron predictores de respuesta histológica; la combinación de ambos tuvo un rendimiento ligeramente mejor que cada uno en forma individual.
  - El SUV después del tratamiento fue principalmente predictor de respuesta, pero, en pacientes con valor dudoso de SUV, la adición del cambio del volumen tumoral determinado mediante RM permitió una predicción precisa de la respuesta al tratamiento.

Estudio de PET óseo con F-18 NaF

- La captación del tumor primario se asocia a la matriz tumoral y a la formación de hueso reactivo.
- Captación en sitios de enfermedad metastásica.

Recomendaciones para el estudio

- Mejor herramienta imagenológica:
  - Enfermedad local/tumor primario:
    - Radiografía: primer paso en la evaluación diagnóstica de cualquier lesión ósea.
    - RM: mejor caracterización de la estructura tumoral (p. ej., identifica espacios quísticos del OS telangiectásico), mejor evaluación de la extensión local de la enfermedad, mejor evaluación de metástasis discontinuas (skip metastasis).
    - PET/TC con ^{18}F-FDG: define el tumor primario mejor que el centellograma óseo con MDP; se lo puede utilizar para evaluar la respuesta a la quimioterapia.
  - Metástasis:
    - TC para metástasis pulmonares.
    - PET/TC con ^{18}F-FDG para otras metástasis.
  - Vigilancia:
    - Radiografía o TC de tórax para detectar recidivas pulmonares.
    - PET/TC con ^{18}F-FDG para detectar recidivas locales y distantes.
    - Se puede utilizar la RM para detectar recidivas locales, pero puede verse limitada por artefactos por dispositivos médicos.
- Recomendación para el protocolo:
  - PET/TC con ^{18}F-FDG de cuerpo entero (no limitarlo a la mitad de los muslos) cada vez que sea necesaria la evaluación por imágenes para evitar pasar por alto metástasis/recidivas óseas distantes.

Diagnóstico diferencial

Tumores óseos malignos

- Sarcoma de Ewing:
  - Por lo general, es menos mineralizado que el OS (a menos que se trate de un OS agresivo).
  - Mayor probabilidad de localización axial.

Fractura

- A veces, una fractura en proceso de curación puede tener un aspecto extraño (la radiografía o la RM de seguimiento pueden ayudar a distinguirla).
- Tener cuidado de no pasar por alto lesiones subyacentes que resultan en fracturas patológicas.

Osteomielitis

- Puede simular un OS si hay compromiso óseo extenso.
- Síntomas sistémicos.

Estadificación TNM del osteosarcoma

Estadio	Tumor primario	Metástasis en ganglios linfáticos	Metástasis distantes	Grado
Estadio IA	T1 (≤ 8 cm)	N0	M0	Bajo grado
Estadio IB	T2 (> 8 cm)	N0	M0	Bajo grado
Estadio IIA	T1	N0	M0	Alto grado
Estadio IIB	T2	N0	M0	Alto grado
Estadio III	T3 (primario discontinuo)	N0	M0	Cualquiera
Estadio IVA	Cualquiera	N0	M1a (pulmonar)	Cualquiera
Estadio IVB	Cualquiera	N1 (metástasis en ganglios regionales)	Cualquiera	Cualquiera
Estadio IVB	Cualquiera	Cualquiera	M1b (otro sitio distante)	Cualquiera

Soblin LH y cols. UICC-TNM Classification of Malignant Tumors. Nueva York: Wiley, 2001.

- Las colecciones de líquido subperióstico, los secuestros y la respuesta inflamatoria sustancial hablan en favor de osteomielitis.

Metástasis óseas

- Rabdomiosarcoma, neuroblastoma, etc.
- Por lo general, son multifocales.
- ± antecedentes de enfermedad maligna primaria.

Patología

Características generales

- Etiología:
  - Origen mesenquimático.
  - A veces se producen en un contexto de enfermedad ósea benigna:
    - Enfermedad de Paget, osteomielitis crónica, displasia fibrosa (por lo general, síndrome de Albright), infarto óseo.
  - Puede presentarse en un campo previamente irradiado.

Aspectos clínicos

Presentación

- Signos/síntomas más frecuentes:
  - Dolor, tumefacción en el sitio del tumor:
    - Excepto el tipo yuxtacortical (con mayor frecuencia es indoloro).

Demografía

- Edad:
  - Distribución bimodal:
    - El 75% < 20 años de edad; del 15% al 20% > 65 años de edad.
  - Asociado a períodos de rápido crecimiento.
- Origen étnico:
  - Incidencia ligeramente mayor en afroamericanos que en caucásicos (5 casos/millón/año frente a 4,2 casos/millón/año).
- Epidemiología:
  - El 5% de cánceres de la niñez.
  - De cuatro a cinco casos/millón/año en personas < 20 años de edad.
  - Tumor maligno primario de huesos más frecuente en niños y adolescentes.

Historia natural y pronóstico

- Metástasis en el 10% al 20% de los casos al momento del diagnóstico:
  - Las pulmonares son las más frecuentes.
  - Metástasis discontinuas (skip metastasis) en el 1% al 7% de los casos.
- Sobrevida a 5 años ~ 60%.
- Factores pronósticos:
  - La respuesta a la quimioterapia (> 90% se considera buena respuesta) es el factor más importante.
  - Localización del tumor primario:
    - Peor pronóstico en caso de localización axial.
    - Pero pronóstico en caso de tumores en el extremo proximal del húmero.
  - Estadio de la enfermedad.
  - Subtipo patológico del tumor.
  - Edad al momento del diagnóstico.
- Recidivas:
  - Del 30% al 40% de los pacientes con enfermedad localizada.
  - El 90% se producen en los pulmones.
  - Habitualmente, en los primeros 2 a 3 años.

Tratamiento

- OS clásico:
  - Quimioterapia neoadyuvante, seguido de control local y resección de las metástasis pulmonares, seguido de quimioterapia adyuvante.
  - Se favorecen los procedimientos de salvamento de extremidades para el control local.
  - La radiación se reserva para la enfermedad no extirpable o como medida paliativa:
    - El OS es resistente a radioterapia.
- OS yuxtacortical y perióstico:
  - Por lo general, no se indica quimioterapia.

Lista de verificación diagnóstica

Considerar

- Radiografía como evaluación de primera línea de cualquier lesión ósea.
- RM para la caracterización del tumor primario y de la extensión local de la enfermedad.
- PET/TC con ^{18}F-FDG para la caracterización del tumor primario, la evaluación de enfermedad metastásica local y distante y la evaluación de la respuesta al tratamiento.
- Centellograma óseo con Tc-99m MDP para la evaluación de metástasis escleróticas que pueden ser pasadas por alto en el PET/TC con ^{18}F-FDG.

Bibliografía

1. Hurley C, et al. Comparison of (18) F-FDG-PET-CT and bone scintigraphy for evaluation of osseous metastases in newly diagnosed and recurrent osteosarcoma. Pediatr Blood Cancer 2016; 63 (8): 1381-6.
2. Liu F, et al. Performance of positron emission tomography and positrón emission tomography/computed tomography using fluorine-18-fluorodeoxyglucose for the diagnosis, staging, and recurrence assessment of bone sarcoma: a systematic review and meta-analysis. Medicine (Baltimore) 2015; 94 (36): e1462.
3. Hayden JB, et al. Osteosarcoma: basic science and clinical implications. Orthop Clin North Am 2006; 37 (1): 1-7.

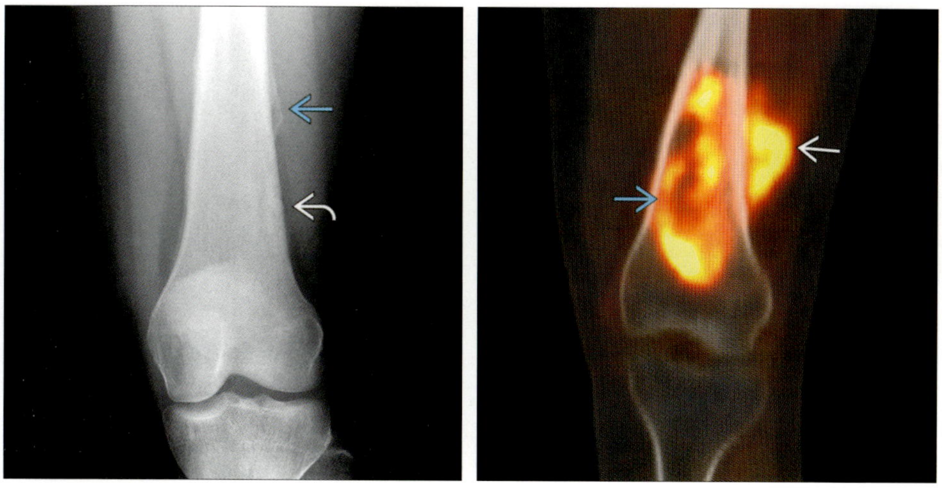

(Izquierda) Radiografía frontal de la rodilla en un paciente de 14 años de edad con OS. Se observa formación agresiva de nuevo hueso perióstico (*flecha azul*) y una lesión permeativa sutil en el hueso (*flecha blanca curva*). **(Derecha)** En el mismo paciente, PET/TC coronal con ^{18}F-FDG que muestra captación intensa de ^{18}F-FDG asociada a los componentes intraóseo (*flecha azul*) y de tejidos blandos adyacentes (*flecha blanca*) del tumor. Nótese cómo la porción de tejidos blandos de la lesión es poco visible en la radiografía.

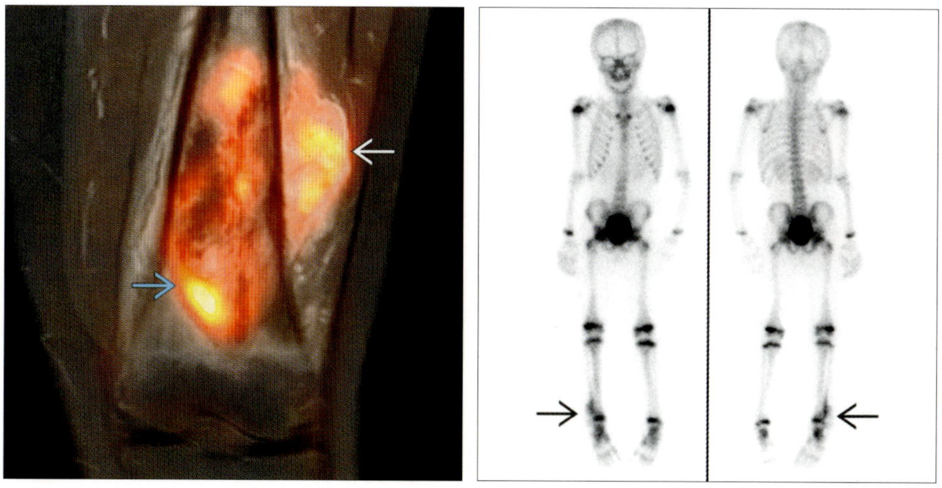

(Izquierda) PET/RM coronal con ^{18}F-FDG en la que se utiliza una secuencia ponderada en T1 poscontraste. Se aprecia la captación correspondiente de los componentes intraóseo (*flecha azul*) y de tejidos blandos (*flecha blanca*) del tumor. **(Derecha)** Centellograma óseo de cuerpo entero en fase tardía con Tc-99m MDP en una niña de 5 años de edad con OS en el extremo distal del peroné derecho. Se observa la acumulación de radiotrazador dentro del tumor en dicha localización anatómica (*flechas*). No hay hallazgos centellográficos de enfermedad metastásica.

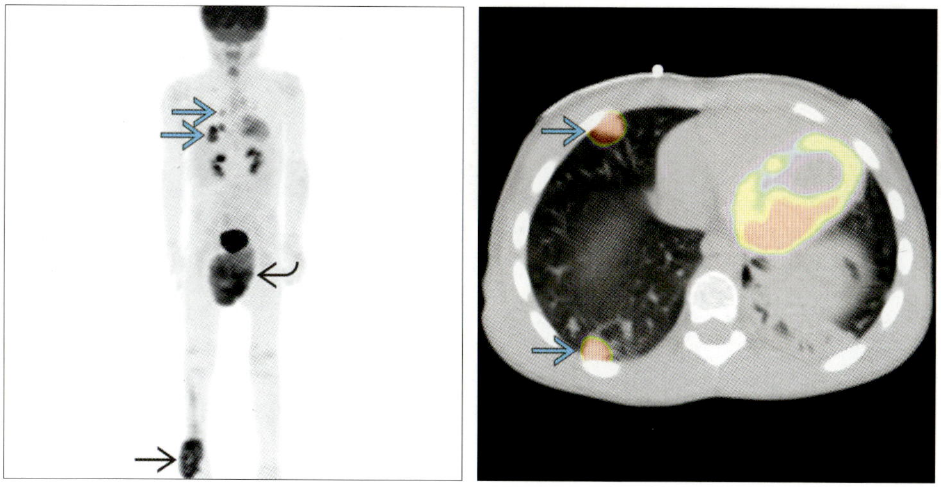

(Izquierda) En la misma paciente, MIP de PET con ^{18}F-FDG que muestra captación extensa asociada a los componentes de tejidos blandos del tumor del extremo distal del peroné (*flecha negra*). Hay múltiples metástasis pulmonares con avidez por ^{18}F-FDG (*flechas azules*) que no se observan en el centellograma óseo con Tc-99m MDP. La actividad en la entrepierna es ^{18}F-FDG excretada en el pañal (*flecha negra curva*). **(Derecha)** En la misma paciente, PET/TC axial con ^{18}F-FDG que muestra avidez por ^{18}F-FDG asociada a nódulos metastásicos en el pulmón derecho (*flechas azules*).

FACTORES CLAVE

Imágenes

- La mayoría de los linfomas pediátricos tienen avidez por FDG.
- En el linfoma de Hodgkin (LH), una PET con ^{18}F-FDG después de uno o dos ciclos de tratamiento tiene valor pronóstico; quienes presentan respuesta rápida tienen mejores resultados.
- En el LH, una PET con ^{18}F-FDG negativa es un buen indicador de remisión completa; sin embargo, los resultados falsos positivos son frecuentes.
- La PET/RM con FDG al momento del diagnóstico tiene sensibilidad y especificidad elevadas para detectar compromiso de estaciones ganglionares por parte de la enfermedad.
- Enfermedad voluminosa (LH) = enfermedad mayor de un tercio del diámetro torácico en una radiografía torácica de pie o tumor mayor de 10 cm en cualquier diámetro.

Principales diagnósticos diferenciales

- Virus de Epstein-Barr; enfermedad de Castleman.

Patología

- A grandes rasgos, se divide en LH y linfomas no Hodgkin (LNH), según la clasificación de la OMS del año 2008.

Aspectos clínicos

- Presentación más frecuente del LH: ganglio(s) aumentado(s) de tamaño, por lo general indoloro(s).
- El linfoma es el tercer cáncer más frecuente en niños:
  - LH: ~ 40% de los linfomas pediátricos:
    - El subtipo esclerosis nodular es el más frecuente (~ 6%).
  - LNH: ~ 60% de los linfomas pediátricos.

Lista de verificación diagnóstica

- La PET de un LH se interpreta utilizando la escala de 5 puntos de Deauville (interpretación visual).
- Con todos los linfomas se puede observar estimulación hematopoyética: captación de FDG difusamente aumentada en el bazo y en la médula ósea:
  - Es necesario distinguir esta situación del compromiso medular (captación focal o multifocal) y del compromiso esplénico (captación focal o multifocal) por parte de la enfermedad.

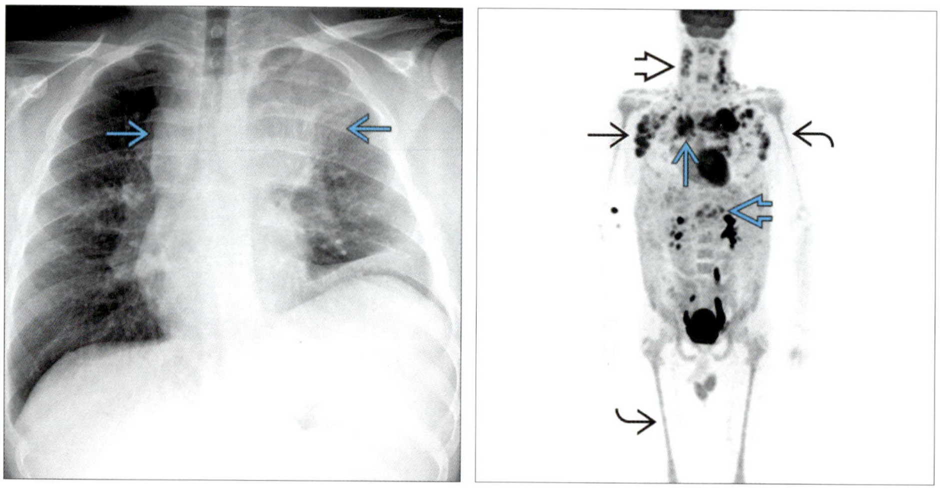

(Izquierda) Radiografía frontal de tórax en un niño de 17 años de edad con LH. Se observa un tumor mediastinal anterior (*flechas*) que es mayor de un tercio del diámetro del tórax, lo que refleja enfermedad voluminosa. **(Derecha)** En el mismo paciente, MIP de PET con ^{18}F-FDG al momento del diagnóstico. Se aprecian ganglios linfáticos cervicales (*flecha negra abierta*), mediastinales (*flecha azul*) y axilares (*flecha negra*) con avidez por ^{18}F-FDG. También hay ganglios linfáticos con avidez por ^{18}F-FDG en el abdomen superior (*flecha azul abierta*). La captación difusa de ^{18}F-FDG en la médula ósea (*flechas negras curvas*) refleja estimulación, no compromiso por parte de la enfermedad.

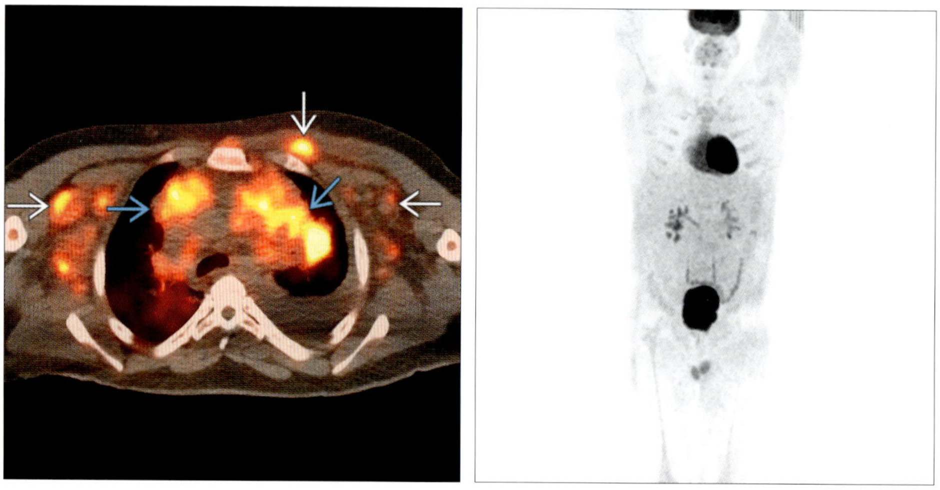

(Izquierda) PET/TC axial con ^{18}F-FDG en el mismo paciente. Se visualizan múltiples ganglios linfáticos aumentados de tamaño con avidez por ^{18}F-FDG (*flechas blancas*) y un tumor mediastinal voluminoso con avidez por ^{18}F-FDG (*flechas azules*). **(Derecha)** MIP de PET/TC con ^{18}F-FDG realizado en el mismo paciente después del segundo ciclo de quimioterapia (6 semanas). No se observa captación residual significativa de ^{18}F-FDG, lo que refleja una rápida respuesta al tratamiento.

Terminología

Definiciones

- Enfermedad maligna originada en células del sistema inmunológico.

Imágenes

Hallazgos en PET y PET/TC con ^{18}F-FDG

- La mayoría de los linfomas pediátricos tienen avidez por FDG.
- LH: ganglios linfáticos o tumor mediastinal con avidez por ^{18}F-FDG:
  - Compromiso esplénico = aumento de tamaño con captación aumentada de ^{18}F-FDG o focos discretos de captación de ^{18}F-FDG.
  - Compromiso hepático = focos discretos de captación de ^{18}F-FDG.
  - Compromiso de la médula ósea = focos discretos de captación de ^{18}F-FDG.
- LNH:
  - De Burkitt: por lo general, se aprecia como tumor(es) infiltrante(s) con avidez por ^{18}F-FDG:
    - El intestino comprometido puede tener pared gruesa y ser aneurismático.
  - La captación focal en órganos (p. ej., bazo, riñones) y en la médula ósea sugiere compromiso por parte de la enfermedad.
- Al momento del diagnóstico:
  - La PET con ^{18}F-FDG puede ser más sensible que la biopsia de médula ósea para determinar compromiso de la médula ósea por parte del LH.
  - La PET con ^{18}F-FDG no tiene sensibilidad suficiente para evaluar compromiso medular por parte de un linfoma de linfocitos B de alto grado.
- En el seguimiento:
  - En el LH, una PET con ^{18}F-FDG después de uno o dos ciclos de tratamiento tiene valor pronóstico (quienes presentan respuesta rápida tienen mejores resultados).
  - Un estudio del año 2015 de PET con ^{18}F-FDG en el seguimiento del LH pediátrico encontró sensibilidad y VPN elevados (100%) para la PET/TC interpretado mediante la escala de Deauville, pero especificidad solamente moderada (60%) y VPP bajo (25%):
    - La PET con ^{18}F-FDG negativo es un buen indicador de remisión completa; sin embargo, los resultados falsos positivos son frecuentes.
  - La PET con ^{18}F-FDG puede guiar el tratamiento de rescate con una mayor sobrevida libre de progresión.

Hallazgos en PET/RM

- La PET/RM con FDG al momento de diagnóstico tiene sensibilidad y especificidad elevadas para detectar compromiso de estaciones ganglionares por parte de la enfermedad.
- No hay diferencia significativa en la tasa de detección de lesiones ni en la estadificación de Ann Arbor entre la PET/TC y la PET/RM:
  - Sistemáticamente, se encuentran SUV más bajos con la PET/RM que con la PET/TC; no se ha definido el efecto sobre la puntuación de Deauville.

Características generales

- Tamaño:
  - Enfermedad voluminosa (LH) = enfermedad mayor de un tercio del diámetro torácico en una radiografía torácica de pie o tumor mayor de 10 cm en cualquier diámetro.

Recomendaciones para el estudio

- Consejos para el protocolo:
  - Algunos protocolos oncológicos dependen de medidas bidimensionales de la lesión; considerar realizar la porción de TC de la PET como una TC de calidad diagnóstica con contraste:
    - O considerar una RM.

Diagnóstico diferencial

Enfermedad de Rosai-Dorfman

- Histiocitosis sinusal con aumento de tamaño masivo de ganglios linfáticos.

Virus de Epstein-Barr

- Aumento de tamaño benigno de ganglios y del bazo en niños por lo demás saludables.
- Trastorno linfoproliferativo postrasplante (TLPT).

Enfermedad de Castleman

- También conocida como hiperplasia angiofolicular de ganglios linfáticos.
- Enfermedad linfoproliferativa unicéntrica o multicéntrica provocada por interleuquina-6 o herpesvirus humano 8 (VHH-8).

Histoplasmosis

- En la enfermedad activa, puede haber aumento de tamaño masivo de ganglios mediastinales.
- Calcificaciones en la enfermedad inactiva.

Patología

Características generales

- El diagnóstico se basa tanto en la histología como en la inmunohistoquímica:
  - Los reordenamientos de genes específicos también tienen importancia pronóstica.
- LH: células de Reed-Sternberg en un fondo de inflamación y fibrosis.

Estadificación, grado y clasificación

- A grandes rasgos, se divide en LH y LNH, según la clasificación de la OMS del año 2008:
  - Subtipos de LH:
    - Esclerosis nodular.
    - Rico en linfocitos (predominio linfocitario).
    - Celularidad mixta.
    - Depleción linfocitaria.
  - Subtipos de LNH:
    - Linfoma de Burkitt.
    - Linfoma linfoblástico.
    - Linfoma difuso de linfocitos B grandes.
    - Linfoma anaplásico de células grandes.
  - En esencia, todos los LNH son linfomas difusos de alto grado (frente a grado más bajo en adultos).
- Estadificación del LH:
  - Históricamente, el LH pediátrico (al igual que el LH de adultos) se estadificó mediante el Sistema de Estadificación de Ann Arbor.
  - La estadificación revisada por la clasificación de Lugano está definida para adultos, pero también se la ha utilizado en pacientes pediátricos.
- Estadificación del LNH:
  - Se clasifica según el Sistema de Estadificación Internacional del Linfoma no Hodgkin Pediátrico.

Aspectos clínicos

Presentación

- Signos/síntomas más frecuentes:
  - LH:
    - Uno o más ganglios linfáticos aumentados de tamaño, por lo general indoloros:
      - Con mayor frecuencia, cervicales o supraclaviculares.
    - Fiebre, sudoración nocturna, pérdida de peso, fatiga.

Clasificación de Lugano para el linfoma de Hodgkin

Estadio	Criterios
I	Un ganglio o grupo de ganglios adyacentes. Lesión extraganglionar única sin compromiso ganglionar.
II	Dos o más grupos ganglionares del mismo lado del diafragma. Estadio I o II por ganglios linfáticos con compromiso extraganglionar contiguo limitado.
II (voluminoso)	Enfermedad en estadio II con enfermedad voluminosa.
III	Ganglios a ambos lados del diafragma. Ganglios por encima del diafragma con compromiso esplénico.
IV	Compromiso extraganglionar no contiguo.

Cheson BD y cols. Recommendations for initial evaluation, staging, and response assessment of Kodgkin and non-Hodgkin lymphoma: the Lugano classification. J Clin Oncol. 2014.

Sistema de Estadificación Internacional del Linfoma no Hodgkin pediátrico

Estadio	Criterios
I	Tumor único que no compromete el mediastino ni el abdomen.
II	Tumor extraganglionar único con compromiso de ganglios regionales. Compromiso de dos o más áreas ganglionares del mismo lado del diafragma. Tumor gastrointestinal primario completamente extirpable con compromiso de ganglios mesentéricos.
III	Dos o más tumores extraganglionares por encima y por debajo del diafragma. Compromiso de dos o más áreas ganglionares por encima y por debajo del diafragma. Tumor intratorácico. Tumor intraabdominal y retroperitoneal. Tumor paraespinal o epidural. Lesión ósea única con otros sitios de enfermedad.
IV	Compromiso del sistema nervioso central, de la médula ósea o de ambos.

Rosolen A y cols. Revised International Pediatric Non-Hodgkin Lymphoma Staging System. J Clin Oncol. 2015.

- LNH: los síntomas dependen del o los sitios de compromiso por parte de la enfermedad:
  - Abdomen agudo: debido a obstrucción, intususcepción.
  - Tumor palpable.

Demografía

- Epidemiología:
  - Los linfomas representan del 10% al 15% de los cánceres pediátricos.
  - El linfoma es el tercer cáncer más frecuente en niños.
  - La incidencia aumenta con la edad.
  - LH: ~ 40% de los linfomas pediátricos:
    - El subtipo esclerosis nodular es el más frecuente (~ 60%).
  - LNH: ~ 60% de los linfomas pediátricos:
    - El 70% en niños.
    - El linfoma de Burkitt (40%) y el linfoblástico (30%) son los más frecuentes.

Historia natural y pronóstico

- LH: sobrevida > 90%.
- LNH: sobrevida ~75%:
  - El linfoma de Burkitt puede crecer rápidamente, con tiempos de duplicación tan cortos como de 24 h.

Tratamiento

- LH: la quimioterapia es el método terapéutico principal:
  - La radioterapia se utiliza cada vez menos en el linfoma pediátrico debido a los riesgos de por vida.
- LNH: la quimioterapia es el método terapéutico principal:
  - Aún no se conoce el papel de las inmunoterapias en pacientes pediátricos.
- La cirugía se utiliza para lesiones con síntomas agudos.

Lista de verificación diagnóstica

Información útil para la interpretación de las imágenes

- En casos de LH, la PET/TC con ^{18}F-FDG se interpreta según la escala de 5 puntos de Deauville (interpretación visual):
  - Deauville 1 = ausencia de captación > fondo.
  - Deauville 2 = captación ≤ *pool* sanguíneo mediastinal.
  - Deauville 3 = captación ≤ hígado, pero > *pool* sanguíneo mediastinal.
  - Deauville 4 = captación ligera o moderadamente > hígado.
  - Deauville 5 = captación marcadamente > hígado o nuevo foco de captación neoplásica.
- Se puede observar estimulación hematopoyética: captación de FDG difusamente aumentada en el bazo y la médula ósea:
  - Es necesario distinguir esta situación del compromiso medular (captación focal o multifocal) y del compromiso esplénico (captación focal o multifocal) por parte de la enfermedad.
- Durante el seguimiento, no todos los sitios de captación nueva de ^{18}F-FDG corresponden a enfermedad; la captación reactiva por rebote tímico puede complicar la interpretación.

Bibliografía

1. Albano D, et al. Comparison between whole-body MRI with diffusionweighted imaging and PET/CT in staging newly diagnosed FDG-avid lymphomas. Eur J Radiol 2016; 85 (2): 313-8.
2. Qiu L, et al. The role of ^{18}F-FDG PET and ^{18}F-FDG PET/CT in the evaluation of pediatric Hodgkin's lymphoma and non-Hodgkin's lymphoma. Hell J Nucl Med 2013; 16 (3): 230-6.

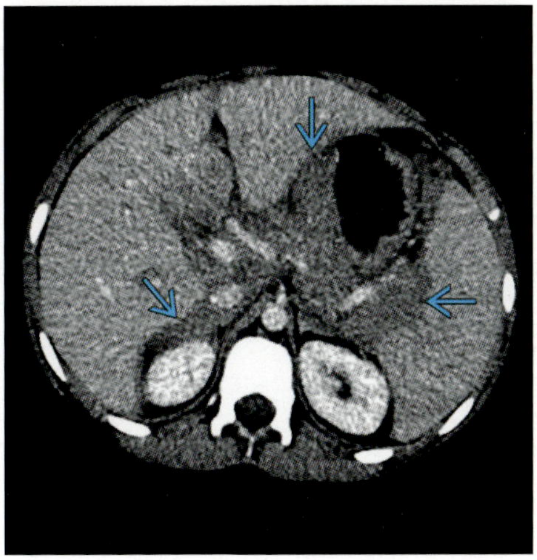

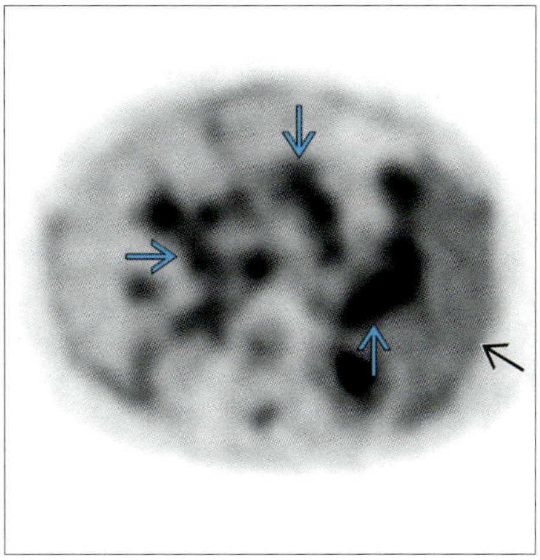

(Izquierda) TC axial con contraste del abdomen de un niño de 10 años de edad con dolor abdominal, vómitos y diarrea. Se observa un tumor infiltrante en el abdomen superior (*flechas*) correspondiente a un linfoma de Burkitt. **(Derecha)** PET axial con ^{18}F-FDG en el mismo paciente y al mismo nivel. Se observa avidez por ^{18}F-FDG en todo el tumor infiltrante (*flechas azules*). Además, hay captación de ^{18}F-FDG difusamente aumentada en el bazo (*flecha negra*), que se relaciona con estimulación hematopoyética y no refleja compromiso por parte de la enfermedad.

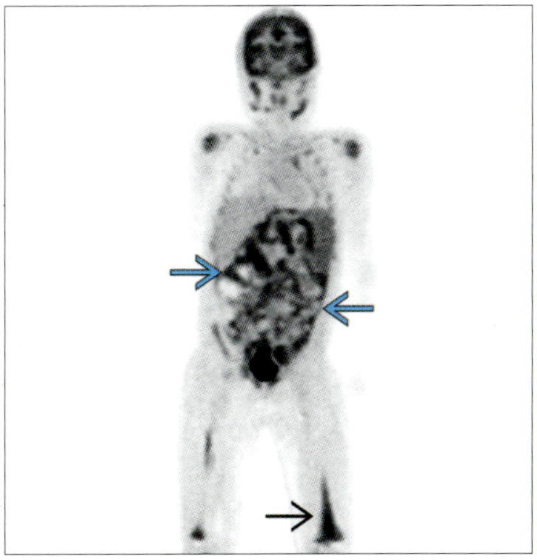

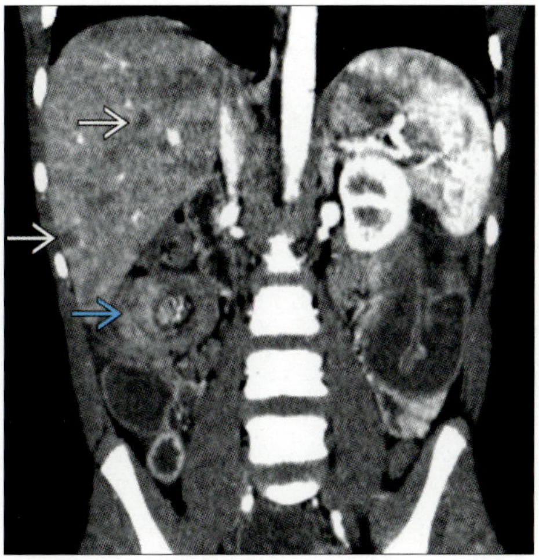

(Izquierda) En el mismo paciente, PET coronal con ^{18}F-FDG que muestra captación anormal extensa por todo el abdomen (*flechas azules*), relacionada con el linfoma de Burkitt diseminado. La captación en la médula ósea está difusamente aumentada (*flecha negra*), debido a activación (mayor que la captación típica) o a compromiso por parte de la enfermedad. **(Derecha)** TC coronal con contraste del abdomen de un niño de 8 años de edad con dolor abdominal que muestra una intususcepción ileocólica (*flecha azul*) y numerosos nódulos hepáticos (*flechas blancas*) debidos a un linfoma de Burkitt.

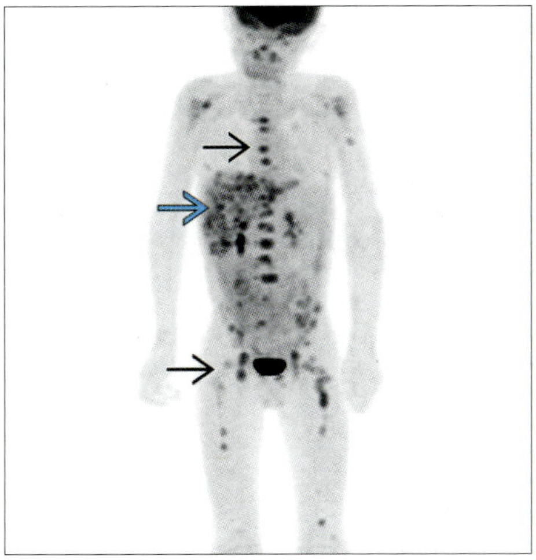

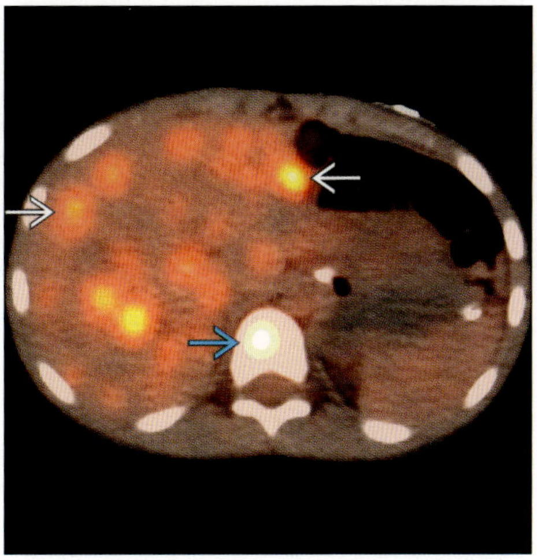

(Izquierda) MIP de PET con ^{18}F-FDG en el mismo paciente después de la ileocecoectomía por el linfoma de Burkitt del intestino. Se observan numerosos focos de enfermedad con avidez por ^{18}F-FDG en el hígado (*flecha azul*) y el hueso (*flechas negras*), relacionados con el linfoma de Burkitt. **(Derecha)** PET/TC axial con ^{18}F-FDG en el mismo paciente. Se aprecian numerosos nódulos hepáticos con avidez por ^{18}F-FDG (*flechas blancas*) y una lesión espinal (*flecha azul*), debidos al linfoma de Burkitt.

(Izquierda) MIP de PET con ^{18}F-FDG en un hombre de 18 años de edad con linfoma difuso de linfocitos B grandes. Puede apreciarse enfermedad multifocal con avidez por ^{18}F-FDG que compromete ganglios linfáticos (*flechas negras*), huesos (*flechas azules*) y el bazo (*flecha azul abierta*). **(Derecha)** En el mismo paciente, TC coronal con contraste que muestra aumento de tamaño masivo del bazo con numerosos tumores esplénicos con hiporrealce (*flechas*), debidos a linfoma esplénico.

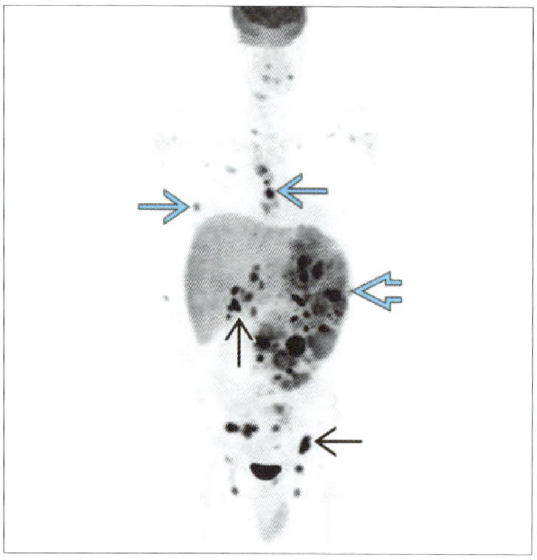

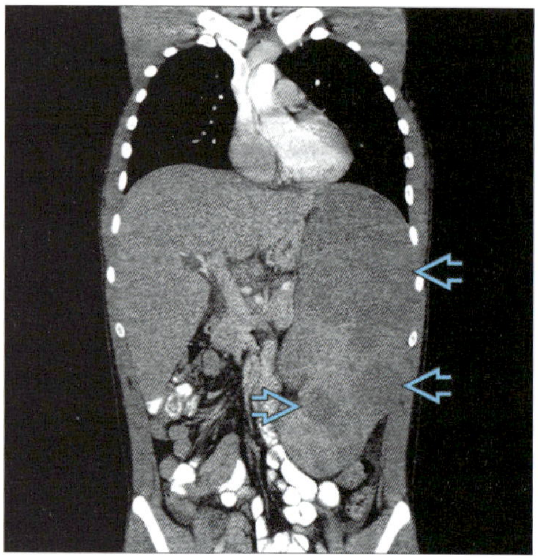

(Izquierda) PET/TC sagital con ^{18}F-FDG en el mismo paciente. Se observa compromiso óseo multifocal por parte de un linfoma con avidez por ^{18}F-FDG (*flechas*). **(Derecha)** En una niña de 14 años de edad con estado de fibrosis quística después de un trasplante pulmonar, MIP de PET con ^{18}F-FDG que muestra ganglios linfáticos mesentéricos con intensa avidez por ^{18}F-FDG (*flecha azul*), debido a un trastorno linfoproliferativo postrasplante (TLPT). También hay presencia de ganglios linfáticos mediastinales (*flecha negra*) y opacidades pulmonares con avidez por ^{18}F-FDG (*flechas azules curvas*).

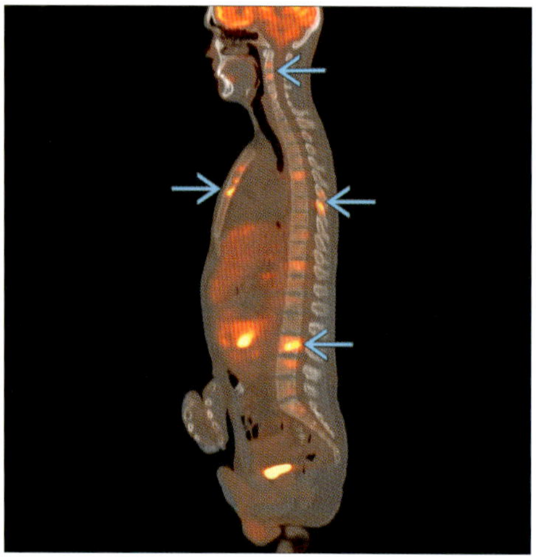

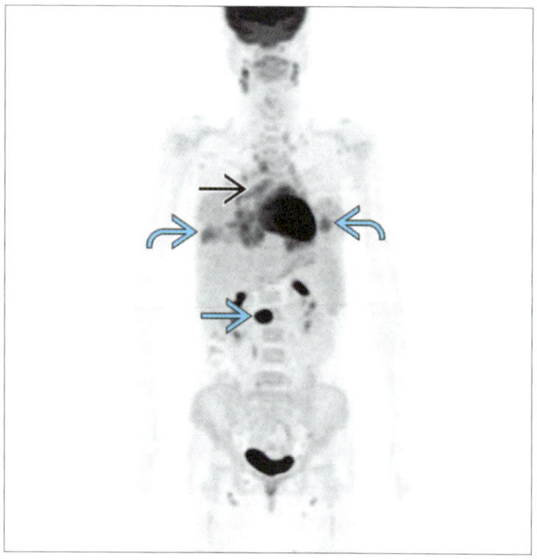

(Izquierda) En el mismo paciente, TC axial y PET con ^{18}F-FDG para localización que muestran el ganglio linfático mesentérico con avidez por ^{18}F-FDG, aumentado de tamaño (*flechas*), secundario a TLPT. **(Derecha)** TC coronal con contraste en el mismo paciente. Se aprecian ganglios linfáticos mediastinales aumentados de tamaño (*flecha negra*), así como una mayor cantidad de ganglios linfáticos mediastinales no aumentados de tamaño (*flechas blancas curvas*), debido a una combinación de TLPT con aumento de tamaño reactivo de ganglios relacionado con enfermedad pulmonar.

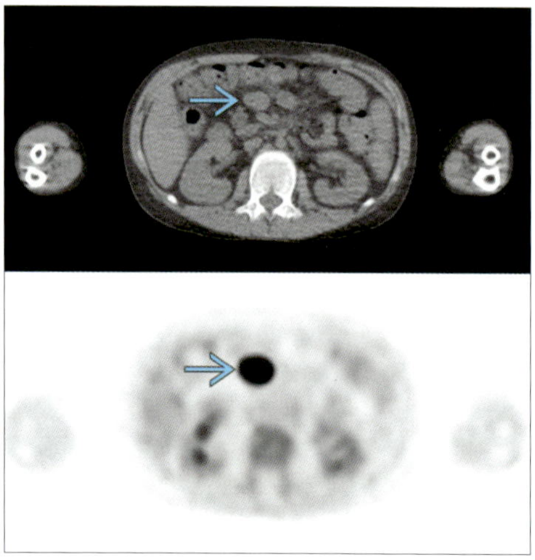

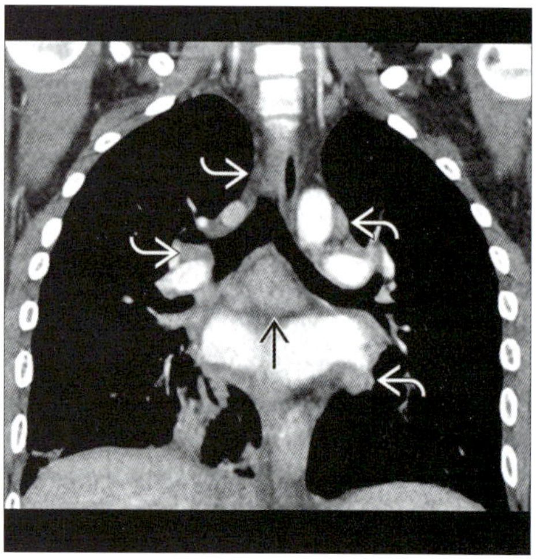

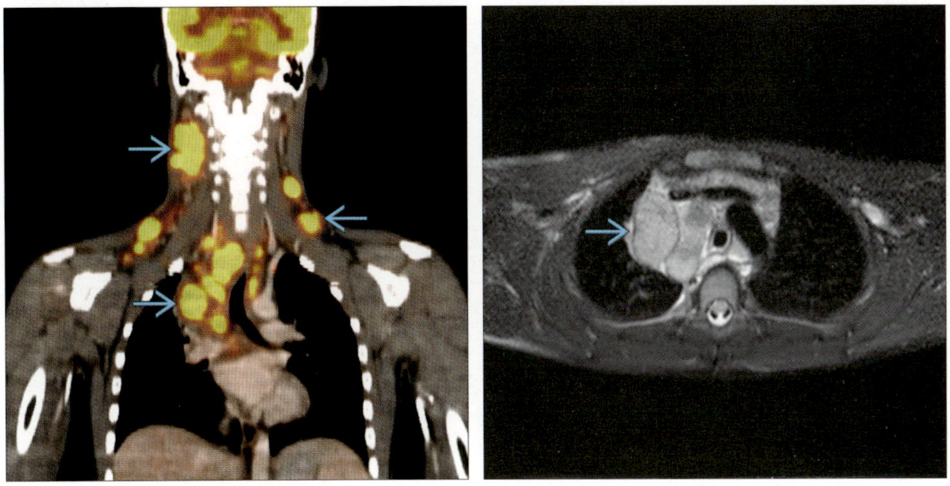

(Izquierda) PET/TC coronal con ^{18}F-FDG en un niño de 13 años de edad con LH de celularidad mixta. Se visulizan ganglios linfáticos cervicales y mediastinales voluminosos y con avidez por ^{18}F-FDG (*flechas*). **(Derecha)** RM axial en T2 FS en el mismo paciente. Puede verse ganglios linfáticos mediastinales hiperintensos en T2 (*flecha*), que se correlacionan con los ganglios linfáticos que tienen avidez por ^{18}F-FDG.

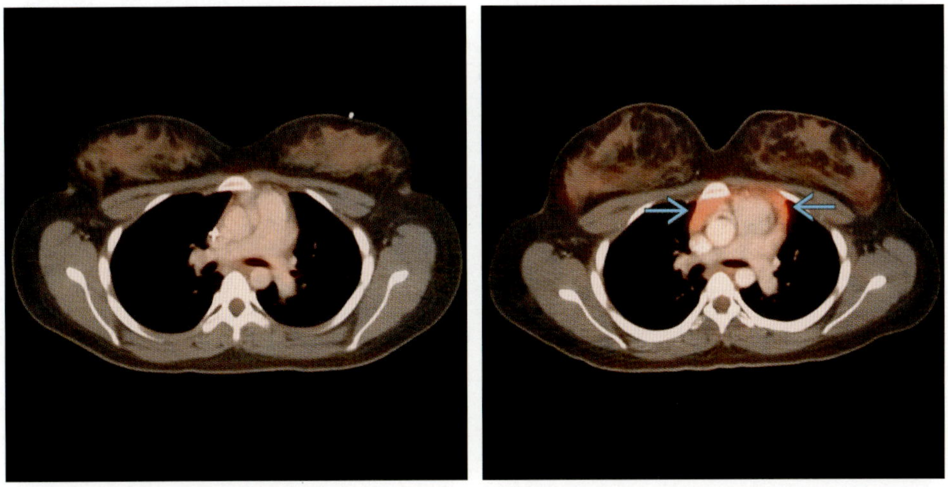

(Izquierda) PET/TC axial con ^{18}F-FDG en una niña de 14 años de edad sometida a tratamiento a casusa de un linfoma de linfocitos B que muestra ausencia de timo y de captación tímica de ^{18}F-FDG. **(Derecha)** En la misma paciente, después de completar el tratamiento, PET/TC axial con ^{18}F-FDG que muestra captación uniforme y difusa de ^{18}F-FDG en el mediastino anterior, correspondiente a tejido tímico morfológicamente normal (*flechas*), que tiene un contorno homogéneo sin efecto de masa, lo cual refleja un rebote tímico.

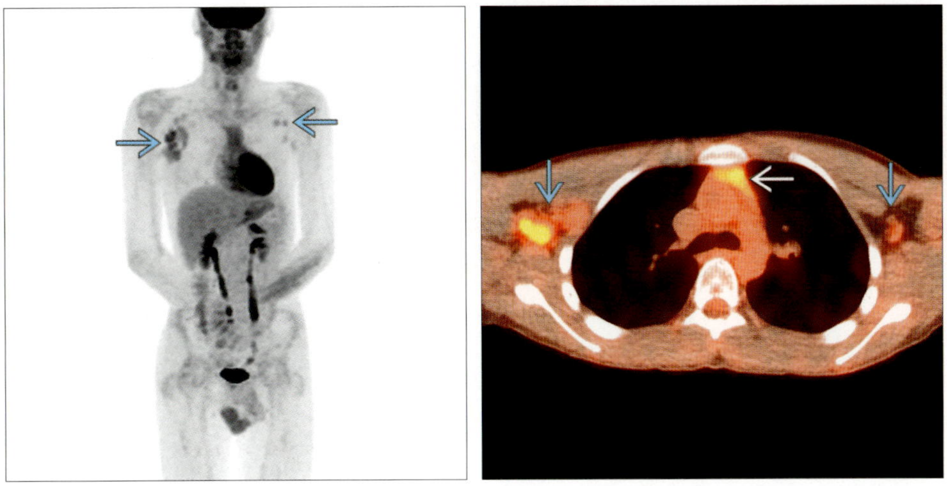

(Izquierda) MIP de PET con ^{18}F-FDG en un niño de 14 años de edad con enfermedad de Castleman de la variante hialina vascular. Se observan ganglios linfáticos axiales bilaterales con avidez por ^{18}F-FDG, aumentados de tamaño, que simulan un linfoma (*flechas*). **(Derecha)** En el mismo paciente, PET/TC axial con ^{18}F-FDG que muestra ganglios linfáticos axilares bilaterales con avidez por ^{18}F-FDG aumentados de tamaño (*flechas azules*). Además, hay presencia de captación normal de ^{18}F-FDG en el tejido tímico (*flecha blanca*).

Sección 4

Infección e inflamación de tejidos blandos

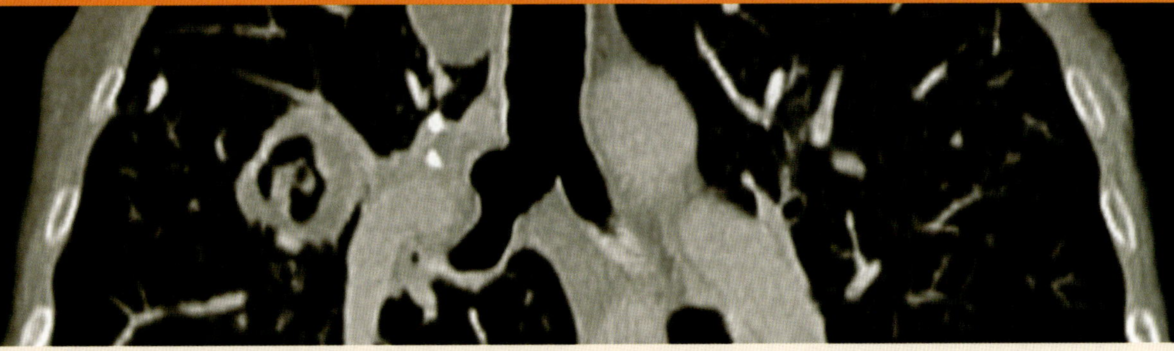

FACTORES CLAVE

Imágenes

- PET/TC con ^{18}F-FDG:
  - Análogo radiactivo de la glucosa utilizado por leucocitos activados y en procesos inflamatorios.
  - Ventajas:
    - Estudio listo el mismo día, en comparación con los estudios con leucocitos marcados.
    - Valor predictivo negativo elevado.
    - La captación no depende del número total de leucocitos (se lo puede utilizar en pacientes neutropénicos).
    - No es necesario marcar/reinyectar productos hemáticos.
    - Sensibilidad: del 89% al 100% según la bibliografía.
  - Desventajas:
    - La hiperglucemia no controlada o la reciente respuesta de insulina pueden reducir la sensibilidad.
    - Especificidad: rango amplio (del 23% al 87%) según la bibliografía: puede ser positivo en una inflamación, una infección o una enfermedad maligna, todas las cuales pueden ocasionar fiebre.

Aspectos clínicos

- Patologías infecciosas/inflamatorias frecuentes detectadas en el PET/TC abdominal con ^{18}F-FDG:
  - Absceso:
    - Hepático, esplénico, renal, posquirúrgico.
    - Con frecuencia dirige el tratamiento hacia una fuente individual en un órgano/abdomen que muestra múltiples anomalías (p. ej., órganos poliquísticos).
  - Pancreatitis:
    - Captación aumentada de ^{18}F-FDG en la enfermedad aguda > enfermedad crónica.
  - Infección vascular:
    - Muy útil para localizar el sitio de infección cuando el paciente tiene numerosos catéteres vasculares, fístulas arteriovenosas o derivaciones ventrículo-peritoneales.
    - Se la sospecha si hay captación aumentada de ^{18}F-FDG heterogénea o focal > hígado.
  - Osteomielitis:
    - Puede detectar osteomielitis o discitis espinal/sacra.

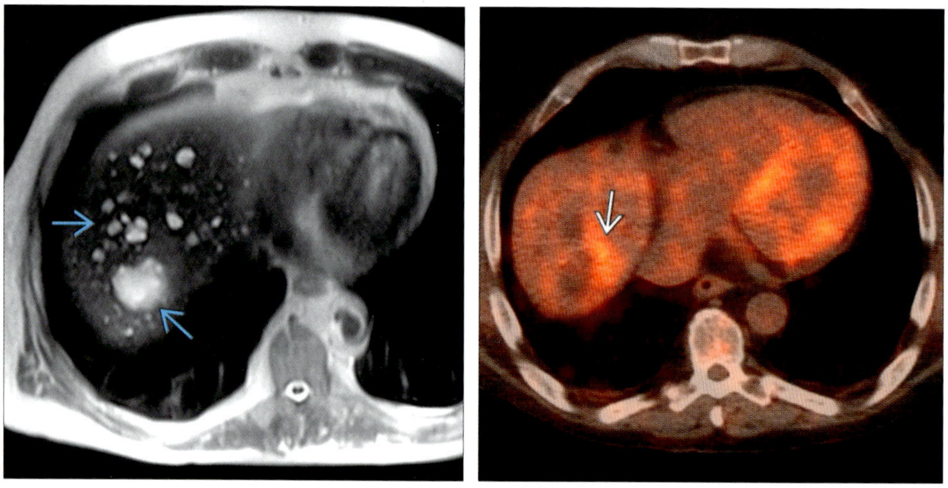

(Izquierda) RM axial en HASTE en un paciente inmunocomprometido con fiebre. Se constata enfermedad hepática poliquística (*flechas*). La RM no es concluyente para detectar infección. **(Derecha)** PET/TC axial con ^{18}F-FDG en el mismo paciente. Puede observarse captación focal del domo hepático (*flecha*) compatible con un absceso hepático, que posteriormente fue drenado.

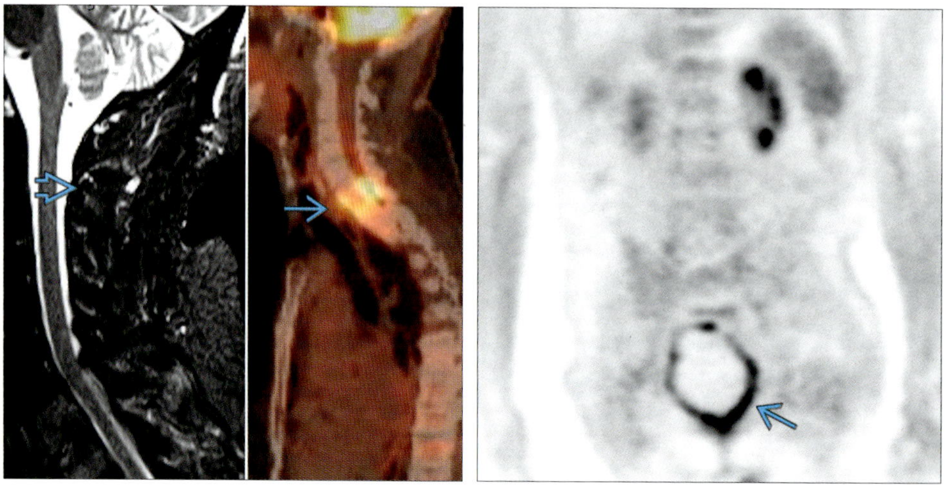

(Izquierda) PET sagital con ^{18}F-FDG en un paciente con fiebre de origen desconocido. Se aprecia captación hipermetabólica (*flecha azul*) en la articulación cervicotorácica, lo que hace sospechar una discitis/osteomielitis. La RM sagital en STIR confirma la presencia y la extensión de una osteomielitis/discitis al nivel de C7-T1 (*flecha azul abierta*). **(Derecha)** PET coronal con ^{18}F-FDG en un paciente sometido a un estudio para estadificación de un carcinoma de pulmón. Se visualiza hipermetabolismo en la pared del colon sigmoides (*flecha*), rodeado por un bolo fecal impactado de 9 cm, compatible con colitis estercorácea.

Imágenes

Hallazgos en PET/TC con ^{18}F-FDG

- ^{18}F-FDG es un análogo de la glucosa utilizado por leucocitos activados y en procesos inflamatorios:
  - Con frecuencia, la captación en la infección ≥ hígado.
  - La captación no depende del número total de leucocitos.
- Pacientes neutropénicos/inmunocomprometidos:
  - Su utilización en pacientes muy enfermos y con disfunción renal puede limitar el uso de contrastes de TC o RM.
  - No se requiere un recuento mínimo de glóbulos blancos.
- Enfermedad infecciosa sistémica:
  - El PET/TC con ^{18}F-FDG puede ser útil para visualizar focos metastásicos de infección con bacteriemia persistente.
  - La incidencia de infección metastásica es mayor en casos de bacteriemia por Staphylococcus aureus.
  - La bibliografía sugiere su utilidad en infecciones fúngicas diseminadas para ayudar a detectar el mejor sitio para la biopsia.
  - En infecciones fúngicas, puede ser útil para el seguimiento del tratamiento y la toma de decisiones para modificar o continuar con este.
  - Puede detectar infecciones hemisféricas/locales del SNC.
- Fiebre de origen desconocido:
  - El diagnóstico diferencial incluye: infección oculta, linfoma.
- Absceso:
  - Hepático, esplénico, renal, posquirúrgico:
    - Con frecuencia, dirige el tratamiento hacia una fuente individual en un órgano/abdomen que muestra múltiples anomalías (p. ej., órganos poliquísticos).
- Pancreatitis:
  - Captación aumentada de ^{18}F-FDG en la enfermedad aguda > enfermedad crónica.
- Infección vascular:
  - Muy útil para localizar el sitio de infección cuando el paciente tiene numerosos catéteres vasculares, fístulas arteriovenosas o derivaciones ventrículo-peritoneales:
    - Se la sospecha si hay captación heterogénea o focal aumentada de ^{18}F-FDG > hígado.
- Vasculitis autoinmune:
  - Es más útil para la vasculitis de grandes vasos (de Takayasu, arteritis de células gigantes).
  - Se lo utiliza para controlar la respuesta al tratamiento.
- Osteomielitis:
  - Mayor resolución espacial que el centellograma óseo/estudios con leucocitos marcados.
  - Puede detectar osteomielitis o discitis espinal/sacra.
- Enfermedad inflamatoria intestinal, colitis:
  - En el PET/TC con ^{18}F-FDG puede ser difícil de distinguir de la actividad intestinal fisiológica; la TC y la correlación con la clínica son útiles.
- Sarcoidosis u otra enfermedad granulomatosa:
  - Captación de ^{18}F-FDG en patrones y órganos característicos (puede ser necesaria una biopsia para la confirmación).

Diagnóstico diferencial

Isquemia aguda / infarto de órgano sólido o intestinal

- Captación aumentada de ^{18}F-FDG debida a la respuesta inflamatoria.

Sitios de ostomía, catéteres y vías endovenosas

- Captación aumentada de ^{18}F-FDG debida a la respuesta inflamatoria.

Enfermedad maligna

- Muchos procesos neoplásicos primarios o metastásicos pueden mostrar captación aumentada de ^{18}F-FDG y simular una infección.

Osteoporosis transitoria de la cadera/lesiones óseas benignas

- Pueden simular una osteomielitis.

Artritis reumatoidea / otras colagenopatías / osteoartritis degenerativa inflamatoria o grave

- Pueden simular una infección o una enfermedad maligna.
- La enfermedad degenerativa grave de la columna puede simular una osteomielitis crónica/discitis, debido a que la ^{18}F-FDG también es captada en sitios de cambios degenerativos.

Lista de verificación diagnóstica

Considerar

- PET/TC con ^{18}F-FDG:
  - Ventajas técnicas:
    - No se requieren productos hemáticos ni un recuento mínimo de leucocitos (como sí lo requieren los estudios con leucocitos radiomarcados).
    - Estudio listo el mismo día, en comparación con los estudios con leucocitos marcados:
      - Se puede completar más rápidamente que el estudio con leucocitos marcados y el centellograma con Ga-67, que tardan 24 h a 48 h:
    - El PET/TC con ^{18}F-FDG en pacientes internados tiene menor costo que los estudios con leucocitos radiomarcados.
  - Sensibilidad:
    - Del 89% al 100% según la bibliografía.
  - Especificidad:
    - Rango amplio (del 23% al 87%) según la bibliografía:
      - Puede ser positivo en una inflamación, una infección o una enfermedad maligna, todas las cuales pueden ocasionar fiebre.
  - Valor predictivo negativo elevado:
    - Descarta sitios de infección sospechados.
  - Desventajas:
    - La hiperglucemia no controlada o la reciente respuesta de insulina pueden reducir la sensibilidad.
    - El reembolso por parte de las obras sociales puede ser difícil.

Bibliografía

1. Berrevoets MA, et al. ^{18}F-FDG-PET/CT optimizes treatment in Staphylococcus aureus bacteremia and is associated with reduced mortality. J Nucl Med 2017.
2. Signore A, et al. Nuclear medicine imaging in pediatric infection or chronic inflammatory diseases. Semin Nucl Med 2017; 47 (3): 286-303.
3. Dibble EH, et al. Role of PET/CT in workup of fever without a source. Radiographics 2016; 36 (4): 1166-77.
4. Rastogi A, et al. Utility of PET/CT with fluorine-18-fluorodeoxyglucoselabeled autologous leukocytes for diagnosing diabetic foot osteomyelitis in patients with Charcot's neuroarthropathy. Nucl Med Commun 2016; 37 (12): 1253-9.
5. Shagos GS, et al. 18-F flourodeoxy glucose positron emission tomographycomputed tomography imaging: A viable alternative to three phase bone scan in evaluating diabetic foot complications? Indian J Nucl Med 2015; 30 (2): 97-103.
6. Kouijzer IJ, et al. FDG-PET in fever of unknown origin. Semin Nucl Med 2013; 43 (5): 333-9.

FACTORES CLAVE

Terminología

- Grupo de enfermedades infecciosas e inflamatorias caracterizadas por formación de granulomas.

Imágenes

- PET/TC con ^{18}F-FDG es el método más útil para distinguir entre enfermedad granulomatosa activa e inactiva y para evaluar la respuesta al tratamiento.
- La PET/TC con ^{18}F-FDG no puede diferenciar de manera fidedigna entre enfermedad granulomatosa y enfermedad maligna.
- TC de alta resolución para la diferenciación de hallazgos en el parénquima pulmonar.

Principales diagnósticos diferenciales

- Sarcoidosis:
  - Actividad hiliar bilateral y paratraqueal derecha aumentada.
  - Patrones clásicos de captación de ^{18}F-FDG:
    - Signo del lambda: actividad hiliar bilateral y paratraqueal derecha.
    - Signo del panda: actividad de glándulas lagrimales y parótidas.
- Infección por micobacterias:
  - Tuberculosis (TBC) pulmonar:
    - La TBC primaria tiene predominancia en lóbulos inferiores.
    - La TBC posprimaria tiene predilección por los campos pulmonares superiores.
  - Enfermedad pulmonar por micobacterias no tuberculosas.
- Vasculitis asociada con ANCA:
  - Granulomatosis con poliangeítis: afecta las vías respiratorias superiores, el tracto respiratorio inferior y los riñones.
  - Síndrome de Churg-Strauss: asma, hipereosinofilia y vasculitis necrotizante.
- Enfermedad granulomatosa crónica: infecciones bacterianas y fúngicas recidivantes.
- Histiocitosis de células de Langerhans: enfermedad multisistémica que afecta los pulmones, los huesos o la piel.
- Vasculitis de grandes vasos:
  - Arteritis de células gigantes, también conocida como arteritis temporal.
  - Arteritis de Takayasu, también conocida como enfermedad sin pulso.

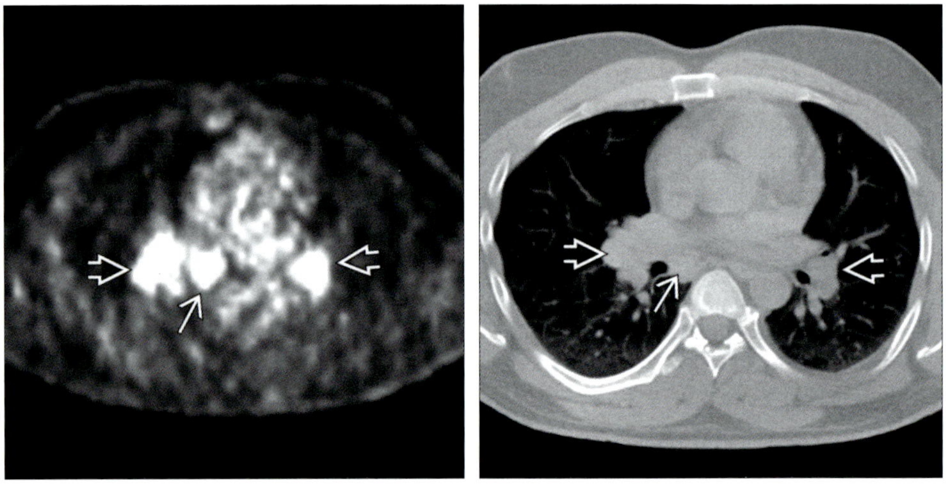

(Izquierda) PET axial con ^{18}F-FDG que muestra captación aumentada en ganglios linfáticos hiliares (*flechas abiertas*) y subcarinales (*flecha blanca*), compatible con sarcoidosis activa. **(Derecha)** TC axial del mismo paciente. Se aprecia un aumento de tamaño de los ganglios hiliares (*flechas abiertas*) y subcarinales (*flecha blanca*) bilaterales.

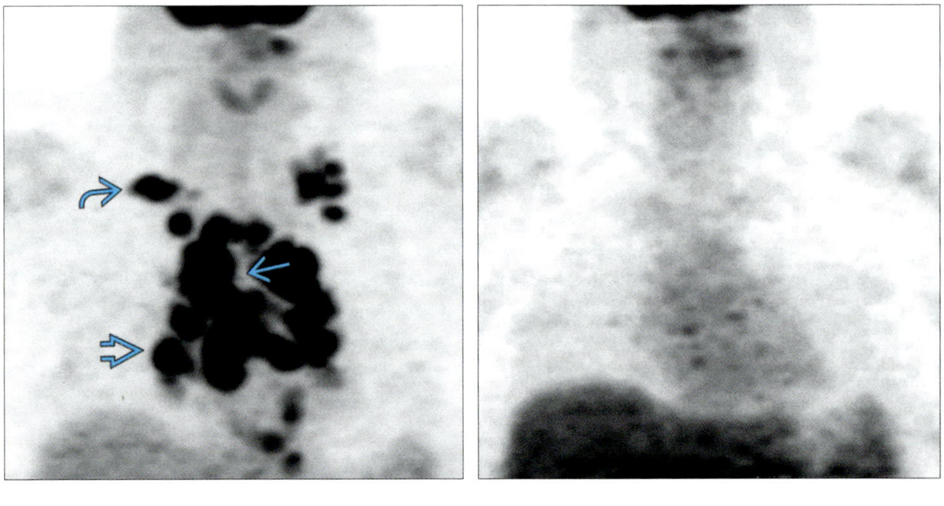

(Izquierda) MIP de PET coronal con ^{18}F-FDG en un paciente con linfadenopatía extensa. Se observa linfadenopatía mediastinal (*flecha azul*) e hiliar (*flecha abierta*) y supraclavicular (*flecha curva*) bilateral difusamente hipermetabólica. La biopsia de ganglios linfáticos supraclaviculares reveló sarcoidosis. **(Derecha)** MIP de PET coronal con ^{18}F-FDG en el estudio de seguimiento en el mismo paciente. Se aprecia resolución completa de la linfadenopatía hipermetabólica después del tratamiento con corticoides. Esto resultó tranquilizador, debido a que la presencia de enfermedad maligna era parte del diagnóstico diferencial inicial.

Terminología

Definiciones

- Las enfermedades granulomatosas se caracterizan por la formación de granulomas, ya sea infecciosos o no infecciosos:
  - Sarcoidosis:
    - Enfermedad granulomatosa multisistémica de etiología desconocida caracterizada por la formación de granulomas no caseosos:
      - El compromiso pulmonar y de ganglios linfáticos es el más frecuente.
      - También puede afectar el corazón y otros tejidos.
  - Infección por micobacterias:
    - Con mayor frecuencia, la tuberculosis se caracteriza por granulomas pulmonares que presentan niveles altos de captación de glucosa:
      - Puede diseminarse hacia cualquier órgano mediante diseminación hematógena o linfática.
- Vasculitis asociada con ANCA:
  - Grupo heterogéneo de enfermedades, que incluye granulomatosis con poliangeítis (antes denominada enfermedad de Wegener), caracterizado por inflamación necrotizante de vasos pequeños:
    - El compromiso pulmonar, de senos nasales y renal es el más frecuente.
  - Histiocitosis de células de Langerhans:
    - Histiocitosis multisistémica infrecuente caracterizada por proliferación clonal de células de Langerhans:
      - El compromiso hepático, esplénico, óseo o pulmonar es el más frecuente.
  - Enfermedad granulomatosa crónica:
    - Inmunodeficiencia congénita caracterizada por infecciones bacterianas y fúngicas recidivantes con formación de granulomas:
      - El compromiso pulmonar es el más frecuente.
  - Vasculitis de grandes vasos:
    - Grupo de vasculitis, que incluye arteritis de Takayasu y de células gigantes, caracterizado por inflamación granulomatosa de grandes vasos, predominantemente la aorta y sus principales ramas.
  - Enfermedad de Erdheim-Chester:
    - Histiocitosis de células no Langerhans (infrecuente) caracterizada por infiltración de tejido xantomatoso:
      - El compromiso óseo y del SNC es el más frecuente.

Imágenes

Hallazgos en PET/TC con ^{18}F-FDG

- La PET/TC con ^{18}F-FDG puede distinguir entre enfermedad activa e inactiva:
  - La captación aumentada de ^{18}F-FDG indica enfermedad activa.
  - El grado de captación puede indicar el nivel de actividad de la enfermedad y se puede utilizar para evaluar la respuesta al tratamiento.
- Los patrones de captación pueden indicar la enfermedad específica:
  - Signo del lambda: aumento de la actividad hiliar bilateral y paratraqueal derecha en la sarcoidosis.
  - Signos del panda: aumento de la actividad en glándulas lagrimales y parótidas en la sarcoidosis.
- No puede distinguir entre enfermedad granulomatosa y enfermedad maligna.

Hallazgos en PET con C-11 metionina

- Acumulación en tejidos debido a metabolismo de aminoácidos aumentado.
- Puede estimar el grado de enfermedad viable.
- No se correlaciona con la captación de ^{18}F-FDG.
- En la sarcoidosis, una mayor relación de captación Met/FDG puede presagiar un peor pronóstico.

Hallazgos radiográficos

- La sarcoidosis tiene estadios radiográficos:
  - Estadio 0: normal.
  - Estadio 1: linfadenopatía, bilateral y simétrica.
  - Estadio 2: linfadenopatía y enfermedad del parénquima pulmonar.
  - Estadio 3: enfermedad del parénquima pulmonar solamente.
  - Estadio 4: fibrosis pulmonar.

Hallazgos en TC

- Características de la sarcoidosis y distribución anatómica típicas:
  - Linfadenopatía hiliar bilateral y paratraqueal derecha.
  - Micronodularidad perilinfática con predominio en lóbulos superiores.
- Hallazgos de inflamación reversible del parénquima:
  - Nódulos, consolidación de espacios aéreos, opacidades en vidrio esmerilado.
- Hallazgos de fibrosis pulmonar irreversible:
  - Panal de abejas, distorsión de la arquitectura, bronquiectasias por tracción, pérdida de volumen y retracción hiliar.
- Diagnóstico diferencial más amplio en pacientes con enfermedad unilateral, lesiones pulmonares cavitadas o derrame pleural.

Diagnóstico diferencial

Sarcoidosis

- Actividad hiliar simétrica y paratraqueal derecha.
- La enfermedad pulmonar tiene predilección por los lóbulos superiores.
- El signo del lambda en la PET/TC con ^{18}F-FDG resulta de la actividad hiliar simétrica y paratraqueal derecha; es altamente sugestivo de sarcoidosis.
- El "signo del panda" en la PET/TC con ^{18}F-FDG resulta de la actividad simétrica de glándulas lagrimales y parótidas; apoya el diagnóstico, en especial cuando está combinado con el "signo de lambda" o hallazgos característicos radiográficos/en la TC de alta resolución.

Infección por micobacterias

- Tuberculosis pulmonar:
  - Primaria: enfermedad del parénquima con avidez por ^{18}F-FDG predominante en lóbulos medio e inferiores, derrames pleurales, linfadenopatía o enfermedad miliar.
  - Posprimaria: consolidación en parches que afecta los segmentos posteriores de los lóbulos superiores y los segmentos superiores de los lóbulos inferiores ± cavitación.
  - La PET/TC con ^{18}F-FDG puede evaluar la respuesta al tratamiento.
- Enfermedad pulmonar por micobacterias no tuberculosas:
  - TC de alta resolución: múltiples nódulos de pequeño tamaño, cavitación o bronquiectasias multifocales.

Vasculitis asociada a ANCA

- Granulomatosis con poliangeítis (previamente denominada granulomatosis de Wegener):
  - Afecta el tracto respiratorio superior e inferior y los riñones.
  - TC de alta resolución: nódulos y tumores que generan cavitación, consolidación y engrosamiento de la pared bronquial.
  - La captación de FDG corresponde a actividad de la enfermedad.

FACTORES CLAVE

Imágenes

- Se debe sospechar de cualquier sitio de captación anormal (no fisiológica):
  - Pueden ser necesarias imágenes adicionales con otras modalidades o muestras tisulares para el diagnóstico final.
  - Sensibilidad disminuida en sitios de acumulación elevada fisiológica de ^{18}F-FDG (p. ej., encéfalo, tracto urinario).
- Por lo general, las causas neoplásicas e infecciosas de fiebre de origen desconocido (FOD) (frente a inflamatorias) tienen PET con ^{18}F-FDG positivo.
- En pacientes con FOD, la presencia de marcadores inflamatorios elevados, la PCR más que la VSG, y de fiebre de duración de más de tres meses implica mayor probabilidad de PET con ^{18}F-FDG positivo.
- Metaanálisis:
  - Sensibilidad: ~ 85%; especificidad: ~ 52%; y área bajo la curva ROC: 0,88.
- En un estudio comparativo (PET con ^{18}F-FDG frente a no PET), el diagnóstico alcanzó mayores porcentajes de pacientes utilizando PET, con menores costos de diagnóstico e internación.
- Tiene mejor resultado que la RM para el diagnóstico de espondilodiscitis temprana (sensibilidad: 96%; especificidad: 95%).

Principales diagnósticos diferenciales

- Infección (p. ej., TBC, absceso, osteomielitis).
- Tumores (con mayor frecuencia, enfermedades malignas hematológicas).
- Trastornos inflamatorios no infecciosos (enfermedad vascular del colágeno, enfermedad inflamatoria intestinal).

Aspectos clínicos

- Clásicamente, las causas infecciosas (34%) y neoplásicas (22,1%) han sido las más frecuentes en la FOD en adultos:
  - Debido a los mejores estudios diagnósticos, la epidemiología está cambiando hacia causas inflamatorias no infecciosas y no diagnosticadas.
- En niños, la infección sigue siendo la causa de FOD más frecuente (51%).
- Del 15% al 20% de los casos tanto en adultos como en niños quedan sin diagnóstico.

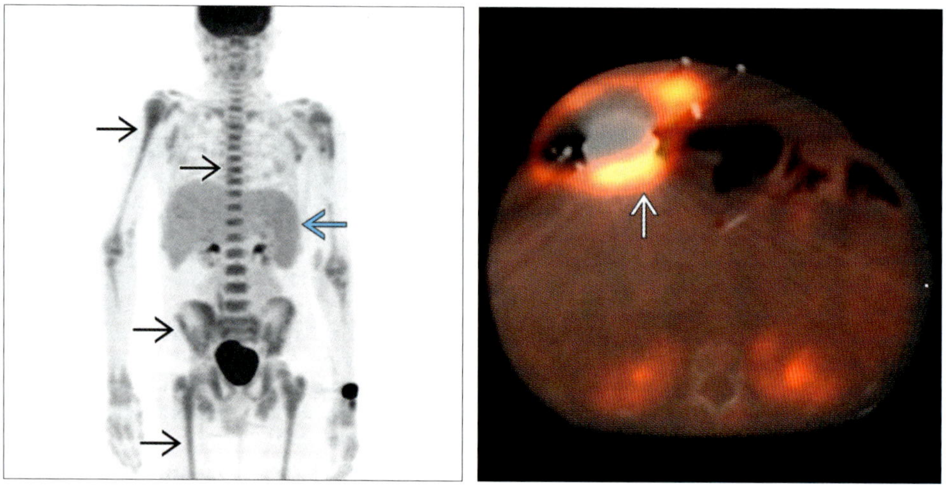

(Izquierda) MIP de PET anterior con ^{18}F-FDG en un niño de 15 años de edad con fiebre de origen desconocido (FOD). Se observa captación difusamente aumentada de ^{18}F-FDG en la médula (*flechas negras*), lo cual refleja compromiso por parte de la enfermedad en este paciente con diagnóstico final de leucemia linfoblástica aguda (LLA). **(Derecha)** PET/TC axial con ^{18}F-FDG en un niño de 2 años de edad con FOD que muestra captación anormal alrededor de un desfibrilador/marcapasos implantado en la pared abdominal (*flecha*), lo que señala la infección del dispositivo como el origen de la fiebre.

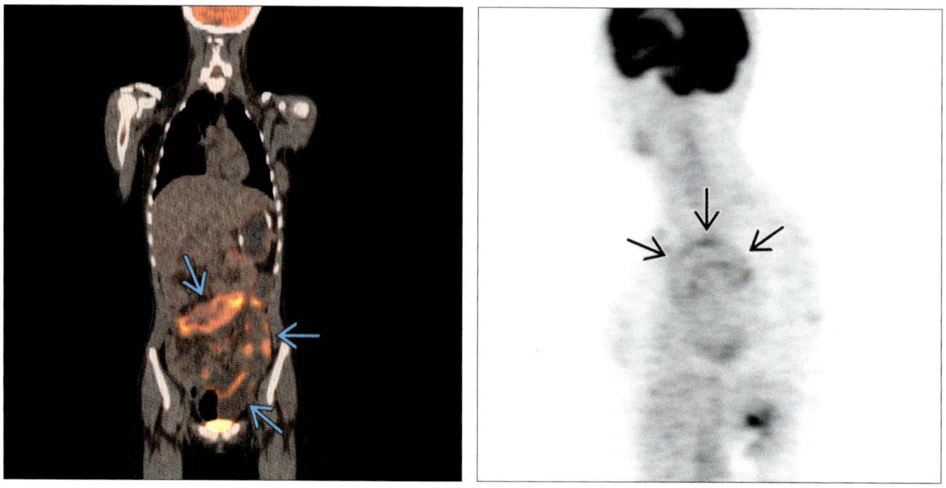

(Izquierda) PET/TC coronal con ^{18}F-FDG en una niña de 17 años de edad con fiebre prolongada. Se aprecia captación multisegmentaria anormal de ^{18}F-FDG en el intestino (*flechas*), lo cual refleja enfermedad inflamatoria intestinal, confirmada más tarde mediante enterografía y endoscopia con biopsia. **(Derecha)** PET sagital oblicuo con ^{18}F-FDG en una niña de 13 años de edad con FOD. Se observa captación anormal en la pared del arco aórtico (*flechas*), lo que refleja una arteritis de Takayasu.

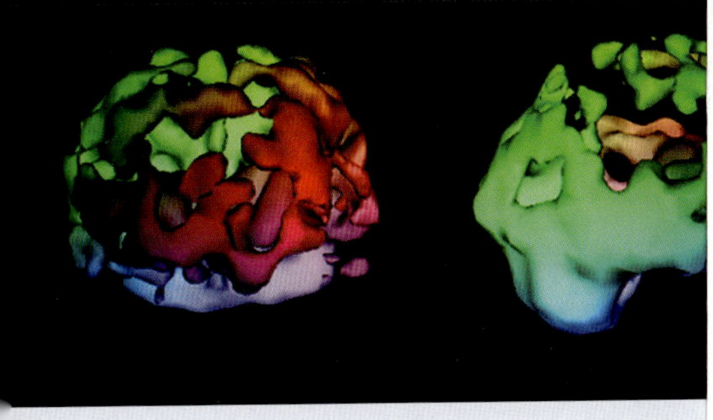

Imágenes

Hallazgos en PET/TC con ^{18}F-FDG

- Para la FOD, la ventaja de la PET con ^{18}F-FDG respecto de otras modalidades imagenológicas es que es útil para el tamizaje de cuerpo entero:
  - Se debe sospechar de cualquier sitio de captación anormal (no fisiológica):
    - Pueden ser necesarias imágenes adicionales con otras modalidades o muestras de tejido para el diagnóstico final.
  - La sensibilidad está disminuida en sitios de acumulación elevada fisiológica de ^{18}F-FDG (p. ej., encéfalo, tracto urinario).
- En pacientes con FOD, la mayor parte de la utilización de PET/TC con ^{18}F-FDG se informa en series de casos y reportes de casos:
  - La PET con ^{18}F-FDG tiene utilidad para el diagnóstico en hasta en el 75% de los casos.
  - Por lo general, las causas neoplásicas e infecciosas de FOD (frente a inflamatoria) tienen PET con ^{18}F-FDG positivo.
  - En pacientes con FOD, la presencia de marcadores inflamatorios elevados, la PCR más que la VSG, y de fiebre de duración de más de tres meses implica mayor probabilidad de PET con ^{18}F-FDG positivo.
- Metaanálisis:
  - Sensibilidad: ~ 85%; especificidad: ~ 52%; y área bajo la curva ROC: 0,88.
  - Rendimiento diagnóstico: 58%:
    - Mayor tasa de utilidad para el diagnóstico en casos con PET con ^{18}F-FDG positivo, aunque contribuye a descartar enfermedad cuando es negativo.
- En un estudio comparativo (PET con ^{18}F-FDG frente a no PET), el diagnóstico alcanzó mayores porcentajes de pacientes utilizando PET, con menores costos de diagnóstico e internación.
- Tiene mejor resultado que la RM para el diagnóstico de espondilodiscitis temprana (sensibilidad: 96%; especificidad: 95%).
- En un estudio, fue más sensible que el centellograma con leucocitos.

Diagnóstico diferencial

Infección

- Tuberculosis.
- Abscesos abdominales y pélvicos.
- Endocarditis.
- Osteomielitis.
- Infección parasitaria: carece de características imagenológicas típicas.

Tumores

- Con mayor frecuencia, enfermedades malignas hematológicas.

Trastornos inflamatorios no infecciosos

- Vasculitis:
  - Enfermedad de Kawasaki: avidez por ^{18}F-FDG asociada a engrosamiento parietal de los grandes vasos comprometidos, por lo general la aorta.
  - Arteritis de células gigantes.
- Enfermedad vascular del colágeno: diagnóstico clínico sin hallazgos específicos.
- Enfermedad inflamatoria intestinal: acumulación segmentaria/subsegmentaria de ^{18}F-FDG en el intestino.

Miscelánea

- Fiebre inducida por fármacos.

Aspectos clínicos

Demografía

- Las causas infecciosas, neoplásicas e inducidas por fármacos son más frecuentes en la FOD nosocomial, neutropénica y asociada al VIH.
- Clásicamente, las causas infecciosas (34%) y neoplásicas (22,1%) eran más frecuentes en FOD de adultos:
  - Debido a los mejores estudios diagnósticos, la epidemiología está cambiando hacia causas inflamatorias no infecciosas y no diagnosticadas:
    - Advertencia: las infecciones y los tumores siguen siendo las causas dominantes en hospitales comunitarios y en el mundo en desarrollo.
- En niños, la infección sigue siendo la causa más frecuente (51%) de FOD:
  - El 11%: otros diagnósticos (p. ej., enfermedad inflamatoria intestinal, enfermedad de Kawasaki, etc.).
  - El 9%: enfermedad vascular del colágeno (p. ej., artritis juvenil idiopática, etc.).
  - El 6%: enfermedad maligna (p. ej., leucemia, linfoma, neuroblastoma, etc.).
- Del 15% al 20% de los casos tanto en adultos como en niños quedan sin diagnóstico.

Tratamiento

- Depende del subtipo de FOD:
  - FOD clásica (discutida en la bibliografía): algunos favorecen la espera atenta, otros el tratamiento empírico.
  - FOD neutropénica y asociada al VIH: por lo general, se la trata empíricamente hasta realizar el diagnóstico; luego, tratamiento dirigido.

Trasfondo

- Fiebre = temperatura ≥ 38,3 °C
- Subtipos de FOD:
  - Clásica:
    - Fiebre durante ≥ 3 semanas.
    - Diagnóstico dudoso después de un conjunto adecuado de estudios.
  - Nosocomial (pacientes internados):
    - Diagnóstico dudoso después de 3 días y un conjunto adecuado de estudios.
  - Neutropénica:
    - Diagnóstico dudoso después de 3 días y un conjunto adecuado de estudios.
  - Asociada con el VIH:
    - Fiebre durante ≥ 4 semanas en pacientes ambulatorios, ≥ 3 días en pacientes internados.
    - Diagnóstico dudoso después de un conjunto adecuado de estudios.

Bibliografía

1. Smids C, et al. A comparison of the diagnostic value of MRI and ^{18}F-FDGPET/CT in suspected spondylodiscitis. Infection 2017; 45 (1): 41-49.
2. Besson FL, et al. Contribution of (18)F-FDG PET in the diagnostic assessment of fever of unknown origin (FUO): a stratification-based meta-analysis. Eur J Nucl Med Mol Imaging 2016; 43 (10): 1887-95.
3. Takeuchi M, et al. Nuclear imaging for classic fever of unknown origin: metaanalysis. J Nucl Med 2016; 57 (12): 1913-19.
4. Balink H, et al. ^{18}F-FDG PET/CT in inflammation of unknown origin: a costeffectiveness pilot-study. Eur J Nucl Med Mol Imaging 2015; 42 (9): 1408-13.
5. Okuyucu K, et al. Evaluation of predictor variables of diagnostic [18F] FDGPET/CT in fever of unknown origin. Q J Nucl Med Mol Imaging 2015.
6. Buch-Olsen KM, et al. ^{18}F-FDG-PET/CT in fever of unknown origin: clinical value. Nucl Med Commun 2014; 35 (9): 955-60.
7. Hao R, et al. Diagnostic performance of ^{18}F-FDG PET/CT in patients with fever of unknown origin: a meta-analysis. Nucl Med Commun 2013; 34 (7): 682-8.

FACTORES CLAVE

Terminología

- Enfermedad de Alzheimer (EA):
  - Enfermedad neurodegenerativa progresiva del encéfalo de etiología desconocida, por lo general caracterizada por alteraciones de la memoria episódica y otros dominios cognitivos.
  - Probablemente esté relacionada con la acumulación de amiloide beta (Aβ) y proteínas tau, lo que da como resultado una disfunción sináptica y muerte de neuronas/células de la glía.

Imágenes

- PET para amiloide:
  - El aumento de amiloide en la sustancia gris del encéfalo visualizado en la PET es un biomarcador temprano de EA y aparece antes de los síntomas clínicos.
  - En pacientes con demencia, la ausencia de una placa de amiloide descarta EA.
  - Los estudios positivos por sí solos no diagnostican EA y se los debe correlacionar con los síntomas clínicos.
  - Del 10% al 20% de la población adulta normal tiene estudios positivos de significado incierto.
  - La disminución de la diferenciación entre sustancia gris y blanca en, al menos, dos regiones o una única área de captación aumentada en la sustancia gris son signos de estudio con florbetapir positivo.
  - Por lo general, los cambios se observan antes que las anomalías visualizadas en PET/RM con ^{18}F-FDG.
- PET con ^{18}F-FDG:
  - Hipometabolismo de la glucosa en las cortezas parietotemporal y del giro cingulado posterior; habitualmente, es bilateral y simétrico.
  - El hipometabolismo de la glucosa se acentúa con la progresión de la enfermedad.
- SPECT:
  - Estudio de segunda línea si la PET no está disponible / no se reembolsa su costo.
- RM:
  - Atrofia de estructuras del lóbulo temporal medial (corteza entorrinal, hipocampo), visible tan pronto como el deterioro cognitivo leve (DCL).

Aspectos clínicos

- Causa más frecuente de demencia (del 60% al 80% de los casos).

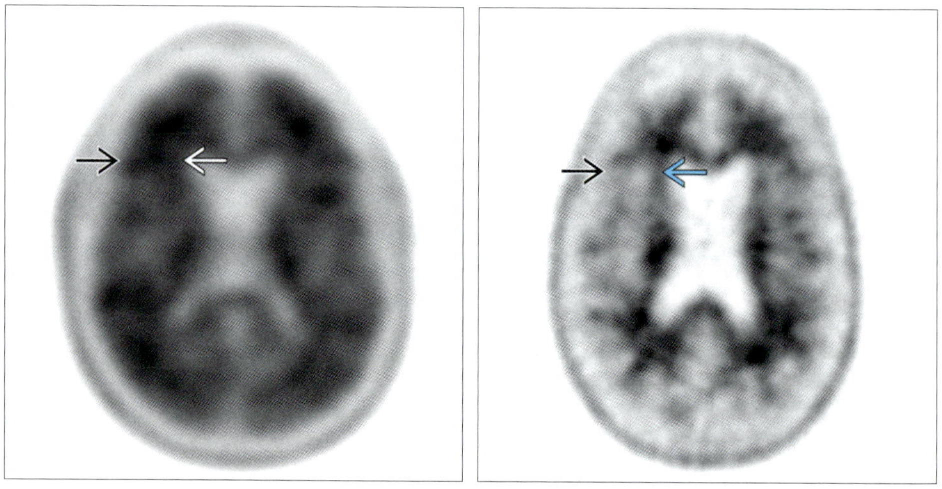

(Izquierda) PET axial con F-18 florbetapir en un paciente con deterioro cognitivo leve (DCL). Se observa captación homogénea por todo el encéfalo, sin distinción clara entre sustancia gris (*flecha negra*) y blanca (*flecha blanca*), compatible con depósito denso de β-amiloide, que se observa en la enfermedad de Alzheimer (EA). **(Derecha)** PET axial con F-18 florbetapir que muestra la captación fisiológica característica en la sustancia blanca (*flecha azul*), pero captación no significativa en la sustancia gris (*flecha negra*). Esta clara distinción indica la ausencia de depósitos detectables de amiloide.

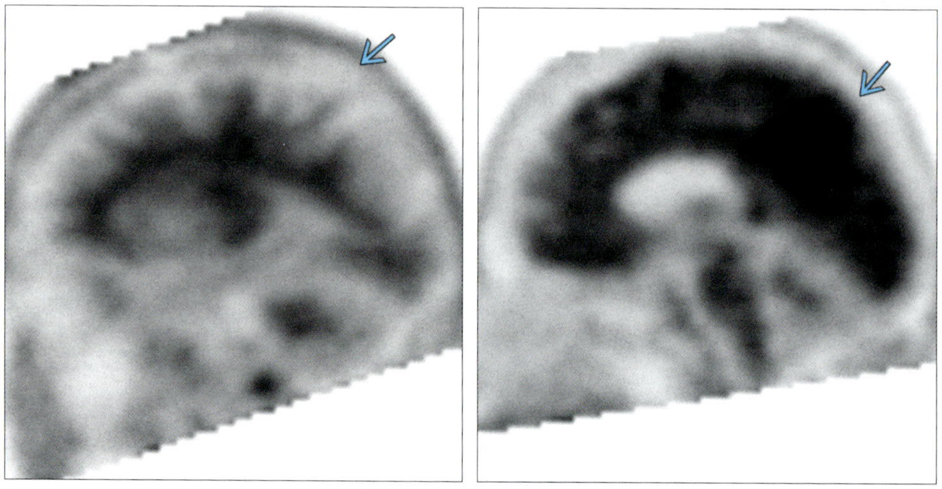

(Izquierda) PET sagital con F-18 florbetapir que muestra diferenciación normal entre sustancia gris y blanca en la precuña (*flecha*), una región afectada con frecuencia en la EA. **(Derecha)** PET sagital con F-18 florbetapir que muestra actividad difusa sin diferenciación entre sustancia gris y blanca en la precuña (*flecha*), compatible con depósito de β-amiloide.

Terminología

Definiciones

- Enfermedad de Alzheimer (EA):
  - Enfermedad neurodegenerativa progresiva del encéfalo de etiología desconocida, por lo general caracterizada por alteraciones de la memoria episódica y otros dominios cognitivos.
  - Probablemente esté relacionada con la acumulación de amiloide beta (Aβ) y proteínas tau, lo que resulta en disfunción sináptica y muerte de neuronas/células de la glía.
  - Papel de las imágenes:
    - Detección temprana de EA preclínica.
    - Diagnóstico de EA, junto con la presentación clínica y otros biomarcadores.
    - Diagnóstico diferencial entre EA y otras causas de demencia.

Imágenes

Características generales

- Mejor pista diagnóstica:
  - EA preclínica:
    - PET para amiloide positivo.
    - En la PET con ^{18}F-FDG, leve hipometabolismo característico en áreas seleccionadas.
    - Cambios tempranos en la RM.
  - EA temprana:
    - PET para amiloide positivo.
    - Las anomalías en la PET con ^{18}F-FDG y en la RM se vuelven más evidentes.
  - EA tardía:
    - PET para amiloide y con ^{18}F-FDG intensamente positivos.
    - Presencia de atrofia más extensa (TC/RM).

Hallazgos de medicina nuclear

- PET para amiloide:
  - F-18 florbetapir, flutemetamol y florbetaben son trazadores autorizados por la FDA.
  - En la PET, aumento de amiloide en la sustancia gris encefálica:
    - Biomarcador temprano en la EA, antes de los síntomas clínicos.
    - Por lo general, los cambio se observan antes que las anomalías en la PET/RM con ^{18}F-FDG.
  - La ausencia de placas de amiloide descarta EA en pacientes con demencia.
  - Los estudios positivos por sí solos no diagnostican EA y se deben correlacionar con los síntomas clínicos.
  - Del 10% al 20% de la población adulta cognitivamente normal tiene estudios positivos (importancia incierta).
  - Interpretación de las imágenes de la PET para amiloide:
    - Visualización con fondo en blanco y negro y niveles elevados de contraste:
      - Imágenes axiales primero.
      - Vistas coronales y sagitales para confirmar los hallazgos.
    - La diferenciación entre sustancia gris y blanca cerebelosa es la base para discernir la sustancia gris de la retención fisiológica de trazador en la sustancia blanca.
    - Signos de depósito de amiloide:
      - Menor diferenciación cortical entre sustancia gris y blanca en comparación con la diferenciación en el cerebelo.
      - Mayor captación por parte de la sustancia gris en las cortezas temporal, parietal y frontal.
      - Captación en el giro cingulado posterior y la precuña (puede ser un signo temprano de depósito).
      - F-18 florbetapir: menor diferenciación entre sustancia gris y blanca en al menos dos regiones o en una única área de captación focalmente aumentada en la sustancia gris = positivo.
      - La sustancia gris occipital es positiva para amiloide con menor frecuencia.
  - Artefactos y dificultades:
    - El volumen de sustancia gris con disminución intensa en pacientes con EA puede hacer que un examen anormal parezca normal, debido a la corteza contorneada.
    - Imágenes de PET/TC como suplemento para evaluar la captación relativa entre la sustancia blanca y gris.
    - Por lo general, las imágenes transaxiales más arriba de las órbitas muestran diferenciación disminuida entre sustancia gris y blanca, incluso en pacientes normales.
- PET con ^{18}F-FDG:
  - Patrones generales de captación de ^{18}F-FDG:
    - Deterioro cognitivo leve (DCL):
      - Hipometabolismo en el lóbulo temporal medial: marcador más sensible para predecir DCL.
    - EA temprana:
      - Reducción relativa de la actividad en los lóbulos parietales y temporales y en el giro cingulado posterior.
      - Habitualmente simétrica.
      - Hipometabolismo de la corteza cingulada posterior: marcador más sensible para predecir DCL → EA.
    - EA temprana y avanzada:
      - Indemnidad de la corteza sensitivomotora, los ganglios basales, el tálamo y la corteza visual primaria.
    - EA avanzada:
      - Progresión de los hallazgos presentes en la EA temprana.
      - Habitualmente simétrica.
      - Hipometabolismo en el lóbulo frontal.
      - Atrofia moderada a grave.
  - La PET con ^{18}F-FDG es el método más preciso cuando se lo interpreta en conjunto con un software de cuantificación que compara la captación de ^{18}F-FDG en el paciente con la captación de una base de datos normales.
  - El SPECT con Tc-99m HMPAO o con Tc-99m dímero de etilencisteína (ECD) tiene aspecto similar al PET, pero ↓ resolución y sensibilidad.

Hallazgos en RM

- T1, T2:
  - Atrofia de estructuras del lóbulo temporal medial (corteza entorrinal, hipocampo) visible tan pronto como el DCL.
  - Se pueden utilizar las velocidades de atrofia de todo el encéfalo y del hipocampo para controlar la progresión de la neurodegeneración.
  - Por lo general, en forma concomitante presenta enfermedad microvascular e hiperintensidades en la sustancia blanca.

Recomendaciones para el estudio

- Mejor herramienta de diagnóstico por imágenes:
  - La PET para amiloide es el mejor estudio para descartar EA.
  - La PET para amiloide y con ^{18}F-FDG puede ayudar a diferenciar entre EA y otras causas de demencia (demencia frontotemporal, demencia con cuerpos de Lewy).
  - La PET se puede utilizar para el diagnóstico temprano de la EA preclínica.
  - Correlacionar los resultados de las imágenes con el cuadro clínico y otros biomarcadores de EA.
- Recomendaciones para el protocolo:
  - PET para amiloide:

- Preparación del paciente:
  - El paciente debe permanecer quieto durante 20-30 min, por lo que puede ser necesario utilizar técnicas de inmovilización.
- Radiofármaco:
  - F-18 florbetapir (Amyvid®).
  - F-18 flutemetamol (Vizamyl®).
  - F-18 florbetaben (Neuraceq®).
- Dosis: 10 mCi (379 MBq).
- Dosimetría: la vesícula biliar recibe la mayor dosis, seguida por los intestinos.
- Adquisición de las imágenes:
  - Depende en gran medida del escáner de PET disponible.
  - Típicamente, se utiliza TC para corrección por atenuación; los escáneres de PET más antiguos pueden utilizar una fuente separada (como Ge-68/Ga-68) para el estudio de transmisión.
  - El estudio comienza de 30 min a 60 min después de la inyección.
  - En un contexto clínico, por lo general se realizan imágenes estáticas durante 20-30 min.
  - Matriz: transaxial 128 × 128 o 256 × 256.
  - Tamaño de píxel: 2 mm a 4 mm.
  - Retroproyección filtrada o reconstrucción iterativa.

- PET con ^{18}F-FDG:
  - Preparación del paciente:
    - El paciente debe ayunar, interrumpir los líquidos EV que contienen dextrosa e interrumpir la alimentación parenteral durante 4-6 h.
    - La glucemia debe ser menor de 150 mg/dL a 200 mg/dL.
    - El paciente debe estar en una habitación tranquila con iluminación tenue antes y después de la inyección, durante 30 min.
  - Radiofármaco: ^{18}F-FDG.
  - Dosis: de 5 mCi a 20 mCi (de 185 MBq a 740 MBq)
  - Dosimetría: la vejiga recibe la mayor dosis.
  - Adquisición de las imágenes: 30-60 min después de la inyección.
- SPECT:
  - Estudio de segunda línea si la PET no está disponible / no se reembolsa su costo.
  - Preparación del paciente:
    - El paciente debe estar en una habitación tranquila con iluminación tenue antes y después de la inyección, durante 30 min.
  - Radiofármaco:
    - Tc-99m exametazima (HMPAO).
    - Tc-99m dímero de etilencisteína (ECD).
  - Dosis: de 15 mCi a 30 mCi (de 555 MBq a 1,1 GBq).
  - Dosimetría:
    - Tc-99m HMPAO: los riñones reciben la mayor dosis.
    - Tc-99m ECD: la pared vesical recibe la mayor dosis.
  - Adquisición de las imágenes:
    - Tiempo óptimo para el estudio con Tc-99m HMPAO: 90 min.
    - Tiempo óptimo para el estudio con Tc-99m ECD: 45 min.

Diagnóstico diferencial

Demencia vascular (demencia multiinfarto)

- Irrigación sanguínea disminuida en regiones encefálicas.
- Segunda causa más frecuente de demencia.
- Atrofia global con lesiones/infartos difusos en la sustancia blanca que generalmente se correlacionan con síntomas cognitivos.

Demencia mixta

- EA y demencia vascular.

Enfermedad con cuerpos de Lewy

- Por lo general, se presenta con alucinaciones, trastornos del sueño y características motoras parkinsonianas.
- El hipometabolismo en la corteza occipital visualizado mediante PET con ^{18}F-FDG la distingue de la EA.

Demencia frontotemporal

- Con frecuencia, se presenta con cambios de personalidad y de conducta.
- Atrofia de los lóbulos frontales y temporales anteriores.
- El hipometabolismo sobre todo en los lóbulos frontales y temporales anteriores visualizado mediante la PET con ^{18}F-FDG la distingue de la demencia mixta. Compuesta por características típicas de más de un tipo de demencia; con frecuencia incluye EA.

Enfermedad de Creutzfeldt-Jakob

- Enfermedad por priones rápidamente fatal con alteración de la cognición y cambios conductuales.
- RM en difusión: hiperintensidad en el cuerpo estriado, el cíngulo y la neocorteza.

Parálisis supranuclear progresiva

- Signos y síntomas de demencia más anomalías de la marcha, del equilibrio y de los movimientos oculares.

Degeneración corticobasal

- Trastorno progresivo de pérdida/atrofia de neuronas (corteza cerebral y ganglios basales).
- Disfunción cognitiva y trastornos del movimiento.

Causas de demencia reversible

- Hidrocefalia con presión normal.
- Hipotiroidismo.
- Infecciones: neurosífilis, VIH.
- Traumatismo (p. ej., hematoma subdural crónico).
- Tumor, otras lesiones tumorales.
- Depresión.
- Deficiencia de vitamina B_{12}.

Otras enfermedades neurodegenerativas

- Enfermedad de Parkinson.
- Enfermedad de Huntington.

Patología

Características generales

- Etiología:
  - Probablemente, una combinación de factores genéticos, ambientales y del estilo de vida.
  - Posible papel del β-amiloide y de la proteína tau en la patogenia.
  - La acumulación de placas extracelulares de amiloide contribuye a la interrupción de la comunicación sináptica y a la muerte neuronal.
  - La acumulación de ovillos intracelulares de proteína tau contribuye a la interrupción de transferencia de nutrientes y de moléculas y a la muerte neuronal.
- Genética:
  - EA familiar de inicio temprano:
    - Mutación de genes individuales:
      - Gen de la proteína precursora de amiloide (APP) en el cromosoma 21.
      - Gen de la presenilina 1 (PSEN1) en el cromosoma 14.
      - Gen de la presenilina 2 (PSEN2) en el cromosoma 1.
    - Da como resultado la formación de proteínas anormales que conforman la APP:

- Puede contribuir a la producción de formas perjudiciales de β-amiloide y patología relacionada con este.
- EA esporádica de inicio tardío:
  - El riesgo significativo se relaciona al gen APOE en el cromosoma 19.
  - APOE cumple un papel en el transporte de colesterol y el mantenimiento del β-amiloide.
  - Existen tres alelos de APOE (e2, e3, e4); cada individuo porta dos copias.
  - El alelo ApoE-e4 está presente en el 20-30% de la población de Estados Unidos y confiere un riesgo aumentado de desarrollo de EA.
  - Del 40% al 65% de los individuos con EA son portadores de, al menos, una copia del alelo e4.

Aspectos clínicos

Presentación

- Signos/síntomas más frecuentes:
  - Alteración significativa de la memoria y la cognición.
  - Cambios en el estado de ánimo y en la personalidad.
- Perfil clínico:
  - EA preclínica:
    - Durante este período la PET para amiloide se vuelve positivo.
    - No hay síntomas detectables de EA ante los cambios encefálicos de la EA temprana (hasta 20 años antes de los síntomas).
  - DCL debido a EA.
    - Cambio en la cognición en uno o más dominios cognitivos con independencia funcional intacta.
  - EA posible:
    - Síntomas cognitivos/conductuales significativos:
      - Deben representar un cambio respecto del estado previo.
      - Deben interferir con la capacidad funcional.
      - En presencia de inicio súbito u otro trastorno que pudiera ocasionar síntomas similares, como enfermedad cerebrovascular.
  - EA probable:
    - Modificación insidiosa de los síntomas cognitivos/conductuales que interfiere con la capacidad funcional:
      - Ante la ausencia de otro trastorno que pudiera ocasionar síntomas similares.
  - Variante visual de EA:
    - Habilidades visuoespaciales disminuidas sin trastornos de la memoria.

Demografía

- Epidemiología:
  - Se estima que 5 200 000 estadounidenses están afectados por EA.
  - Causa más frecuente de demencia (del 60% al 80% de los casos).
  - Prevalencia:
    - Aproximadamente el 11% de los adultos ≥ 65 años de edad.
    - Aproximadamente el 32% de los adultos ≥ 85 años de edad.

Tratamiento

- En la actualidad, no existe un tratamiento para la EA que modifique la enfermedad.
- Los inhibidores de la colinesterasa pueden retrasar 6 a 12 meses el empeoramiento de los síntomas cognitivos.
- Los inhibidores de NMDA pueden demorar temporalmente el agravamiento de los síntomas.

Lista de verificación diagnóstica

Hallazgos clave en las imágenes

- EA preclínica:
  - PET para amiloide positivo.
  - Hipometabolismo en el PET con ^{18}F-FDG.
  - Cambios tempranos en la RM.
- EA temprana:
  - Las anomalías en el PET/RM se vuelven más evidentes.
- EA tardía:
  - PET con ^{18}F-FDG y para amiloide ampliamente positivos.
  - Presencia de una atrofia más extensa en la TC/RM.

Bibliografía

1. Morris E, et al. Diagnostic accuracy of (18)F amyloid PET tracers for the diagnosis of Alzheimer's disease: a systematic review and meta-analysis. Eur J Nucl Med Mol Imaging 2016; 43 (2): 374-85.
2. Thies W, et al. 2013 Alzheimer's disease facts and figures. Alzheimers Dement 2013; 9 (2): 208-45.
3. Hyman BT, et al. National Institute on Aging-Alzheimer's Association guidelines for the neuropathologic assessment of Alzheimer's disease. Alzheimers Dement 2012; 8 (1): 1-13.
4. Jack CR Jr. Alzheimer disease: new concepts on its neurobiology and the clinical role imaging will play. Radiology 2012; 263 (2): 344-61.
5. Herholz K, et al. Clinical amyloid imaging in Alzheimer's disease. Lancet Neurol 2011; 10 (7): 667-70.
6. McKhann GM, et al. The diagnosis of dementia due to Alzheimer's disease: recommendations from the National Institute on Aging-Alzheimer's Association workgroups on diagnostic guidelines for Alzheimer's disease. Alzheimers Dement 2011; 7 (3): 263-9.
7. Sperling RA, et al. Toward defining the preclinical stages of Alzheimer's disease: recommendations from the National Institute on Aging-Alzheimer's Association workgroups on diagnostic guidelines for Alzheimer's disease. Alzheimers Dement 2011; 7 (3): 280-92.
8. Vitali P, et al. Diffusion-weighted MRI hyperintensity patterns differentiate CJD from other rapid dementias. Neurology 2011; 76 (20): 1711-9.
9. Frisoni GB, et al. The clinical use of structural MRI in Alzheimer disease. Nat Rev Neurol 2010; 6 (2): 67-77.
10. Jack CR Jr, et al. Hypothetical model of dynamic biomarkers of the Alzheimer's pathological cascade. Lancet Neurol 2010; 9 (1): 119-28.
11. Nordberg A, et al. The use of PET in Alzheimer disease. Nat Rev Neurol 2010; 6 (2): 78-87.
12. Thomsen G, et al. Procedure guideline for brain perfusion SPECT using 99mTc radiopharmaceuticals 3.0. J Nucl Med Technol 2010; 38 (4): 209.

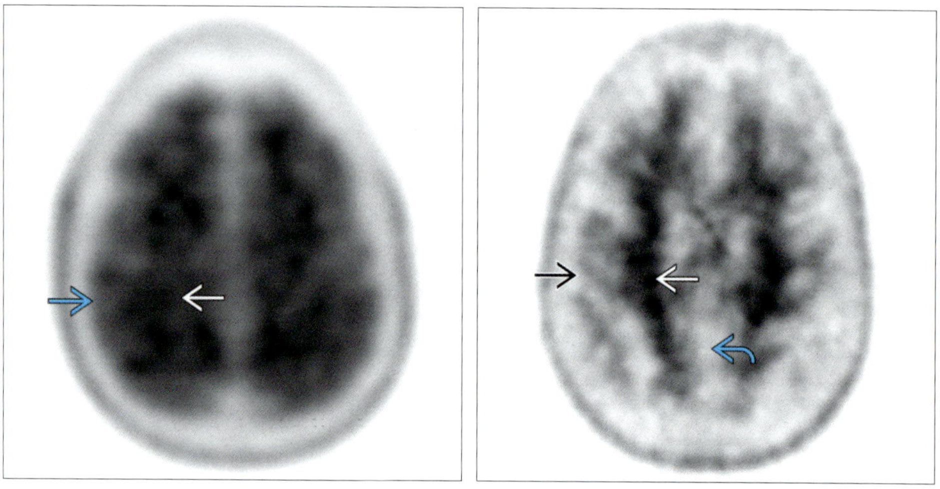

(Izquierda) PET axial con F-18 florbetapir en un paciente con DCL. Se observa captación heterogénea por todo el encéfalo, sin una distinción clara entre sustancia gris (*flecha azul*) y blanca (*flecha blanca*), compatible con depósito denso de β-amiloide en la sustancia gris, lo cual se observa en la EA. **(Derecha)** PET axial con F-18 florbetapir que muestra captación en la sustancia blanca (*flecha blanca*), pero sin captación significativa en la sustancia gris (*flecha negra*), en todo el encéfalo, especialmente en la precuña (*flecha azul curva*), lo que indica ausencia de depósito detectable de amiloide.

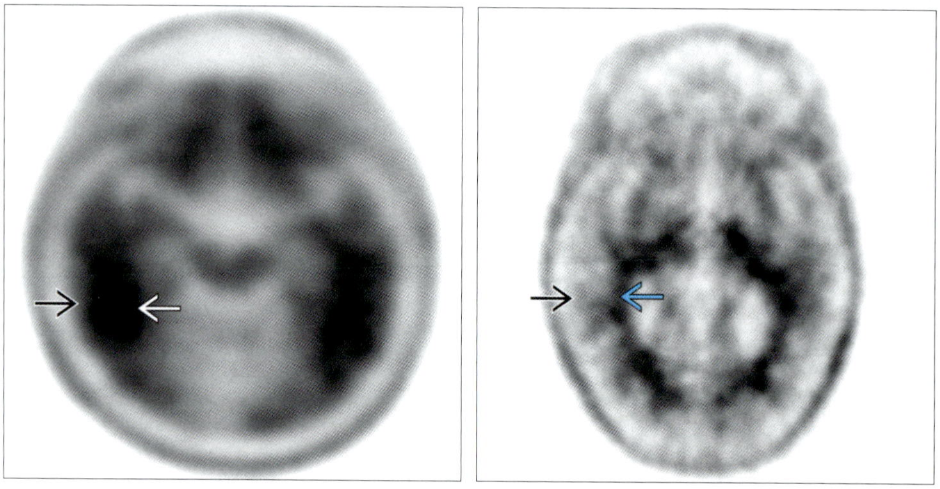

(Izquierda) PET axial con F-18 florbetapir a un nivel más inferior en el mismo paciente. Se aprecia captación homogénea por todo el encéfalo, sin distinción clara entre sustancia gris (*flecha negra*) y blanca (*flecha blanca*) en el lóbulo temporal, compatible con depósito denso de β-amiloide en la sustancia gris, lo cual se observa en la EA. **(Derecha)** PET axial con F-18 florbetapir a un nivel más inferior en el mismo paciente. Se visualiza captación característica en la sustancia blanca (*flecha azul*), pero ausencia de captación significativa que se extienda en la sustancia gris (*flecha negra*), lo que indica ausencia de depósito detectable de amiloide.

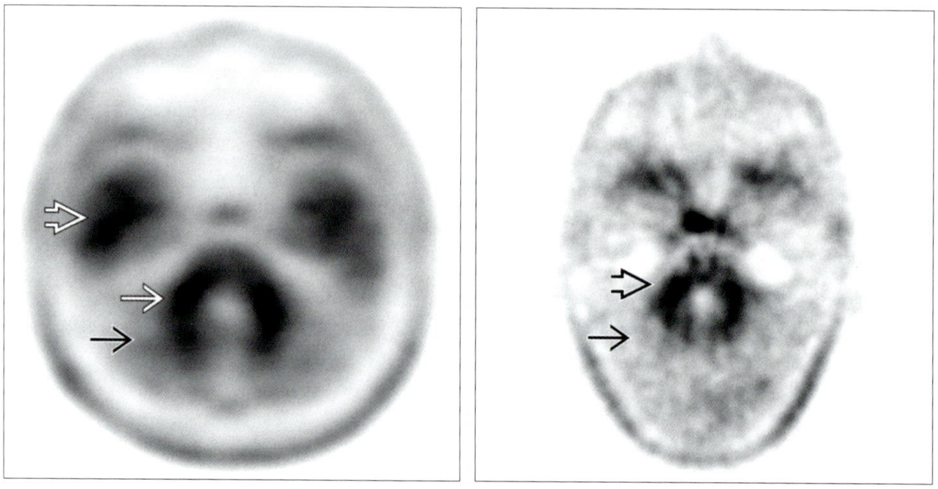

(Izquierda) PET axial con F-18 florbetapir a un nivel más inferior en el mismo paciente. Puede observarse captación homogénea en la sustancia gris del lóbulo temporal (*flecha blanca abierta*); sin embargo, el cerebelo mantiene una distinción clara entre sustancia gris (*flecha negra*) y blanca (*flecha blanca*), lo cual es esperable, incluso, en pacientes con depósito significativo de amiloide. Por este motivo, en todos los pacientes se utiliza el cerebelo como referencia para la distinción entre sustancia gris y blanca. **(Derecha)** PET axial con F-18 florbetapir a un nivel más inferior en el mismo paciente. Nuevamente se observa una clara diferenciación entre sustancia gris (*flecha negra*) y blanca (*flecha negra abierta*) en el cerebelo.

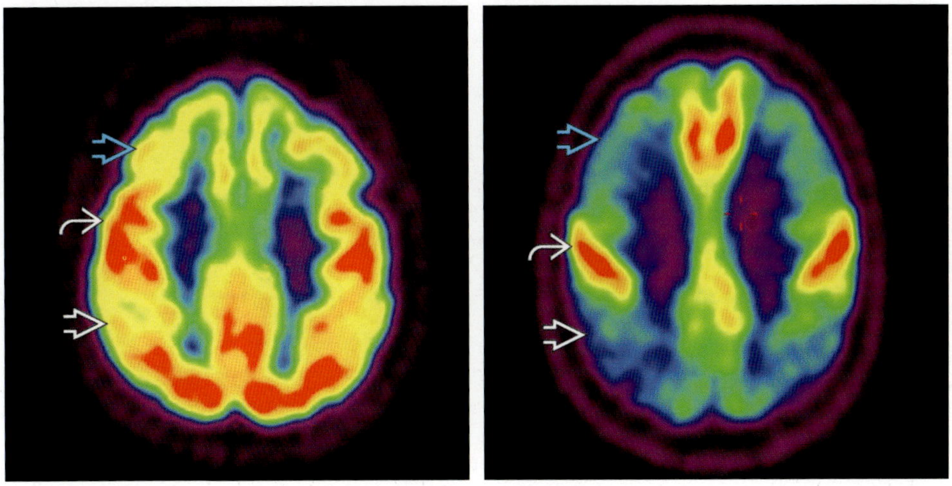

(Izquierda) PET axial con ^{18}F-FDG en un paciente de edad avanzada con demencia leve. Se aprecia metabolismo reducido en las cortezas parietales posteriores (*flecha blanca abierta*) y frontales (*flecha azul abierta*) (hallazgos de EA). Nótese el metabolismo normal en la región sensitivomotora (*flecha blanca curva*). **(Derecha)** PET axial con ^{18}F-FDG en un paciente con EA en etapa tardía. Puede apreciarse metabolismo intensamente reducido en las cortezas parietales posteriores (*flecha blanca abierta*) y frontales (*flecha azul abierta*). Nótese la indemnidad de la región sensitivomotora (*flecha blanca curva*).

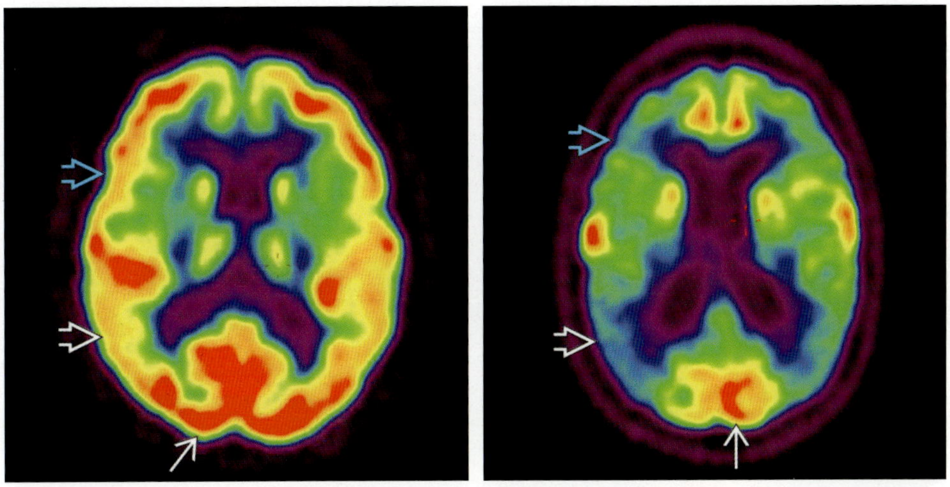

(Izquierda) En el mismo paciente, PET axial con ^{18}F-FDG a un nivel más inferior, que muestra mayor evidencia de hipometabolismo en las cortezas parietales posteriores (*flecha blanca abierta*) y frontales (*flecha azul abierta*). De forma importante, hay metabolismo normal en la corteza visual (*flecha blanca*). **(Derecha)** PET axial con ^{18}F-FDG a un nivel más inferior en el mismo paciente. Se observa hipometabolismo grave en las cortezas parietales posteriores (*flecha blanca abierta*) y frontales (*flecha azul abierta*). Nótese el metabolismo normal en la corteza visual (*flecha blanca*).

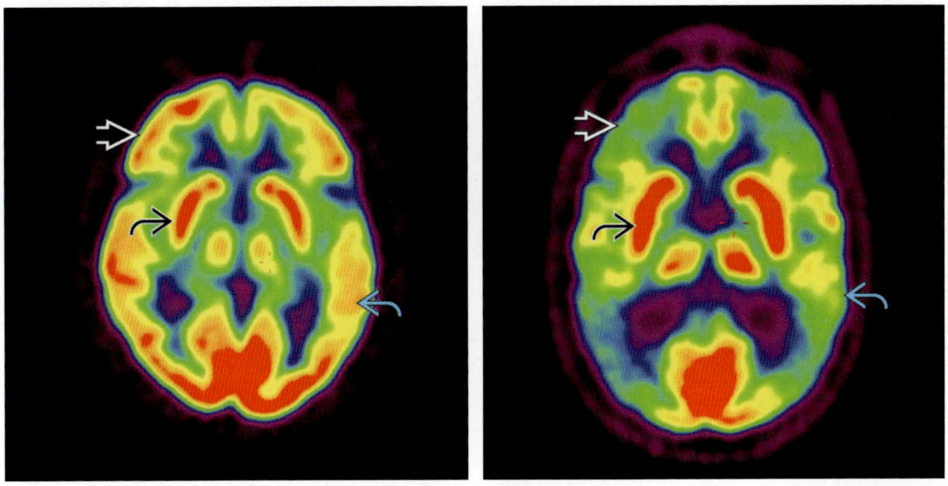

(Izquierda) PET axial con ^{18}F-FDG a un nivel más inferior en el mismo paciente. Se aprecia hipometabolismo de las cortezas temporales (*flecha azul curva*) y frontales (*flecha blanca abierta*). Nótese el metabolismo normal en los ganglios basales (*flecha negra curva*). **(Derecha)** PET axial con ^{18}F-FDG a un nivel más inferior en el mismo paciente. Es visible hipometabolismo de las cortezas temporales (*flecha azul curva*) y frontales (*flecha blanca abierta*). De manera importante, hay indemnidad de los ganglios basales (*flecha negra curva*).

FACTORES CLAVE

Terminología

- Demencia frontotemporal (DFT): trastorno neurodegenerativo progresivo de los lóbulos frontales/temporales posteriores.

Imágenes

- PET con ^{18}F-FDG:
  - Ayuda a diferenciar entre DFT y otras causas de demencia.
  - Se lo puede utilizar en el diagnóstico temprano.
  - Hipometabolismo de la glucosa:
    - Inicialmente aparece en los lóbulos frontales.
    - Progresa hasta incluir regiones de los lóbulos temporales/parietales.
  - Se produce antes que la atrofia visualmente evidente en la TC-RM.
- SPECT con Tc-99m HMPAO:
  - Patrón de hipoperfusión frontal similar al de la PET con ^{18}F-FDG.
  - Puede ser menos sensible que la PET con ^{18}F-FDG.

Patología

- Subtipos patológicos y clínicos heterogéneos.
- Los subtipos patológicos de DFT se clasifican en base al patrón de acumulación de proteínas en grupos que comprenden trastornos de degeneración lobar frontotemporal.
- Etiología incierta, pero asociada a tres conjuntos de proteínas principales.

Aspectos clínicos

- Cambios progresivos en la conducta, la personalidad, el lenguaje y otras funciones cognitivas.
- Inicio insidioso de disfunción conductual y cognitiva.
- Alteración más significativa de la conducta, del lenguaje y del funcionamiento ejecutivo que de la memoria.
- En la actualidad, no existe un tratamiento para la DFT que modifique la enfermedad.

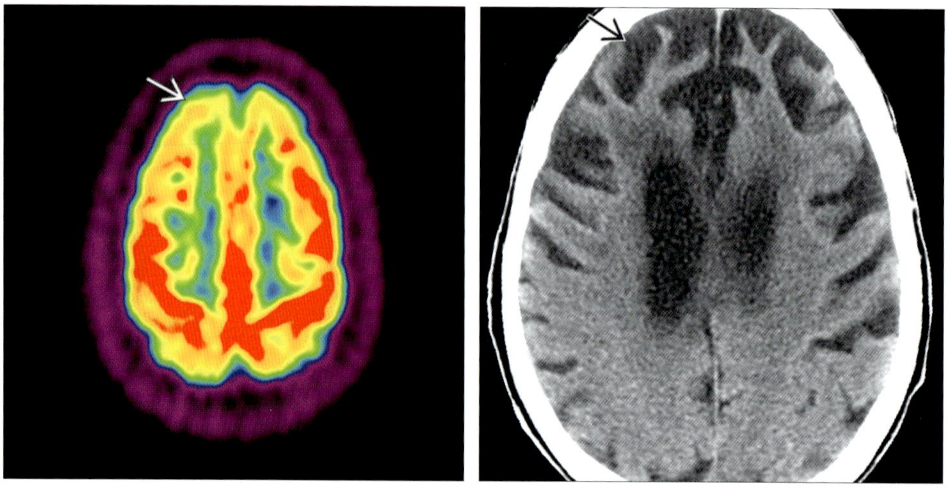

(Izquierda) PET axial con ^{18}F-FDG que muestra hallazgos asociados a DFT: hipometabolismo predominantemente de los lóbulos frontales (*flecha*) y temporales. Estos cambios se producen antes que los cambios observados en la TC y en la RM. **(Derecha)** TC axial que muestra cambios morfológicos clásicos de la demencia frontotemporal. Nótese la atrofia bilateral que predomina en los lóbulos frontales (*flecha*) y temporales.

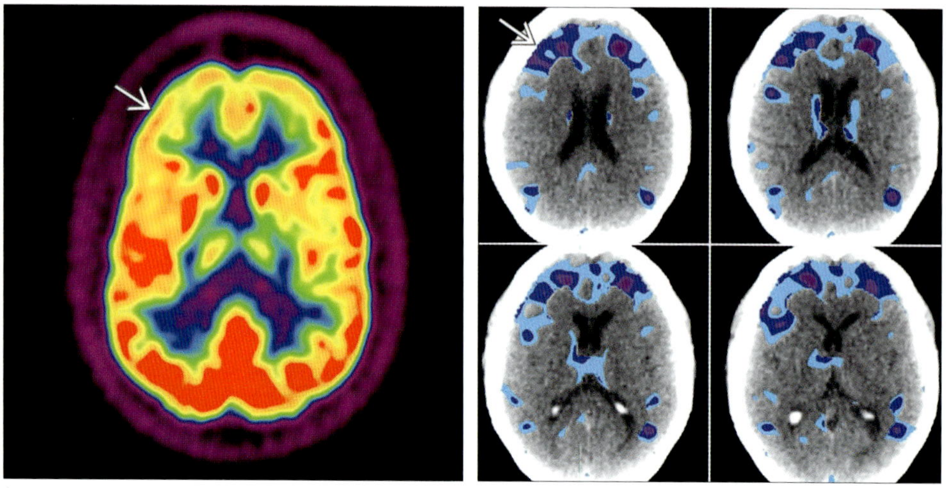

(Izquierda) PET axial con ^{18}F-FDG que muestra hallazgos asociados a DFT: hipometabolismo predominantemente de los lóbulos frontales (*flecha*) y temporales. **(Derecha)** PET/TC axial con FDG en el mismo paciente. Se observa hipometabolismo que predomina en los lóbulos frontales observado en las áreas púrpuras/azules (*flecha*), que indican regiones con valor Z > 2 o 2 desviaciones estándares < esperadas en los controles normales.

Terminología

Definiciones

- DFT: trastorno neurodegenerativo progresivo de los lóbulos frontales/temporales posteriores.
  - Por lo general, está caracterizada por cambios conductuales / de la personalidad y alteraciones en otros dominios cognitivos que resultan en un deterioro funcional.
  - Previamente se la conocía como enfermedad de Pick:
    - En la actualidad, solo se utiliza este nombre para describir casos con cuerpos de Pick confirmados mediante patología.

Imágenes

Recomendaciones para el estudio

- Mejor herramienta de diagnóstico por imágenes:
  - La PET con ^{18}F-FDG ayuda a diferenciar entre DFT y otras causas de demencia, p. ej., enfermedad de Alzheimer (EA) y enfermedad con cuerpos de Lewy (ECL).
  - Se puede utilizar la PET/SPECT en el diagnóstico temprano.
  - Se correlaciona con la progresión de la enfermedad.
  - La TC/RM documenta atrofia principalmente de estructuras de los lóbulos frontales/temporales:
    - Buscar causas reversibles de demencia, p. ej., hidrocefalia con presión normal.
- PET con ^{18}F-FDG:
  - Preparación del paciente:
    - El paciente debe ayunar, interrumpir los líquidos EV que contienen dextrosa e interrumpir la alimentación parenteral durante 4 h a 6 h.
    - La glucemia debe ser < 150 mg/dL a 200 mg/dL.
    - El paciente debe estar en una habitación tranquila con iluminación tenue antes y después de la inyección (30 min).
    - Radiofármaco: ^{18}F-FDG.
    - Dosis: 5 mCi a 20 mCi (185 MBq a 740 MBq).
    - Dosimetría: la vejiga recibe la mayor dosis.
    - Adquisición de las imágenes: 30-60 min después de la inyección.
- SPECT:
  - Estudio de segunda línea si la PET no está disponible/no se reembolsa su costo.
  - Preparación del paciente:
    - El paciente debe estar en una habitación tranquila con iluminación tenue antes y después de la inyección (30 min).
- Radiofármaco:
  - Tc-99m exametazima (HMPAO).
  - Tc-99m dímero de etilencisteína (ECD).
- Dosis: 15 a 30 mCi (555 MBq a 1,1 GBq).
- Dosimetría:
  - Tc-99m HMPAO: los riñones reciben la mayor dosis.
  - Tc-99m ECD: la vejiga recibe la mayor dosis.
- Adquisición de las imágenes:
  - Tiempo de estudio óptimo para el Tc-99m HMPAO: 90 min después de la inyección.
  - Tiempo de estudio óptimo para el Tc-99m ECD: 45 min después de la inyección.

Hallazgos en medicina nuclear

- PET/TC con ^{18}F-FDG:
  - Hipometabolismo de la glucosa inicialmente en los lóbulos frontales con progresión hasta incluir regiones de los lóbulos temporales/parietales:
    - La corteza cingulada anterior, la ínsula frontal, el núcleo caudado y el tálamo también pueden tener hipometabolismo bilateral.
    - Indemnidad relativa de la corteza motora.
    - Puede haber presencia de asimetría metabólica hemisférica.
  - Aparece antes que la atrofia visualmente evidente en la TC/RM.
  - Herramienta diagnóstica más sensible disponible en la actualidad.
  - El hipometabolismo de la glucosa empeora con la progresión de la enfermedad.
  - Se lo puede utilizar para distinguir entre DFT y EA:
    - La EA muestra hipometabolismo en el cingulado posterior/regiones temporoparietales.
  - La TC con corrección por atenuación puede mostrar:
    - Atrofia preferencial en los lóbulos frontales/temporales.
    - Espacio del líquido cefalorraquídeo aumentado alrededor de los lóbulos temporales mediales.
    - Aumento de tamaño de los ventrículos laterales.
- SPECT con Tc-99m HMPAO:
  - El patrón es similar al de la PET con ^{18}F-FDG con disminución de la actividad del radiotrazador en los lóbulos frontales/temporales:
    - Por lo general, el SPECT tiene menos sensibilidad y potencial para cuantificar en comparación con la PET.
  - Más sensible que la RM estructural para detectar cambios tempranos.

Artefactos y control de calidad

- Inmovilizar la cabeza del paciente para reducir artefactos de movimiento y de corrección por atenuación.

Diagnóstico diferencial

Enfermedad de Alzheimer

- Causa más frecuente de demencia; por lo general, conduce a deterioro de la memoria episódica y de otros dominios cognitivos.
- Se relaciona con acumulación de β-amiloide y proteínas τ.
- Hipometabolismo temprano de ^{18}F-FDG en las cortezas parietotemporal y cingulada posterior y positividad en la PET para amiloide.

Demencia vascular

- Segunda causa más frecuente de demencia.
- Causada por disminución de la irrigación sanguínea en regiones cerebrales.
- Atrofia global con lesiones difusas en la sustancia blanca (infartos).
- Por lo general, las lesiones se correlacionan con los síntomas cognitivos.

Demencia con cuerpos de Lewy

- Con frecuencia, se presenta con alucinaciones, trastornos del sueño y características motoras parkinsonianas.
- Hipometabolismo en la corteza occipital observado en la PET con ^{18}F-FDG.

Degeneración corticobasal

- Por lo general, está presente con significativos síntomas extrapiramidales y alteración visuoespacial y cognitiva.
- Atrofia cortical asimétrica (izquierda > derecha) en estructuras frontales y parietales, en especial en el lóbulo parietal superior.
- Atrofia bilateral de los ganglios basales.

Parálisis supranuclear progresiva

- Caracterizada por trastornos en la marcha / el equilibrio, oftalmoplejia supranuclear (imposibilidad para mirar hacia abajo), cambios conductuales / en la personalidad, parkinsonismo y demencia.
- Atrofia de estructuras mesencefálicas y de los ganglios basales.

Enfermedad psiquiátrica

- Trastorno bipolar, esquizofrenia, trastorno obsesivo compulsivo.

Demencia reversible

- Lesiones tumorales (tumor encefálico), traumatismo cefálico, hidrocefalia con presión normal. deficiencia de vitamina B_{12}, hipotiroidismo, infecciones (neurosífilis, enfermedad de Lyme).

Otras enfermedades neurodegenerativas

- Esclerosis lateral amiotrófica, enfermedad de Parkinson, enfermedad de Huntington.

Patología

Características generales

- Etiología:
  - Subtipos patológicos y clínicos heterogéneos.
  - Los subtipos patológicos de DFT se clasifican en base al patrón de acumulación de proteínas en grupos que comprenden trastornos de degeneración lobar frontotemporal.
  - Etiología incierta, pero asociada con tres conjuntos de proteínas principales:
    - Tau (proteína asociada a microtúbulos).
    - TDP-43 (proteína de respuesta transactiva de unión a ADN de 43 kD).
    - FUS (proteína asociada a tumores; fusionada en el sarcoma).
- Genética:
  - Herencia autosómica dominante en el 10%-25% de los casos de DFT.
  - La presencia de antecedentes familiares positivos para DFT es el único factor de riesgo conocido:
    - Del 30% al 50% de los individuos con variante conductual de DFT tienen antecedentes familiares positivos.
- Anomalías asociadas:
  - Puede superponerse con las siguientes patologías:
    - Enfermedad de la motoneurona (esclerosis lateral amiotrófica).
    - Síndromes parkinsonianos (síndrome corticobasal y parálisis supranuclear progresiva).

Aspectos clínicos

Presentación

- Signos/síntomas más frecuentes:
  - Cambios progresivos en la conducta, la personalidad, el lenguaje y otras funciones cognitivas:
    - Pérdida de memoria.
    - Desinhibición.
    - Embotamiento emocional, apatía.
    - Irritabilidad.
    - Pérdida de la compasión/empatía.
    - Comportamiento compulsivo estereotipado.
    - Hiperoralidad (cambios en la conducta alimentaria).
- Perfil clínico:
  - La DFT está conformada por dos categorías y tres síndromes clínicos principales:
    - Variante conductual de DFT:
      - Es la más frecuente; representa ~ 1/2 de los casos.
      - Reducción progresiva del funcionamiento social con cambios en la personalidad, por lo general, asociada a falta de inhibición.
      - Asociada a disfunción frontal y temporal anterior (simétrica/derecha).
    - Presentación del lenguaje (afasia progresiva primaria):
      - Disminución progresiva del lenguaje respecto de otros dominios cognitivos.
      - Se subdivide en demencia semántica (DS) y afasia progresiva no fluente (APNF).
      - DS: se asocia con disfunción temporal anterior (izquierda); lenguaje fluido con deterioro de la memoria semántica y comprensión de palabras individuales.
      - APNF: se asocia con disfunción frontotemporal (izquierda); preservación de la comprensión de palabras individuales, con apraxia y agramatismo expresivo.

Demografía

- Etiología:
  - Edad promedio de inicio: 50 a 60 años.
  - Aproximadamente el 10% > 70 años.
  - Inicio más temprano que la EA, que en general es > 65 años.

Historia natural y pronóstico

- Inicio insidioso de la disfunción conductual y cognitiva.
- Alteración más significativa de la conducta, del lenguaje y del funcionamiento ejecutivo que de la memoria.
- Lentamente progresiva con eventual alteración funcional.
- Sobrevida mediana ~ 8 a 10 años después del diagnóstico; varía mucho según la patología subyacente.

Tratamiento

- En la actualidad, no existe un tratamiento para la DFT que modifique la enfermedad.

Bibliografía

1. Motara H, et al. Clinical impact and diagnostic accuracy of 2-[18F]-fluoro-2- deoxy-d-glucose positron-emission tomography/computed tomography (PET/CT) brain imaging in patients with cognitive impairment: a tertiary centre experience in the UK. Clin Radiol 2017; 72 (1): 63-73.
2. Vijverberg EG, et al. Diagnostic accuracy of MRI and additional [18F] FDG-PET for behavioral variant frontotemporal dementia in patients with late onset behavioral changes. J Alzheimers Dis 2016; 53 (4): 1287-97.
3. Josephs KA, et al. Neuropathological background of phenotypical variability in frontotemporal dementia. Acta Neuropathol 2011; 122 (2): 137-53.
4. Piguet O, et al. Behavioural-variant frontotemporal dementia: diagnosis, clinical staging, and management. Lancet Neurol 2011; 10 (2): 162-72.
5. Seelaar H, et al. Clinical, genetic and pathological heterogeneity of frontotemporal dementia: a review. J Neurol Neurosurg Psychiatry 2011; 82 (5): 476-86.
6. Zhang Y, et al. White matter damage in frontotemporal dementia and Alzheimer's disease measured by diffusion MRI. Brain 2099; 132 (Pt 9): 2579-92.
7. Diehl-Schmid J, et al. Decline of cerebral glucose metabolism in frontotemporal dementia: a longitudinal ^{18}F-FDG-PET-study. Neurobiol Aging 2007; 28 (1): 42-50.
8. Foster NL, et al. FDG-PET improves accuracy in distinguishing frontotemporal dementia and Alzheimer's disease. Brain 2007; 130 (Pt 10): 2616-35.
9. Mendez MF, et al. Accuracy of the clinical evaluation for frontotemporal dementia. Arch Neurol 2007; 64 (6): 830-5.

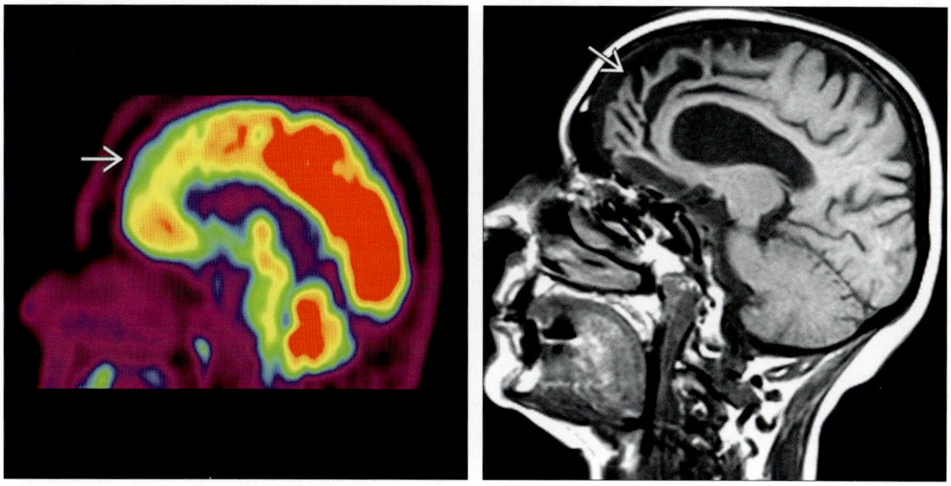

(Izquierda) Los hallazgos de PET con ^{18}F-FDG asociados con demencia frontotemporal incluyen hipometabolismo predominantemente en los lóbulos frontales (*flecha*) y temporales. La TC en este paciente era normal (no mostrada). Estos cambios se producen antes que los observados en la TC o en la RM. **(Derecha)** RM sagital que muestra cambios morfológicos clásicos de DFT. Nótese la atrofia frontal predominante (*flecha*). Además, había atrofia bilateral del lóbulo temporal (no mostrado).

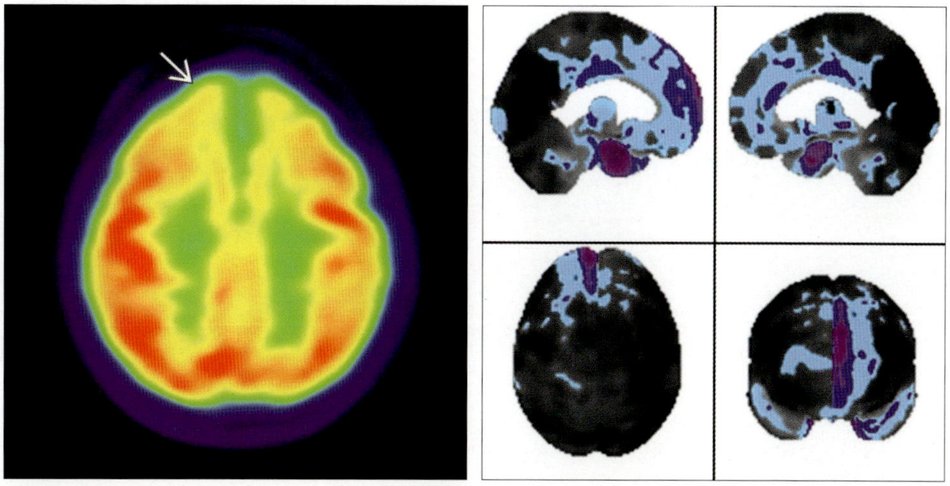

(Izquierda) PET axial con ^{18}F-FDG que muestra hipometabolismo predominantemente frontal (*flecha*) en un paciente con una TC normal. **(Derecha)** PET con ^{18}F-FDG con proyecciones estereotáxicas de superficie (SSP) en 3D (arriba: medial; abajo: superior y anterior) que ilustra los mapas de valor Z de un paciente con sospecha de DFT e hipometabolismo en los lóbulos frontales y temporales anteriores (azul/púrpura).

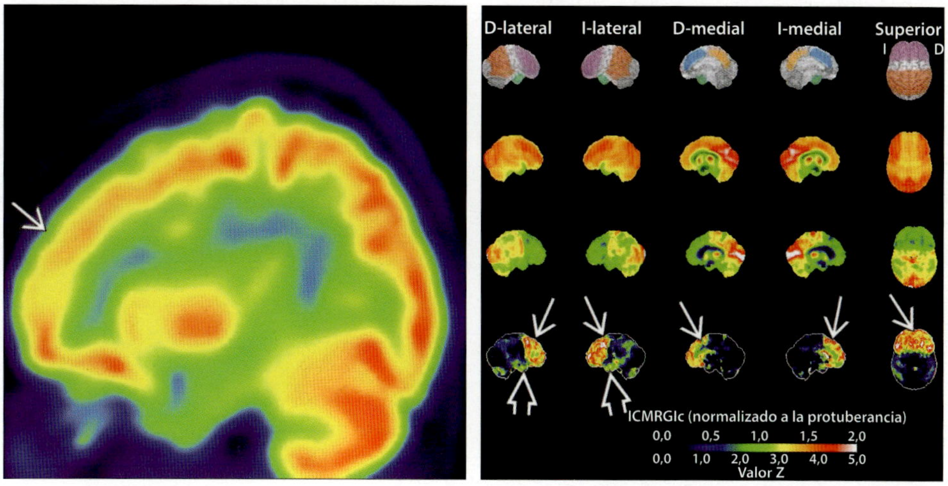

(Izquierda) PET sagital con ^{18}F-FDG en el mismo paciente que muestra hipometabolismo con predominio frontal (*flecha*). **(Derecha)** PET con ^{18}F-FDG que muestra mapas de referencia de SSP (*primera fila*), mapa de control para el metabolismo de la glucosa en personas de edad avanzada (*segunda fila*) y metabolismo de la glucosa del paciente (*tercera fila*), que muestra metabolismo considerablemente disminuido en los lóbulos frontales y temporales. El mapa de valor Z (*cuarta fila*) ilustra áreas de hipometabolismo (en comparación con controles normales) en el lóbulo frontal (*flechas blancas*) y temporal (*flechas blancas abiertas*). (Cortesía del Centro Médico de la Universidad de Utah).

FACTORES CLAVE

Terminología
- Enfermedad neurodegenerativa progresiva caracterizada por parkinsonismo, alucinaciones visuales, fluctuaciones en la cognición (alerta/atención) y otras alteraciones cognitivas que resultan en deterioro funcional.

Imágenes
- En el SPECT, escasa captación del transportador de dopamina en los ganglios basales.
- Hipometabolismo significativo de la glucosa en el lóbulo occipital en comparación con la enfermedad de Alzheimer (EA).
- SPECT para transportador de dopamina (I-123 FP-CIT).
- La enfermedad con cuerpos de Lewy (ECL) difusa y la enfermedad de Parkinson (EP) muestran captación escasa del transportador de dopamina en el putamen ± preservación en la cabeza del núcleo caudado.
- Puede ayudar en el diagnóstico entre ECL y EA.
- PET con ^{18}F-FDG.

Principales diagnósticos diferenciales
- EP y demencia por EP.
- EA.

Patología
- Causa indeterminada; probablemente relacionada a una combinación de factores genéticos, ambientales y del estilo de vida.
- Una cantidad significativa de casos de ECL presentan enfermedad de Alzheimer como comorbilidad.

Aspectos clínicos
- Parkinsonismo.
- Cognición fluctuante, en especial en la atención / el estado de alerta.
- Alucinaciones visuales recidivantes.
- Deterioro progresivo de la cognición con complicaciones motoras que provocan pérdida de la independencia funcional.
- En la actualidad, no existe un tratamiento para la ECL que modifique la enfermedad.

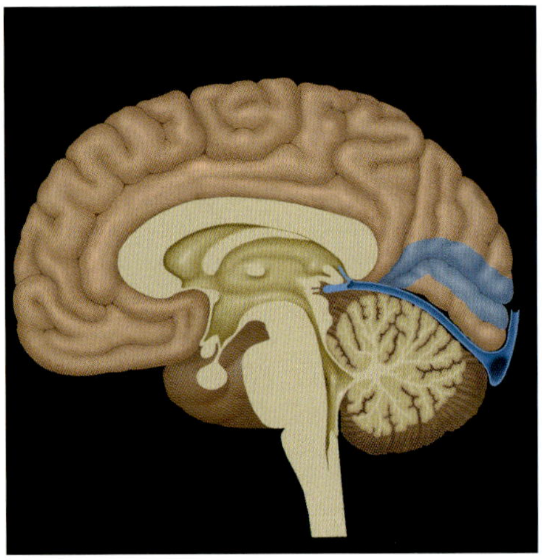
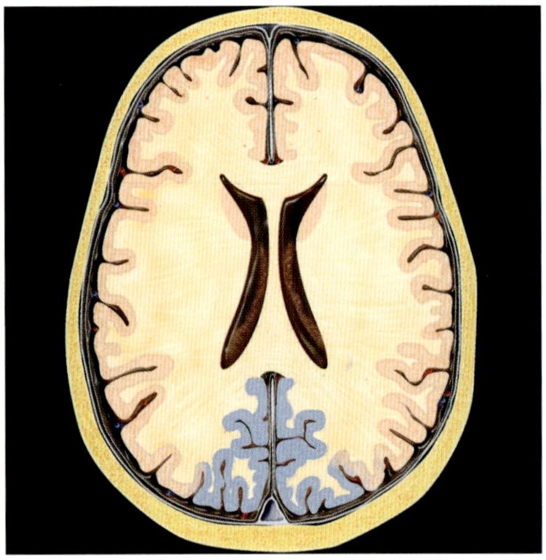

(Izquierda) Gráfico sagital del encéfalo que representa el territorio de la corteza visual primaria en el lóbulo occipital (*azul*) que en la PET con ^{18}F-FDG está disminuido como consecuencia de la enfermedad con cuerpos de Lewy (ECL). **(Derecha)** Gráfico transaxial del encéfalo que delimita el lóbulo occipital en azul.

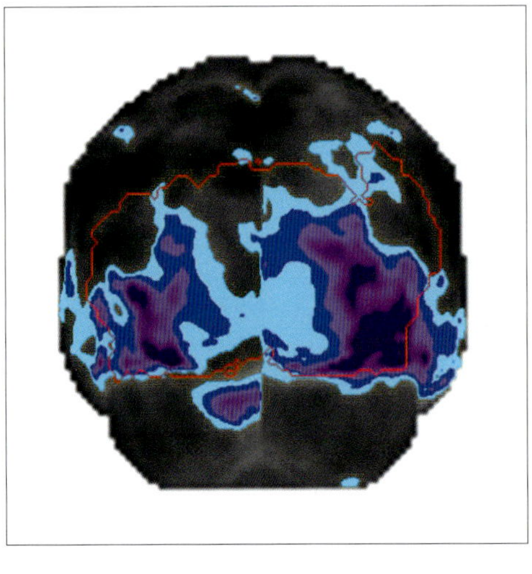
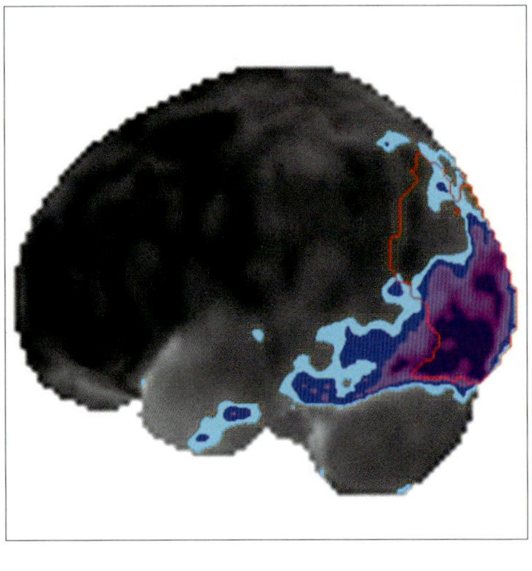

(Izquierda) Imagen posterior de una PET con ^{18}F-FDG que muestra actividad disminuida en situación posterior (*azul/púrpura*), a predominio del lóbulo occipital (*línea roja*). **(Derecha)** Imagen superficial lateral izquierda con mapeo cuantitativo de áreas en el mismo paciente, que muestra actividad disminuida en situación posterior (*azul/púrpura*), predominantemente en el lóbulo occipital (*línea roja*). Estos hallazgos son típicos de la ECL.

Terminología

Abreviaturas
- Enfermedad con cuerpos de Lewy (ECL).
- Variante con cuerpos de Lewy (VCL) de la enfermedad de Alzheimer (EA).

Sinónimos
- Demencia con cuerpos de Lewy.

Definiciones
- Enfermedad neurodegenerativa progresiva caracterizada por parkinsonismo, alucinaciones visuales, fluctuaciones en la cognición (alerta/atención) y otras alteraciones cognitivas que resultan en deterioro funcional.

Imágenes

Características generales
- Mejor pista diagnóstica:
  - En el SPECT, escasa captación del transportador de dopamina en los ganglios basales.
  - Hipometabolismo significativo de la glucosa en el lóbulo occipital en comparación con la enfermedad de Alzheimer (EA).
  - SPECT para transportador de dopamina (I-123 FP-CIT).
  - Ausencia relativa de atrofia dentro de estructuras del lóbulo temporal medial.
- Localización:
  - Estructuras corticales, subcorticales y del tronco encefálico; mesencéfalo; ganglios basales, lóbulo occipital.

Recomendaciones para el estudio
- Mejor herramienta de diagnóstico por imágenes:
  - SPECT para el transportador de dopamina (TDa) con I-123 FP-CIT (ioflupano):
    - Se une de manera reversible al transportador de dopamina (TDa), predominantemente en las presinapsis del cuerpo estriado.
    - La captación normal del trazador se encuentra en la cabeza del núcleo caudado y en el putamen.
    - Tanto la ECL como la enfermedad de Parkinson (EP) presentan captación escasa en el putamen ± preservación en la cabeza del núcleo caudado.
    - Un estudio de imágenes para TDa anormal es una característica que sugiere el diagnóstico de ECL.
    - El estudio de imágenes para TDa distingue entre ECL (TDa anormal) y EA (TDa normal).
    - No la puede distinguir de forma fidedigna de otros trastornos con parkinsonismo.
  - PET con ^{18}F-FDG:
    - Hipometabolismo de la glucosa generalizado con hipometabolismo significativo en el lóbulo occipital:
      - El compromiso del lóbulo occipital puede ayudar a distinguirla del patrón de hipometabolismo de la EA.
      - Patrón hipometabólico similar al observado en la EP y en la demencia por enfermedad de Parkinson (DEP).
    - El hipometabolismo en el lóbulo temporal medial es menos grave que en la EA.
- Recomendaciones para el protocolo:
  - I-123 FP-CIT (ioflupano):
    - Preparación del paciente:
      - Se deben interrumpir todos los medicamentos dopaminérgicos que puedan interferir.
      - Pretratar con un bloqueante tiroideo (solución de potasio oral, lugol) 1 h antes de la inyección del trazador.
      - Categoría C en el embarazo: se desconoce si el I-123 ioflupano puede causar daño fetal o interrupción temprana del embarazo.
    - Radiofármaco: I-123 ioflupano.
    - Dosis: 3 mCi a 5 mCi (111 MBq a 185 MBq).
    - Dosimetría: el cuerpo estriado recibe la mayor dosis de radiación, seguido por la vejiga, el intestino y los pulmones (asumiendo que la glándula tiroides esté bloqueada).
    - Adquisición de las imágenes: 3 h a 6 h después de la inyección.
  - PET con ^{18}F-FDG:
    - Preparación del paciente:
      - El paciente debe ayunar, interrumpir los líquidos EV que contienen dextrosa e interrumpir la alimentación parenteral durante 4 h a 6 h.
      - La glucemia debe ser < 150 a 200 mg/dL.
      - El paciente debe estar en una habitación tranquila con iluminación tenue antes y después de la inyección, durante 30 min.
    - Radiofármaco: ^{18}F-FDG.
    - Dosis: 5 mCi a 20 mCi (185 MBq a 740 MBq).
    - Dosimetría: la vejiga recibe la mayor dosis.
    - Adquisición de las imágenes: 30-60 min después de la inyección.

Diagnóstico diferencial

Enfermedad de Parkinson y demencia por enfermedad de Parkinson
- Enfermedad neurodegenerativa que con frecuencia se presenta con rigidez en rueda dentada, marcha festinante (apresurada) (marcha parkinsoniana), temblor de reposo en "cuenta monedas", aquinesia.
- Tiene una neuropatología relacionada con cuerpos de Lewy similar a la ECL.
- Puede haber desarrollo de demencia, pero, por lo general, 10 años después del diagnóstico de los síntomas motores:
  - DEP: casos de EP donde la demencia se diagnostica 1 año después del inicio de los síntomas motores.

Enfermedad de Alzheimer
- Causa más frecuente de demencia.
- Alteraciones de la memoria episódica y otros dominios cognitivos.
- Se relaciona a la acumulación de β-amiloide y proteínas τ.
- Hipometabolismo temprano de ^{18}F-FDG en las cortezas parietotemporal y cingulada posterior.
- El hipometabolismo observado en la PET con ^{18}F-FDG no afecta la corteza visual occipital.
- Positiva en la PET para amiloide.

Demencia vascular
- Segunda causa más frecuente de demencia.
- Causada por disminución de la irrigación sanguínea en regiones cerebrales.
- Atrofia global con lesiones difusas (infartos) en la sustancia blanca.
- Por lo general, las lesiones se correlacionan con los síntomas cognitivos.

Demencia frontotemporal
- Con frecuencia, se presenta con cambios de personalidad y conductuales.
- Atrofia de los lóbulos frontales y temporales anteriores.
- Hipometabolismo en los lóbulos frontales/temporales anteriores observado en la PET con ^{18}F-FDG.

Patología

Características generales
- Etiología:
  - Causa indeterminada; probablemente relacionada con una combinación de factores genéticos, ambientales y del estilo de vida.

- Probable participación del procesamiento anormal de la proteína α-sinucleína (SYN).
- Los individuos que tienen al menos un familiar de primer grado con antecedentes familiares de ECL / otra demencia pueden tener mayor riesgo de desarrollar ECL.
- Anomalías asociadas:
  - Una cantidad significativa de casos de ECL presentan EA como comorbilidad.
    - La ECL se diagnostica cuando hay presencia de demencia antes de o en forma simultánea con características parkinsonianas.

Características patológicas y quirúrgicas macroscópicas

- Preservación relativa del volumen encefálico total en comparación con otras demencias.
- Volumen aumentado de los ventrículos laterales en comparación con los controles sanos.
- Pigmentación disminuida dentro de la sustancia negra (mesencéfalo) y de los loci cerúleos (protuberancia).

Aspectos clínicos

Presentación

- Signos/síntomas más frecuentes:
  - Parkinsonismo.
  - Cognición fluctuante, especialmente la atención / el estado de alerta.
  - Alucinaciones visuales recidivantes.
- Otros signos/síntomas:
  - Trastornos de conducta durante el sueño MOR (REM).
  - Sensibilidad neuroléptica intensa.
  - Baja captación del transportador de dopamina en ganglios basales (SPECT/PET).
  - Caídas/síncopes repetidos.
  - Alucinaciones (diferentes a las visuales).
  - Depresión.
  - Disfunción autonómica grave.
- Perfil clínico:
  - Tres tipos principales de demencia relacionados con un espectro de expresión clínico-patológica de cuerpos de Lewy (CL):
    - ECL difusa:
      - Demencia con hallazgos patológicos de CL corticales difusos.
      - Ausencia de otros hallazgos patológicos significativos (placas/ovillos mínimos).
    - DEP:
      - Pacientes con EP con diagnóstico de demencia 1 año después del inicio de los síntomas.
      - Por lo general, el inicio de la demencia en la EP se produce 10 años después de los síntomas motores.
    - VCL de la EA:
      - Patología compatible con CL corticales y cambios patológicos similares a la EA (placas amiloides / ovillos neurofibrilares).
      - Presentación más frecuente; se estima que ocurre en el 70% de los casos de ECL.

Historia natural y pronóstico

- Deterioro progresivo de la cognición con complicaciones motoras que provocan pérdida de la independencia funcional.
  - Las características centrales incluyen fluctuación de la cognición con impacto sobre el estado de alerta / la atención, alucinaciones visuales y características de parkinsonismo.
- En la ECL, la pérdida de la memoria es un síntoma temprano menos prominente, pero puede desarrollarse con la progresión de la enfermedad:
  - Distinción significativa respecto de la EA, en la que los problemas de memoria son un síntoma temprano frecuente.

Tratamiento

- En la actualidad, no existe un tratamiento para la ECL que modifique la enfermedad.
- Diversos tratamientos pueden ayudar a aliviar los síntomas frecuentes.
- Se puede utilizar levodopa para algunos síntomas motores.
- Se pueden utilizar inhibidores de la colinesterasa para algunos síntomas cognitivos.

Lista de verificación diagnóstica

Información útil para la interpretación de las imágenes

- El SPECT y la PET tienen utilidad para el diagnóstico y para distinguirla de otras demencias.
- El hipometabolismo en el lóbulo occipital y la captación normal en el lóbulo temporal medial distinguen la ECL de la EA.

Bibliografía

1. Ishii K. PET Approaches for diagnosis of dementia. AJNR Am J Neuroradiol 2014; 35 (11): 2030-8.
2. Siderowf A, et al. PET imaging of amyloid with Florbetapir F 18 and PET imaging of dopamine degeneration with 18F-AV-133 (florbenazine) in patients with Alzheimer's disease and Lewy body disorders. BMC Neurol 2014; 14 (1): 79.
3. Colloby SJ, et al. Neuropathological correlates of dopaminergic imaging in Alzheimer's disease and Lewy body dementias. Brain 2012; 135 (Pt 9): 2798-808.
4. Treglia G, et al. Diagnostic performance of myocardial innervation imaging using MIBG scintigraphy in differential diagnosis between dementia with lewy bodies and other dementias: a systematic review and a meta-analysis. J Neuroimaging 2012; 22 (2): 111-7.
5. Kantarci K, et al. Dementia with Lewy bodies and Alzheimer disease: neurodegenerative patterns characterized by DTI. Neurology 2010; 74 (22): 1814-21.
6. Mrak RE, et al. Dementia with Lewy bodies: definition, diagnosis, and pathogenic relationship to Alzheimer's disease. Neuropsychiatr Dis Treat 2007; 3 (5): 619-25.
7. Weisman D, et al. Dementia with Lewy bodies. Semin Neurol 2007; 27 (1): 42-7.
8. Whitwell JL, et al. Focal atrophy in dementia with Lewy bodies on MRI: a distinct pattern from Alzheimer's disease. Brain 2007; 130 (Pt 3): 708-19.
9. Bozzali M, et al. Brain tissue damage in dementia with Lewy bodies: an in vivo diffusion tensor MRI study. Brain 2005; 128 (Pt 7): 1595-604.
10. McKeith IG, et al. Diagnosis and management of dementia with Lewy bodies: third report of the DLB Consortium. Neurology 2005; 65 (12): 1863-72. Epub 2005 Oct 19. Review. Errata: Neurology 2005; 65 (12): 1992.
11. Minoshima S, et al. Alzheimer's disease versus dementia with Lewy bodies: cerebral metabolic distinction with autopsy confirmation. Ann Neurol 2001; 50 (3): 358-65.
12. Barber R, et al. MRI volumetric study of dementia with Lewy bodies: a comparison with AD and vascular dementia. Neurology 2000; 54 (6): 1304-9.
13. Hu XS, et al. 18F-fluorodopa PET study of striatal dopamine uptake in the diagnosis of dementia with Lewy bodies. Neurology 2000; 55 (10): 1575-7.

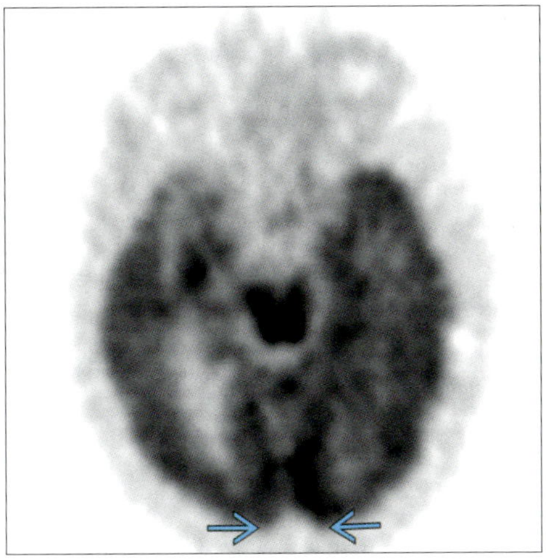
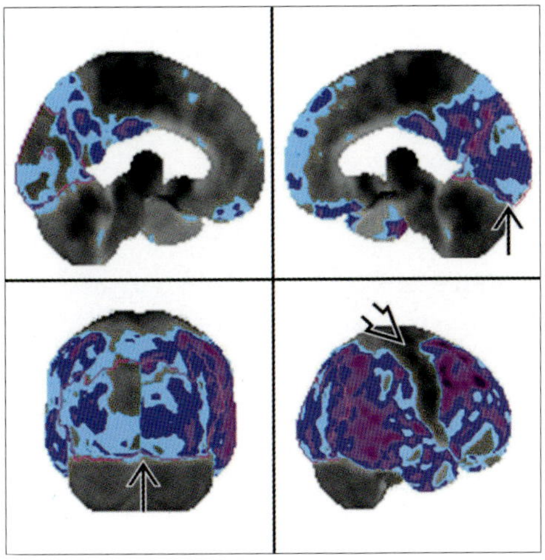

(Izquierda) PET axial con ^{18}F-FDG de una ECL avanzada que muestra actividad disminuida en toda la corteza, incluido el lóbulo occipital (*flechas*). **(Derecha)** Imágenes superficiales con mapeo cuantitativo de áreas que muestran metabolismo disminuido en pacientes con ECL que presentan actividad disminuida en el giro cingulado posterior, la precuña y los lóbulos temporales (*azul/púrpura*), con indemnidad sensitivomotora (*flecha abierta*). A diferencia de la enfermedad de Alzheimer (EA), hay disminución de la actividad en las áreas visuales posteriores en el lóbulo occipital (*flechas negras*).

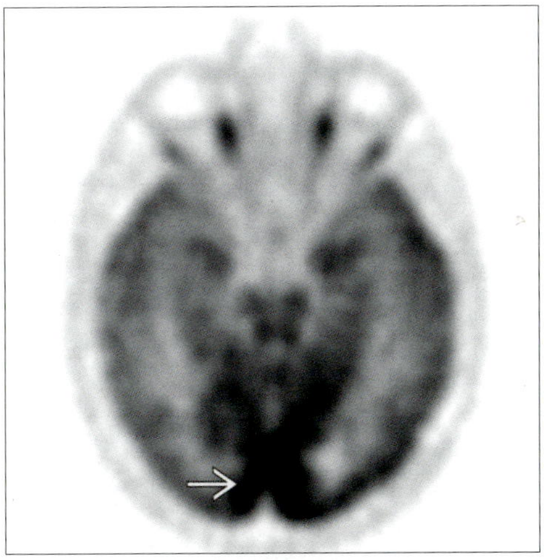
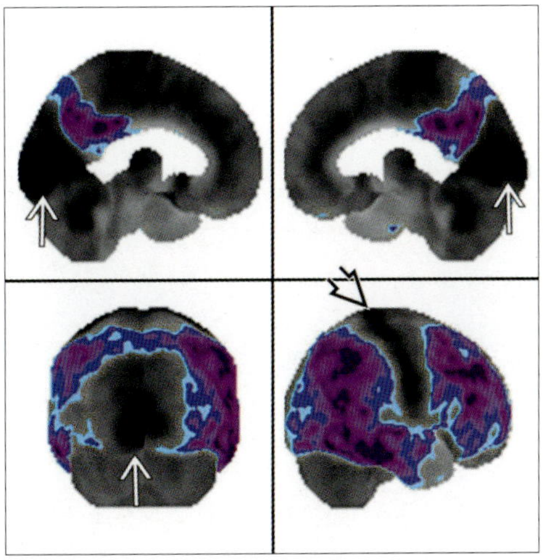

(Izquierda) PET axial con ^{18}F-FDG de una EA avanzada que muestra disminución de la actividad en toda la corteza, con indemnidad del lóbulo occipital (*flecha*), lo que la distingue de la ECL. **(Derecha)** Imágenes superficiales con mapeo cuantitativo que muestran metabolismo disminuido en un paciente con EA. Hay hipometabolismo característico (con indemnidad de la corteza sensitivomotora [*flecha negra abierta*]). A diferencia de la ECL, hay indemnidad significativa de las áreas visuales posteriores en el lóbulo occipital (*flechas blancas*).

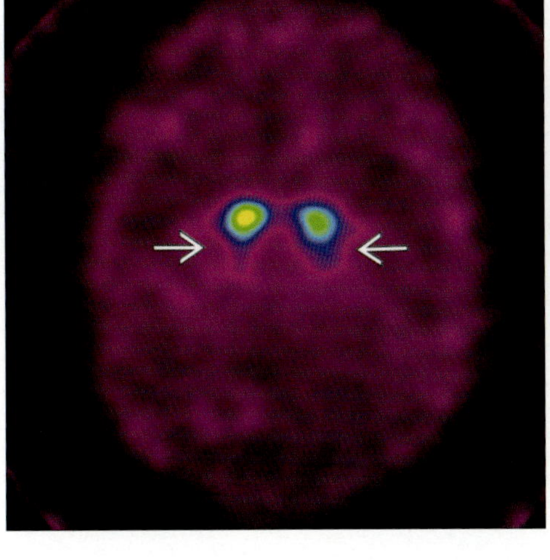
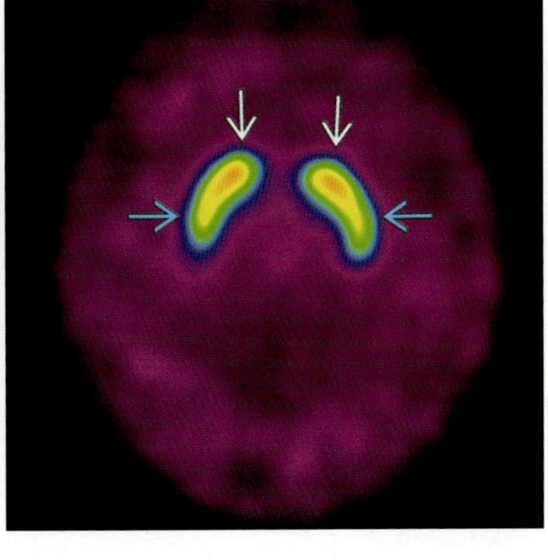

(Izquierda) Imagen con I-123 ioflupano que muestra actividad anormalmente disminuida significativa en el putamen en forma bilateral (*flechas*). **(Derecha)** Imagen con I-123 ioflupano que muestra actividad simétrica normal en la cabeza del núcleo caudado (*flechas blancas*) y en el putamen (*flechas azules*) en forma bilateral.

FACTORES CLAVE

Terminología

- Deterioros cognitivos y conductuales que afectan el estado funcional debido a cambios patológicos que resultan de diversas lesiones vasculares distribuidas en todo el encéfalo.

Imágenes

- Infartos multifocales o focales que afectan la sustancia gris cortical, la sustancia blanca subcortical y otras estructuras.
- Por lo general, compromete los hemisferios cerebrales, el tálamo y los ganglios basales.
- Hipometabolismo de la glucosa en un patrón multifocal (diseminado) de regiones corticales y subcorticales.
- Patrón alterado que depende del subtipo (p. ej., demencia por infarto estratégico frente a demencia multiinfarto).
- Se las puede utilizar para el diagnóstico diferencial entre demencia vascular (DVa) y enfermedad de Alzheimer (EA).
- La PET para amiloide no muestra depósitos de amiloide en la sustancia gris.
- El SPECT con Tc-99m HMPAO o con Tc-99m ECD muestra una similar perfusión asimétricamente disminuida.

Patología

- Lesiones vasculares que resultan en pérdida de la función encefálica.
- Lesiones crónicas de vasos pequeños > infartos de grandes vasos.

Aspectos clínicos

- Heterogeneidad significativa en la presentación clínica que depende de la localización, el tipo y el tamaño de las lesiones vasculares.
- Enfermedad manifiesta: alteración cognitiva debida a evento vascular clínicamente evidente (p. ej., accidente cerebrovascular).
- Enfermedad oculta: proceso insidioso de lesiones vasculares (accidentes cerebrovasculares clínicamente asintomáticos).
- Segunda causa más frecuente de demencia después de la EA.

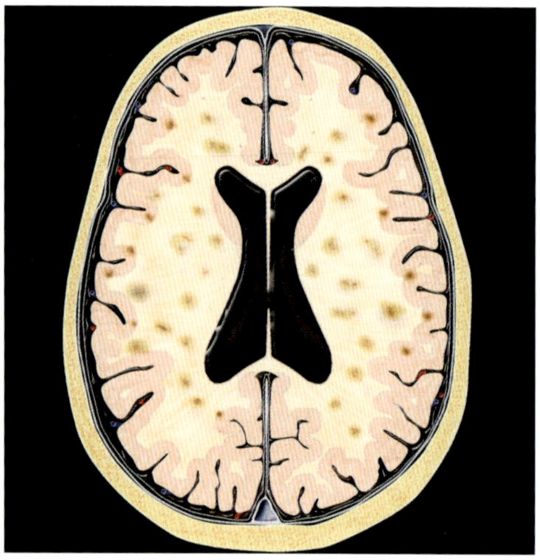
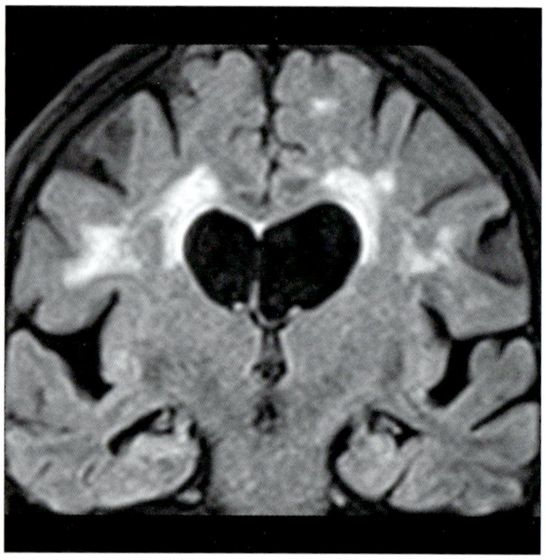

(Izquierda) Gráfico axial del encéfalo que muestra infartos multifocales que comprometen la sustancia gris cortical y la sustancia blanca subcortical en forma bilateral. **(Derecha)** RM coronal en FLAIR de una mujer de 72 años de edad. Se aprecia anomalía en la señal FLAIR en la sustancia blanca periventricular y subcortical (leucoaraiosis). Este hallazgo es compatible con etiología isquémica de pequeños vasos.

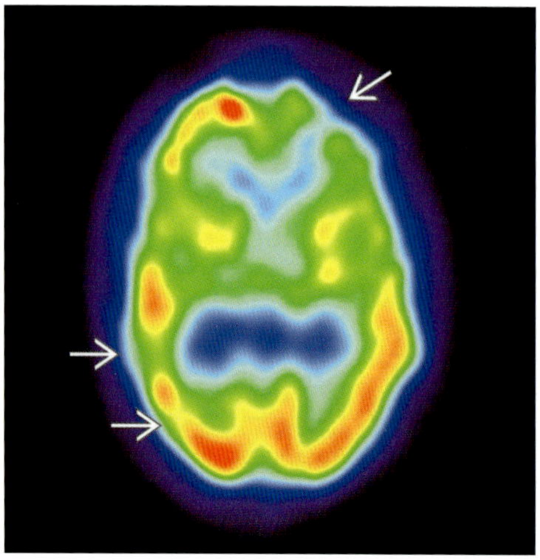
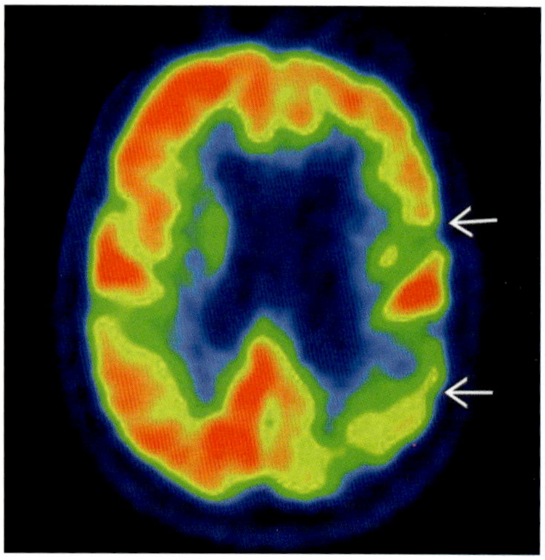

(Izquierda) PET con ^{18}F-FDG en un paciente de edad avanzada que se presentó con demencia. Pueden observarse áreas de hipometabolismo bilateral (*flechas*) compatibles con demencia vascular (DVa). **(Derecha)** PET con ^{18}F-FDG en un paciente diferente que se presentó con demencia. Se visualizan más áreas unilaterales de hipometabolismo (*flechas*) y captación de ^{18}F-FDG globalmente disminuida, también compatible con DVa.

Terminología

Definiciones

- Deterioros en la cognición y la conducta que afectan el estado funcional, secundarios a cambios patológicos que son resultado de diversas lesiones vasculares distribuidas por todo el encéfalo.
- El deterioro cognitivo vascular (DCV) es un término más amplio que comprende la demencia vascular (DVa), así como otros trastornos cognitivos vasculares, incluido el deterioro cognitivo leve debido a enfermedad vascular.

Imágenes

Características generales

- Mejor pista diagnóstica:
  - Infartos multifocales o focales que comprometen la sustancia gris cortical, la sustancia blanca cortical y otras estructuras.
  - Por lo general, afecta los hemisferios cerebrales, el tálamo y los ganglios basales.
  - Bilateral > unilateral.

Hallazgos en medicina nuclear

- PET/TC con ^{18}F-FDG:
  - Hipometabolismo de la glucosa en un patrón multifocal (diseminado) de regiones corticales y subcorticales:
    - Patrón alterado dependiendo del subtipo (p. ej., demencia por infarto estratégico frente a demencia multiinfarto).
    - Por lo general, presencia de hipometabolismo en áreas clínicamente afectadas: correlacionar con otros hallazgos clínicos.
  - Se puede utilizar para el diagnóstico diferencial entre DVa y EA:
    - Patrón de EA: hipometabolismo en las cortezas parietotemporales bilaterales con cingulados posteriores: extensión hacia los lóbulos frontales/occipitales.
    - La DVa puede presentar hipometabolismo en áreas subcorticales, que en la EA no están afectadas.
- La PET para amiloide no muestra depósito de amiloide en la sustancia gris.
- El SPECT con Tc-99m HMPAO o con Tc-99m ECD muestra una similar perfusión asimétricamente disminuida.

Recomendaciones para el estudio

- Mejor herramienta de diagnóstico por imágenes:
  - La PET con ^{18}F-FDG puede ser útil en el diagnóstico diferencial.
  - RM para detectar lesiones vasculares y para buscar causas potencialmente reversibles de demencia.
- Recomendaciones para el protocolo:
  - PET con ^{18}F-FDG:
    - Preparación del paciente:
      - El paciente debe ayunar, interrumpir los líquidos EV que contienen dextrosa e interrumpir la alimentación parenteral durante 4-6 h.
      - La glucemia debe ser menor de 150 mg/dL a 200 mg/dL.
      - El paciente debe estar en una habitación tranquila con iluminación tenue antes y después de la inyección, durante 30 min.
    - Radiofármaco: ^{18}F-FDG.
    - Dosis: 5 mCi a 20 mCi (185 MBq a 740 MBq).
    - Dosimetría: la vejiga recibe la mayor dosis.
    - Adquisición de las imágenes: 30-60 min después de la inyección.

Diagnóstico diferencial

Enfermedad de Alzheimer

- Hipometabolismo de ^{18}F-FDG temprano en las cortezas parietotemporales y cingulados posteriores.

Demencia con cuerpos de Lewy

- Hipometabolismo de ^{18}F-FDG en la corteza occipital.

Hidrocefalia con presión normal

- Ventrículos dilatados en la TC o la RM.

Demencia frontotemporal

- Hipometabolismo de ^{18}F-FDG principalmente en lóbulos frontales y temporales anteriores.

Causas reversibles de demencia

- Hidrocefalia con presión normal, deficiencia de vitamina B_{12}, hipotiroidismo, depresión, lesiones tumorales (tumor encefálico), infecciones (neurosífilis, VIH), traumatismo (hematoma subdural crónico).

Patología

Características generales

- Lesiones vasculares que tienen como resultado pérdida de la función encefálica.
- Lesiones crónicas de pequeños vasos > infartos de grandes vasos.

Factores de riesgo

- Antecedentes de infarto de miocardio/enfermedad coronaria, accidente cerebrovascular/accidente isquémico transitorio.
- Aterosclerosis, hipertensión, hiperlipidemia, fibrilación auricular.
- Diabetes, obesidad, tabaquismo, edad avanzada.

Aspectos clínicos

Presentación

- Heterogeneidad significativa en la presentación clínica dependiendo de la localización, el tipo y el tamaño de la lesión vascular.
- Otros: convulsiones, incontinencia vesical, trastorno de la marcha y anomalías focales adicionales.
- Enfermedad manifiesta: deterioro cognitivo debido a un evento vascular clínicamente evidente (p. ej., accidente cerebrovascular).
- Enfermedad oculta: proceso insidioso de lesiones vasculares (accidentes cerebrovasculares clínicamente asintomáticos).

Demografía

- Segunda causa más frecuente de demencia después de la EA.

Lista de verificación diagnóstica

Información útil para la interpretación de las imágenes

- Actividad de ^{18}F-FDG heterogénea sin patrón indicativo de DVa.
- Las lesiones pueden incluir los ganglios basales y otras áreas típicamente indemnes en otras enfermedades.

Bibliografía

1. Eisenmenger LB, et al. Advances in PET imaging of degenerative, cerebrovascular, and traumatic causes of dementia. Semin Nucl Med 2016; 46 (1): 57-87.
2. Iadecola C. The pathobiology of vascular dementia. Neuron 2013; 80 (4): 844-66.

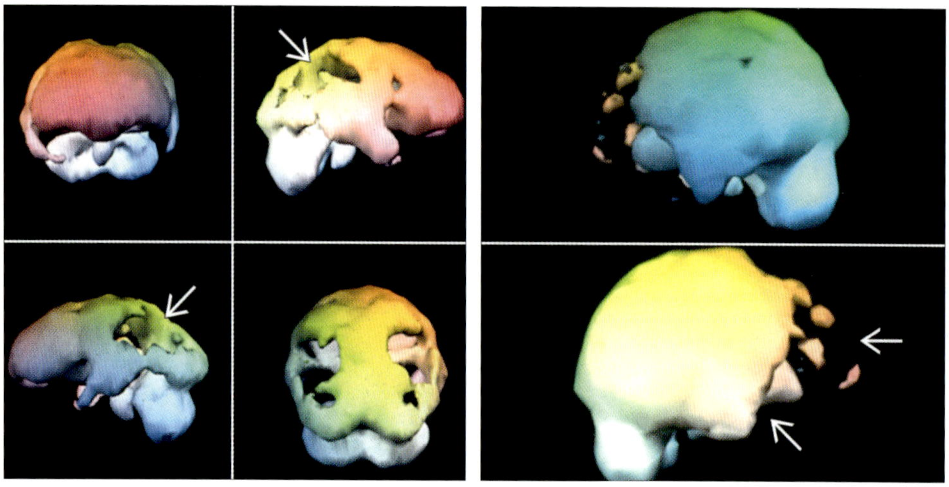

(Izquierda) Se muestra la demencia por EA. Nótense las reducciones parietales y temporales posteriores (*flechas*) y la indemnidad de los lóbulos occipital y frontales. **(Derecha)** Se muestra una demencia frontotemporal. Nótense las reducciones frontales y temporales anteriores (*flechas*) y la indemnidad de las regiones parietales, temporales posteriores y occipitales.

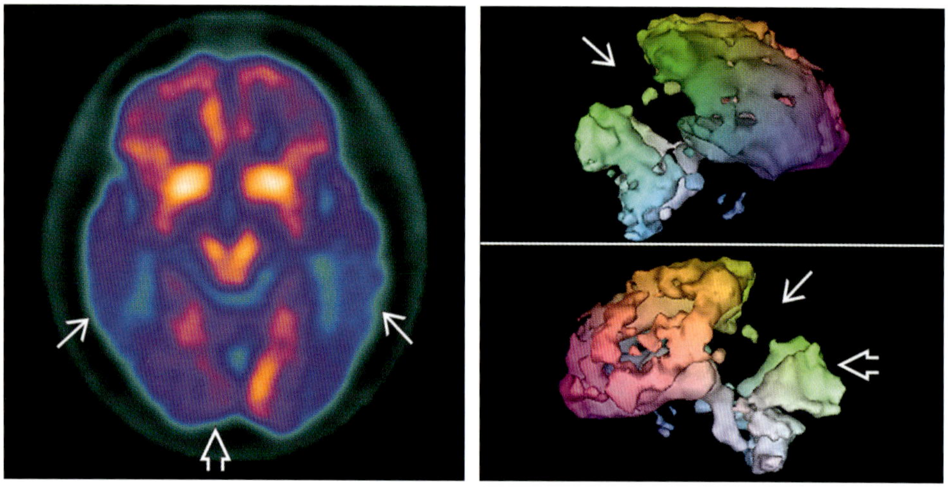

(Izquierda) PET axial con FDG en un paciente con ECL. Nótese la reducción parietal y temporal posterior similar a la EA (*flechas blancas*), pero también hay compromiso de la corteza occipital (*flecha abierta*). **(Derecha)** SPECT con Tc-99m ECD con representación de superficie en el mismo paciente. Se observan reducciones intensas de la corteza parietal, temporal (*flechas blancas*) y occipital (*flecha abierta*).

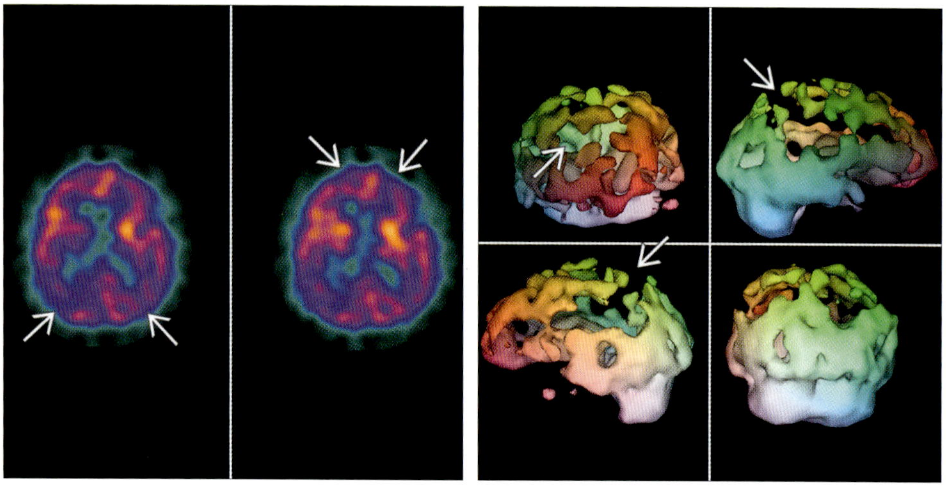

(Izquierda) PET axial con FDG en la ECJ. Nótense los múltiples defectos corticales (*flechas*). **(Derecha)** SPECT con Tc-99m ECD con representación de superficie que muestra un patrón similar a la EA (*flechas*); sin embargo, la evolución clínica fue la de una demencia rápidamente progresiva que terminó en el fallecimiento del paciente 12 meses después del inicio.

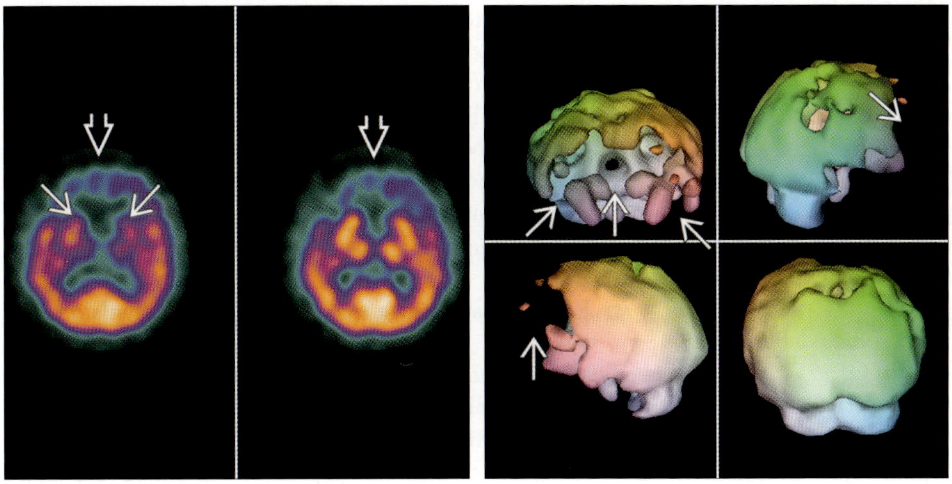

(Izquierda) SPECT axial con Tc-99m ECD en un paciente con presentación clínica de parálisis supranuclear progresiva (PSP). Nótese la intensa reducción del lóbulo frontal (*flechas blancas abiertas*) y la leve reducción en las cabezas de los núcleos caudados (*flechas blancas*). **(Derecha)** SPECT con Tc-99m ECD con representación de superficie que muestra intensa disminución frontal en comparación con la corteza parietal y occipital (*flechas*).

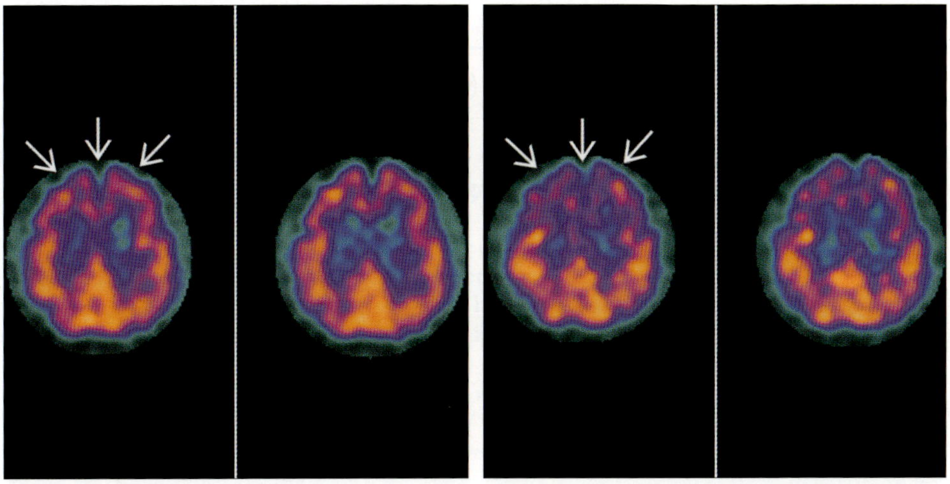

(Izquierda) SPECT axial con Tc-99m ECD (de referencia) en un paciente con DFT temprana. Nótese la atrofia frontal y la leve reducción en la perfusión (*flechas*). **(Derecha)** SPECT axial con Tc-99m ECD en el mismo paciente (18 meses después del estudio de referencia). Se aprecia una disminución significativa en la actividad del lóbulo frontal respecto del estudio de referencia (*flechas*), compatible con empeoramiento de la demencia.

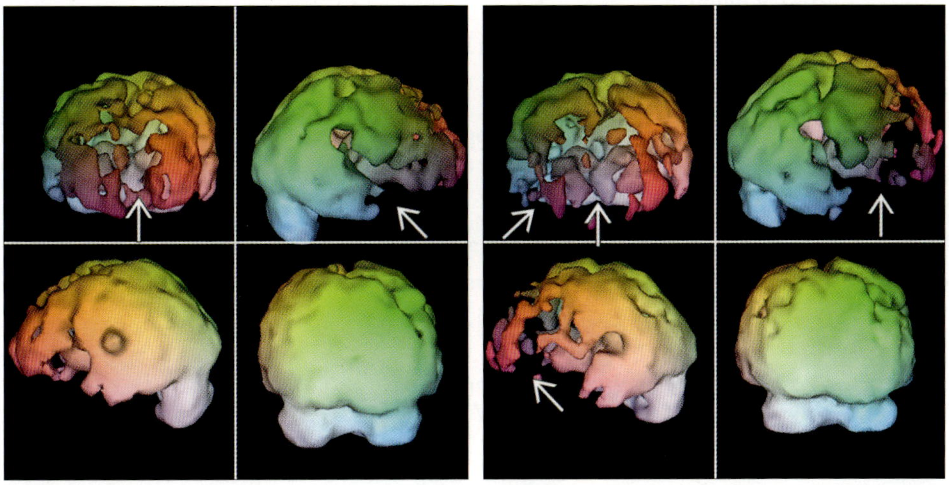

(Izquierda) SPECT con Tc-99m ECD con representación de superficie del mismo paciente (de referencia). Pueden observarse hallazgos leves en los lóbulos frontales (*flechas*). **(Derecha)** SPECT con Tc-99m ECD con representación de superficie 18 meses después del estudio de referencia que muestra agravamiento (*flechas*).

- Las tuberosidades epileptógenas pueden mostrar hipometabolismo de ^{18}F-FDG más grande que el área de anomalía estructural.
- Algunos autores han descrito que el C-11 AMT muestra captación solo en las tuberosidades epileptógenas.

Encefalitis de Rasmussen

- Proceso inflamatorio progresivo de un hemisferio cerebral unilateral, generalmente con atrofia progresiva.
- Se aprecia como grandes áreas (lobares o hemisféricas) de anomalía metabólica.
- La ^{18}F-FDG puede mostrar anomalías metabólicas antes que la aparición de anomalías estructurales.

Patología

Características patológicas y quirúrgicas macroscópicas

- Esclerosis temporal mesial (ETM): hipocampo duro y reducido de tamaño.
- DCF: foco cortical firme y gomoso.

Características microscópicas

- ETM:
  - Distribución variable de pérdida de neuronas piramidales.
  - Gliosis.
- DCF: anomalías en la migración neuronal que resultan en laminación alterada:
  - Tipo I: estratificación cortical anormal.
  - Tipo II: estratificación cortical anormal y anomalías citológicas.
  - Tipo III: estratificación cortical anormal asociada a lesión encefálica primaria (adyacente o en el mismo lóbulo).

Aspectos clínicos

Demografía

- Epidemiología:
  - Convulsión:
    - Parcial frente a generalizada:
      - La parcial es más frecuente; ELT es la causa más frecuente de convulsiones parciales.
    - Causas más frecuentes de convulsiones agudas: fiebre, infección, lesión cefálica.
    - Convulsiones febriles:
      - Se manifiestan en el 3%-8% de los niños menores del 5 años de edad.
      - Riesgo de recidiva del 60%.
  - Epilepsia:
    - En países desarrollados, mayor incidencia en niños y personas de edad avanzada.
    - Es mayor la prevalencia en áreas rurales y en países en desarrollo.
    - Factores de riesgo:
      - Antecedentes familiares.
      - Convulsión febril previa: del 2% al 7% de los afectados desarrollan epilepsia.
      - Traumatismo/lesión cefálica.
      - Síndrome congénito.
      - Infección.
      - Tumor del SNC.

Historia natural y pronóstico

- Subtipos de epilepsia: terminología actual:
  - Genética: anomalía genética sin anomalía estructural discreta.
  - Estructural o metabólica:
    - Discreta lesión estructural epileptógena.
    - Trastorno metabólico que causa predisposición para padecer convulsiones.
- DCF: malformación del desarrollo cortical:
  - Secundaria a una injuria (genética, infecciosa, isquémica) durante el desarrollo.
- ETM:
  - Por lo general, secundaria a una lesión (infección, traumatismo, convulsiones febriles) temprano en la vida.

Tratamiento

- Fármacos antiepilépticos:
  - Tratamiento de primera línea.
- Dieta cetogénica.
- Estimulación del nervio vago:
  - Con frecuencia, se la utiliza en pacientes con epilepsia intratable.
- Resección quirúrgica: reservada para pacientes con epilepsia focal intratable:
  - Los resultados son mejores si la resección incluye sitios identificados en SISCOM (corregistro de SPECT ictal de sustracción con RM).
  - El resultado de la cirugía para DCF es mejor si la lesión es visible mediante RM.

Lista de verificación diagnóstica

Información útil para la interpretación de las imágenes

- La interpretación del estudio PET en la epilepsia es principalmente cualitativa.
- El posprocesamiento con mapeo estadístico paramétrico (MEP) o índices de asimetría puede ayudar a detectar y confirmar focos de hipometabolismo:
  - El MEP compara, píxel por píxel, la captación de ^{18}F-FDG en el paciente con una base de datos normal para identificar focos de captación anormalmente disminuida:
    - Tiene valor agregado en casos cualitativamente "normales"; identifica hallazgos pasados por alto en la interpretación cualitativa.
    - Tiene valor agregado en casos "anormales"; confirma o descarta hallazgos cualitativos.
  - Los índices de asimetría comparan ambos lados del encéfalo para detectar asimetrías mayores del 10%.
- Idealmente, la interpretación se debe realizar junto con la visualización de las imágenes estructurales (RM).
  - Los hallazgos en PET pueden llamar la atención sobre hallazgos estructurales previamente no identificados (y viceversa).

Bibliografía

1. Mayoral M, et al. Seizure-onset zone localization by statistical parametric mapping in visually normal (18) F-FDG PET studies. Epilepsia 2016; 57 (8): 1236-44.
2. Kumar A, et al. The role of radionuclide imaging in epilepsy, part 2: epilepsy syndromes. J Nucl Med 2013; 54 (11): 1924-30.
3. Kumar A, et al. The role of radionuclide imaging in epilepsy, Part 1: Sporadic temporal and extratemporal lobe epilepsy. J Nucl Med 2013; 54 (10): 1775-81.
4. Miyata H, et al. Surgical pathology of epilepsy-associated non-neoplastic cerebral lesions: a brief introduction with special reference to hippocampal sclerosis and focal cortical dysplasia. Neuropathology 2013; 33 (4): 442-58.
5. la Fougère C, et al. PET and SPECT in epilepsy: a critical review. Epilepsy Behav 2009; 15 (1): 50-5.
6. Rastogi S, et al. Neuroimaging in pediatric epilepsy: a multimodality approach. Radiographics 2008; 28 (4): 1079-95.
7. Salamon N, et al. FDG-PET/MRI coregistration improves detection of cortical dysplasia in patients with epilepsy. Neurology 2008; 71 (20): 1594-601.

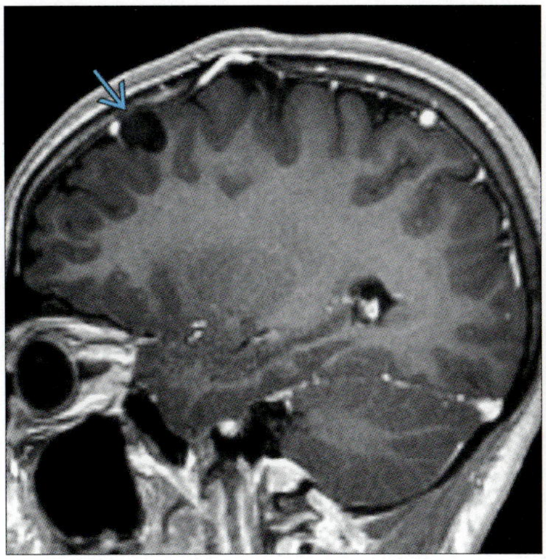
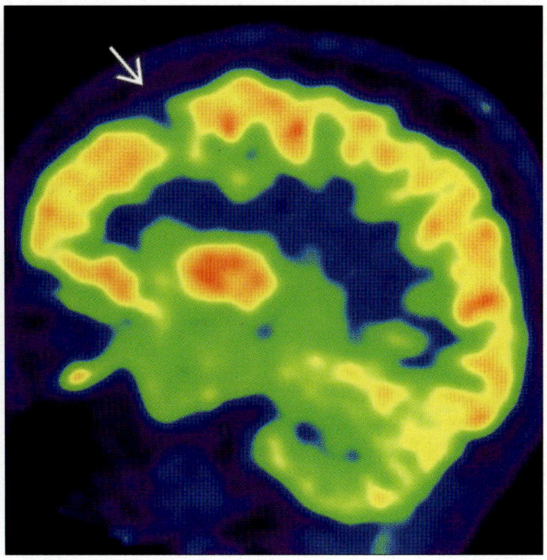

(Izquierda) RM sagital en T1 C+ en una niña de 17 años de edad. Se observa un tumor disembrioplástico neuroepitelial (TDNE) frontal como una lesión de señal baja sin realce (*flecha*). **(Derecha)** En la misma paciente, PET sagital con ^{18}F-FDG que muestra hipometabolismo focal asociado a TDNE (*flecha*). En este caso, el hipometabolismo refleja tanto el bajo grado de este tumor como su potencial epileptógeno.

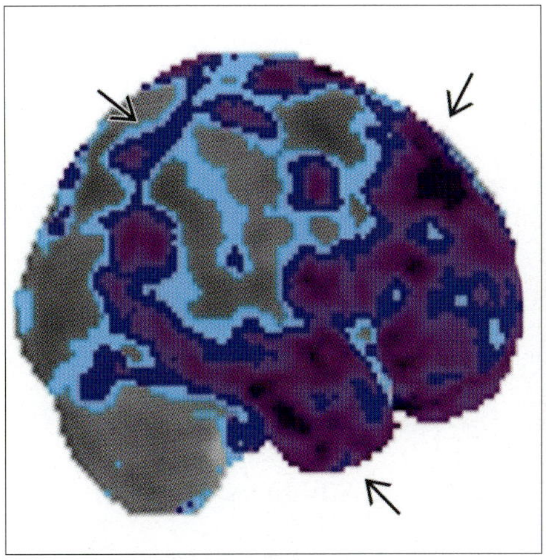
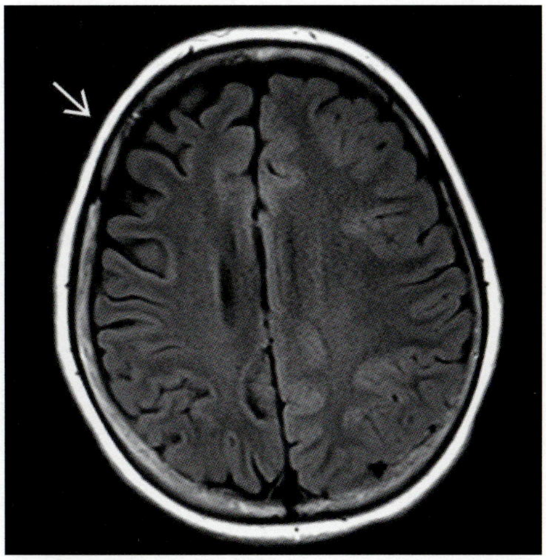

(Izquierda) Mapa de hipometabolismo de ^{18}F-FDG en una PET encefálico en el que se observa hipometabolismo difuso (*flechas*) por toda la hemicorteza derecha en un paciente con encefalitis de Rasmussen, un síndrome convulsivo hemisférico. **(Derecha)** En el mismo paciente, RM axial en T2 FLAIR que muestra atrofia de la hemicorteza derecha (*flecha*).

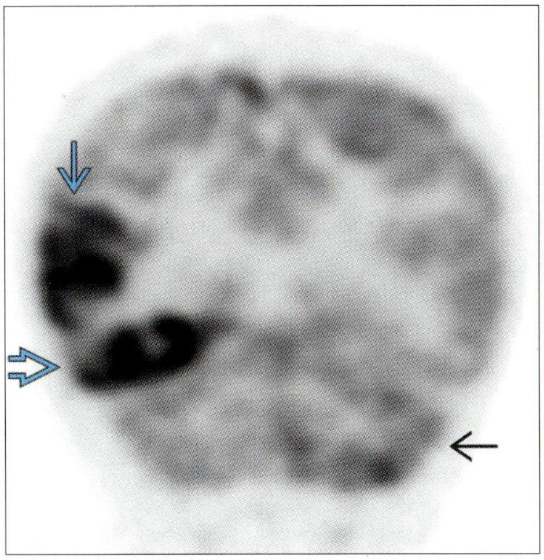
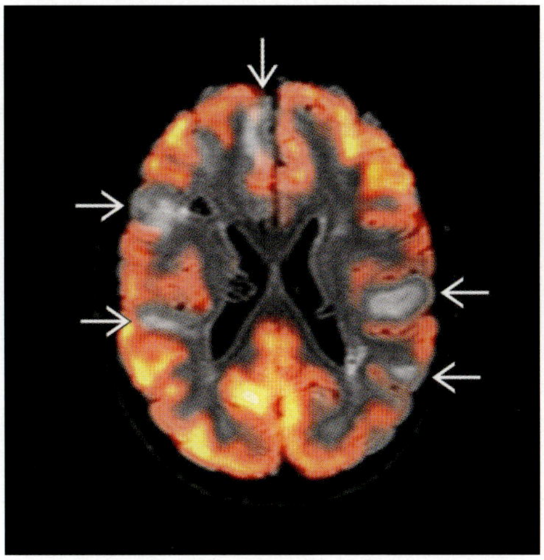

(Izquierda) PET coronal con ^{18}F-FDG en una niña de 3 años de edad con encefalitis de Rasmussen. Se aprecia captación aumentada en los lóbulos parietal (*flecha azul*) y temporal posterior (*flecha azul abierta*) derechos, debido a convulsión activa en el cerebelo izquierdo (*flecha negra*), lo que refleja la diasquisis cerebelosa cruzada. **(Derecha)** PET/TC axial con ^{18}F-FDG y RM en FLAIR en un niño de 7 años de edad con esclerosis tuberosa que muestra hipometabolismo (*flecha*) correspondiente a múltiples tuberosidades corticales. Nótese el aumento correspondiente de la señal en FLAIR.

FACTORES CLAVE

Imágenes

- Absceso:
  - Por lo general, en la PET con ^{18}F-FDG se observa hipermetabolismo periférico con hipometabolismo central.
- Toxoplasma gondii:
  - En la PET con ^{18}F-FDG, la toxoplasmosis es hipometabólica.
  - En la PET con ^{18}F-FDG, el linfoma es hipermetabólico.
- Encefalitis:
  - Inflamación del SNC; la etiología más frecuente es la viral (p. ej., encefalitis por virus herpes simple):
    - Aguda: hipermetabolismo en la PET con ^{18}F-FDG.
    - Subaguda: en la PET con ^{18}F-FDG puede ser isointensa en comparación con la sustancia gris.
    - Crónica, no activa: hipometabólica en la PET con ^{18}F-FDG.

Principales diagnósticos diferenciales

- Absceso:
  - Infección piógena focal (bacteriana, fúngica, parasitaria).
- Encefalitis:
  - Encefalitis infecciosa atípica: cualquier localización.
  - Encefalitis por herpes simple: infección parenquimatosa causada por VHS 1:
    - Lóbulos temporales mediales y frontales inferiores; el compromiso del giro cingulado y del lóbulo temporal contralateral es muy sugestivo.
  - Encefalitis de Rasmussen: inflamación encefálica unilateral crónica; etiología incierta.
  - Encefalitis límbica:
    - Síndrome paraneoplásico infrecuente asociado a un tumor primario, por lo general pulmonar.
    - En la PET con ^{18}F-FDG y en la RM, las imágenes pueden ser indistinguibles de las de una encefalitis por virus herpes simple.
- Toxoplasmosis:
  - Infección oportunista en pacientes inmunocomprometidos.

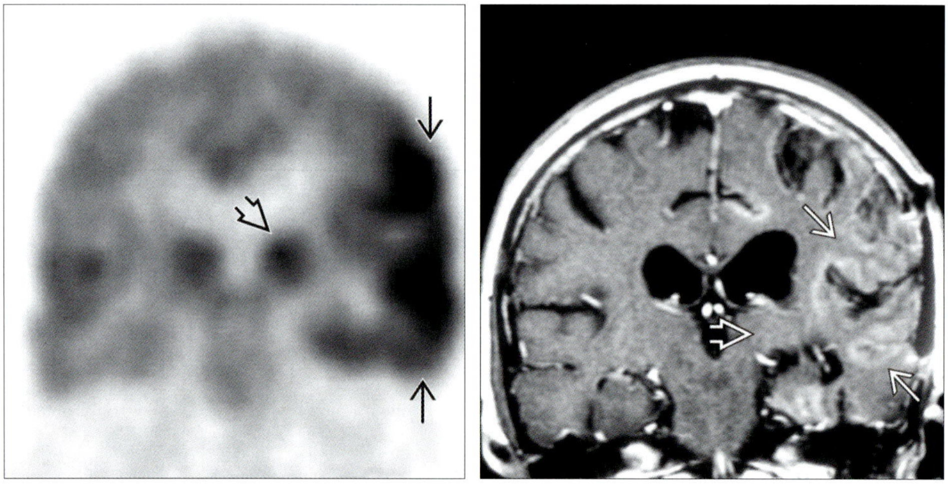

(Izquierda) PET coronal con ^{18}F-FDG que muestra actividad hipermetabólica en el lóbulo temporal (*flechas negras*) y en los ganglios basales (*flecha negra abierta*) izquierdos, típico de la encefalitis aguda por herpes simple. **(Derecha)** RM coronal en T1 C+ en el mismo paciente que muestra realce del lóbulo temporal (*flechas blancas*) y de los ganglios basales (*flecha blanca abierta*) izquierdos, correspondiente al hipermetabolismo observado en la PET.

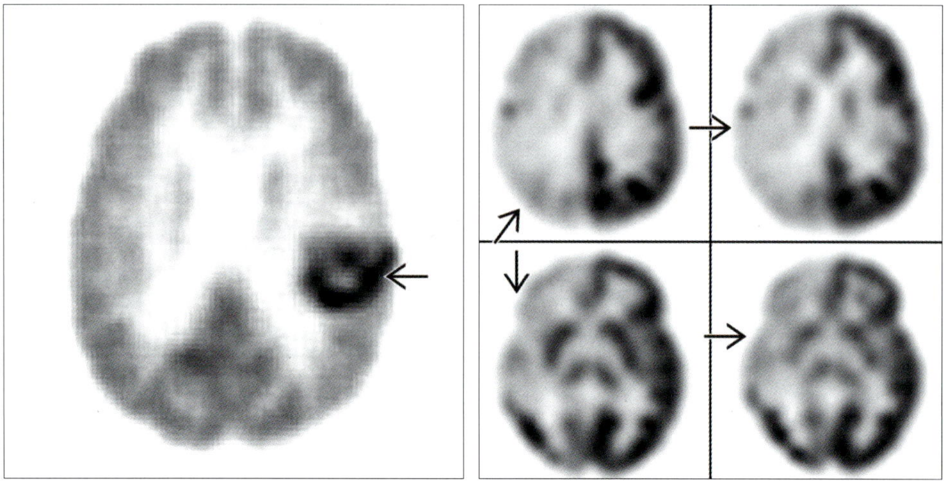

(Izquierda) PET axial con ^{18}F-FDG que muestra un anillo de hipermetabolismo en el lóbulo parietal (*flecha*). En un paciente positivo para VIH, esto sería más compatible con linfoma. La infección por toxoplasmosis sería hipometabólica. **(Derecha)** PET axial con ^{18}F-FDG en un paciente con encefalitis de Rasmussen. Se observa hipometabolismo difuso en el hemisferio derecho (*flechas*). Tarde en la enfermedad, aparece atrofia hemicerebelosa difusa.

Imágenes

Hallazgos en medicina nuclear

- PET:
  - Absceso:
    - Infección focal del SNC (etiologías bacteriana, fúngica, parasitaria):
      - En la PET/TC con ^{18}F-FDG, por lo general, presenta hipermetabolismo periférico con hipometabolismo central.
    - Toxoplasma *gondii*:
      - Infección oportunista frecuente en pacientes con VIH/SIDA.
      - En la TC/RM se aprecia como una lesión con realce en anillo; el diagnóstico diferencial es toxoplasmosis frente a linfoma.
      - En la PET/TC con ^{18}F-FDG, la toxoplasmosis es hipometabólica.
      - En la PET/TC con ^{18}F-FDG, el linfoma es hipermetabólico.
  - Encefalitis:
    - Inflamación del SNC; la etiología más frecuente es la viral (p. ej., encefalitis por virus herpes simple):
      - Aguda: hipermetabolismo en la PET/TC con ^{18}F-FDG.
      - Subaguda: en la PET/TC con ^{18}F-FDG puede ser isointensa respecto de la sustancia gris.
      - Crónica, no activa: hipometabólica en la PET/TC con ^{18}F-FDG.

Recomendaciones para el estudio

- Mejor herramienta de diagnóstico por imágenes:
  - La RM es el mejor método para el diagnóstico de absceso encefálico y encefalitis; sin embargo, puede haber falsos positivos en los primeros días de infección oportunista o de encefalitis por herpes simple.
  - La PET/TC con ^{18}F-FDG se puede utilizar para dirimir dudas en casos dudosos después de la RM/TC.
  - Los abscesos y la encefalitis pueden ser hallazgos incidentales en la PET/TC con ^{18}F-FDG.
- Recomendaciones para el protocolo:
  - PET/TC con ^{18}F-FDG:
    - Preparación del paciente:
      - El paciente debe ayunar, interrumpir los líquidos EV con contenido de dextrosa y suspender la alimentación parenteral durante 4-6 h.
      - La glucemia debe ser < 150 mg/dL a 200 mg/dL.
      - El paciente debe estar en una habitación tranquila y con iluminación tenue antes y después de la inyección (30 min).
    - Radiofármaco: ^{18}F-FDG.
    - Dosis: de 5 mCi a 20 mCi (185 MBq a 740 MBq).
    - Dosimetría: la vejiga recibe la mayor dosis.
    - Adquisición de las imágenes: de 30 min a 60 min después de la inyección.

Diagnóstico diferencial

Absceso

- Infección piógena focal (bacteriana, fúngica, parasitaria).
- Principalmente, se localiza en la unión entre las sustancias gris y blanca, en zonas supratentoriales y también en localizaciones atípicas.
- RM/TC: dependiendo de cuán agudo sea el proceso, realce en anillo con densidad baja central y edema periférico:
  - Realce en anillo = estadio capsular.

Encefalitis y cerebritis

- Inflamación encefálica causada por diversos patógenos, con mayor frecuencia virales.
- Encefalitis infecciosa atípica: cualquier localización.
- Encefalitis por herpes simple: infección parenquimatosa causada por VHS 1:
  - Lóbulos temporales mediales y frontales inferiores; el compromiso del giro cingulado y del lóbulo temporal contralateral es muy sugestivo.
  - El compromiso del sistema límbico (lóbulos temporales, ínsula, subfrontal, giro cingulado) es típico.
  - Afecta convexidades cerebrales, es asimétrica, los ganglios basales por lo general están indemnes, es atípica en niños.
  - Atípica en niños: principalmente hemisferios cerebrales.
  - Por lo general, bilateral; puede ser asimétrica.
- Encefalitis de Rasmussen: inflamación unilateral crónica del encéfalo; etiología incierta:
  - Atrofia cerebral unilateral:
    - Al principio hay compromiso focal; luego, hemisférico.
    - Cuando es hemisférico, es peor en las regiones precentral y frontal inferior.
- Encefalitis límbica:
  - Síndrome paraneoplásico infrecuente asociado a un tumor primario, por lo general pulmonar.
  - En la PET con ^{18}F-FDG y en la RM, las imágenes pueden ser indistinguibles de las de una encefalitis por virus herpes simple.
  - Inicio subagudo de los síntomas (semanas a meses) frente a agudo en la encefalitis por herpes simple.

Toxoplasmosis

- Infección oportunista en pacientes inmunocomprometidos.
- Causa más frecuente de lesión tumoral del SNC en pacientes con VIH.
- Se ha informado que tiene baja captación en la PET/TC con ^{18}F-FDG.
- Un estudio de PET/TC con ^{18}F-FDG negativo puede distinguirlo del linfoma del SNC.

Lista de verificación diagnóstica

Información útil para la interpretación de las imágenes

- Lesiones con realce en anillo en la RM: toxoplasmosis frente a linfoma:
  - Puede ser útil en los casos dudosos o problemáticos en la RM/TC para distinguir entre toxoplasmosis y linfoma, particularmente en pacientes con VIH.
  - Toxoplasmosis: hipermetabólica en la PET/TC con ^{18}F-FDG.
- Puede ayudar a determinar cuán aguda es la infección/inflamación del SNC:
  - Aguda: hipermetabólica en la PET/TC con ^{18}F-FDG.
  - Crónica: hipometabólica en la PET/TC con ^{18}F-FDG.

Bibliografía

1. Brouwer MC, et al. Epidemiology, diagnosis, and treatment of brain abscesses. Curr Opin Infect Dis 2017; 30 (1): 129-34.
2. Floeth FW, et al. 18F-FET PET differentiation of ring-enhancing brain lesions. J Nucl Med 2006; 47 (5): 776-82.
3. Lee BY, et al. FDG-PET findings in patients with suspected encephalitis. Clin Nucl Med 2004; 29 (10): 620-5.
4. Scheid R, et al. Serial 18F-fluoro-2-deoxy-D-glucose positron emission tomography and magnetic resonance imaging of paraneoplastic limbic encephalitis. Arch Neurol 2004; 61 (11): 1785-9.
5. Fiorella DJ, et al. (18)F-fluorodeoxyglucose positron emission tomography and MR imaging findings in Rasmussen encephalitis. AJNR Am J Neuroradiol 2001; 22 (7): 1291-9.
6. Kassubek J, et al. Limbic encephalitis investigated by 18FDG-PET and 3D MRI. J Neuroimaging 2001; 11 (1): 55-9.
7. Leonard JR, et al. MR imaging of herpes simplex type 1 encephalitis in infants and young children: a separate pattern of findings. AJR Am J Roentgenol 2000; 174 (6): 1651-5.
8. Hoffman JM, et al. FDG-PET in differentiating lymphoma from nonmalignant central nervous system lesions in patients with AIDS. J Nucl Med 1993; 34 (4): 567-75.

Sección 6

Sistema cardíaco y vascular

FACTORES CLAVE

Terminología

- Imágenes de perfusión miocárdica (IPM):
  - Medición no invasiva del flujo miocárdico absoluto determinado por la distribución relativa del radiotrazador en el tejido miocárdico.
- Isquemia miocárdica inducible: defecto de perfusión evidente en las imágenes de esfuerzo; perfusión normal en las imágenes en reposo.

Lista de verificación diagnóstica

- Imágenes sin procesar:
  - Pueden identificar artefactos, captación extracardíaca del trazador (cáncer, infección, intestino) e infiltración.
- Calidad del estudio:
  - Informar si hay movimientos excesivos, captación escasa/infiltración del radiotrazador, error técnico.
- Artefactos (de movimiento, de dispersión, de reconstrucción, de atenuación).
- Conveniencia de la modalidad de esfuerzo:
  - Con ejercicio o farmacológico.
- Imágenes de perfusión: análisis cualitativo:
  - Tamaño de la cavidad del ventrículo izquierdo (VI): normal frente a dilatado.
  - Modelo de 17 segmentos: describir la perfusión en estrés/reposo.
- Imágenes de perfusión: análisis cuantitativo:
  - Modelo de diecisiete segmentos: cada segmento se clasifica según una escala de cinco puntos.
  - Puntuación de diferencia sumada: < 4 = normal; 4 a 8 = levemente anormal; 9 a 13 = moderadamente anormal; > 13 = gravemente anormal.
  - Relación de dilatación isquémica transitoria (DIT): 1,13 a 1,36 positivo para DIT.
- Imágenes gatilladas: fracción de eyección y motilidad parietal:
  - Brillo y excursión endocárdica = normal.
  - Hipoquinesia/aquinesia si hay fotopenia y falta de excursión endocárdica.
  - Fracción de eyección del ventrículo izquierdo (FEVI) generalmente aceptada como normal para la PET/TC con IPM: > 45%.
- Conclusión:
  - Positivo o negativo para isquemia inducible.
  - Positivo o negativo para infarto de miocardio (± isquemia peri-infarto).
  - Función del VI: fracción de eyección (FE) y motilidad parietal.

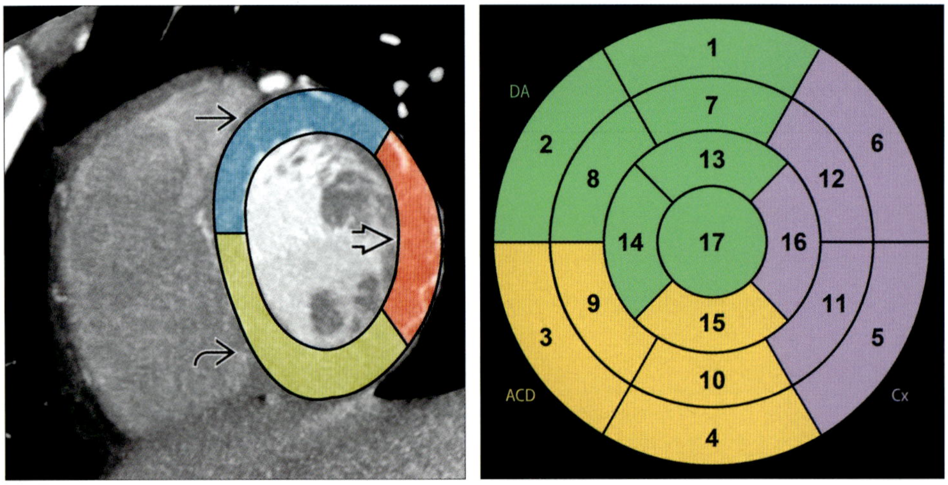

(Izquierda) Vista del eje corto del ventrículo izquierdo en TC que muestra los territorios vasculares que irrigan el miocardio. La arteria descendente anterior irriga las paredes anterior y septal (*flecha negra*). La arteria circunfleja irriga la pared lateral (*flecha negra abierta*). La arteria coronaria derecha irriga las paredes inferior e inferoseptal (*flecha negra curva*). **(Derecha)** Modelo de diecisiete segmentos en el eje corto que muestra una representación en diana del corazón para el análisis cuantitativo. La utilización de estos segmentos para realizar el informe brinda a los médicos que derivan una idea del tamaño de cualquier anomalía. 17 = ápex.

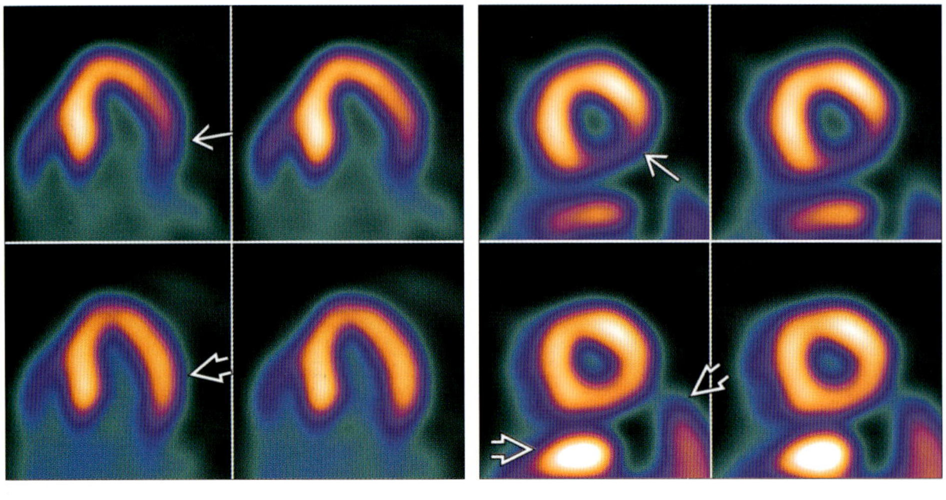

(Izquierda) Vista horizontal del eje largo de un estudio de IPM de esfuerzo con amoníaco marcado con N-13. Se constata actividad disminuida en la pared lateral ante el esfuerzo (*flecha blanca*) y perfusión normal en el reposo (*flecha abierta*). **(Derecha)** Vista del eje largo de un estudio de IPM de esfuerzo con amoníaco marcado con N-13. Se visualiza un defecto de perfusión inducido por el esfuerzo en la pared inferolateral (*flecha blanca*). Nótese la captación fisiológica del radiotrazador en el abdomen (*flechas abiertas*). (Cortesía de S. Dorbala, MD, MPH).

Terminología

Definiciones

- La isquemia miocárdica es causada por perfusión limitada de las arterias coronarias, lo que disminuye la irrigación sanguínea del miocardio:
  - La estenosis vascular se debe a una respuesta inflamatoria por monocitos/linfocitos sobre el endotelio dañado por depósitos de LDL oxidado, formación de células espumosas y calcificación vascular.
- Arterias que irrigan el ventrículo izquierdo del corazón:
  - La arteria descendente anterior (DA) irriga la pared anterior/septal:
    - Habitualmente, el ápex es irrigado por la DA, pero esto es variable.
  - La arteria circunfleja irriga la pared lateral.
  - La arteria descendente posterior (DP) irriga la pared inferior:
    - Se origina en la arteria coronaria derecha (ACD) en el 85% de los casos (dominancia derecha).
    - Es continuación de la circunfleja en el 15% de las personas (dominancia izquierda).

Imágenes

Hallazgos en PET/TC con imágenes de perfusión miocárdica

- Medición no invasiva del flujo miocárdico absoluto determinado por la distribución relativa del radiotrazador en el tejido miocárdico:
  - El agente emisor de positrones utilizado en el estudio de perfusión se distribuye en el miocardio en forma proporcional al flujo sanguíneo:
    - El radiotrazador se inyecta tanto en reposo como en estrés, seguido por la adquisición de las imágenes después de cada inyección del radiotrazador.
    - Las imágenes de reposo y de esfuerzo se comparan para identificar disminuciones de la perfusión con el esfuerzo.
- La PET/TC con IPM de esfuerzo utilizando Rb-82 puede descartar con precisión la presencia de enfermedad coronaria (EC) hemodinámicamente significativa:
  - Sensibilidad: 83%.
  - Especificidad: 89%.
- Preparación del paciente:
  - Verificar que no haya contraindicaciones para la realización del estudio de esfuerzo, determinar la posibilidad de embarazo y verificar el hábito corporal.
  - Principalmente, es necesaria para la parte de esfuerzo del estudio:
    - Ayuno 4 h antes del estudio de estrés en caso de emergencia.
    - Abstención de consumo de cafeína 12 h antes de un estudio de esfuerzo con fármaco vasodilatador.
- Radiofármaco:
  - Rb-82, amoníaco marcado con N-13 y F-18 flurpiridaz son captados de forma activa por los cardiomiocitos en función de la perfusión y quedan metabólicamente atrapados dentro de las células.
  - Rb-82:
    - Producido en generador (T1/2 = 76 s).
    - Trazador para PET rentable para centros de salud de gran volumen de estudios (costo del generador: ~ $20 000 por mes).
  - Amoníaco marcado con N-13:
    - Producido en ciclotrón (T1/2 = 9,97 min).
  - F-18 flurpiridaz:
    - Producido en ciclotrón (T1/2 = 110 min).
    - La vida media comparativamente larga permite realizar estudios de esfuerzo, tanto farmacológico como con ejercicio, y permite la producción externa rentable.
    - Se une con avidez al complejo mitocondrial 1.
- Tiempos de adquisición de las imágenes:
  - Rb-82: de 5 min a 10 min.
  - Amoníaco marcado con N-13: de 10 min a 15 min.
  - F-18 flurpiridaz: 20 min.
- Procesamiento de las imágenes:
  - En la TC, corrección por atenuación.
  - Habitualmente, las imágenes de esfuerzo se visualizan en la fila superior y las imágenes en reposo en la fila inferior.
- Hallazgos en IPM:
  - Normal: perfusión completa del ventrículo izquierdo en las imágenes en reposo y de esfuerzo.
  - Isquemia miocárdica: defecto de perfusión evidente en las imágenes de esfuerzo; perfusión normal en las imágenes en reposo.
  - Infarto agudo de miocardio: defecto de perfusión en las IPM en reposo ante la inyección dentro de las 2 h posteriores al episodio de dolor.
  - Infarto miocárdico crónico: defecto fijo de perfusión en las imágenes en reposo y de esfuerzo.
  - Hibernación miocárdica: defecto fijo de perfusión en las imágenes en reposo/de esfuerzo; normal en las imágenes de viabilidad.
  - Dilatación isquémica transitoria (DIT):
    - Mayor de 1,13: anormal.
    - Una DIT anormal en la PET con Rb-82 se asocia a disfunción más extensa del ventrículo izquierdo, compromiso isquémico y disminución de la reserva de flujo global.
    - Predictor independiente de mortalidad general.

Artefactos y control de calidad

- Artefacto de movimiento:
  - Signo del huracán: detección fuera del límite epicárdico en el eje corto.
  - Borrosidad de los contornos de las imágenes.
- Artefacto de dispersión:
  - Valores excesivos en el *pool* sanguíneo pueden dispersarse hacia las mediciones miocárdicas y afectar la percepción del tamaño y la gravedad del defecto.
  - Falsa percepción de dilatación de la cavidad del VI durante el estrés, debido a valores excesivos en el *pool* sanguíneo que hacen que la cavidad del VI parezca más pequeña en reposo.
- Artefacto de reconstrucción:
  - Puede haber artefactos en las imágenes si hay presencia de actividad extracardíaca adyacente al miocardio:
    - Fotopenia en la pared inferior, debido a actividad intestinal elevada.
    - Fotopenia en posición de hora 11 en las vistas del eje corto en reposo y con esfuerzo.
  - Artefactos de la TC que se pueden propagar hacia las imágenes de PET:
    - Rayas en individuos obesos.
    - Truncamiento.
    - Endurecimiento del haz por acción del hueso.
    - Porciones hepáticas que se aprecian en los pulmones como resultado de la respiración.
- De atenuación:
  - Registro erróneo de las imágenes por atenuación-emisión:
    - Defectos anticipados por el desplazamiento del diafragma en sentido inferior, IMC; inversamente relacionado con el tamaño del corazón.
    - Defectos anterolaterales o laterales que no corresponden a la evolución típica de territorios coronarios, asociados a registro erróneo.
  - En una región inferior, se pueden apreciar artefactos de sobrecorrección debidos a mayores coeficientes de atenuación de tejidos subdiafragmáticos superpuestos, en forma de puntos calientes.

Diagnóstico diferencial

Defectos reversibles de perfusión

- Isquemia miocárdica.

- Bloqueo completo de rama izquierda: reversibilidad septal funcional con el ejercicio (falso positivo).

Defectos fijos de perfusión

- Adelgazamiento apical normal.
- Hipertrofia del ventrículo izquierdo: defecto fijo de la pared lateral.
- La hipoquinesia septal es frecuente en ausencia de infarto de miocardio (IM), especialmente después de una cirugía de injerto de bypass aortocoronario.
- En controles sanos, la PET con amoníaco marcado con N-13 puede mostrar actividad disminuida en la pared lateral.
- Hibernación miocárdica: miocardio con poca o nula perfusión, pero viable debido a la glucólisis anaerobia o el 25% de defectos fijos viables en estudios de viabilidad.
- Infarto de miocardio.

Aspectos clínicos

Presentación

- Signos/síntomas más frecuentes:
  - Síntomas: dolor torácico, disnea, diaforesis, náuseas, vómitos, fatiga, mareo y síncope.
  - Signos: cambios en la onda T en el ECG, onda Q patológica y nuevo bloqueo completo de rama izquierda, taquicardia, inestabilidad hemodinámica, elevación de troponina I.

Historia natural y pronóstico

- Enfermedad coronaria estable:
  - Estenosis vascular que progresa gradualmente.
- La enfermedad coronaria inestable puede representar la progresión de una placa, pero con mayor frecuencia se debe a la rotura de una placa con trombosis (clínicamente urgente, ya que puede convertirse en un infarto).
- Infarto de miocardio:
  - El tejido infartado sufre necrosis coagulativa y eventual fibrosis con cicatrización miocárdica.
  - Aumenta la probabilidad de arritmia cardíaca, muerte súbita cardíaca y miocardiopatía isquémica.

Tratamiento

- Enfermedad coronaria estable:
  - La intervención coronaria percutánea (ICP) para el tratamiento inicial de la EC no es superior al tratamiento médico solo en cuanto a mortalidad, infarto de miocardio u otros eventos cardiovasculares mayores.
  - La ICP puede ser un tratamiento adecuado para la enfermedad coronaria estable refractaria al tratamiento médico maximizado.
  - Retrospectivamente, el bypass aortocoronario tiene mejores resultados a largo plazo en comparación con la ICP en pacientes con EC de múltiples vasos estable:
    - La viabilidad miocárdica puede comprobar la extensión de aturdimiento, hibernación e infarto del miocardio.
- Enfermedad coronaria inestable:
  - La ICP en pacientes con troponinas positivas mejoró el resultado compuesto de muerte y riesgo de futuro infarto de miocardio cuando se los trató con una estrategia invasiva temprana.

Lista de verificación diagnóstica

Consejos para el informe

- Imágenes sin procesar:
  - Revisar para identificar artefactos o captación extracardíaca del radiotrazador (cáncer de mama/pulmón, linfoma, infección).
- Calidad del estudio:
  - Informar si hay movimientos excesivos, captación escasa/infiltración del radiotrazador, error técnico.
- Artefactos:
  - Describirlos, si están presentes (de movimiento, de dispersión, de reconstrucción, de atenuación).
- Conveniencia de la modalidad de esfuerzo:
  - Con ejercicio: indicar el porcentaje alcanzado de la frecuencia cardíaca máxima para la edad.
  - Con vasodilatadores: si se los administró, junto con la inyección del radiotrazador, según el protocolo, entonces asumir que se logró un estrés adecuado.
- Imágenes de perfusión:
  - Análisis cualitativo:
    - Tamaño de la cavidad del VI: normal frente a dilatada.
    - Modelo de diecisiete segmentos: describir los defectos de perfusión con el esfuerzo y en reposo utilizando estos segmentos.
    - Isquemia miocárdica:
      - Defecto reversible de perfusión en las imágenes en reposo y de esfuerzo, sin anomalía de la motilidad parietal regional.
    - Infarto de miocardio: defecto fijo de perfusión; anomalía de la motilidad parietal regional.
    - DIT: caída de la intensidad en el borde endocárdico ante el esfuerzo.
  - Análisis cuantitativo:
    - Generación por computadora de un puntajes de perfusión segmentaria en cada uno de los diecisiete segmentos en una escala de 5 puntos con esfuerzo y en reposo (0 = normal, 4 = ausente).
    - Puntaje sumado de estrés (SSS): análisis de los defectos de perfusión con el esfuerzo.
    - Puntaje sumado de reposo (SRS): análisis de los defectos de perfusión en reposo.
    - Puntaje de diferencia sumada (SDS): SSS menos SRS; medida de isquemia inducida por el esfuerzo.
    - SDS: < 4 = normal; 4 a 8 = levemente anormal; 9 a 13 = moderadamente anormal; > 13 = gravemente anormal.
    - Relación DIT: 1,13 a 1,36 se correlaciona con enfermedad de múltiples vasos:
      - DIT = volumen endocárdico ante el esfuerzo/volumen endocárdico en reposo.
- Imágenes funcionales (gatilladas):
  - Motilidad parietal:
    - Normal si hay brillo y excursión endocárdica en imágenes gatilladas.
    - Sospecha de hipoquinesia/aquinesia en caso de fotopenia y falta de excursión endocárdica.
  - Fracción de eyección (FE):
    - Límites más bajos que lo normal para las IPM de PET/TC: por lo general, se acepta $> 45\%$.
- Conclusión:
  - Positivo o negativo para isquemia inducible.
  - Positivo o negativo para infarto de miocardio (± isquemia periinfarto):
    - Considerar la posibilidad de hibernación miocárdica y necesidad de estudio de viabilidad.
  - Función del VI: FE y motilidad parietal.

Bibliografía

1. Driessen RS, et al. Myocardial perfusion imaging with PET. Int J Cardiovasc Imaging 2017.
2. Travin MI. Pitfalls and limitations of radionuclide and hybrid cardiac imaging. Semin Nucl Med 2015; 45 (5): 392-410.
3. Dorbala S, et al. SNMMI/ASNC/SCCT guideline for cardiac SPECT/CT and PET/CT 1.0. J Nucl Med 2013; 54 (8): 1485-507.

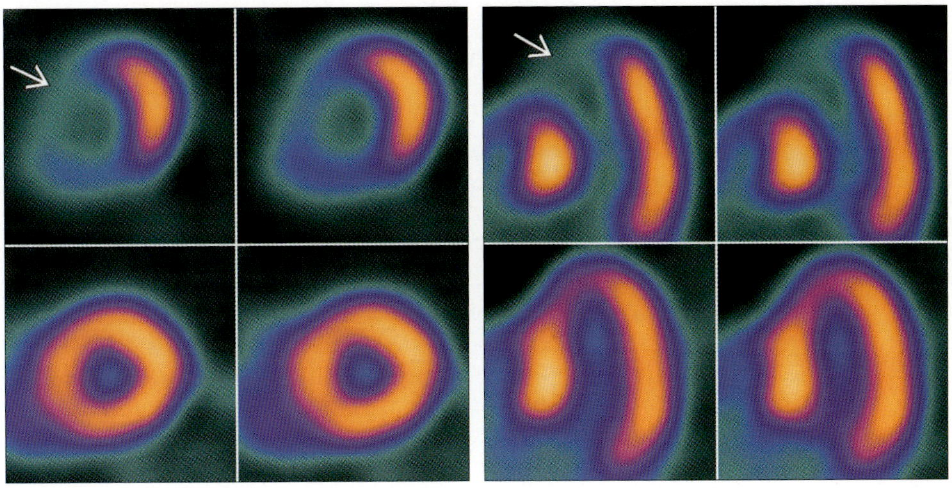

(Izquierda) Vistas del eje corto en un estudio de IPM de esfuerzo con amoníaco marcado con N-13 muestra isquemia inducible en la región anteroseptal (*flecha*), el territorio de la arteria descendente anterior. **(Derecha)** El estudio de IPM de esfuerzo con amoníaco marcado con N-13 en vistas horizontales del eje largo en el mismo paciente. Se aprecia otra perspectiva de la isquemia anteroseptal inducible (*flecha*). (Cortesía de S. Dorbala, MD, MPH).

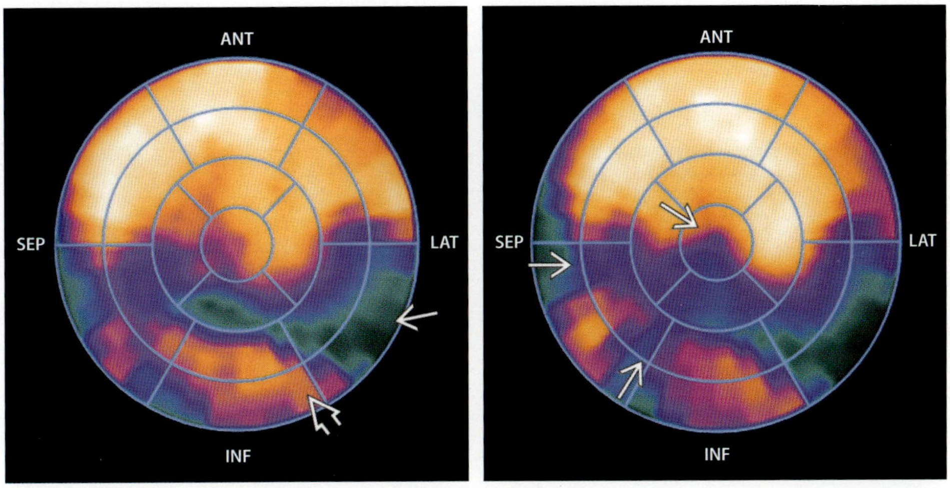

(Izquierda) Mapa polar en un estudio de IPM en reposo con amoníaco marcado con N-13 que muestra un defecto de perfusión en la región inferolateral (*flecha blanca*) con un área de perfusión normal en los segmentos medioinferior y basal (*flecha abierta*). **(Derecha)** Mapa polar en un estudio de IPM en estrés con amoníaco marcado con N-13 en el mismo paciente. Se observan áreas de reversibilidad (*flechas*) cuando se lo compara con las imágenes en reposo. (Cortesía de S. Dorbala, MD, MPH).

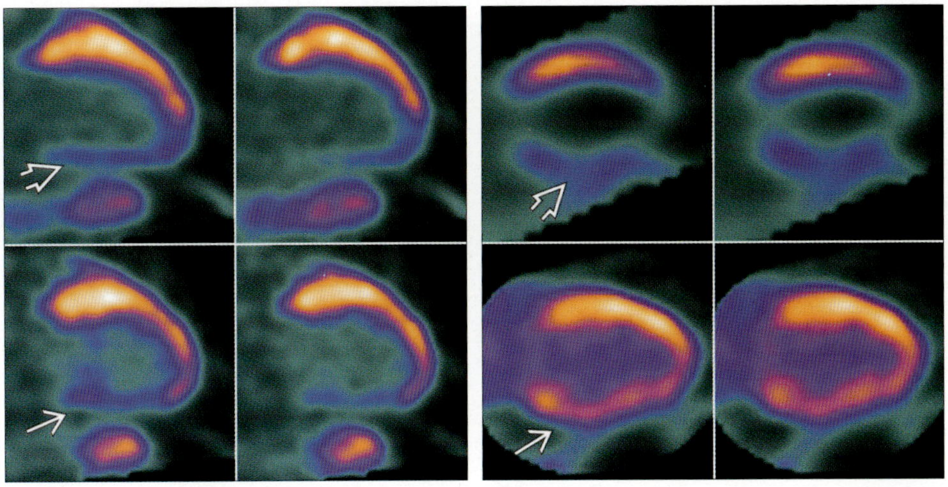

(Izquierda) Vistas verticales del eje corto en un estudio de IPM de esfuerzo con amoníaco marcado con N-13 que muestra actividad disminuida en la pared inferior en reposo (*flecha blanca*) y en estrés (*flecha abierta*), que hace sospechar una cicatriz. Un estudio de viabilidad mediante PET puede distinguir el miocardio viable del no viable. (Cortesía de S. Dorbala, MD, MPH). **(Derecha)** Vistas verticales del eje largo en un estudio de viabilidad mediante PET con ^{18}F-FDG en otro paciente que muestra captación de ^{18}F-FDG, lo que significa que hay utilización de glucosa en forma anaerobia (*flecha blanca*) en una pared inferior con poca perfusión (*flecha abierta*). Si se la revasculariza, la contractilidad de esta región debería mejorar.

FACTORES CLAVE

Terminología

- Evaluación de la viabilidad miocárdica:
  - Detección de hibernación o atontamiento miocárdico frente a infarto de miocardio en pacientes con miocardiopatía isquémica.

Imágenes

- PET con ^{18}F-FDG:
  - Utilización anaerobia del análogo de la glucosa ^{18}F-FDG en un miocardio poco perfundido = miocardio viable.
- RM cardíaca:
  - Realce tardío con gadolinio = miocardio no viable.

Principales diagnósticos diferenciales

- Hibernación miocárdica:
  - Disfunción miocárdica crónica debida a reducción prolongada de la perfusión (oclusiones totales crónicas).
- Atontamiento miocárdico:
  - Disfunción temporal de la contractilidad miocárdica debido a hipoperfusión de corto plazo.
- Infarto de miocardio:
  - Necrosis y remodelado miocárdico (cicatriz).
  - Las regiones de perfusión anormal muestran falta de actividad metabólica.

Lista de verificación diagnóstica

- Evaluar las imágenes de perfusión y de viabilidad utilizando el modelo de diecisiete segmentos del ventrículo izquierdo, como en los estudios cardíacos de esfuerzo.
- Informar la extensión de tejido con perfusión anormal:
  - Del 5% al 10% del ventrículo izquierdo (uno a dos segmentos).
  - Del 15% al 20% del ventrículo izquierdo (dos a tres segmentos).
  - Más del 20% del ventrículo izquierdo (cuatro o más segmentos).
- Indicar si los segmentos hipoperfundidos tienen correlación en la PET con ^{18}F-FDG (no viables) o no la tienen (viables).

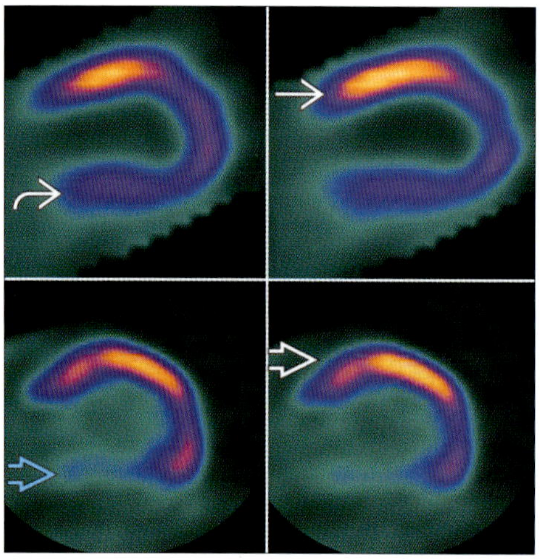
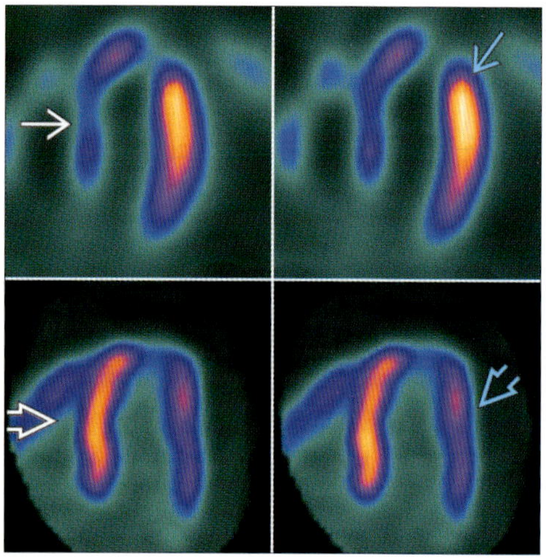

(Izquierda) Imágenes verticales del eje largo en una PET con ^{18}F-FDG para viabilidad que muestra perfusión normal en la pared anterior (*flecha blanca*) con metabolismo de la glucosa asociado (*flecha blanca abierta*). Esto confirma que la glucosa es un sustrato disponible para la pared inferior hipoperfundida (*flecha blanca curva*), que no muestra viabilidad en la PET (*flecha azul abierta*). **(Derecha)** Imágenes horizontales del eje largo en una PET con ^{18}F-FDG para viabilidad que muestra un tabique hipoperfundido (*flecha blanca*) con utilización de glucosa (*flecha blanca abierta*), lo que implica viabilidad. Nótese que la pared lateral con perfusión normal (*flecha azul*) no está utilizando glucosa (*flecha azul abierta*), lo que significa que está utilizando ácidos grasos libres.

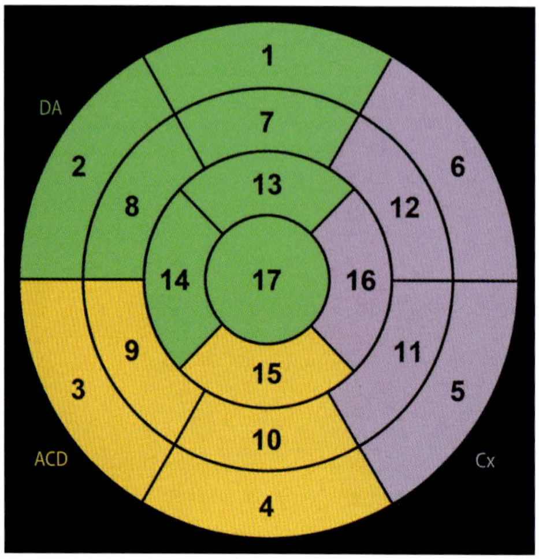

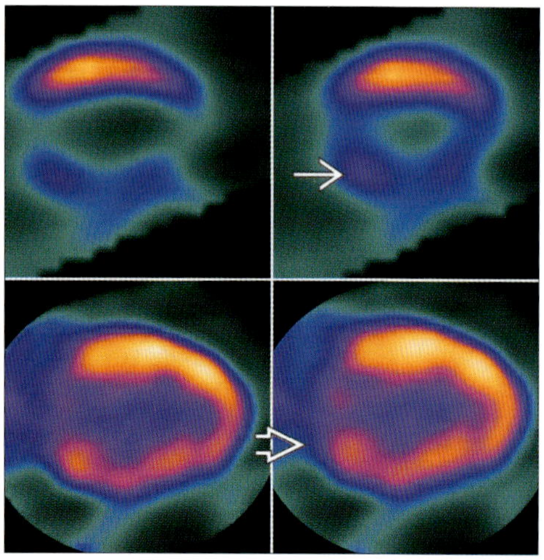

(Izquierda) Modelo de diecisiete segmentos que muestra el ventrículo izquierdo, utilizado para el informe de los segmentos. El ápex es el segmento diecisiete. Los segmentos apicales son el 13 al 16. Los segmentos medios del ventrículo izquierdo son el 7 al 12. Los segmentos 1 a 6 son los basales. **(Derecha)** Imágenes verticales del eje largo en una PET con ^{18}F-FDG para viabilidad que muestra desigualdad entre la perfusión de la pared inferior (*flecha blanca*) y el metabolismo de la glucosa (*flecha abierta*). Esto sugiere que la contractilidad de la pared inferior mejorará después de la revascularización.

Terminología

Definiciones

- En pacientes con insuficiencia cardíaca isquémica, el concepto de viabilidad miocárdica dirige las decisiones terapéuticas hacia el tratamiento médico, la revascularización o el trasplante cardíaco:
  - Las regiones de hibernación/atontamiento miocárdico muestran contractilidad aumentada después de la revascularización (injerto de derivación de arterias coronarias o intervenciones arteriales percutáneas).
  - Las áreas de infarto de miocardio no muestran mejora de la contractilidad.
- El estudio de viabilidad es importante en pacientes con insuficiencia cardíaca:
  - El 50% de los pacientes con insuficiencia cardíaca: fallecimiento en 5 años.
  - Revascularización: disminuye la morbilidad y la mortalidad cuando hay presencia de miocardio viable.

Imágenes

PET/TC con ^{18}F-FDG para viabilidad

- Hallazgos:
  - La presencia de miocardio no perfundido en un estudio de perfusión con Rb-82, Tc-99m o Tl-201 puede deberse a infarto, atontamiento o hibernación del miocardio.
  - Captación del análogo de la glucosa ^{18}F-FDG en miocardio no perfundido = viabilidad.
  - La captación de ^{18}F-FDG indica glucólisis anaerobia que se produce en un miocardio no perfundido.
- Artefactos y control de calidad:
  - Diabetes mellitus tipo II grave:
    - Puede haber ausencia de captación de ^{18}F-FDG en el miocardio a pesar del uso de insulina.
    - El estudio de viabilidad con Tl-201 puede ser mejor en estos casos.
  - Corrección por atenuación:
    - El registro erróneo del mapa de atenuación puede ocasionar valores falsamente aumentados o disminuidos.
    - Se recomienda la corrección por atenuación para disminuir los falsos defectos de perfusión en las paredes inferior (diafragma) y anterior (mamas).
  - SPECT de perfusión:
    - La actividad intestinal se puede superponer a la actividad de la pared inferior, simulando una perfusión normal.
- Recomendaciones para el protocolo:
  - Obtener un SPECT o PET de perfusión en reposo antes del estudio PET con ^{18}F-FDG.
  - Preparación del paciente:
    - PET con ^{18}F-FDG inyectado por vía EV en presencia de un nivel elevado de insulina (posprandial/posterior a la administración de insulina):
      - Carga de glucosa oral con una comida rica en carbohidratos seguida de verificación de la glucemia en 45 min a 90 min.
      - Administrar una a cinco unidades de insulina, según el nivel de glucemia.
  - Se administran de 5 mCi a 15 mCi (185 MBq a 555 MBq) de ^{18}F-FDG por vía EV.
  - El estudio se realiza ~ 60 min después de la inyección de ^{18}F-FDG.
  - Tiempo de estudio con PET: de 3 min a 10 min.
  - TC para corrección por atenuación.
  - Procesamiento de las imágenes:
    - Comparar las imágenes de PET con ^{18}F-FDG con las imágenes de perfusión miocárdica utilizando un *software* específico para centellograma de perfusión miocárdica.
    - Vistas del eje corto, horizontales del eje largo y verticales del eje largo del ventrículo izquierdo.

Resonancia magnética cardíaca

- Hallazgos:
  - Realce tardío o realce tardío con gadolinio = miocardio no viable:
    - Inversión-recuperación en T1 con contraste de gadolinio EV.
    - Realce específico para miocardio con infarto agudo y tejido cicatricial no viable.
    - El estudio de alta resolución permite una evaluación cuantitativa de la cantidad de tejido viable y no viable.
  - Realce de la motilidad parietal con la administración de dobutamina = viabilidad.
- No hay exposición a radiación.
- La extensión transmural de la cicatriz predice la recuperación funcional:
  - Sin mejora: cicatriz > 75%.
  - Mejora variable: cicatriz > 25%, pero < 75%.
  - Mejora de la contractilidad: cicatriz < 25%.
- Es necesario que el paciente esté en decúbito y contenga la respiración.
- No se la puede utilizar en pacientes con contraindicaciones para RM, como dispositivos metálicos.

PET/RM con ^{18}F-FDG

- Puede ser muy útil para predecir la mejora en la contractilidad miocárdica en segmentos con realce del 25% al 75% en la RM (extensión intermedia del realce).
- La captación de ^{18}F-FDG en segmentos de extensión intermedia sugiere segmentos isquémicos que mejorarán con la revascularización.
- En un estudio pequeño, ~ 20% de los segmentos clasificados como intermedios mediante RM se volvieron a clasificar a partir de la captación en PET con ^{18}F-FDG.
- La PET con ^{18}F-FDG brinda información incremental respecto de la RM cardíaca sola.

Diagnóstico diferencial

Hibernación miocárdica

- Utilización/captación de ^{18}F-FDG presente en regiones de perfusión anormal.
- Disfunción miocárdica crónica debida a disminución prolongada de la perfusión miocárdica (oclusiones totales crónicas).
- Alteración de la reserva de flujo coronario y disminución del metabolismo.

Atontamiento miocárdico

- Utilización/captación de ^{18}F-FDG presente en regiones de perfusión anormal.
- Disfunción miocárdica transitoria debida a falta de perfusión miocárdica de corto plazo.

Infarto de miocardio

- Falta de utilización/captación de ^{18}F-FDG en regiones de perfusión anormal.
- Necrosis y remodelado miocárdico (cicatriz).

Patología

Características microscópicas

- La viabilidad miocárdica requiere:

Interpretación de la PET para viabilidad miocárdica

Miocardio	SPECT o PET de perfusión miocárdica	PET con ^{18}F-FDG
No viable	Ausencia de perfusión	Sin captación
Viable: atontamiento/hibernación/isquemia	Ausencia o disminución de la perfusión	Captación elevada
Viable: miocardio normal	Perfusión normal	Captación variable

Los estudios de perfusión miocárdica utilizando radiotrazadores sobre la base de Tc-99m/trazadores de perfusión para SPECT o PET con Tl-201 (p. ej., Rb-82) se comparan con la captación de ^{18}F-FDG para determinar la viabilidad miocárdica.

- Integridad del sarcolema, actividad metabólica preservada y adecuada perfusión miocárdica.
- Hibernación miocárdica:
  - Presenta un espectro de perturbaciones histológicas y bioquímicas que definen su capacidad de recuperación.
  - Pérdida de proteínas del citoesqueleto y desdiferenciación celular.
  - Acumulación de glucógeno.
  - Incremento del colágeno extracelular tipo I y de fibroblastos y espacio extracelular aumentado.

Aspectos clínicos

Presentación

- Signos/síntomas más frecuentes:
  - Insuficiencia cardíaca:
    - Anomalías de la motilidad parietal, galope con tercer ruido (R3), distensión yugular y edema con fóvea en las extremidades inferiores.
    - Fatiga, disnea, ortopnea, tos, mareos y síncope.
  - Pacientes con oclusión total crónica:
    - Angina en hasta el 50% y ~ 12% tienen insuficiencia cardíaca.

Demografía

- Epidemiología:
  - En Estados Unidos, 5 700 000 personas tienen insuficiencia cardíaca desde 2012:
    - De 50 a 59 años de edad: 8 cada 1000.
    - De 80 a 89 años de edad: 66 a 79 cada 1000.
  - Oclusiones totales crónicas: prevalencia del 33% al 52% en pacientes con enfermedad coronaria.

Historia natural y pronóstico

- Pacientes con miocardio viable:
  - Sin tratamiento, aumenta el riesgo de muerte de causa cardíaca o de infarto de miocardio no fatal.
- Pacientes con miocardio no viable:
  - Morbilidad y mortalidad aumentadas con la revascularización.

Tratamiento

- Revascularización mediante injerto de derivación de arterias coronarias:
  - Pacientes de mayor edad.
  - Enfermedad de la coronaria izquierda o de tres vasos.
  - Pacientes con diabetes mellitus.
- Revascularización mediante cateterismo cardíaco e intervención coronaria percutánea:
  - Pacientes más jóvenes, función renal normal y enfermedad coronaria de menor riesgo.
- Tasa de mortalidad más de dos veces mayor en pacientes sometidos a revascularización si no hay miocardio viable.

Lista de verificación diagnóstica

Considerar

- PET con ^{18}F-FDG para viabilidad:
  - Probablemente sea la modalidad más sensible para detectar viabilidad en pacientes con fracción de eyección del ventrículo izquierdo < 25%.
  - Si no hay actividad de ^{18}F-FDG en el corazón, considerar una preparación inadecuada del paciente.
  - Los pacientes diabéticos pueden no mostrar captación de ^{18}F-FDG en un miocardio viable a pesar de la preparación adecuada:
    - Considerar el estudio de viabilidad con Tl-201 o una RM cardíaca.
  - Desigualdad entre perfusión y metabolismo de la glucosa = miocardio viable.

Información útil para la interpretación de las imágenes

- Revisar las imágenes no cardíacas de PET y TC en busca de hallazgos incidentales:
  - Enfermedad maligna oculta o trastornos inflamatorios (p. ej., sarcoidosis).
  - Hallazgos anatómicos asociados al corazón (p. ej., calcificaciones valvulares, derrames pericárdicos).
  - Derrames pleurales.

Consejos para la realización del informe

- Evaluar las imágenes de perfusión y de viabilidad utilizando el modelo de diecisiete segmentos del ventrículo izquierdo, como en los estudios cardíacos de esfuerzo.
- Informar la extensión de tejido anormalmente perfundido:
  - Del 5% al 10% del ventrículo izquierdo (uno a dos segmentos).
  - Del 15% al 20% del ventrículo izquierdo (dos a tres segmentos).
  - Más del 20% del ventrículo izquierdo (cuatro o más segmentos).
- Indicar si los segmentos hipoperfundidos tienen correlación en PET con ^{18}F-FDG (no viables) o no la tienen (viables).

Bibliografía

1. Priamo J, et al. Downstream indication to revascularization following hybrid cardiac PET/MRI: preliminary results. Nucl Med Commun 2017; 38 (6): 515-22.
2. Lee WW. Recent advances in nuclear cardiology. Nucl Med Mol Imaging 2016; 50 (3): 196-206.
3. Sarikaya I. Cardiac applications of PET. Nucl Med Commun 2015; 36 (10): 971-85.
4. Slomka P, et al. The role of PET quantification in cardiovascular imaging. Clin Transl Imaging 2014; 2 (4): 343-58.
5. Thut DP, et al. Variability in myocardial metabolism on serial tumor (18) F-FDG PET/CT scans. Am J Nucl Med Mol Imaging 2014; 4 (4): 346-53.
6. Allman KC. Noninvasive assessment myocardial viability: current status and future directions. J Nucl Cardiol 2013; 20 (4): 618-37; quiz 638-9.

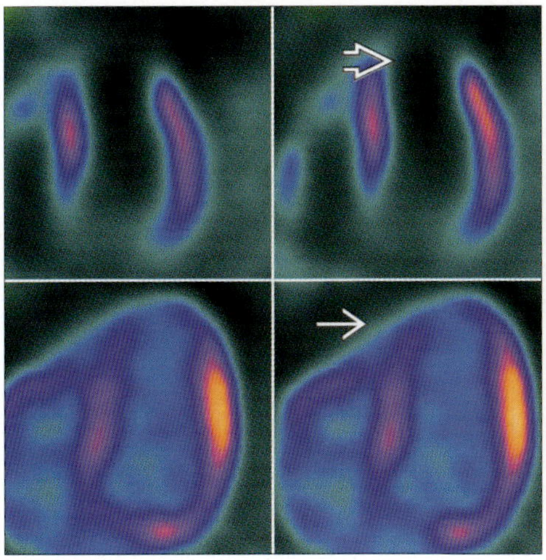

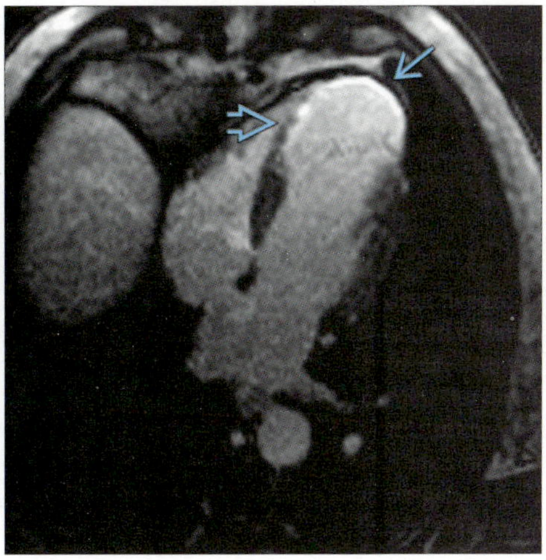

(Izquierda) Imágenes horizontales del eje largo en una PET con ^{18}F-FDG para viabilidad que muestra equivalencia entre defectos de perfusión (*flecha abierta*) y del metabolismo de la glucosa (*flecha blanca*) en el ápex, lo que indica la presencia de infarto de miocardio no viable. **(Derecha)** RM con realce tardío de gadolinio de dos cámaras que muestra realce tardío en el ápex del ventrículo izquierdo (*flecha azul*) y en el tabique (*flecha abierta*), lo que indica la presencia de miocardio no viable.

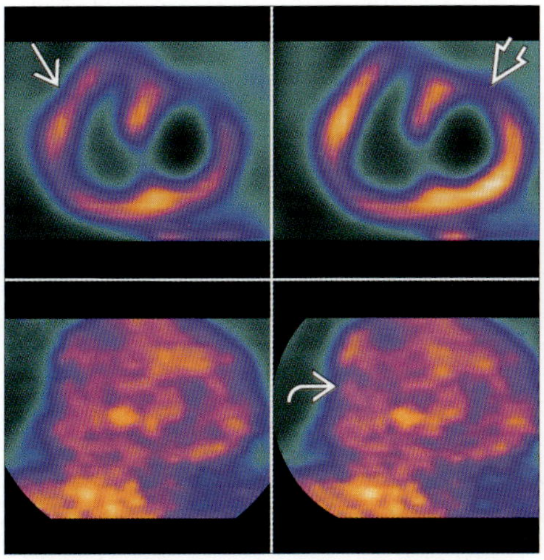

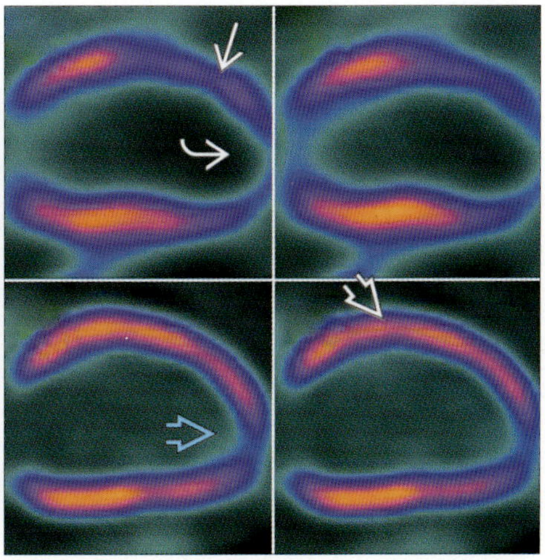

(Izquierda) Imágenes del eje corto en una PET con ^{18}F-FDG para viabilidad que muestra un ventrículo derecho aumentado de tamaño (*flecha blanca*) y un defecto de perfusión anterolateral (*flecha abierta*). Nótese que solo hay actividad del *pool* sanguíneo (*flecha curva*), lo que puede significar una mala preparación del paciente o inviabilidad anterolateral. En pacientes con resistencia elevada a la insulina, el corazón puede no captar glucosa a pesar de ser viable. **(Derecha)** Imágenes verticales del eje largo en una PET con ^{18}F-FDG para viabilidad que muestra disminución de la perfusión anterior (*flecha blanca*) y apical (*flecha blanca curva*). La pared anterior (*flecha blanca abierta*) muestra metabolismo de la glucosa, pero no el ápex (*flecha azul abierta*).

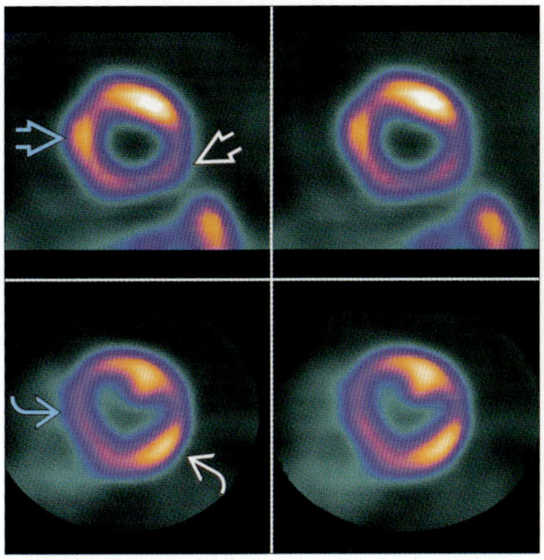

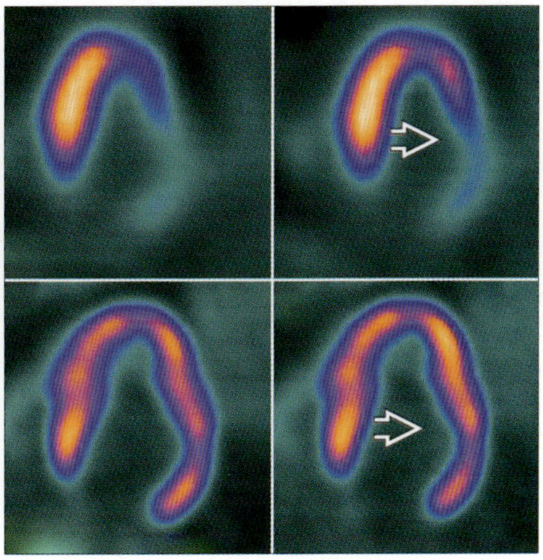

(Izquierda) Imágenes del eje corto en una PET con ^{18}F-FDG para viabilidad que muestra perfusión inferolateral anormal (*flecha blanca abierta*) con un nivel elevado de metabolismo de la glucosa (*flecha blanca curva*), compatible con viabilidad miocárdica. Nótese que el tabique normal (*flecha azul abierta*) no está utilizando glucosa (*flecha azul curva*), pero está utilizando ácidos grasos libres como sustrato para producir energía. **(Derecha)** Imágenes horizontales del eje largo en una PET con ^{18}F-FDG para viabilidad que muestra una pared lateral hipoperfundida (*flechas*).

FACTORES CLAVE

Imágenes

- PET/TC con ^{18}F-FDG:
  - Indicado para la evaluación de miocarditis, endocarditis, sarcoidosis y dispositivos cardíacos implantables.
  - Hay aumento del metabolismo de la glucosa en células asociadas con infección e inflamación.
  - Se recomienda una dieta pobre en hidratos de carbono y rica en grasas/proteínas durante al menos un día antes del estudio para disminuir la utilización fisiológica de ^{18}F-FDG (glucosa) por parte del miocardio:
    - También se puede administrar heparina no fraccionada por vía EV (50 unidades/kg) 15 min antes de la inyección de ^{18}F-FDG para suprimir la captación fisiológica del trazador.
  - De 10 mCi a 20 mCi de ^{18}F-FDG.
  - Las imágenes de PET se obtienen 90 min después de la inyección.
  - Se muestran vistas del eje corto, horizontales del eje largo y verticales del eje largo del corazón para el análisis.

Principales diagnósticos diferenciales

- Miocarditis:
  - Captación de ^{18}F-FDG en el miocardio (focal o focal sobre difusa).
- Sarcoidosis cardíaca:
  - Captación aumentada de ^{18}F-FDG en regiones afectadas, especialmente en el septo basal/pared lateral.
- Pericarditis aguda:
  - Captación de ^{18}F-FDG moderadamente aumentada.
- Endocarditis infecciosa:
  - Las válvulas protésicas no infectadas pueden mostrar captación homogénea de ^{18}F-FDG (sobre todo si < 3 meses después de la cirugía), debido al proceso de curación/cicatrización o remodelado crónico.
  - El valor predictivo negativo es útil para complementar un ecocardiograma no concluyente.
- Infecciones de dispositivos cardíacos electrónicos implantables:
  - La captación de ^{18}F-FDG puede identificar sitios en tejidos blandos por encima del generador, en el bolsillo del dispositivo o a lo largo de los cables.

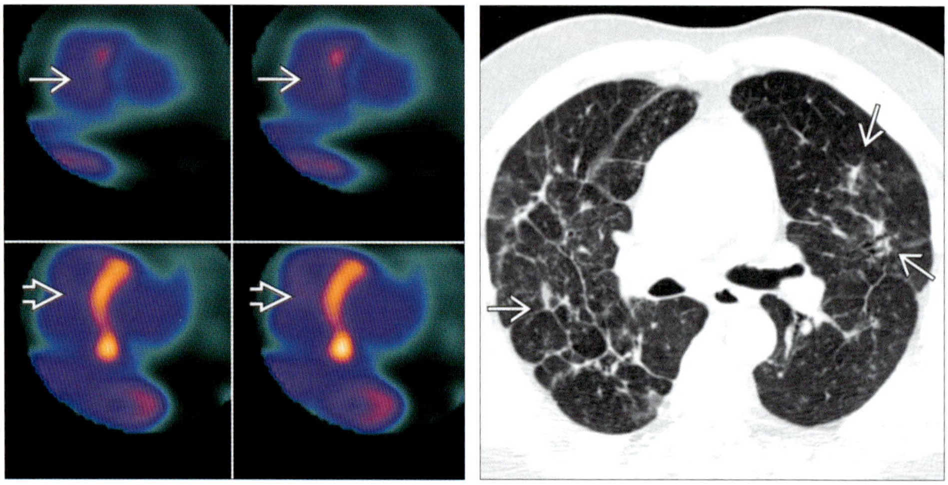

(Izquierda) Imágenes del eje corto de un estudio de perfusión cardíaca con Tc-99m tetrofosmina que muestra perfusión moderadamente disminuida en el septo basal (*flechas blancas*), correspondiente a la captación aumentada de ^{18}F-FDG (*flechas abiertas*) observada en la PET/TC, compatible con sarcoidosis cardíaca activa máxima. Este es un sitio frecuente de compromiso cardíaco. **(Derecha)** En el mismo paciente, TC axial que muestra secuelas pulmonares (*flechas*) de la sarcoidosis.

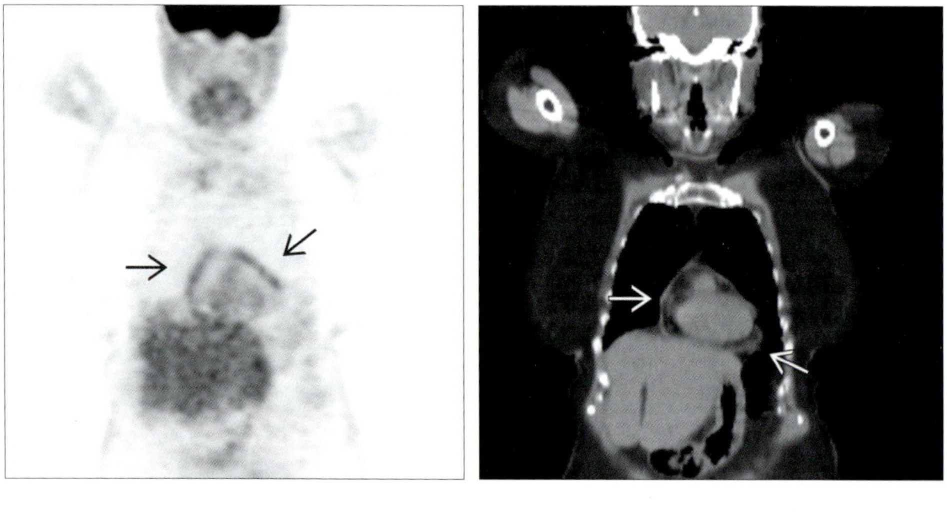

(Izquierda) PET coronal con ^{18}F-FDG en un paciente con pericarditis aguda. Se aprecia captación de ^{18}F-FDG moderadamente aumentada (*flechas*) en el pericardio. **(Derecha)** En el mismo paciente, TC coronal que muestra el pericardio engrosado (*flechas*). Con el tratamiento exitoso hay resolución de la captación de ^{18}F-FDG.

Terminología

Definiciones

- Cardiopatía inflamatoria:
  - Pericarditis:
    - Inflamación del pericardio.
  - Miocarditis:
    - Inflamación del músculo cardíaco.
  - Endocarditis:
    - Inflamación del endocardio, por lo general de las válvulas.
- Causas de cardiopatía inflamatoria:
  - Infección.
  - Fármacos.
  - Toxinas.
  - Radioterapia de haz externo.
  - Uremia.

Imágenes

Hallazgo en PET/TC con ^{18}F-FDG

- Aumento del metabolismo de la glucosa en células asociadas a infección e inflamación.
- Indicado para la evaluación de miocarditis, endocarditis, sarcoidosis y dispositivos cardíacos implantables.
- Protocolo:
  - Los miocitos utilizan preferentemente ácidos grasos libres para producir energía, pero en el estado posprandial pueden utilizar glucosa.
  - Se recomienda una dieta pobre en hidratos de carbono y rica en grasas/proteínas durante, al menos, un día antes de la PET para disminuir la utilización fisiológica de ^{18}F-FDG (glucosa) por parte del miocardio:
    - El ayuno desde la noche previa es opcional, pero se recomienda.
    - También se puede administrar heparina no fraccionada por vía EV (50 unidades/kg) 15 min antes de la inyección de ^{18}F-FDG para suprimir la captación fisiológica del trazador.
  - El estudio de perfusión cardíaca (mediante PET o SPECT) realizado antes de la PET con ^{18}F-FDG es necesario para la evaluación de la sarcoidosis cardíaca.
  - De 10 mCi a 12 mCi de ^{18}F-FDG.
  - Las imágenes de PET se obtienen 90 min después de la inyección:
    - La TC exploradora localiza el corazón.
    - Adquisición de imágenes PET cardíacas no gatilladas en modo 2D o 3D; también se puede explorar el tórax/todo el cuerpo para detectar signos secundarios (p. ej., sarcoidosis, émbolos sépticos).
    - TC obtenida para corrección por atenuación.
  - Procesamiento de las imágenes:
    - Se muestran vistas del eje corto, horizontales del eje largo y verticales del eje largo del corazón para el análisis.
    - Imágenes coronales, sagitales, axiales ± fusionadas del tórax.

Diagnóstico diferencial

Miocarditis

- Inflamación miocárdica, con mayor frecuencia debida a infección:
  - Países desarrollados: etiología viral; además, radioterapia de haz externo, quimioterapia, toxinas, enfermedad autoinmune.
  - Países en desarrollo: estreptococo del grupo A, Trypanosoma cruzi, VIH.
- Síntomas/signos: variables, incluso fatiga, dolor torácico, insuficiencia cardíaca, arritmia, shock cardiogénico, muerte súbita.
- Clasificar la captación de ^{18}F-FDG en el miocardio:
  - Ausente = negativo.
  - Difusa = negativo.
  - Focal = positivo.
  - Focal sobre difusa = positivo.

Sarcoidosis cardíaca

- Compromiso del corazón por granulomas no caseosos:
  - Puede ser en el pericardio, el miocardio o el endocardio.
  - Puede ser en ambos ventrículos o aurículas.
- Síntomas/signos: arritmia, bloqueo cardíaco, insuficiencia cardíaca, muerte súbita (depende de la región y la extensión del compromiso), puede ser asintomática.
- Captación aumentada de ^{18}F-FDG en regiones afectadas:
  - Sensibilidad del 89%, especificidad del 78%.
  - Perfusión anormal más captación aumentada de ^{18}F-FDG = cociente de riesgo de 3,9 para muerte o taquicardia ventricular (TV).
  - La captación focal y parcheada de ^{18}F-FDG es sugestiva de sarcoidosis:
    - Patrón frecuente de sarcoidosis cardíaca: captación en el septo basal o en la pared lateral.
  - Con el tratamiento exitoso hay normalización de la captación de ^{18}F-FDG.
  - También se puede observar captación pulmonar y en ganglios linfáticos debida a sarcoidosis activa en estas regiones.
  - Se utiliza el sistema de estadificación de la sarcoidosis cardíaca para realizar el informe.

Pericarditis aguda

- Inflamación del saco pericárdico ± derrame pericárdico:
  - Países desarrollados: etiología viral; además, radioterapia de haz externo, uremia, trastornos del tejido conectivo.
  - Países en desarrollo: VIH, tuberculosis.
- Síntomas/signos: dolor torácico, roce pericárdico en la auscultación, elevación generalizada del ST/descenso del PR, derrame pericárdico.
- Captación de ^{18}F-FDG moderadamente aumentada en el pericardio/derrame pericárdico:
  - La pericarditis tuberculosa muestra captación intensa de ^{18}F-FDG ± linfadenopatía.
- Con el tratamiento exitoso hay normalización de la captación de ^{18}F-FDG.

Endocarditis infecciosa

- Inflamación inducida por la infección del endocardio, habitualmente de las válvulas:
  - Los estafilococos/estreptococos son los patógenos más frecuentes.
  - Factores de riesgo: uso de drogas EV, infecciones dentales, edad > 60 años, sexo masculino, enfermedad valvular o prótesis valvulares, cardiopatía congénita, hemodiálisis, dispositivos endovasculares, VIH.
- PET con ^{18}F-FDG:
  - Las válvulas cardíacas protésicas no infectadas pueden mostrar captación homogénea de ^{18}F-FDG (sobre todo si < 3 meses después de la cirugía) debido al proceso de curación/cicatrización o remodelado crónico.
  - Los artefactos de corrección por atenuación pueden generar una captación falsamente elevada de ^{18}F-FDG.
  - No hay un umbral de SUV confiable para definir infección.
  - El valor predictivo negativo es útil para complementar un ecocardiograma no concluyente.
  - En la PET/TC con ^{18}F-FDG se pueden observar émbolos sépticos:
    - Pulmonares.

Patrones del diagnóstico por imágenes de la sarcoidosis cardíaca según el estadio

Estadio	Anomalía de la perfusión	Captación de ^{18}F-FDG
Normal	Ninguna	Ausente o escasa
Temprana	Ninguna	Elevada
Progresiva	Leve	Elevada
Actividad máxima	Moderada	Elevada
Disfunción miocárdica progresiva	Grave	Elevada
Fibrosis	Grave	Ausente o escasa

    - Esplénicos.
    - En el sistema musculoesquelético.
  - Con el tratamiento exitoso hay normalización de la captación de ^{18}F-FDG.

Infecciones de dispositivos implantables electrónicos cardíacos

- Tasa de infección aproximadamente del 1% al 6% para marcapasos y desfibriladores cardioversores implantables:
  - Escenario más frecuente para la infección: inserción o revisión del dispositivo/cambio del generador.
  - Los estafilococos/estreptococos son los patógenos más frecuentes.
  - Del 63% al 77% de las infecciones de dispositivos de implantación reciente inician dentro del primer año:
    - Del 23% al 37% de los casos inician > 1 año.
- La captación de ^{18}F-FDG puede identificar sitios de infección en tejidos blandos por encima del generador, el bolsillo del dispositivo o a lo largo de los cables.

Amiloidosis cardíaca

- Tres tipos más frecuentes:
  - Amiloidosis de cadenas ligeras (AL): discrasia de células plasmáticas con depósito de amiloide originado en cadenas livianas monoclonales.
  - Familiar o senil (ATTR): depósitos de transtiretina de tipo salvaje o mutada (TTR) producida por el hígado.
  - Secundaria (AA): depósitos de proteína amiloide A sérica (reactante de fase aguda).
- Síntomas/signos: disnea, edema debido a insuficiencia cardíaca.
- Los estudios de Medicina nuclear con Tc-99m pirofosfato (PYP) pueden ayudar a distinguir la amiloidosis cardíaca AL de la ATTR, debido a que los tratamientos difieren.
- Se ha informado captación de ^{18}F-FDG, pero es variable.
- Se están llevando a cabo estudios piloto con los trazadores para amiloide F-18 florbetapir, F-18 flutemetamol y F-18 florbetaben.

Aspectos clínicos

Tratamiento

- Corticoides y otros medicamentos antinflamatorios para reducir la inflamación cardíaca.
- Antibióticos específicos para las infecciones.
- Tratamiento sintomático:
  - Insuficiencia cardíaca.
  - Arritmia.
  - Bloqueo cardíaco.
- Quimioterapia para la amiloidosis cardíaca de tipo discrasia de células plasmáticas (AL).
- Extracción/revisión del dispositivo cardíaco o de la válvula protésica.

Lista de verificación diagnóstica

Información útil para la interpretación de las imágenes

- Evaluación de la sarcoidosis cardíaca:
  - La captación focal y parcheada de ^{18}F-FDG es sugestiva de sarcoidosis.
  - Patrón frecuente de sarcoidosis cardíaca: captación del septo basal o de la pared lateral.
  - Comparar la perfusión cardíaca y la captación de ^{18}F-FDG para estadificar la sarcoidosis cardíaca.
- La captación de ^{18}F-FDG en válvulas cardíacas puede ser positiva sin infección:
  - Correlacionar con los hallazgos ecocardiográficos.
  - La PET con ^{18}F-FDG es más útil cuando es negativo.
  - La captación heterogénea hace sospechar infección; la captación homogénea puede ser inespecífica.
- Evaluar los dispositivos cardíacos implantables para detectar captación en tejidos blandos por encima del dispositivo, en el bolsillo para el dispositivo o a lo largo de los cables:
  - Los dispositivos de implantación reciente muestran captación inespecífica de ^{18}F-FDG.
- Evaluar el tórax en busca de signos secundarios de inflamación/infección cardíaca (p. ej., sarcoidosis, émbolos sépticos):
  - Considerar además un estudio de cuerpo entero para detectar émbolos sépticos.
- Cuando se visualiza una PET con ^{18}F-FDG para evaluar la presencia de miocarditis, los patrones focal y focal sobre difuso se consideran positivos.

Bibliografía

1. Hanneman K, et al. Initial experience with simultaneous ^{18}F-FDG PET/MRI in the evaluation of cardiac sarcoidosis and myocarditis. Clin Nucl Med 2017; 42 (7): e328-e334.
2. Mathieu C, et al. Characterization of 18F-fluorodeoxyglucose uptake pattern in noninfected prosthetic heart valves. Circ Cardiovasc Imaging 2017; 10 (3): e005585.
3. Granados U, et al. Diagnostic accuracy of ^{18}F-FDG PET/CT in infective endocarditis and implantable cardiac electronic device infection: A Cross-Sectional Study. J Nucl Med 2016; 57 (11): 1726-32.
4. Lawal I, et al. F-18 FDG PET/CT imaging of cardiac and vascular inflammation and infection. Br Med Bull 2016.
5. Tang R, et al. Impact of patient preparation on the diagnostic performance of ^{18}F-FDG PET in cardiac sarcoidosis: A systematic review and meta-analysis. Clin Nucl Med 2016; 41 (7): e327-39.
6. Skali H, et al. ^{18}F-FDG PET/CT for the assessment of myocardial sarcoidosis. Curr Cardiol Rep 2013; 15 (4): 352.

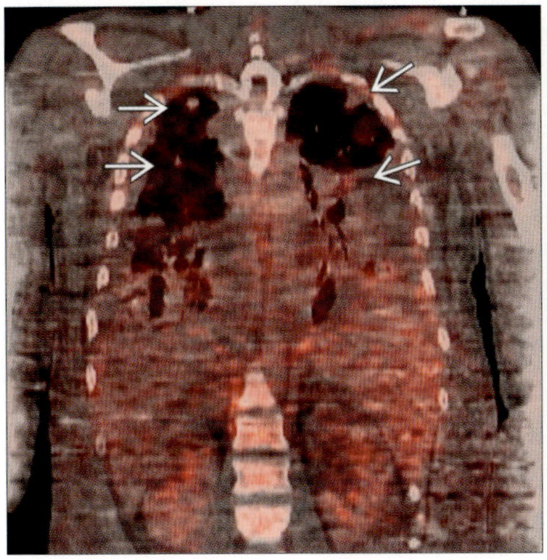
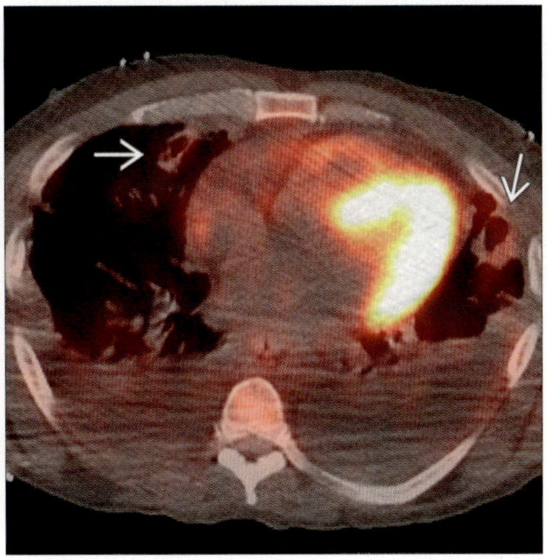

(Izquierda) PET/TC coronal con ^{18}F-FDG en un paciente con endocarditis infecciosa que muestra lesiones pulmonares hipermetabólicas multifocales (*flechas*), algunas de las cuales eran cavitadas. **(Derecha)** PET/TC axial con ^{18}F-FDG en el mismo paciente que muestra émbolos sépticos hipermetabólicos cavitados (*flechas*).

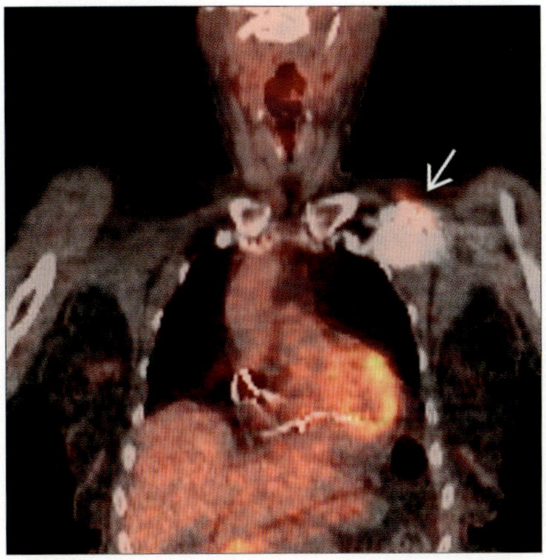
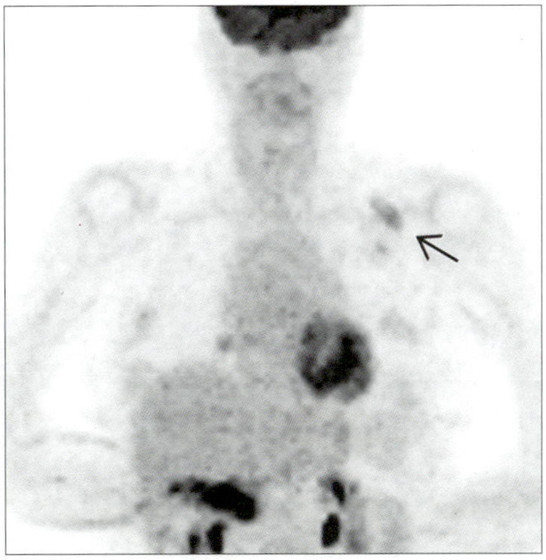

(Izquierda) PET/TC coronal con ^{18}F-FDG en un paciente con implantación reciente de un dispositivo cardíaco. Se observa captación (*flecha*) alrededor de dicho dispositivo, lo que puede deberse a curación normal. **(Derecha)** MIP de PET anterior con ^{18}F-FDG en el mismo paciente. Se aprecia la captación de ^{18}F-FDG (*flecha*) asociada al dispositivo. La persistencia de esta captación haría sospechar una infección.

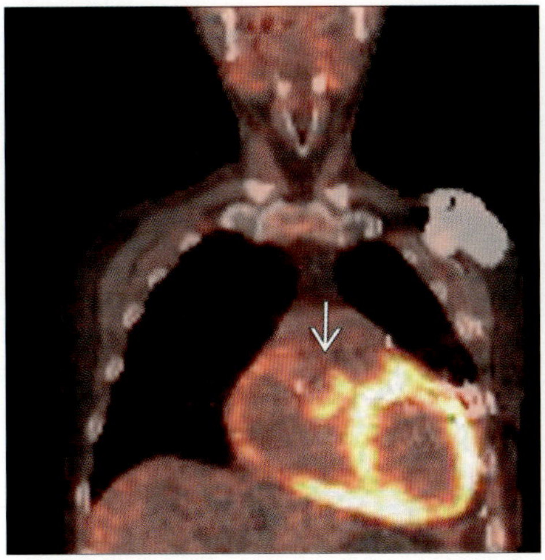
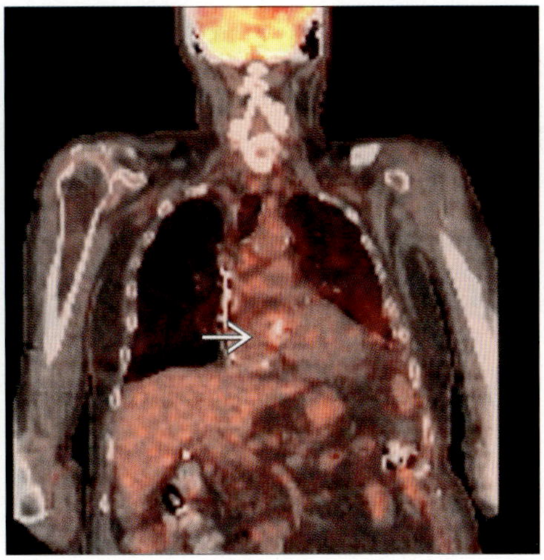

(Izquierda) En un paciente con una válvula aórtica protésica, PET/TC anterior con ^{18}F-FDG que muestra captación de ^{18}F-FDG aumentada en forma homogénea (*flecha*), que es inespecífica para infección. **(Derecha)** PET/TC anterior con ^{18}F-FDG en un paciente con una válvula protésica. Se aprecia mínima captación de ^{18}F-FDG (*flecha*) en una válvula no infectada.

FACTORES CLAVE

Imágenes

- PET/TC con ^{18}F-FDG:
  - En muchos estudios mostró sensibilidad elevada para la evaluación de infección en injertos protésicos.
  - Normal:
    - La captación de ^{18}F-FDG difusa, homogénea y leve es un hallazgo normal en los injertos y puede persistir por años; es causada por una reacción inflamatoria contra el material sintético del injerto.
  - Infección:
    - La captación de ^{18}F-FDG focal o no homogénea > músculo inactivo y tejido adiposo o > actividad hepática, hace sospechar una infección.
  - Aneurisma:
    - Es frecuente la captación circunferencial de ^{18}F-FDG alrededor del aneurisma, por lo general asociada a un trombo.
    - Considerar un aneurisma micótico en el contexto clínico correcto y si el aneurisma está en una localización atípica.
  - Trombo:
    - La captación focal de ^{18}F-FDG se produce en presencia de un trombo, por lo general, secundaria a trombosis venosa profunda (TVP) o asociada a catéteres venosos centrales.

Aspectos clínicos

- Tratamiento:
  - Se prefiere la extirpación quirúrgica completa del injerto infectado con reconstrucción remota.
  - El uso prolongado de antibióticos sin cirugía tiene una elevada tasa de fracasos debido a la presencia de material extraño y de biopelículas.

Lista de verificación diagnóstica

- Considerar la posibilidad de enfermedad vascular trombótica, una causa importante de falsos positivos.
- La actividad en injertos vasculares normales es de bajo nivel y frecuente en el período posoperatorio reciente (puede persistir indefinidamente):
  - La captación focal o asimétrica en la PET/TC con ^{18}F-FDG es positiva.
- El injerto infectado muestra captación intensa, parcheada o asimétrica de ^{18}F-FDG.

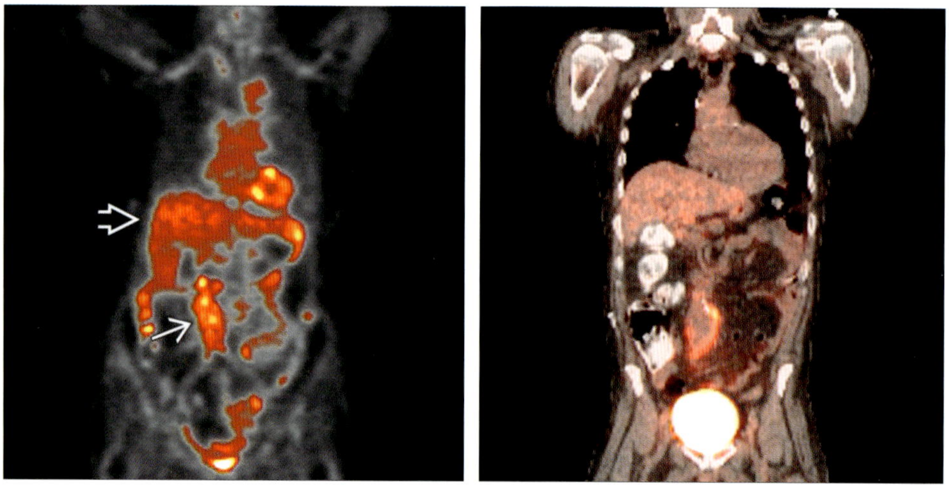

(Izquierda) PET/TC coronal con ^{18}F-FDG que muestra un paciente con fiebre de bajo grado y dolor abdominal un año después de la reconstrucción vascular de la aorta. Nótese la captación multifocal en el injerto (*flecha blanca*), mayor que la captación en el hígado (*flecha abierta*), compatible con infección. **(Derecha)** PET/TC coronal con ^{18}F-FDG en un aneurisma de la aorta abdominal infrarrenal que muestra captación circunferencial alrededor del aneurisma, indicativo de inflamación.

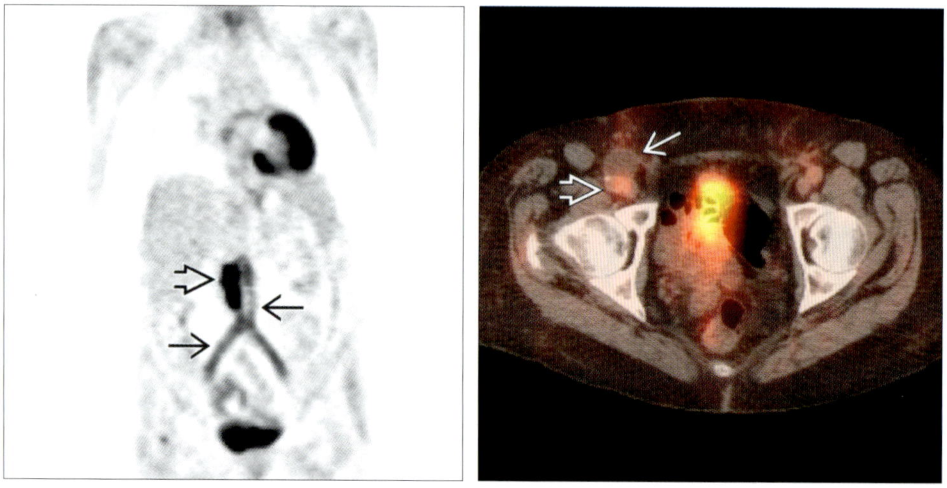

(Izquierda) MIP de PET anterior con ^{18}F-FDG que muestra captación homogénea normal en un injerto aortoilíaco no infectado (*flechas negras*) y un tumor ganglionar periaórtico hipermetabólico secundario a linfoma (*flecha abierta*). **(Derecha)** PET/TC axial con ^{18}F-FDG que muestra un seroma en un paciente durante el posoperatorio reciente por la colocación de un injerto endovascular (*flecha blanca*). La TC no puede diferenciar entre esterilidad e infección; sin embargo, la ausencia de captación de ^{18}F-FDG es compatible con seroma más que con infección. Nótese la captación homogénea normal en el injerto adyacente (*flecha abierta*).

Terminología

Definiciones

- Los injertos vasculares frecuentes incluyen los aórticos y los aortoilíacos para la reparación de aneurismas, injertos periféricos para accesos de diálisis o injertos colocados por enfermedad arterial periférica:
  - Injerto infectado:
    - Cambios inflamatorios asociados al injerto, a veces complicados con abscesos.
    - Las anastomosis proximal y distal del injerto son los sitios de infección más frecuentes.
  - Injerto colonizado:
    - Bacterias que viven en el injerto sin inflamación clínicamente significativa.
  - Incorporación del injerto:
    - Crecimiento invasivo de células normales del huésped dentro del injerto vascular, que genera un revestimiento seudoendotelial.
  - Desincorporación del injerto:
    - Pérdida del seudoendotelio del huésped, que resulta en áreas de injerto desnudo.

Imágenes

Hallazgos en PET/TC con ^{18}F-FDG

- Normal:
  - La captación difusa, leve y homogénea es un hallazgo normal y puede persistir por años; es causada por una reacción inflamatoria contra el material sintético del injerto.
  - Los hematomas o seromas pueden simular un absceso en la TC, pero son relativamente fríos en la PET/TC con ^{18}F-FDG.
- Infección:
  - La captación de ^{18}F-FDG focal o no homogénea > músculo inactivo y tejido adiposo o > actividad hepática, hace sospechar una infección.
  - No se ha validado la utilización de valores de captación normalizados (SUV) para la infección de injertos.
- Fístula aortoentérica:
  - Actividad focal en el sitio de infección de la fístula.
  - Sitio más frecuente: donde el duodeno cruza por delante de la aorta; en general, es relativamente infrecuente:
    - Captación intestinal debida a sangrado intermitente de bajo grado.
- Aneurisma:
  - Es frecuente la captación circunferencial alrededor del aneurisma, por lo general, asociada a trombo:
    - Sitio más frecuente: aorta infrarrenal, secundario a aterosclerosis:
      - Considerar un aneurisma micótico (infectado), en particular si el mismo está en una localización atípica y la captación es intensa.
      - Los seudoaneurismas representan una rotura arterial contenida; típicamente se deben a traumatismo y con mayor frecuencia aparecen al nivel del arco aórtico.
- Trombo:
  - La respuesta inflamatoria al trombo se manifiesta captación focal.
  - En la PET/TC con ^{18}F-FDG, la trombosis venosa profunda (TVP) se observa con mayor frecuencia en las venas iliofemorales.
  - Los catéteres crónicos, como los puertos torácicos, pueden tener trombos o una capa de fibrina cerca de la punta que pueden presentar captación.

Recomendaciones para el estudio

- Recomendación para el protocolo:
  - PET/TC con ^{18}F-FDG:
    - Mayor resolución espacial y capacidad para definir la extensión de la infección en comparación con el centellograma con In-111 o Tc-99m HMPAO o estudio con leucocitos.
    - Muchos estudios presentan sensibilidad alta para la evaluación de infección de injertos protésicos.
    - Papel emergente para la evaluación de la endocarditis infecciosa, incluso en válvulas protésicas.
    - La captación de ^{18}F-FDG sola carece de especificidad; cuando se combina con TC, la especificidad aumenta sustancialmente.
- Características de las imágenes complementarias:
  - La TC o la ecografía pueden mostrar colección líquida alrededor del injerto infectado, injerto engrosado, oclusión del injerto o aneurisma de la anastomosis:
    - Es inespecífica y puede ser normal, incluso mucho después de la colocación del injerto (linfocele).
  - La TC puede mostrar aire alrededor del injerto infectado:
    - Altamente específico para detectar injerto infectado, pero se lo observa de manera excepcional.
  - La RM puede mostrar colección líquida y realce asociado alrededor del injerto:
    - La colección líquida es inespecífica.
    - El realce es más específico para infección.
  - Fístula aortoentérica:
    - Difícil de demostrar mediante angiografía y, por lo general, en la TC los hallazgos son sutiles.
    - El estudio endoscópico directo está contraindicado debido a que puede empeorar el sangrado.

Diagnóstico diferencial

Actividad normal del *pool* sanguíneo

- Se debe distinguir la actividad hipermetabólica de la actividad del *pool* sanguíneo.

Actividad normal del injerto vascular

- Frecuente en el período posoperatorio reciente y puede persistir indefinidamente, lo que puede crear resultados falsos positivos.
- SUV < hígado sugiere actividad normal del injerto vascular.
- El injerto infectado difiere en que tiene captación intensa, parcheada o asimétrica.

Trombo

- Captación aumentada en la PET/TC con ^{18}F-FDG dentro de la luz del vaso.

Síndrome aórtico agudo

- Incluye disección arterial, aneurisma inestable, hematoma intramural.
- Correlacionar con imágenes anatómicas y con los síntomas del paciente.

Aterosclerosis

- La inflamación en las placas muestra captación en la PET/TC con ^{18}F-FDG y se debería observar diseminada a lo largo de vasos mayores.
- Con frecuencia, se correlaciona fácilmente con calcificaciones en la TC.

Patología

Características patológicas y quirúrgicas macroscópicas

- Injerto normal:
  - Injertos autólogos (por lo general, de la vena safena).
  - Injertos sintéticos:
    - Dacron® para grandes vasos.

- Gore-Tex®/politetrafluoroetileno para vasos medianos.
  - Inicialmente, la superficie interna del injerto consiste en material desnudo del aloinjerto vascular.
  - Durante el primer año crecen células dentro del material del injerto, formando un seudoendotelio.
- En injertos colonizados, los organismos infectan el injerto sin destrucción franca y el seudoendotelio se pierde y deja áreas desnudas del material del aloinjerto.
- Los injertos infectados pueden mostrar absceso, flemón, aneurisma o trombo séptico.

Características microscópicas

- En injertos normales, la superficie desnuda inicial es un nido para la adherencia de plaquetas/células mononucleares:
  - La inflamación crónica de bajo nivel debida al material extraño puede resultar en captación de ^{18}F-FDG levemente aumentada.
- Colonización:
  - La colonización bacteriana subclínica del injerto puede resultar en captación local aumentada de ^{18}F-FDG debido a inflamación crónica.
- Microbiología:
  - El organismo más frecuente es *Staphylococcus*:
    - Con frecuencia, resistente a meticilina (SAMR).

Aspectos clínicos

Presentación

- Signos/síntomas más frecuentes:
  - Fiebre de bajo grado:
    - La fiebre puede estar ausente en la infección crónica.
  - Leucocitosis:
  - Puede presentarse con infección de la herida quirúrgica superficial.
  - Es frecuente la presencia de un trayecto supurado o una herida que no se cura si el injerto es periférico.
- Otros signos/síntomas:
  - Sangrado GI en caso de fístula aortoentérica (excepcional).
  - Émbolos sépticos hacia las extremidades.
  - Seudoaneurisma en la anastomosis distal.
  - Signos/síntomas infrecuentes:
    - Osteoartropatía hipertrófica (puede ser unilateral).
    - Edema pretibial.

Historia natural y pronóstico

- Las infecciones del injerto solo se producen en hasta el 6% de los casos.
- Elevada morbilidad y mortalidad por infecciones de injertos, que incluyen lo siguiente:
  - Sepsis.
  - Émbolos sépticos.
  - Trombosis del injerto.
- La infección es menos frecuente en endoprótesis (stent) vasculares.
- Los injertos cerca de la entrepierna, como las derivaciones aortobifemorales o femoropoplíteas, tienen mayor riesgo de infección.

Tratamiento

- El tratamiento preferido es la extirpación quirúrgica completa del injerto infectado con reconstrucción posterior.
- Se extirpa el injerto y se logra la revascularización mediante reconstrucción *in situ* o revascularización con bypass en un sitio remoto.
- El uso de antibióticos a largo plazo sin cirugía tiene una elevada tasa de fracasos debido a la presencia de material extraño y de biopelículas.

Lista de verificación diagnóstica

Considerar

- Antigüedad del injerto (captación homogénea normal si la cirugía < 1 año).
- Posibilidad de enfermedad trombótica vascular (causa importante de falsos positivos).

Información útil para la interpretación de las imágenes

- La captación focal o asimétrica en la PET/TC con ^{18}F-FDG es positiva.
- Un patrón adecuado más captación de ^{18}F-FDG > hígado habla en favor de infección.
- Habitualmente, la captación difusa simétrica es normal.

Bibliografía

1. Berger P, et al. Differential FDG-PET uptake patterns in uninfected and infected central prosthetic vascular grafts. Eur J Vasc Endovasc Surg 2015; 50 (3): 376-83.
2. Guenther SP, et al. The relevance of 18F-fluorodeoxyglucose positrón emission tomography/computed tomography imaging in diagnosing prosthetic graft infections post cardiac and proximal thoracic aortic surgery. Interact Cardiovasc Thorac Surg 2015; 21 (4): 450-8.
3. Pinaquy JB, et al. Should white blood cell scan be replaced by (18)F-FDG PETCT in the diagnosis of prosthetic vascular graft infection? Ann Vasc Surg 2015; 29 (6): 1321.e1-4.
4. Haroon A, et al. Role of fluorine 18 fluorodeoxyglucose positron emission tomography-computed tomography in focal and generalized infectious and inflammatory disorders. Clin Infect Dis 2012; 54 (9): 1333-41.
5. Bruggink JL, et al. Current role of imaging in diagnosing aortic graft infections. Semin Vasc Surg 2011; 24 (4): 182-90.
6. Cavalcanti Filho JL, et al. PET/CT and vascular disease: current concepts. Eur J Radiol 2011; 80 (1): 60-7.
7. Bruggink JL, et al. Accuracy of FDG-PET-CT in the diagnostic work-up of vascular prosthetic graft infection. Eur J Vasc Endovasc Surg 2010; 40 (3): 348-54.
8. Basu S, et al. Positron emission tomography as a diagnostic tool in infection: present role and future possibilities. Semin Nucl Med 2009; 39 (1): 36-51.
9. Spacek M, et al. Diagnostics of "non-acute" vascular prosthesis infection using ^{18}F-FDG PET/CT: our experience with 96 prostheses. Eur J Nucl Med Mol Imaging 2009; 36 (5): 850-8.
10. Bleeker-Rovers CP, et al. Imaging of infectious diseases using [18F] fluorodeoxyglucose PET. Q J Nucl Med Mol Imaging 2008; 52 (1): 17-29.
11. van der Vaart MG, et al. Application of PET/SPECT imaging in vascular disease. Eur J Vasc Endovasc Surg 2008; 35 (5): 507-13.
12. Wassélius J, et al. High ^{18}F-FDG Uptake in synthetic aortic vascular grafts on PET/CT in symptomatic and asymptomatic patients. J Nucl Med 2008; 49 (10): 1601-5.
13. Keidar Z, et al. Prosthetic vascular graft infection: the role of ^{18}F-FDG PET/CT. J Nucl Med 2007; 48 (8): 1230-6.

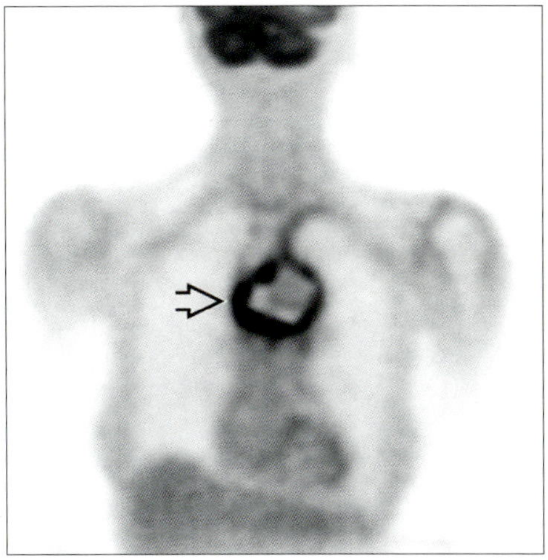

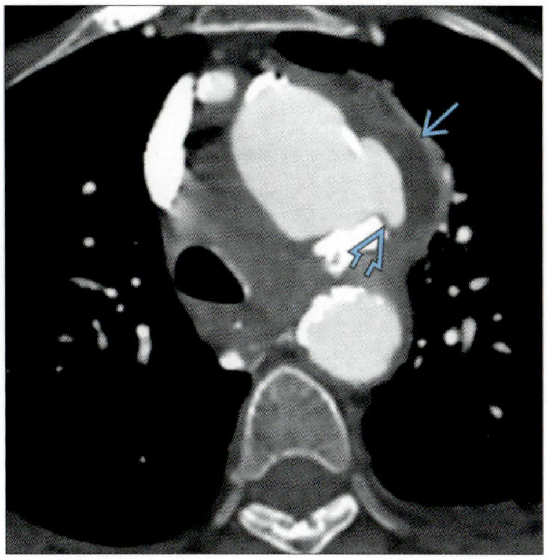

(Izquierda) PET coronal con ^{18}F-FDG que muestra captación circunferencial asociada a un seudoaneurisma agudo del arco aórtico (*flecha*). Típicamente, los seudoaneurismas aórticos se deben a traumatismo y aparecen con mayor frecuencia en la superficie inferior del arco aórtico a nivel del istmo. **(Derecha)** En el mismo paciente, TC axial con contraste que muestra el aneurisma (*flecha abierta*) con un trombo adyacente (*fecha azul*).

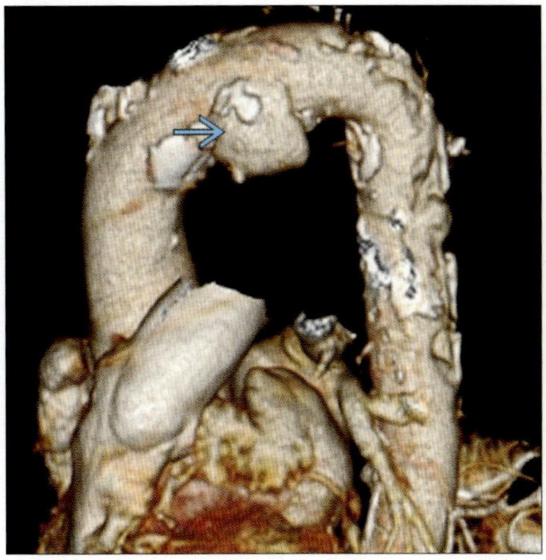

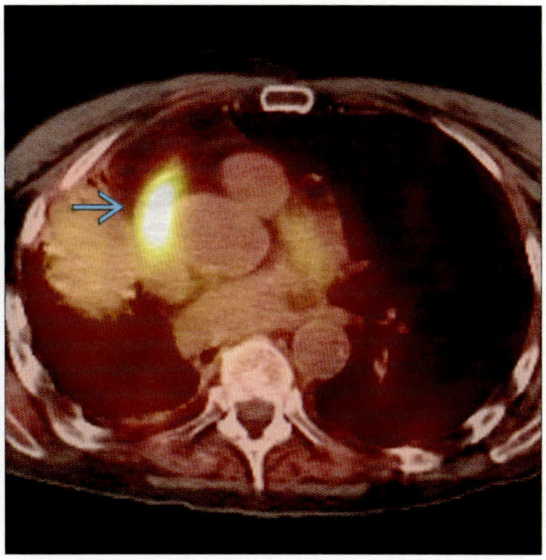

(Izquierda) TC con reconstrucción 3D del arco aórtico en el mismo paciente. Se observa una evaginación focal, compatible con un seudoaneurisma (*flecha*). **(Derecha)** PET/TC axial con ^{18}F-FDG que muestra captación en la orejuela de la aurícula derecha (*flecha*), que hace sospechar un coágulo. Los pacientes con fibrilación auricular tienen riesgo de trombos auriculares, que incluyen coágulos en las orejuelas auriculares.

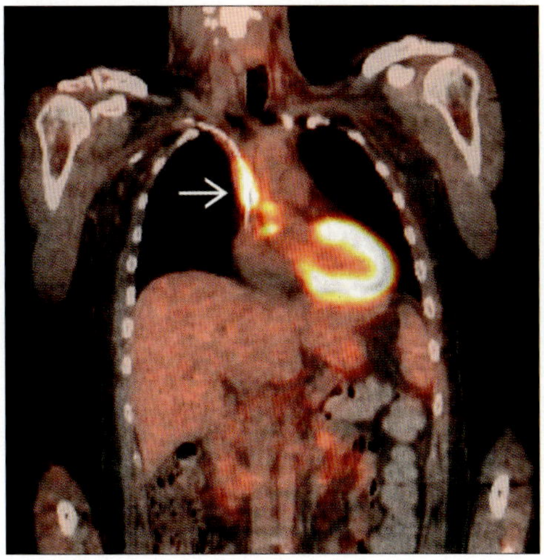

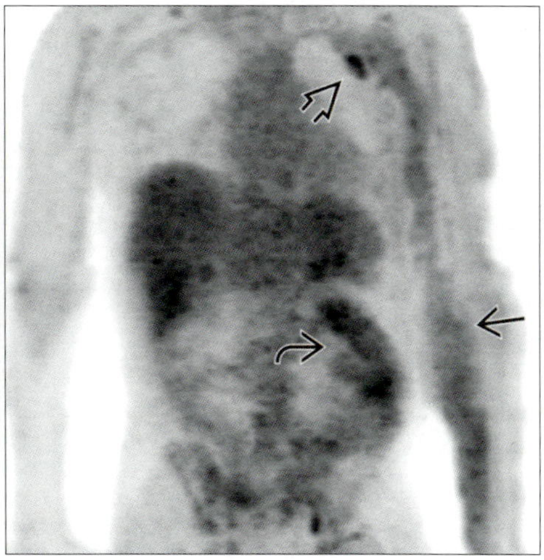

(Izquierda) PET/TC coronal con ^{18}F-FDG que muestra un catéter venoso central en la vena cava superior con actividad aumentada en su extremo distal (*flecha*). El diagnóstico diferencial incluye trombo y capa de fibrina. **(Derecha)** PET coronal con ^{18}F-FDG que muestra captación difusa en los tejidos blandos de la extremidad superior izquierda (*flecha negra*) en un paciente en diálisis con celulitis. La captación focal en el injerto (*flecha abierta*) indica trombosis. De manera incidental, se detecta enteritis (*flecha curva*).

(Izquierda) PET coronal con ^{18}F-FDG que muestra captación heterogénea leve dentro de la pared de la aorta descendente, compatible con aterosclerosis. La correlación con TC para detectar depósitos cálcicos densos puede ser útil. **(Derecha)** En el mismo paciente, TC coronal que muestra aterosclerosis cálcica densa de la aorta (*flechas*), que se correlaciona con la captación heterogénea en la PET con ^{18}F-FDG.

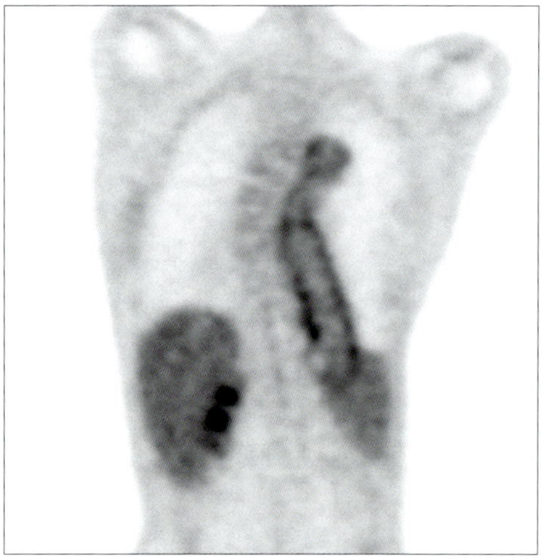

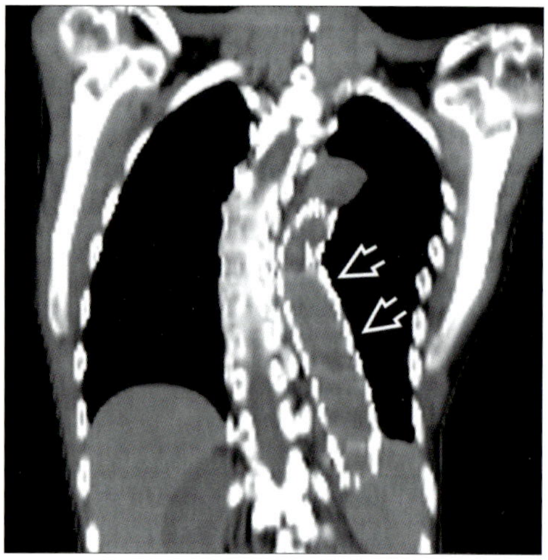

(Izquierda) MIP de PET anterior con ^{18}F-FDG que muestra captación aumentada en patrón de capa de fibrina (*flecha abierta*) y capa frente a coágulo (*flecha azul*) en el extremo distal de un catéter venoso central. Se pueden retirar las capas de fibrina o se puede cambiar el catéter si hay disfunción de la vía. **(Derecha)** MIP de PET anterior con ^{18}F-FDG que muestra captación en una trombosis venosa profunda que compromete la vena ilíaca derecha (*flechas*).

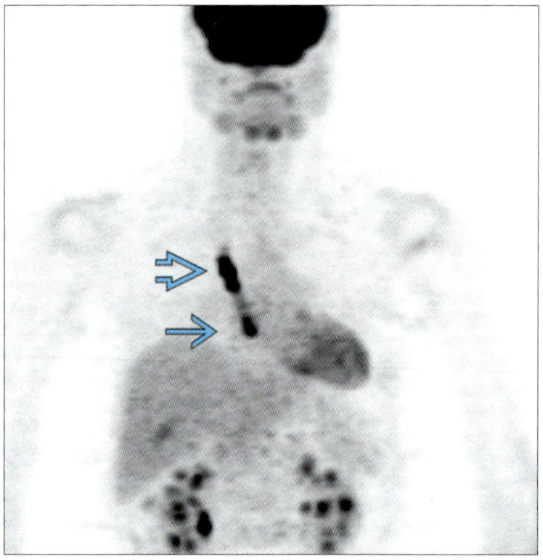

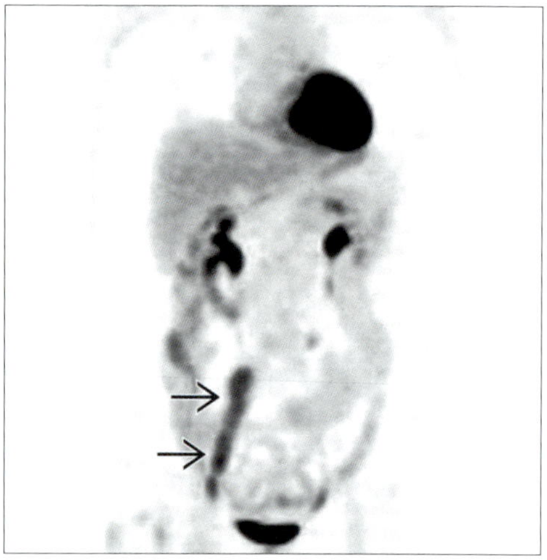

(Izquierda) PET/TC anterior con ^{18}F-FDG que muestra captación aumentada en una trombosis de una rama de la vena mesentérica (*flecha azul*). Nótese la captación aumentada en la congestión y adherencia mesentérica (*flechas abiertas*) debida a la respuesta inflamatoria asociada. **(Derecha)** TC coronal con contraste en el mismo paciente. Se observa el defecto de llenado, que indica trombosis (*flecha azul*) y ascitis (*flecha abierta*).

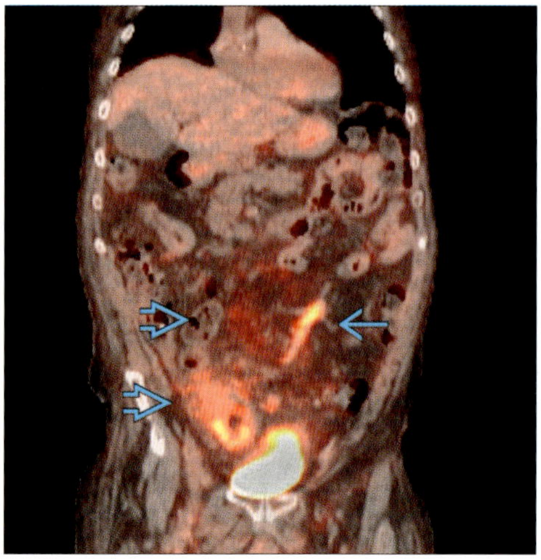

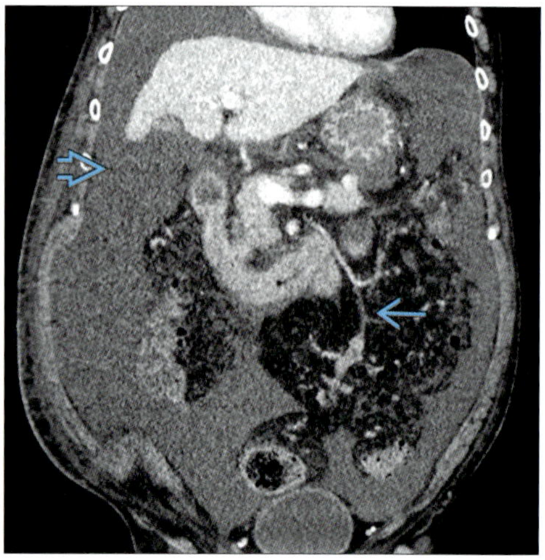

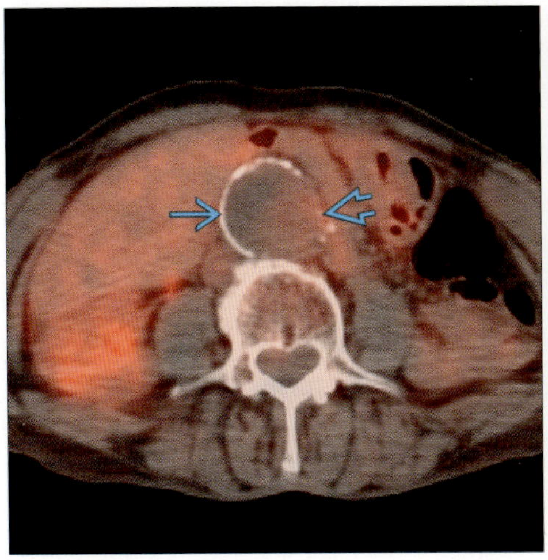
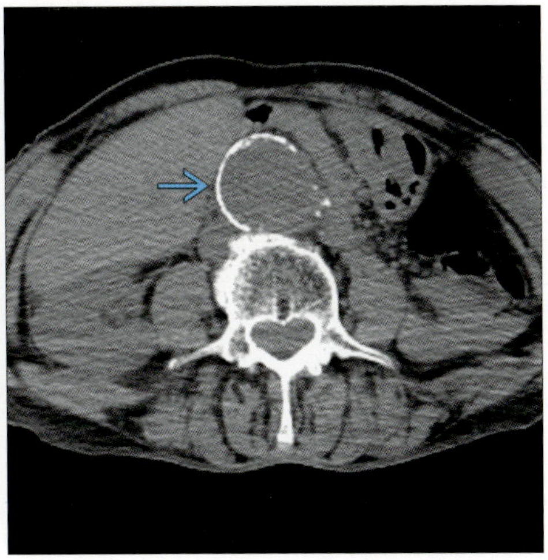

(Izquierda) PET/TC axial con ^{18}F-FDG en un paciente con un aneurisma de la aorta abdominal que muestra actividad de *pool* sanguíneo (*flecha abierta*) adyacente al trombo intramural (*flecha azul*). **(Derecha)** En el mismo paciente, TC axial que muestra la aorta dilatada y aterosclerótica (*flecha*).

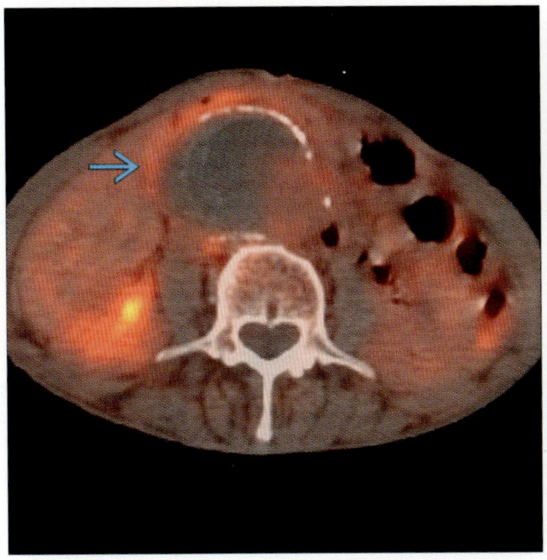
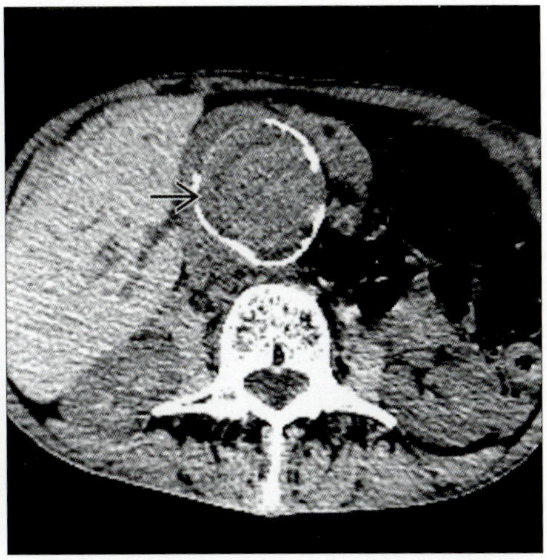

(Izquierda) PET/TC axial con ^{18}F-FDG en el mismo paciente muchos meses después. Se visualiza mayor diámetro del aneurisma y captación aumentada de ^{18}F-FDG (*flecha*). **(Derecha)** TC axial en el mismo paciente. Se aprecia una hipodensidad en "semiluna" (*flecha*) que hace sospechar una rotura inminente.

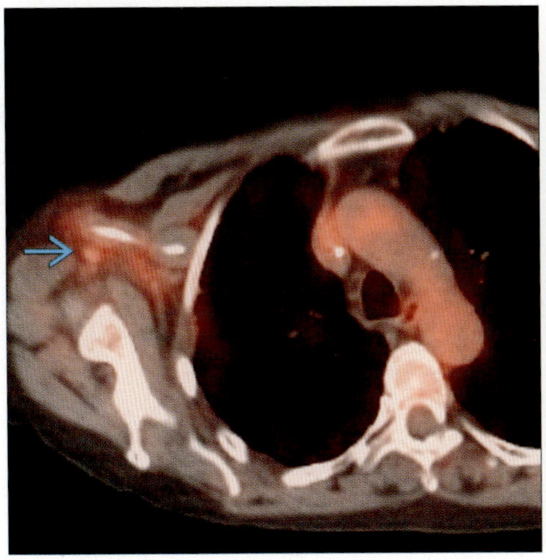
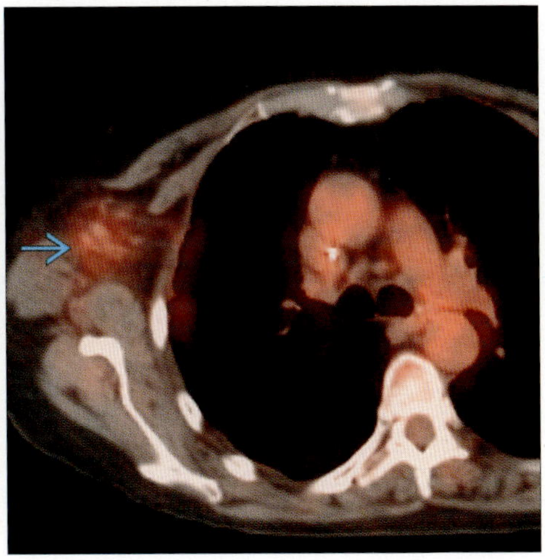

(Izquierda) PET/TC axial con ^{18}F-FDG en un paciente con un catéter central de inserción periférica que muestra inflamación local (*flecha*) poco después de la inserción. **(Derecha)** PET/TC axial con ^{18}F-FDG en el mismo paciente que muestra captación de bajo nivel en ganglios linfáticos adyacentes (*flecha*). Se debería realizar un seguimiento de este paciente en busca de signos y síntomas de infección del catéter.

FACTORES CLAVE

Imágenes

- PET/TC con ^{18}F-FDG: actividad aumentada en forma homogénea en las paredes de grandes arterias (aorta, ilíacas, femorales, subclavias, carótidas):
  - Nótese que la arteritis de Takayasu puede ser focal.
  - La resolución de la captación vascular anormal se correlaciona con remisión de la enfermedad.
  - Los pacientes con arteritis de células gigantes y PET con ^{18}F-FDG positivo tienen mayor tasa de dilatación/disección aórtica.
  - Recomendaciones para el protocolo:
    - Evaluar 3 h después de la inyección, cuando la actividad del *pool* sanguíneo haya desaparecido.
    - También es crucial tener un nivel de glucemia bajo (< 150 mg/dL) para minimizar la actividad del *pool* sanguíneo.
- Estudios correlativos con TC o RM:
  - Aumento del espesor de la pared arterial.
  - Adherencias perivasculares.
  - Aneurisma, secuelas de oclusión vascular.

Principales diagnósticos diferenciales

- Aterosclerosis:
  - Actividad heterogénea leve con regiones indemnes.
  - Actividad intensa: placas ulceradas.
- Trombosis vascular:
  - Actividad aumentada en la luz, no en la pared vascular.
- Injertos vasculares:
  - Actividad difusa leve; es focal e intensa en casos de infección.
- Aneurisma:
  - Actividad homogénea; es focal e intensa en casos de infección.

Aspectos clínicos

- Signos y síntomas:
  - Sistémicos: fiebre, malestar general, pérdida de peso, sudoración nocturna, anorexia, depresión.
  - ↑ velocidad de eritrosedimentación y ↑ proteína C reactiva.
  - Arteritis temporal: sensibilidad en el músculo temporal, ceguera, cefalea, sensibilidad en el cuero cabelludo, claudicación de la mandíbula.

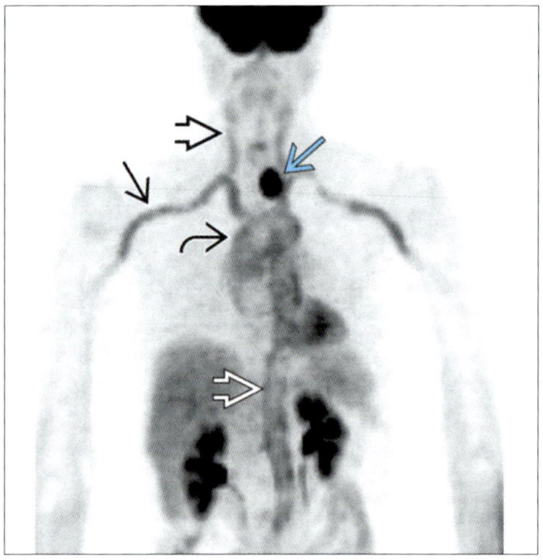
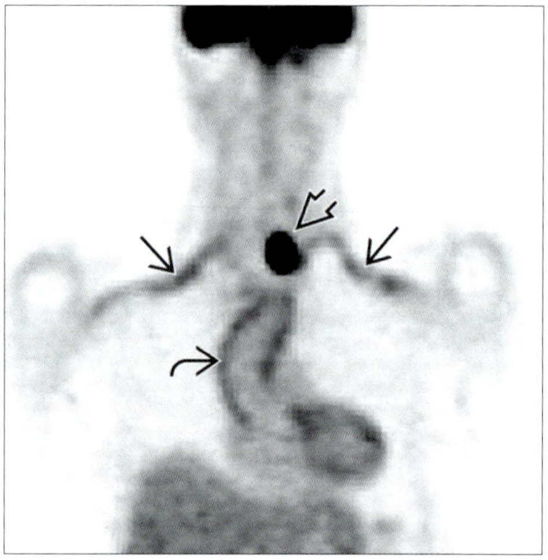

(Izquierda) PET coronal con ^{18}F-FDG que muestra actividad aumentada en las paredes de las arterias carótidas (*flecha negra abierta*) y subclavias (*flecha negra*), en la aorta descendente dilatada (*flecha negra curva*) y en la aorta abdominal (*flecha blanca abierta*) en este paciente con cáncer medular de tiroides (*flecha azul*). **(Derecha)** PET coronal con ^{18}F-FDG de un paciente con cáncer de tiroides (*flecha abierta*). Se observa actividad homogéneamente aumentada en las arterias subclavias (*flechas negras*) y en la aorta (*flecha curva*), lo que implica vasculitis de grandes vasos.

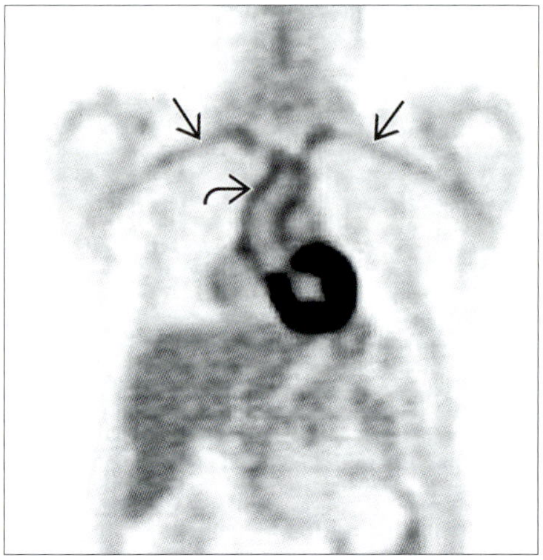
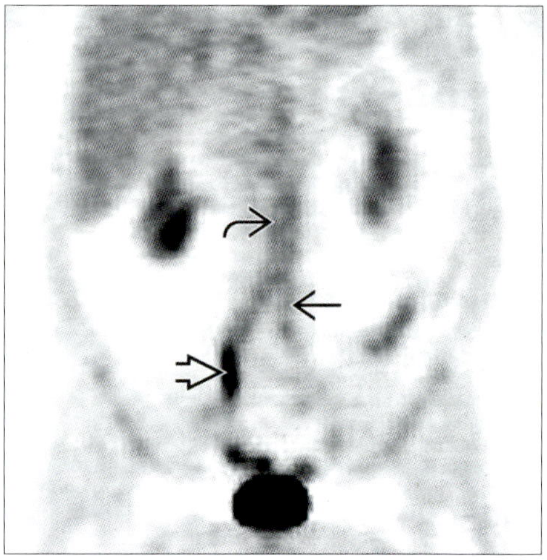

(Izquierda) PET coronal con ^{18}F-FDG que muestra actividad aumentada en las arterias subclavias (*flechas negras*) y en la aorta ascendente (*flecha curva*) en un paciente con arteritis de células gigantes. **(Derecha)** PET coronal con ^{18}F-FDG que muestra actividad aumentada en la aorta (*flecha curva*) y en las arterias ilíacas (*flecha negra*) en un paciente con arteritis de células gigantes. La actividad focal en la ilíaca derecha significa trombosis (*flecha abierta*).

Terminología

Definiciones

- Vasculitis de grandes vasos: inflamación autoinmune de la aorta y sus ramas principales; los leucocitos invaden y dañan las paredes vasculares; el sangrado y la pérdida de la integridad vascular resultan en morbilidad:
  - Arteritis de células gigantes:
    - También conocida como arteritis temporal debido a que, por lo general, afecta las ramas de la arteria carótida (incluida la arteria temporal superficial).
    - Se observa en pacientes > 50 años de edad.
  - Arteritis de Takayasu:
    - Con frecuencia, se localiza en porciones de la aorta o sus ramas principales.
    - Se observa en pacientes < 30 años de edad.
  - Otras: aortitis idiopática aislada, aquellas asociadas a síndromes de vasculitis sistémica.

Imágenes

Hallazgos en PET/TC con ^{18}F-FDG

- Captación aumentada en las paredes de grandes arterias (aorta, ilíacas, femorales, subclavias, carótidas):
  - Nótese que la arteritis de Takayasu puede ser focal.
- La actividad disminuye con el tratamiento efectivo.
- Se ha mostrado que en pacientes con arteritis de células gigantes una PET con ^{18}F-FDG positivo se correlaciona con una mayor tasa de dilatación/disección aórtica.
- La resolución de la PET solo permite detectar anomalías en las arterias más grandes.
- Recomendaciones para el protocolo:
  - Evaluar 3 h después de la inyección, cuando la actividad del *pool* sanguíneo haya desaparecido.
  - También es crucial tener un nivel de glucemia bajo (< 150 mg/dL) para minimizar la actividad del *pool* sanguíneo.
- Estudios correlativos con TC o RM:
  - Aumento del espesor de la pared arterial.
  - Adherencias perivasculares.
  - Aneurisma, secuelas de oclusión vascular.

Diagnóstico diferencial

Aterosclerosis

- Actividad heterogénea leve con regiones indemnes.
- Actividad intensa: placas ulceradas.

Trombosis vascular

- Actividad aumentada en la luz, no en la pared vascular.

Injertos vasculares

- Actividad difusa leve; es focal e intensa en casos de infección.

Aneurisma

- Actividad homogénea; es focal e intensa en casos de infección.

Patología

Características generales

- Etiología:
  - Respuesta de linfocitos T contra un antígeno no identificado.
- Anomalías asociadas:
  - Polimialgia reumática: en el 30% al 40% de los pacientes con arteritis de células gigantes.
  - Enfermedades asociadas: síndrome de Behçet, artritis reumatoidea, sífilis, tuberculosis, enfermedad maligna.

Aspectos clínicos

Presentación

- Signos/síntomas más frecuentes:
  - Sistémicos: fiebre, malestar general, pérdida de peso, sudoración nocturna, anorexia, depresión.
  - ↑ velocidad de eritrosedimentación y ↑ proteína C reactiva.
  - Arteritis temporal: sensibilidad en el músculo temporal y en el cuero cabelludo, ceguera, cefalea, claudicación de la mandíbula.
- Otros signos/síntomas:
  - Síntomas de oclusión vascular (pulsos no palpables/asimétricos, claudicación), hemorragia.
  - Mialgias intensas; rigidez de músculos del cuello, de los hombros y de la pelvis.

Demografía

- Sexo:
  - El 65% en mujeres.
- Epidemiología:
  - Arteritis de células gigantes: personas de Europa del norte.
  - Takayasu: personas asiáticas, del sudeste asiático, mejicanas y sudamericanas.

Historia natural y pronóstico

- Enfermedad no tratada → consecuencias vasculares graves debido a estenosis, oclusión o hemorragia.

Tratamiento

- Los corticoides suprimen el sistema inmune.
- Dosis bajas de aspirina previenen la acumulación plaquetaria y la oclusión de la luz.

Bibliografía

1. de Boysson H, et al. 18F-fluorodeoxyglucose positron emission tomography and the risk of subsequent aortic complications in giant-cell arteritis: a multicenter cohort of 130 patients. Medicine (Baltimore) 2016; 95 (26): e3851.
2. Muratore F, et al. Imaging of vasculitis: state of the art. Best Pract Res Clin Rheumatol 2016; 30 (4): 688-706.
3. Alibaz-Oner F, et al. Advances in the diagnosis, assessment and outcome of Takayasu's arteritis. Clin Rheumatol 2013; 32 (5): 541-6.
4. Cohen Tervaert JW. What to do when you suspect your patient suffers from pulmonary vasculitis? Expert Opin Med Diagn 2013; 7 (1): 1-4.
5. Martínez-Rodríguez I, et al. Comparison of early (60 min) and delayed (180 min) acquisition of ^{18}F-FDG PET/CT in large vessel vasculitis. Rev Esp Med Nucl Imagen Mol 2013; 32 (4): 222-6.
6. Pacheco Castellanos MC, et al. Early diagnosis of large vessel vasculitis: usefulness of positron emission tomography with computed tomography. Reumatol Clin 2013; 9 (1): 65-8.
7. Fuchs M, et al. The impact of ^{18}F-FDG PET on the management of patients with suspected large vessel vasculitis. Eur J Nucl Med Mol Imaging 2012; 39 (2): 344-53.
8. Papathanasiou ND, et al. 18F-Fludeoxyglucose PET/CT in the evaluation of large-vessel vasculitis: diagnostic performance and correlation with clinical and laboratory parameters. Br J Radiol 2012; 85 (1014): e188-94.
9. Blockmans D. PET in vasculitis. Ann N Y Acad Sci 2011; 1228: 64-70.
10. James OG, et al. Utility of FDG PET/CT in inflammatory cardiovascular disease. Radiographics 2011; 31 (5): 1271-86.
11. Lamare F, et al. Detection and quantification of large-vessel inflammation with 11C-(R)-PK11195 PET/CT. J Nucl Med 2011; 52 (1): 33-9.
12. Lehmann P, et al. ^{18}F-FDG PET as a diagnostic procedure in large vessel vasculitis-a controlled, blinded re-examination of routine PET scans. Clin Rheumatol 2011; 30 (1): 37-42.
13. Treglia G, et al. Usefulness of whole-body fluorine-18-fluorodeoxyglucose positron emission tomography in patients with large-vessel vasculitis: a systematic review. Clin Rheumatol 2011; 30 (10): 1265-75.

(Izquierda) MIP de PET anterior con ^{18}F-FDG en un paciente con vasculitis. Se aprecia captación de ^{18}F-FDG en la región de las carótidas en forma bilateral (*flecha azul*), que hace sospechar un brote de vasculitis. Nótese también la captación en los músculos esternocleidomastoideos en forma bilateral (*flecha abierta*). **(Derecha)** En el mismo paciente, PET/TC anterior con ^{18}F-FDG que muestra que la captación está en los músculos espinales cervicales (*flecha*). En este caso, la etiología de la captación en la columna cervical y en los músculos esternocleidomastoideos es incierta.

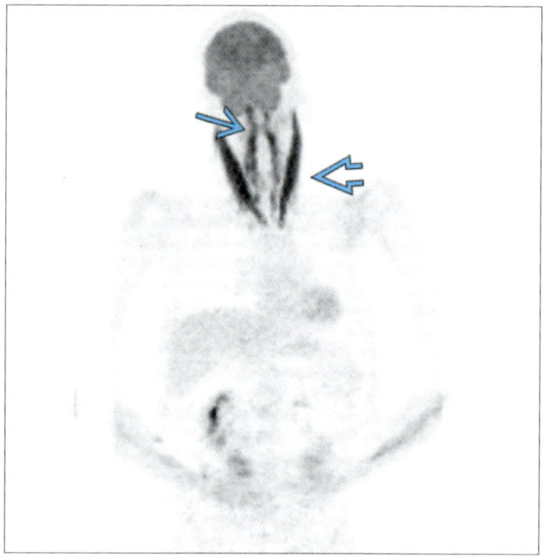

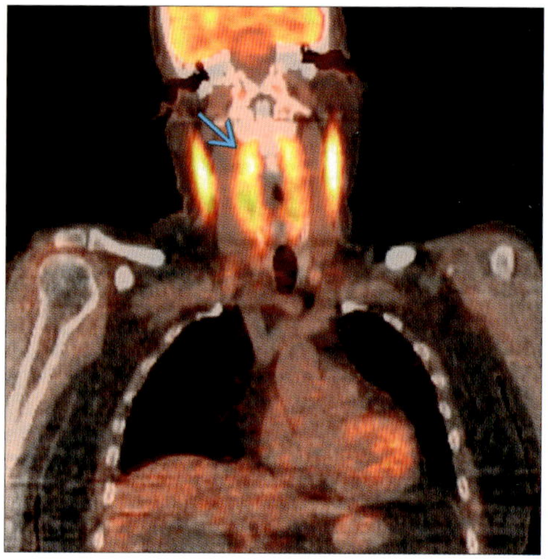

(Izquierda) PET/TC coronal con ^{18}F-FDG en un paciente con vasculitis. Se visualiza un gran aneurisma de la arteria femoral derecha (*flecha*) con captación de ^{18}F-FDG de bajo nivel, compatible con actividad del *pool* sanguíneo. **(Derecha)** En el mismo paciente, TC coronal con contraste que muestra el gran aneurisma de la arteria femoral derecha (*flecha*).

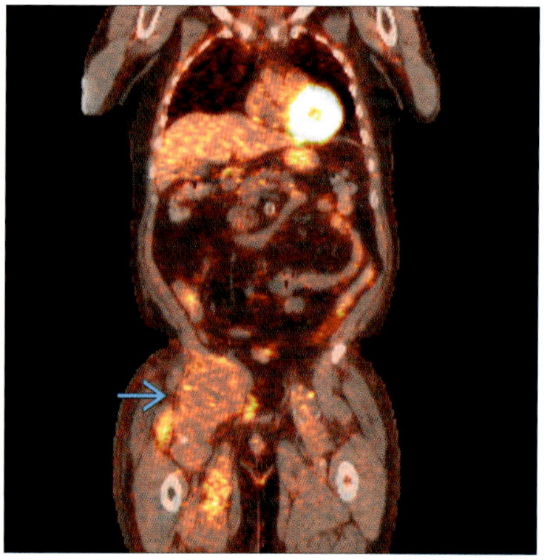

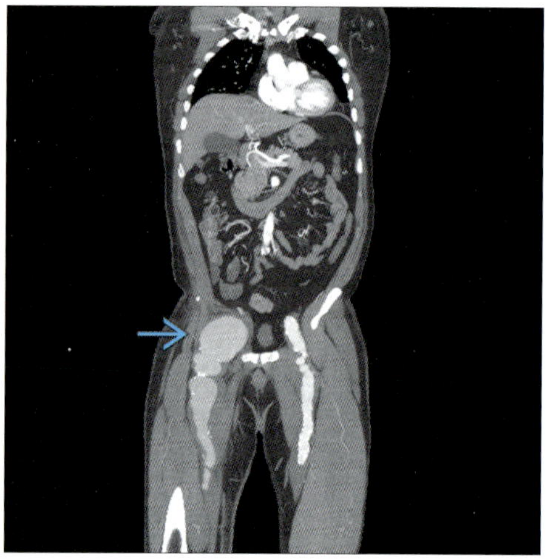

(Izquierda) PET anterior con ^{18}F-FDG en el mismo paciente. Se aprecia el aspecto del aneurisma de la arteria femoral después del *bypass* (*flecha*). Nótese que no hay captación focal en el muslo izquierdo. **(Derecha)** MIP de PET anterior con ^{18}F-FDG en estudio de seguimiento del mismo paciente para detectar signos de vasculitis activa. Se observa una inflamación asociada a la arteria femoral izquierda (*flecha*), que es aneurismática.

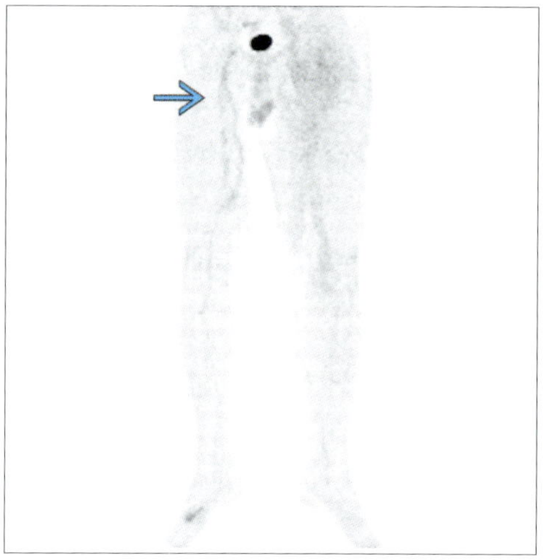

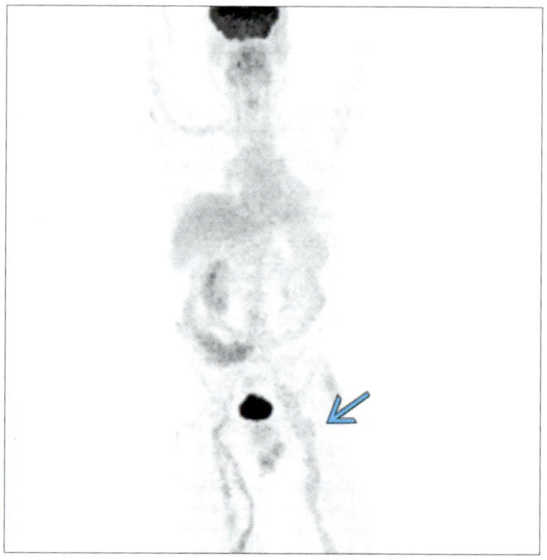

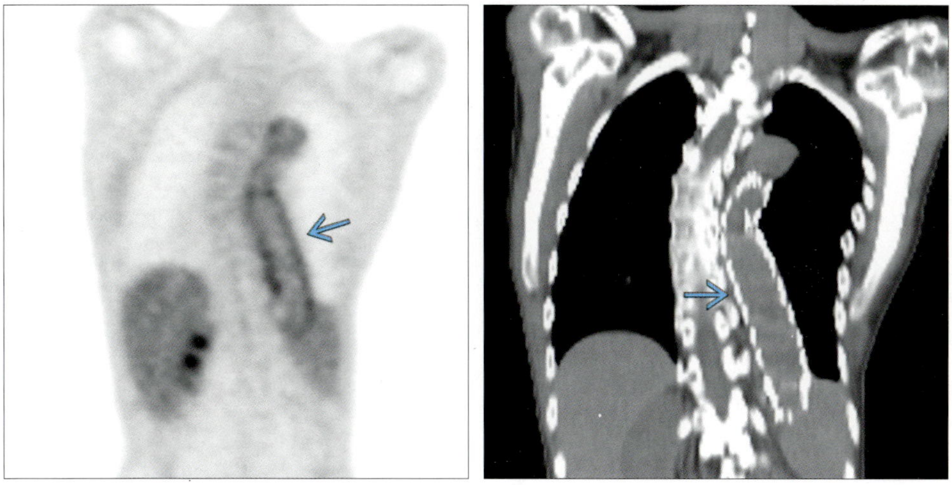

(Izquierda) PET coronal con ^{18}F-FDG que muestra captación difusa y heterogénea en la aorta descendente (*flecha*). **(Derecha)** TC coronal con corrección por atenuación que muestra una aorta densamente calcificada (*flecha*) debido a aterosclerosis. Esto puede simular una vasculitis.

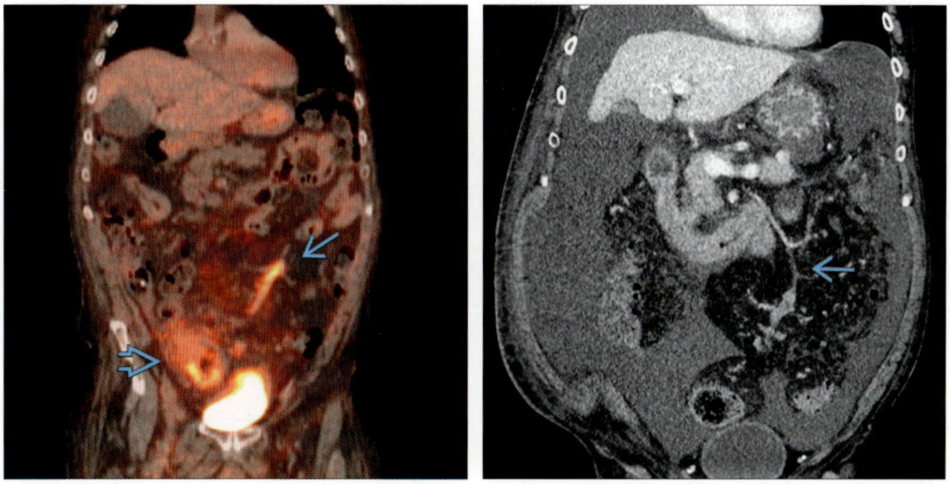

(Izquierda) PET/TC anterior con ^{18}F-FDG que muestra actividad aumentada en una trombosis focal de vasos mesentéricos (*flecha azul*) con adherencia intestinal y edema asociados (*flecha abierta*). **(Derecha)** TC anterior con contraste en el mismo paciente que muestra un trombo dentro de la luz del vaso (*flecha*). Nótese que la captación de ^{18}F-FDG en la vasculitis es más periférica.

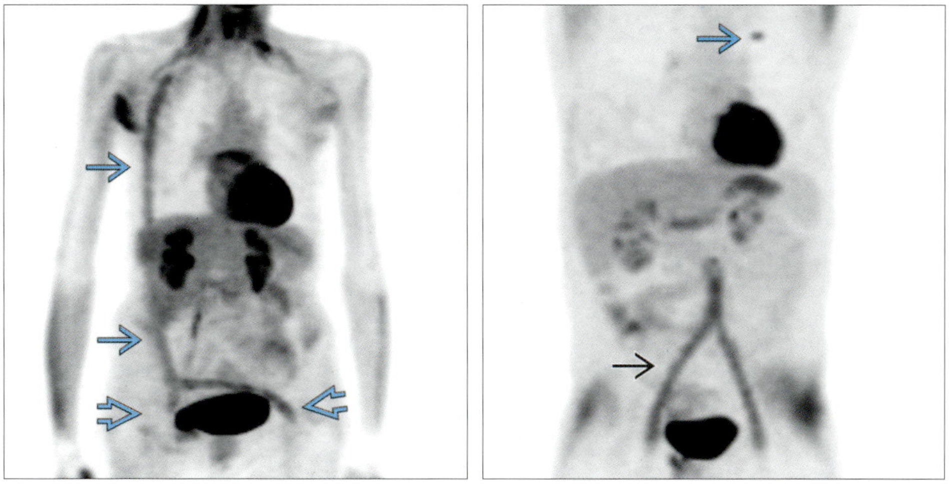

(Izquierda) PET anterior con ^{18}F-FDG en un paciente en el que se realizó una PET por una indicación oncológica que muestra el aspecto normal de un injerto vascular que se extiende a lo largo del lado derecho del tórax y del abdomen (*flechas azules*) hasta llegar a ambas arterias femorales (*flechas abiertas*). **(Derecha)** PET anterior con ^{18}F-FDG en un paciente con un nódulo en el pulmón izquierdo (*flecha azul*). Puede observarse el aspecto normal de un injerto vascular aortobifemoral (*flecha negra*). Esto no se confunde con vasculitis debido a la evidencia de cirugía y del material del injerto observada en la TC con corrección por atenuación.

Índice de términos

D

E

M

P

Q

R